U0196887

妇科名家
诊治不孕症
验案集

主　　编 李东　乔杰
副主编 刘弘　滕秀香　王必勤　张浩琳
学术顾问 许润三　柴嵩岩　郭志强　李蓉　马彩虹
学术秘书 张浩琳　包晓霞　孙荣妍

编委（按姓氏汉语拼音排序）

包晓霞　丁宁　樊瑞文　郭婧　李军　李赛
刘宝琴　刘丹　刘坤　龙晓宇　孙荣妍　王乾平
王威　辛喜艳　许琳　杨蕊　叶阳　张晓慧
赵捷　周平　祝雨田

参编者（按姓氏汉语拼音排序）

陈怡瑾　陈玥　邓越　邸彗芳　高敏　郭丽璇
胡航绮　黎雅倩　刘迈兰　刘依雯　丘维钰　巫美平
严培嘉　杨姝涵　杨绚如　杨亚莉　张家诚　张家蔚
郑婧　周李菲　朱玉莹

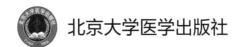

北京大学医学出版社

FUKE MINGJIA ZHENZHI BUYUNZHENG YAN 'ANJI

图书在版编目（CIP）数据

妇科名家诊治不孕症验案集/李东，乔杰主编．—北京：
北京大学医学出版社，2024.4
ISBN 978-7-5659-3036-2

Ⅰ．①妇⋯　Ⅱ．①李⋯②乔⋯　Ⅲ．①不孕症—医案—
汇编—中国—现代　Ⅳ．①R271.14

中国国家版本馆CIP数据核字（2023）第218136号

妇科名家诊治不孕症验案集

主　　编：李 东 乔 杰
出版发行：北京大学医学出版社
地　　址：（100191）北京市海淀区学院路38号　北京大学医学部院内
电　　话：发行部 010-82802230；图书邮购 010-82802495
网　　址：http://www.pumpress.com.cn
E-mail：booksale@bjmu.edu.cn
印　　刷：中煤（北京）印务有限公司
经　　销：新华书店
责任编辑：刘　燕　责任校对：靳新强　责任印制：李　啸
开　　本：787 mm×1092 mm　1/16　印张：22.75　字数：578千字
版　　次：2024年4月第1版　2024年4月第1次印刷
书　　号：ISBN 978-7-5659-3036-2
定　　价：128.00元

本书由

北京大学医学出版基金资助出版

主编及副主编简介

李　东

主任医师，二级教授、博士生导师，北京大学第三医院中医科主任、科室学术带头人、北京市中西医结合生殖医学研究所副所长、北京大学医学部中西医结合学系副主任；全国第三批优秀中医临床人才、全国第四批名老中医学术继承人、北京市优秀名中医、首都中医榜样人物、第二届首都群众喜爱的中青年名中医。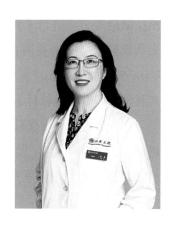

主持国家自然科学基金面上项目、首都临床特色应用研究、首都卫生发展科研专项等课题 6 项；以第一或通讯作者发表学术论文 57 篇，其中在 *Phytomedicine*、*Front Endocrinol*、*Nutrients* 等 SCI 期刊发表 12 篇，主编著作 2 部，参编著作 3 部；培养博士研究生 3 人，硕士研究生 2 人。

担任北京中西医结合学会生殖医学专业委员会主任委员，中华中医药学会生殖医学分会常务委员，北京中医药学会生殖医学专业委员会副主任委员，北京中医药学会妇科专业委员会常务委员，北京中医药学会临床药学专业委员会副主任委员等职务；国家自然科学基金项目、北京自然科学基金项目、科技部课题评审专家等。

乔 杰

中国工程院院士，政协第十四届全国委员会委员，中国科科学技术协会副主席，北京大学党委常委、常务副校长、医学部主任。现任国家妇产科疾病临床医学研究中心主任、国家产科专业医疗质量控制中心主任、中华医学会副会长、中国女医师协会会长等。

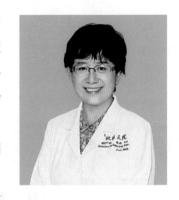

长期致力于从事妇产科及生殖健康相关的临床、基础研究与转化工作，在女性生殖障碍疾病病因及诊疗策略、生育力保护保存、人类配子及胚胎发育机制、防治遗传性出生缺陷等方面进行了深入研究，并持续关注妇幼公共卫生体系建设，守护妇儿全生命周期健康。主编我国首部生殖医学专业高等教育国家级规划教材《生殖工程学》、"十三五"教材《妇产科学》、本科国家级规划教材《医学英文原版改编双语教材：妇产科学》等专著或教材 36 部。

本人研究成果曾荣获 2014、2015 年中国科学十大进展，2019 年中国生命科学十大进展，2021 年中国 21 世纪重要医学成就，并以第一完成人获国家科学技术进步奖二等奖、2020 年全国创新争先奖、2023 年联合国赤道几内亚奖等奖励。

刘 弘

主任医师，擅长中医治疗妇科常见病及疑难杂症；曾任中国中医科学院全国中医药传承博士后，中日友好医院中医妇科副主任，国医大师许润三传承工作室负责人；兼任北京中医药大学副教授、北京中医药大学中医妇科学临床学系副主任、北京医学会医疗事故鉴定专家、中华中医药学会妇科分会委员、中华中医药学会生殖医学分会委员、北京中医药学会生殖医学专业委员会委员、中国中医药信息研究会名医学术传承信息化分会理事、北京市中医

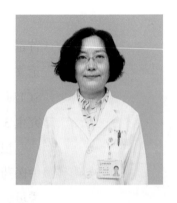

住院医师规范化培训中医妇科专科委员会委员等职；主持或参加国家级、省部级等科研课题 10 余项，在专业期刊发表论文 30 余篇，参编专著 7 部；参编著作曾获 2006 年度中华中医药学会科普著作二等奖、中日友好医院科技进步三等奖，本人获中日友好医院优秀教师称号等。

滕秀香

　　主任医师、教授，硕士研究生导师，首都医科大学附属北京中医医院妇科主任；国医大师柴嵩岩学术继承人；荣获北京市"优秀名中医"荣誉称号；兼任世界中医药联合会产后康养专业委员会副会长，中华医学会生殖医学分会常务委员，北京中西医结合学会妇产科专业委员会主任委员，北京中医药学会妇科专业委员会副主任委员、生殖医学专业委员会副主任委员、宫廷医学研究专业委员会副主任委员，北京中医药大学中医妇科学系副主任；对卵巢 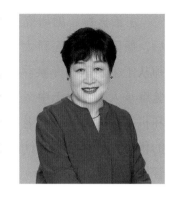储备功能减退性疾病、宫颈病变等妇科疑难病症有较深入研究；主持多项省部级以上研究项目，在核心期刊发表研究论文 60 余篇，出版专著 6 部。

王必勤

　　主任医师，硕士生导师，中国农工民主党员。美国麻省医学院访问学者。郭志强名医全国传承工作室负责人，北京宫廷医学研究会郭志强学术思想研究分会常务副会长，中国民间中医医药研究开发协会中西医结合妇产科分会副会长；多次荣获医院先进工作者和先进个人称号，2016 年当选为第二届"人民好医生"；曾任中华妇科学术委员，海南省中医院和上海市中医医院妇科主任；从事妇科临床、教学、科研工作 30 年，师承当代名医郭志强，吸 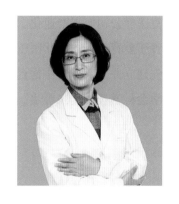取全国名老中医妇科专家之长，充分发挥中西医结合的优势，对妇科疾病有自己独到的见解，工作卓有成就，采取中西医结合治疗妇科疾病，擅长对不孕不育、月经病、卵巢储备功能减退、更年期综合征、盆腔炎、外阴白色病变等治疗，现专攻不孕不育、多囊卵巢综合征等；主编著作 4 部：《养好卵巢女人不老》《王必勤新妇科圣经》《郭志强不孕不育治验录》《郭志强妇科精华》；副主编 3 部，参编著作 6 部，发表论文30 多篇。

张浩琳

主治医师、副研究员，中医本科，西医博士、博士后，德国夏洛蒂医科大学、瑞士苏黎世大学访问学者，师从于生殖医学专家乔杰院士，国医大师许润三学术经验继承人。致力于中医介入生殖内分泌疾病的临床疗效和机制探索，结合名老中医经验，发挥中西医结合治疗的优势，擅长针灸、针药结合治疗不孕症（特别是在试管婴儿过程中的调节）、多囊卵巢综合征、卵巢功能减退、反复着床失败、月经病、肥胖和情致类疾病。主持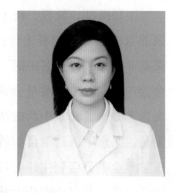
国家自然科学基金面上项目、国家重点研发计划"中医药现代化研究"重点专项子课题、中德 DAAD 项目、北京市自然科学基金面上项目、首都卫生发展科研专项等课题 10 余项，以第一作者及通讯作者发表论文 20 余篇，主编专著 2 部，参编专著 5 部，获得专利授权 6 项，其中多囊卵巢综合征生活方式干预系统两项专利转化给美迪克医疗公司实现产业化。获得国家中医药管理局中医药国际化人才、九三学社北京市委青工委青年人才、北医三院青年骨干人才、优秀指导教师等荣誉，和团队一起在国内率先建立并完善了"中医药全程介入辅助生殖体系"，并以第二完成人获得"中华中医药学会科学技术奖二等奖"。

序

中医之道，历经千载，承载着中华民族的医药智慧，历经沧桑而不衰。如今，中医之光焕发，以其独特的理论与实践，为人类健康做出贡献。

中医妇科源远流长，自夏、商、周时代至今不断演进，无数妇科医生践行医道，维护人类的繁衍。随着西医之风的吹拂，中医人应从容应变、求同存异，将中西医结合，谱写发展新篇章，创造疗效佳绩。

近10年来，中医药在辅助生殖领域不断探索，中西医相得益彰，协同致力，共谋治疗，使对不孕症的治疗更加有效。在北京市中西医结合生殖医学研究所建立10周年之际，我应乔杰院士之托，为本书撰写序言。此书集中日友好医院许润三教授团队、首都医科大学附属北京中医医院柴嵩岩教授团队、北京中医药大学东直门医院郭志强教授团队、北京大学第三医院李东教授团队之学术经验，内容丰富多样，理论精深，方剂妙用，思维清晰，匠心独运。相信读者无论初涉医途，还是医道资深，皆可受益匪浅。

此书问世，对中西医结合治疗妇科疾病及不孕症是莫大的推进。研岐黄之术，施仁爱之心，乃医者之美德。妇科名家总结经验，交流创新，乃至善举，对中西医结合治疗妇科疾病及不孕症的进程大有现实之意义。昔人曰："药物辨真伪，方书通古今。有时能起髓，一剂值千金。"此书问世，必能为诸多备受疾苦之人带来福音，为探索医路之友点亮明灯，成为妇科疾病及不孕症治疗史上浓墨重彩之笔。

王琦　院士

前　言

"把中医中药的知识和西医西药的知识结合起来，创造我国统一的新医学、新药学"。

——毛泽东

"坚持中西医并重，传承发展中医事业。"

——习近平

1978 年 7 月 25 日，世界上第一例试管婴儿 Louise Brown 诞生了。这拉开了人类辅助生殖技术研究的序幕。

自 20 世纪 80 年代中国首位试管婴儿降生后，在前辈和同道们的共同努力下，生殖医学事业经过 30 多年的发展，逐渐与全球前沿齐步。崭新技术、创新方法在临床中不断亮相，解决了一道又一道难题，大大改善了患者的生育前景。我们在女性生殖障碍疾病病因及诊疗策略、生育力保护及保存、人类配子及胚胎发育机制、防治遗传性出生缺陷等方面进行了深入研究，并持续关注妇幼公共卫生体系建设，守护妇儿全生命周期健康。我国大陆首例赠卵试管婴儿、首例冻融胚胎试管婴儿、首例三冻（冻卵、冻精子、冻胚胎）试管婴儿以及世界首例 MALBAC 胚胎全基因组扩增测序试管婴儿相继在北京大学第三医院（简称"北医三院"）诞生。这标志着我国胚胎植入前遗传诊断技术已处于世界领先水平。目前，我国已成为全球辅助生殖技术（assisted reproductive technology，ART）服务周期数最多的国家，2016 年全国 ART 周期总数首次破百万，达到 106 万；2020 年超过了 130 万，为众多不孕不育家庭解除了困扰。然而，该技术也面临着发展瓶颈和挑战，如世界范围内临床妊娠率始终徘徊在 40%，活产率仅为 30%。

在三孩政策放开、医保支付将迎来"破冰"等利好政策的催化下，如何尽可能地提高 ART 的成功率，是辅助生殖临床和科研专家持续探索和努力突破的命题。在辅助生殖过程中，妇科泰斗许润三、柴嵩岩、郭志强在治疗不孕症过程中积累了丰富的经验，我们把他们的经验奉献给大家。中西医结合已经使越来越多的患者真正获益。通过多角度、多途径、多位点的系统干预，能有效提高 ART 的成功率。中医治疗不孕症已有 2000 多年的悠久历史，在丰富的实践中形成了一套完善的辨证辨病、因症因病、因人施治的中医理论。国医大师许润三教授从医近 70 年，"衷中参西不泥古，善用经方愈妇疾"，对于不孕不育、崩漏、慢性盆腔炎、输卵管阻塞性疾病的诊治有独到之处，创立了行之有效的诊疗规范。国医大师柴嵩岩教授则创建了"柴嵩岩中医妇科学术思想及技术经验诊疗体系"，即以"柴嵩岩月经生理理论"学术思想为理论核心，构建了丰富的临床经验体系。首都国医名师郭志强教授则以其独到的周期序贯疗法，治愈了不少妇科疾病，运用中药内服、坐浴和中西药外用治疗输卵管梗阻、宫颈病变及高度非典型增生和外阴白斑等获良效，让成千上万患者重获生育机会。"首都中医榜样人物"——北京市名中医李东教授长期致力于中药、针刺介入辅助生殖改善临床妊娠结局的临床与基础研究，建立了规范化的临床诊疗方案，临床疗效显著，树立了行业标杆。正是这些中医大家的研究与实践，一步一步使中医在不孕不育的治疗上得到了卓越发展。

同时，中医对不孕不育的治疗和研究也受到了世界各国临床及科研工作者的关注和认可。有鉴于此，北医三院于 2014 年成立了北京市中西医结合生殖医学研究所〔以下简称"研究所"，隶属于北京市中医管理局（现为北京市中医药管理局），依托于北医三院生殖中心和中医科〕。研究所近 10 年来应用中药、针刺介入 ART 全过程，提高患者的胚胎着床率和妊娠率。研究所立足于辅助生殖临床需求，探索中西医结合生殖医学诊疗的临床疗效与作用靶点，以建立具有国际标准的中国原创特色诊疗方法为目标，使中医疗法全方位、多层次介入 ART，平均每年医治上万例不孕症患者，形成了较为成熟的治疗方法以及规范化的中西医结合特色诊疗方案。方案包括：① 孕前中西医结合干预对多种不孕症疗效的研究；② 中药及针灸介入 ART 的有效时点和机制研究；③ 孕后中西医结合治疗的保胎疗效和机制研究。中西医两种医学思维方式优势互补在 ART 提高临床疗效方面优势突出。研究所将中西医结合生殖医学新方法、新技术运用在生殖医学基础研究以及临床预防、诊断、治疗过程中，参与不孕症诊治及 ART 的关键环节，为优生优育创造了条件。

未来生殖医学的发展会更加突出地体现"交叉融合"和"精准细化"的趋势。本书历经五载酝酿而成，荟萃了北京地区的中医名家治疗不孕症的临床验案，以飨读者。

同时，本书汇集了研究所在中西医结合治疗不孕症中新的研究成果和临床应用，让更多的医务人员和患者了解中医药在 ART 中可以发挥重要作用。我们只愿抛砖引玉，希望能对读者有所裨益。书中不当之处，请同道雅正。

谨以此书献给所有不孕症患者和家庭，希望大家心愿达成。

李东　乔杰

目 录

第一章

多囊卵巢综合征

一、概　述

多囊卵巢综合征（polycystic ovary syndrome，PCOS）是女性最常见的内分泌代谢性疾病，是导致育龄期女性继发性闭经和无排卵性不孕症的主要原因，临床表现高度异质，严重影响患者的生育与生命健康质量。近年来，伴随生活条件和环境的改变，PCOS 的发病率逐年增高，稳居青春期女性发病首位。据统计，我国育龄期女性 PCOS 的发病率为 4%～12%。流行病学调查显示，根据 2003 年鹿特丹标准，我国育龄期女性 PCOS 的患病率为 7.8%。PCOS 由多个非特异的病理生理过程构成，从而呈现出复杂的异质性临床表现，包括月经紊乱、高雄激素样表型、胰岛素抵抗和 B 超下多囊卵巢（polycystic ovarian morphology，PCO）表现，并伴随一些并发症，包括 2 型糖尿病、代谢综合征和子宫内膜癌等。

PCOS 根据病因、病机、症状，属于中医"月经后期""闭经""不孕"等范畴。祖国医学关于 PCOS 的相关认识，最早可以追溯到《黄帝内经》中对于"闭经"的描述。《素问》中提到，"月事不来者，胞脉闭也，胞脉者，属心而络于胞中。今气上迫肺，心气不得下通，故月事不来也"。张介宾在《类经》中亦说"胞中之络，冲任之络也"，并提倡通过针刺治疗来改善妇人之病的状态。元代朱丹溪在《丹溪心法》中提到"躯脂满经闭"，并根据此病症首倡痰湿不孕症，"经水不调，不能成胎，谓之躯脂满溢，闭塞子宫，宜行湿燥痰"。近现代学者立足于中医冲任学说的理论，认为本病的基本病机以肾虚为本，兼有脾虚、肝郁、痰湿，血瘀为病理产物，导致痰壅胞宫。痰瘀壅滞于胞宫，则会导致闭经、不孕症及卵巢的多囊样改变等。如果痰浊阻塞于肌肤，则会表现为肥胖与多毛。

PCOS 累及人体多个器官，迁延不愈，严重影响女性的身心健康。现代医学对 PCOS 患者的药物治疗常以症状为导向，需要长期服用，难以系统调节且易反复。中医治疗 PCOS 具有早期起效迅速、远期疗效显著、多途径调节、身心同治、副作用少等特点。中西医结合治疗 PCOS 具有起协同作用、减轻不良反应、延长疗效等特点，符合循证医学证据，体现整合医学理念，强调个体化治疗，突出中西医结合特色治疗的优势。

（一）临床特点

1．主要症状

（1）月经异常与排卵异常：月经异常主要表现为周期紊乱（指初潮超过 2 年后仍未建立规律的月经周期）、月经稀发（指月经周期超过 34 天）、闭经（指停经＞3 个既往月经周期或者月经周期达到或超过 6 个月）和功能失调性子宫出血（指由生殖内分泌轴功能紊乱诱发的子宫异常出血）。排卵异常主要表现为没有排卵或排卵稀发（指不排卵 ≥3 个月／年）。

（2）高雄激素的有关表现

①多毛（hypertrichiasis）：上唇、胸部（包括乳晕）、下腹部（包括脐中线及脐周）和大腿内侧可见毛发增粗、增多。参照世界卫生组织（World Health Organization，WHO）建议的 Ferriman-Gallway（FG）毛发评分标准，总分＞5 分即提示体毛生长异常。

②高雄激素性痤疮（hyperandrogenitic acne）：由高雄激素所引起的痤疮好发于 9～13 岁。除毛孔粗大、皮肤油腻外，皮损表现为炎性丘疹、脓疱和囊肿等，多见于颜面的中下 1/3 处，尤其多见于鼻部且累及周围皮肤，常伴明显皮脂溢出，按严重程度可分为轻、中、重 3 级，病程较长，治疗效果欠佳或存在治疗抵抗。

③女性型脱发（female pattern alopecia，FPA）：37% 的女性型脱发发生于绝经后，而 PCOS 患者脱发可能始于 20 岁，常见于头顶部，表现为毛发弥散、稀少、脱落，向前延伸可至前头部，但不累及发际；向后延伸可至后头部，但不累及后枕部。

④皮脂溢出（seborrhea）：皮脂分泌受内分泌调节，PCOS 引起高雄激素血症，促使皮脂分泌过量，导致胸背部、头面部油脂过多、毛孔变大，鼻唇沟两侧皮肤易发红、油腻，头皮鳞屑多且头皮发痒。

⑤黑棘皮症（acanthosis nigricans）：腹股沟处、腋下或颈项皮肤可能出现灰棕色增生软化或疣状改变，且与雄激素水平升高及胰岛素抵抗（insulin resistance，IR）有关。

⑥男性化表现（virilism）：表现为声音低沉、乳腺萎缩、男性型阴毛分布、阴蒂肥大及其他外生殖器发育异常，PCOS 患者中典型男性化表现并不多见。

（3）卵巢多囊样改变：2003 年鹿特丹标准确定的卵巢多囊样改变表现为：超声结

果显示单侧或双侧卵巢内卵泡 ≥ 12 个，直径在 2 ~ 9 mm，和（或）卵巢体积（长 × 宽 × 厚 /2）＞ 10 ml，同时可表现为髓质回声增强。

（4）胰岛素抵抗（IR）相关代谢异常

①肥胖：受种族、饮食习惯等因素影响，IR 患病率为 30% ~ 60%，主要表现为向心性肥胖，又称腹型肥胖。除腹壁脂肪增厚外，腹腔内脏器官脂肪增加，腰围较臀围增加更甚，容易引起代谢紊乱和心血管疾病。

② IR 和 2 型糖尿病：据报道，50% ~ 70% 的 PCOS 患者出现 IR，其发生 2 型糖尿病的风险可增加 5 ~ 10 倍。体重正常的 PCOS 患者也存在一定程度的餐后血糖异常或糖耐量受损（IGT）和高胰岛素血症。

③脂代谢异常：除糖代谢紊乱外，PCOS 患者也可能出现脂质代谢异常，表现为高密度脂蛋白（high density lipoprotein，HDL）降低、低密度脂蛋白（low density lipoprotein，LDL）升高及高甘油三脂血症，常见于肥胖的 PCOS 患者。

④心血管疾病风险：PCOS 患者肥胖、IR 及糖尿病等的发生率升高，提示其发生心血管疾病的风险增加。据流行病学调查，年轻的 PCOS 患者，其冠状动脉狭窄的发生率显著高于同龄健康女性。此外，PCOS 女性大血管阻塞的发生时间同样较早。

（5）其他表现

①不孕症：排卵功能障碍导致 PCOS 患者受孕率下降且流产率上升，其与超重的关系目前尚未明确。

②阻塞性睡眠窒息：PCOS 患者常存在睡眠时呼吸困难且无法仅用肥胖解释，与年龄、体重指数及循环睾酮水平相比，IR 对其预测作用更甚。

③抑郁：PCOS 患者抑郁的发病率显著增加，导致患者的生活质量及性满意度显著降低。

④子宫内膜：PCOS 女性发生子宫内膜增殖症的比率可高达 35%，且子宫内膜癌的发生率为健康女性的 4 倍，而 19% ~ 25% 年轻的子宫内膜癌患者合并 PCOS。

2．辅助检查

（1）盆腔超声检查：表现为 PCO 形态，定义为一侧或双侧卵巢内直径 2 ~ 9 mm 的卵泡数 ≥ 12 个，和（或）卵巢体积 ≥ 10 ml［卵巢体积按 0.5 × 长径 × 横径 × 前后径（cm）计算］。

在行超声检查前应停止性激素类用药 ≥ 1 个月。对于未经性生活的患者，可选择腹部或经直肠的超声检查，而经性生活的患者需经阴道的超声检查。此外，应注意 PCO 并非 PCOS 患者特有的卵巢形态。20% ~ 30% 的健康育龄女性存在 PCO 表型。

（2）实验室检查：实验室检查可表现为高雄激素血症，血清抗苗勒管激素水平显著上升，可出现血清催乳素水平轻度上升，应检测空腹血脂，通过口服葡萄糖耐量试验检测空腹血糖、服糖后 2 h 的血糖水平，行肝功能检查，并酌情选择胰岛素释放试验等其他内分泌激素测定。

（二）诊断标准

参照 2003 年欧洲人类生殖协会和美国生殖医学协会制定的鹿特丹 PCOS 标准：

（1）排卵少或不排卵。

（2）临床或生化高雄激素表现。

（3）超声显像示卵巢体积 > 10 ml，可见 ≥ 12 个直径 2 ~ 9 mm 的卵泡。

并除外先天性肾上腺皮质增生症、库欣综合征、卵巢或肾上腺肿瘤。具备上列 3 项中的 2 项即可成立。

2018 年中华医学会妇产科学分会内分泌专家组制定的《多囊卵巢综合征中国诊疗指南》为：

1．育龄期 PCOS 诊断

根据 2011 年中国 PCOS 诊断标准，符合以下条件。

（1）疑似 PCOS：月经稀发、闭经或不规则子宫出血，月经周期或月经量无规律性是诊断的必须条件。另外，再符合下列 2 项中的 1 项：①高雄激素血症或高雄激素临床表现；②盆腔超声检查示卵巢形态表现为 PCO。

（2）确诊 PCOS：具备上述疑似 PCOS 诊断条件后还必须逐一排除其他可能引起高雄激素的疾病和引起排卵异常的疾病才能确诊。

（3）排除诊断：排除其他类似的疾病是确诊 PCOS 的条件。

2．青春期 PCOS 诊断

必须同时符合以下 3 个指标，包括：①初潮后月经稀发持续 ≥ 2 年或闭经；②具有高雄激素血症或高雄激素的临床表现；③超声检查下卵巢形态存在 PCOS 表现或体积增大 > 10 ml；同时排除其他疾病。

（三）西医治疗

PCOS 病因尚未明确，尚缺乏治愈方案，临床常予对症治疗，且本病需长期管理。由于 PCOS 患者的临床表现存在高度异质性，有不同的年龄及治疗需求，因此临床治疗时需根据患者的个人主诉及治疗需求等提供个体化治疗方案，以缓解临床症状，维护生育健康及生命质量。

1. 生活方式干预

PCOS 患者首推的基础治疗策略为生活方式干预，涉及饮食、运动及行为干预。

（1）饮食：合理化膳食结构及控制总能量是饮食控制的关键，推荐低碳水化合物、低生糖指数食物、高纤维饮食、高不饱和脂肪酸、高植物蛋白，同时摄入丰富的矿物质及维生素。建议改变不良的饮食习惯，戒烟酒、少喝咖啡。

（2）运动：运动可有效减轻 PCOS 患者的体重指数和预防其体重指数增加。适量且规律的耗能的体格锻炼（30 min/d，每周 ≥ 5 次，最大心率为 50% ~ 70%）及减少久坐的行为是 PCOS 患者的有效减重方法。应予个体化方案，并根据个人意愿和体力限度而制定运动。对于肥胖或超重 PCOS 患者，主要目标为减重及改善身体脂肪分布。据统计，体重下降 5% ~ 10% 可明显改善 PCOS 患者的生殖与代谢异常。对于体重正常但存在 IR 及高胰岛素血症的 PCOS 患者，运动可增加胰岛素敏感性，利于其临床转归。

（3）行为：应在临床医生、心理医生、营养学家及护理等团队的指导与监督下，纠正不良生活习惯（如吸烟、饮酒及缺乏运动等）和不健康的心理状态（如心情沮丧、压力过大、焦虑和抑郁等）。有效的行为干预能巩固饮食控制或运动的疗效。

2. 月经周期干预

对于青春期，或育龄期但无生育需求，或由排卵障碍导致月经周期紊乱的 PCOS 患者，可进行月经周期干预。而对于月经稀发但卵巢排卵规律的 PCOS 患者，若无生育或避孕要求，干预周期长度不超过 2 个月，建议无须用药，观察随诊。

（1）周期性使用孕激素：可作为青春期及围绝经期 PCOS 患者的首选，也可用于育龄期有妊娠计划的 PCOS 患者。推荐使用天然孕激素或地屈孕酮，优点为不抑制或较轻抑制卵巢轴功能，更适合于青春期患者，且对代谢影响小。缺点为无降低雄激素、避孕及治疗多毛的作用。用药时间一般为每周期 10 ~ 14 d。具体药物包括地屈孕酮（10 ~ 20 mg/d）、微粒化黄体酮（100 ~ 200 mg/d）、醋酸甲羟孕酮（10 mg/d）、黄体酮（肌内注射 20 mg/d，每月 3 ~ 5 d）。建议首选口服制剂。

（2）短效复方口服避孕药：短效复方口服避孕药（combined oral contraceptive，COC）不仅可调整月经周期，预防子宫内膜增生，还可缓解高雄激素症状，可作为育龄期无生育要求 PCOS 患者的首选；青春期 PCOS 患者酌情使用；围绝经期患者应慎用且排除血栓高危因素，不作为首选。3～6个周期后可停药观察，症状复发后可再用药（若无生育要求，育龄期推荐持续使用）。用药时需注意 COC 禁忌证。

（3）雌、孕激素周期序贯治疗：对极少数 PCOS 患者 IR 严重、雌激素水平较低、子宫内膜薄、单一孕激素治疗后子宫内膜无撤药出血反应，需采用雌、孕激素序贯治疗。也可用于雌激素水平偏低、有生育要求或有围绝经期症状的 PCOS 患者。口服雌二醇 1～2 mg/d（每月 21～28 d），周期的后 10～14 d 加用孕激素。孕激素的选择及用法同前述"周期性使用孕激素"。伴有低雌激素症状的青春期、围绝经期 PCOS 患者可作为首选，既可控制月经紊乱，又可缓解低雌激素症状，具体方案参照绝经激素治疗（MHT）相关指南。

3．高雄激素血症干预

适用于以高雄激素血症表型为主的 PCOS 患者，治疗的主要目的是缓解高雄激素症状。

（1）短效复方口服避孕药：对于存在高雄激素血症及临床表现（多毛症、痤疮等）的青春期和育龄期 PCOS 患者，建议 COC 为首选治疗。对于初潮前患者，若已进入青春发育晚期（如乳房发育达到或超过 Tanner Ⅳ级），有要求者亦可选用 COC 治疗。治疗痤疮，需 3～6 个月见效；治疗多毛，至少约需 6 个月才显效。对于治疗无效的痤疮及脱发患者，需到皮肤科进行诊治。

（2）螺内酯：对于有 COC 不耐受、禁忌或治疗效果欠佳的高雄激素血症患者，建议每日剂量 60～100 mg，在有效避孕的前提下低剂量逐渐增加使用，疗程达 6 个月可见效。若用药剂量过大，可出现周期紊乱、乳房胀痛、头痛不适或多尿等情况。应重视高血钾及低血压的发生，建议定期监测血钾水平及肾功能。

4．代谢异常的干预

适用于以代谢异常表型为主的 PCOS 患者，治疗的主要目的为调整代谢异常。

（1）改善生活方式、减少体脂：对于肥胖 PCOS 患者，改善生活方式、减少体脂是基础治疗方案。若控制不好，可服用奥利司他治疗。

（2）二甲双胍：作为胰岛素增敏剂，可抑制肠道葡萄糖的吸收、肝糖原异生和输出，增加组织对葡萄糖的摄取和利用，提高胰岛素的敏感性，降低高血糖。

（3）吡格列酮：常作为双胍类药物治疗效果欠佳时的联合用药，疗效协同，不仅能提高胰岛素的敏感性，还可以保护血管内皮细胞功能、改善血脂代谢及抗炎等。

（4）阿卡波糖：作为新型的口服降糖用药，能在肠道中竞争性抑制葡萄糖苷水解酶，减少多糖、蔗糖分解为葡萄糖，减缓糖吸收，可降低餐后血糖。单用，或同其他口服降糖药物，或胰岛素合用。

5．促进生育的干预

适用于有生育需求但存在稀发排卵或持续性无排卵的 PCOS 患者。用药前需排除其他造成不孕症的因素及不宜妊娠的疾病。

（1）诱导排卵

①枸橼酸氯米酚：是 PCOS 促排卵的经典一线药物。从自然行经或撤退性出血的第 2～5 天开始使用，50 mg/d，共 5 d。若排卵失败，则每周期增加 50 mg，最大至 150 mg/d。若卵泡期长或黄体期短，则提示原剂量可能过低，可适当增加剂量；若卵巢刺激过大，则可减量至 25 mg/d。建议单独用药少于 6 个周期。

②来曲唑：可作为 PCOS 促排卵的一线药物，且可用于治疗枸橼酸氯米酚抵抗或失败的患者。从自然行经或撤退性出血的第 2～5 天开始使用，2.5 mg/d，共 5 d；若排卵失败，则每周期增加 2.5 mg，最大至 5.0～7.5 mg/d。

③促性腺激素：可作为 PCOS 促排卵的配合药物（联合枸橼酸氯米酚或来曲唑），也可作为二线治疗，用于枸橼酸氯米酚抵抗和（或）无排卵不孕症治疗失败的患者。联合使用时选择低剂量缓慢递增或常规剂量缓慢递减的方案。

（2）腹腔镜卵巢打孔术：不作为常规推荐，可能出现治疗失败、卵巢功能不全及盆腔粘连等问题。

（3）体外受精 - 胚胎移植：可作为 PCOS 三线治疗方案，经上述治疗均失败后或合并其他不孕症因素时可采用，包括控制性卵巢刺激方案、全胚冷冻策略等。

（4）胰岛素增敏剂：建议在辅助生殖治疗中应用二甲双胍，方案为：①单独用药，非肥胖的 PCOS 患者；②联合用药，肥胖的 PCOS 患者或枸橼酸氯米酚抵抗的 PCOS 患者。

6．心理干预

由于不孕、体形改变、激素紊乱等多方面的因素，PCOS 患者的心理负担增加，生命质量降低。在临床诊疗过程中，医务团队不仅应尊重患者的隐私，与其建立良好的沟通，还应评估其心理状态并对其积极引导，调整和消除患者的心理障碍，必要时可通过咨询指导或互助小组等形式给予患者合理的心理支持及干预，尤其是对于自卑、暴饮暴食、有形体担忧的肥胖 PCOS 患者。

7. 并发症干预与随访管理

对于 PCOS 患者，应同患者建立个人健康的长期管理策略，并重视随访与并发症相关的生理指标，落实防治结合，预防远期并发症的发生。

（四）中西医结合的优势

1. 多囊卵巢综合征属于生殖内分泌领域的常见病、疑难病，具有多发、临床异质、并发症多、难治等特点，其具体的发病机制目前尚无完全明确的认识，导致单一的治疗方案疗效有限。中西医结合疗法是改善 PCOS 的重要治疗方式，能明显提高治疗 PCOS 的总有效率、排卵成功率、不孕症的妊娠率，并提高生命质量。

2. 多囊卵巢综合征是引起育龄女性无排卵性不孕症的主要疾病，辅助生殖相关技术虽诱导排卵起效快、成功率高，但亦存在妊娠率低、卵巢过度刺激发生率高的不足。而中医药治疗优势独特，尤其是辨证论治和针药周期疗法疗效显著，但存在辨证纷繁复杂、疗程较长等问题。

作为需要长期规范化管理的疾病，多囊卵巢综合征的临床诊疗中可汲取中西医学精华，发挥综合优势，并结合患者的具体情况，阶梯性地施予精准化、个体化的中西医结合的多学科、多交叉、多模式诊疗策略和方案。

3. 多囊卵巢综合征患者多合并肥胖、IR、代谢综合征、糖尿病及心理卫生健康相关表现等并发症，中西医结合疗法各有其优势与特色。将两者结合，既从宏观角度认识 PCOS 的临床表现，又从微观角度了解 PCOS 的病理变化，可同时把握 PCOS 的发展和传变规律，充分实现对 PCOS 未病先防、既病防变的原则，落实防治结合。

（张浩琳　杨蕊　赵捷　龙晓宇）

二、柴嵩岩的诊治经验

（一）学术观点

柴嵩岩认为，多囊卵巢综合征为本虚标实之证。本虚包括肾虚、脾虚。肾虚多为先天禀赋不足。肾主生殖，肾阳不足，肾失温煦，任脉瘀滞，表现为卵子不能发育成熟排出而见月经稀发、闭经、不孕诸症；脾虚多为先天不足或后天饮食不节、劳倦思虑所伤。脾主运化，脾虚运化不利，湿浊内停，致胞脉瘀阻的"标实"之证而见肥胖、痤疮、多毛诸症；脾阳不足，运化失司，精微不布，卵泡发育停滞，则见月经稀发、闭经、不孕诸症。本病以本虚为主，脾肾不足、痰湿内阻者常见。

（二）辨证施治

1．多囊卵巢综合征之月经稀发、闭经

常见证型： 脾肾两虚、痰湿内阻证。脾虚失运，水湿内蓄，肾阳温化无力，阴邪至深。湿浊滞，痰阻脉之气，瘀秽黏厚阻脉之血。

治法： 温肾健脾、通达气血、化瘀调经。

基础方： 杜仲 10 g、白术 10 g、桂枝 3 g、郁金 5 g、当归 10 g、茜草 10 g、川芎 5 g、车前子（包煎）10 g、续断 12 g、菟丝子 15 g。

方解： 湿邪浸淫血海，脾肾无力除湿化浊。方以杜仲、白术为君。杜仲味甘温性沉而降，取其走下之性，补肝肾；白术除湿补脾，于温中补阳，二药相须，温肾健脾，则阴湿得化，先后天之气得补，血海气机之平衡得以维护。以当归、茜草、郁金、川芎为臣。当归具和血行经之效，其性味甘辛苦温，用其温、更以其辛香善行之势，除客血内塞，破恶血，养新血，治血海内阻湿浊凝滞；茜草专于行血活血，以其活血化瘀除湿浊结聚，无阻遏之弊；郁金利气行血，为血分之气药，用治冷气结聚之症，破恶血；川芎活血行气，以其走下之性引诸药共达血海，除瘀调经。以续断、菟丝子、车前子为佐。续断、菟丝子补肝肾；车前子利水通淋、补肾活血，去体内之湿邪，又可引药力下行。以桂枝为使，温经通脉。全方温补脾肾，化瘀调经。面部痤疮者，方去车前子，加蒲公英、莲子心；肥胖者，加浙贝母、桑枝、冬瓜皮以助气化除湿之力；多毛者，方中桂枝用至 10 g，再加生甘草、桑枝。

2．多囊卵巢综合征之崩漏

常见证型：气阴两虚、瘀热互结证。

治法：益气敛阴、清热化瘀。

基础方：生牡蛎15g，大、小蓟各15g，炒白芍10g，生黄芪10g，侧柏炭12g，茅根12g，金银花10g，益母草10g。

方解：君以生牡蛎及大、小蓟，收敛固涩、凉血止血。臣以白芍、黄芪，养阴柔肝，补气固冲。佐侧柏炭、茅根、金银花、益母草，清热凉血，调经止血；益母草活血清热调经。全方益气养阴、凉血活血、调经止血，涩而不滞。出血多不得止者加寒水石，咸寒入肾经，清心肾积热而止血。血净后原方加覆盆子，取覆盆子之固性，兼温补肾气以复旧。

（三）用药特点

1．凭舌用药

基于多囊卵巢综合征病机，可概括为因虚、瘀、热、浊及其相互夹杂之各种病理表现，柴嵩岩归纳其相应典型舌象为舌淡、舌暗、舌红以及异常舌苔表现，证型多为脾肾不足、痰湿瘀结两证，治法健脾补肾、利湿化瘀。据此多囊卵巢综合征"舌象—病机—治法"规律，临证多囊卵巢综合征时柴嵩岩常"从舌象"而"舍证、脉"用药。

舌淡暗：提示脾肾阳虚之证，治法健脾补肾，常药用菟丝子、续断、杜仲、山药。舌暗明显者提示兼夹瘀滞，加丹参、茜草活血化瘀。

舌红：提示阴血不足之证，治法养阴清热、活血调经，常药用女贞子滋补肝肾；北沙参、石斛养阴清热；丹参凉血活血。

苔腻：乃脾肾不足、湿浊内盛之征象。治法宜加强健脾和胃利湿化浊之力。常药用茯苓、生麦芽、大腹皮、内金、车前子、瞿麦、生薏米健脾理气除湿；益母草活血利湿。

苔干：乃阴津受损之征象。常药用北沙参益气养阴；芦根清胃热、养胃阴。

舌苔厚腻：可佐化湿之品如砂仁、生薏米等。

2．据症用药

症见面部痤疮者：多责之于热毒内蕴、体虚皮毛不固。基础方加蒲公英10g、莲子心3g、金银花12g。

症见肥胖者：多责之于痰湿内阻。基础方加浙贝母 10 g、桑枝 10 g、冬瓜皮 15 g，助气化除湿之力。

症见多毛者：基础方加桂枝 3 g、生甘草 5 g、桑枝 10 g。桂枝走四肢，温经通络；生甘草性味甘平，通行十二经，和中益气；桑枝具轻清发散之性，通力关节。

症见黑棘皮症者：发于颈部者加葛根 6 g；发于面部皮肤者加冬瓜皮 15 g、泽兰 10 g；发于肢体者加桂枝 3 g。

症见便秘者：年轻有痤疮者加全瓜蒌 12 g、枳壳 10 g；闭经日久者加桃仁 10 g；肾虚血海不足者加当归 10 g、肉苁蓉 6 g。

3．经验药对

白扁豆、茵陈：白扁豆味甘淡平、微温，归脾、胃经；茵陈味微苦、微辛，性微寒，归脾、胃、膀胱经。二药合用，健脾与清热、通利并举，清热利湿而不伤正，用治多囊卵巢综合征痰湿内聚证，症见舌苔黄厚或腻者。

路路通、车前子：车前子味甘、淡，性微寒，归肺、肝、肾、膀胱经；路路通味苦、性平，入肝、肾经。路路通疏肝理气、化瘀而通经，配伍车前子清利湿热，加强活血、化瘀、通利之效，用治多囊卵巢综合征痰瘀互结证。

丝瓜络、车前子：丝瓜络味苦、性凉，归肺、肝、胃经。依柴嵩岩的经验，丝瓜络具化痰通络之性，可改善多囊卵巢综合征卵巢局部之病理改变，与车前子配伍，加强通利之效。

川芎、泽兰：川芎味辛、性温，归肝、胆、心包经；泽兰味苦、辛，性微温，归肝、脾经。二药相须为用，一则加强活血化瘀之力；二则泽兰走脾经，脾主肌肉，对病在皮肤之瘀滞有佳效。川芎上达巅顶，下入血海，走而小守。川芎与泽兰合用，可加强泽兰走脾经之力。用治多囊卵巢综合征症见颈部、腋下棘皮症者，亦可用治其他妇科疾病症见面部皮肤色素沉着者。

川芎、桂圆肉：桂圆肉味甘、性温，入心、肾、肝、脾经，补心健脾养血。桂圆肉性温，易滋腻碍胃助湿生痰。川芎其性走串，行气开郁，可佐制桂圆肉滋腻之性。

川芎、生薏米：生薏米仁甘、淡，微寒，入脾、肺、肾经。常以生薏米走下之性健脾利湿，用量较大，多为 15～20 g。与川芎合用时，川芎用量较小，一般不超过 6 g。以川芎之温性佐制生薏米之寒性；以生薏米味厚下沉之性制川芎上行之性而只下行血海。二药相须，通利之效增强。常用于经治疗后血海充实之时，因势利导促排卵。

石斛、月季花：月季花甘温，入肝、肾经；石斛味甘、微寒，入胃、肺、肾经。月季花性温，善疏肝活血调经。依柴嵩岩的经验，月季花有"散性"，久服易伤阴血，用时常配伍石斛养阴清热、润肺益肾。

（四）典型病例

—— 病例 1 ——

患者，女，26岁，未婚。2010年12月11日初诊。

主诉：闭经1年。

病史：13岁月经初潮，周期30天，经期5～6天，经量中等。月经初潮5个月后即月经稀发渐至闭经。末次月经2009年11月6日。现症见面部痤疮，四肢不温；纳眠可，二便调。舌淡、苔白，脉沉细滑。

既往史：曾诊断"多囊卵巢综合征"，予口服炔雌醇环丙孕酮片（达英35）治疗4个月。

婚育史：未婚，无性生活史。

辅助检查：2010年11月22日女性激素水平检查：FSH 3.44 mIU/ml，LH 7.05 mIU/ml，E_2 22.50 pg/ml，T 0.84 ng/ml，PRL 45.77 ng/ml。2010年11月22日B超检查：双侧卵巢呈多囊样改变。

中医诊断：闭经。

辨证：脾肾两虚。

治法：补肾益精、健脾益气。

处方及方解：车前子15 g、桂枝2 g、当归10 g、何首乌10 g、川芎5 g、炒蒲黄10 g、夏枯草12 g、生薏米20 g、蛇床子3 g、菟丝子20 g、远志5 g、茯苓10 g、茜草12 g、香附10 g。20剂。君以菟丝子、生薏米补肾益精、健脾利湿。臣以何首乌补益肝肾；车前子、茯苓助生薏米渗湿化痰；当归、川芎、茜草、蒲黄活血化瘀；夏枯草、香附调畅气机。佐以桂枝化痰瘀、散血瘀、通经络、温经通脉，蛇床子温煦肾阳，远志交通心肾。

二诊 2010年12月25日。末次月经2010年12月17日，经前基础体温呈不典型双相，经期7天，经量中。舌肥淡、苔薄白，脉细滑。处方：阿胶珠12 g、车前子10 g、女贞子15 g、当归10 g、川芎5 g、茵陈12 g、生麦芽12 g、仙鹤草

15 g、杜仲炭 10 g、菟丝子 20 g、枸杞子 15 g、生薏米 20 g、丝瓜络 15 g、白术 10 g、香附 10 g。20 剂。

三诊 2011 年 1 月 8 日。末次月经 2010 年 12 月 17 日，现基础体温呈低温相。皮肤粗糙。舌淡，脉细滑。处方：太子参 15 g、茯苓 10 g、生薏米 20 g、菟丝子 20 g、黄芩 10 g、百部 10 g、川芎 5 g、合欢皮 10 g、女贞子 15 g、月季花 6 g、浙贝母 10 g、金银花 12 g、泽兰 10 g、杜仲炭 10 g。40 剂。

四诊 2011 年 2 月 26 日。末次月经 2011 年 1 月 18 日，经前基础体温呈不典型双相。舌肥暗，脉细滑。处方：车前子 15 g、续断 20 g、川芎 5 g、香附 10 g、杜仲炭 10 g、菟丝子 20 g、月季花 6 g、合欢皮 10 g、桃仁 10 g、女贞子 15 g、益母草 10 g、当归 10 g、制何首乌 10 g、枳壳 10 g。50 剂。

五诊 2011 年 4 月 16 日。末次月经 2011 年 2 月 26 日，经前基础体温呈单相，末前次月经 2011 年 1 月 18 日，现基础体温呈单相波动。舌暗，脉细滑。处方：当归 10 g、丝瓜络 10 g、玉竹 10 g、浙贝母 10 g、郁金 6 g、茵陈 12 g、枳壳 10 g、车前子 10 g、川芎 5 g、桃仁 10 g、女贞子 15 g、月季花 6 g、菟丝子 15 g、泽兰 10 g。20 剂。

六诊 2011 年 7 月 2 日。末次月经 2011 年 5 月 1 日，末前次月经 2011 年 4 月 1 日，色淡、量少，基础体温呈单相不稳。舌肥暗，脉沉滑。处方：菟丝子 20 g、续断 20 g、川芎 5 g、生薏米 20 g、夏枯草 12 g、女贞子 15 g、桃仁 10 g、月季花 6 g、茜草 12 g、桂圆肉 12 g、益母草 10 g、荔枝核 10 g、丹参 10 g、桑寄生 30 g。40 剂。

七诊 2011 年 8 月 13 日。末次月经 2011 年 8 月 12 日，色量正常，经前基础体温呈不典型双相。末前次月经 2011 年 7 月 11 日，经量少。2011 年 6 月 30 日激素水平检查：LH 17.68 mIU/ml，FSH 7.22 mIU/ml，E_2 70.6 pg/ml，T 0.49 ng/ml。舌淡暗，脉细滑。处方：冬瓜皮 15 g、白术 10 g、续断 15 g、生薏米 20 g、杜仲炭 10 g、阿胶珠 12 g、益母草 10 g、荷叶 10 g、北柴胡 5 g、覆盆子 15 g、茵陈 12 g、香附 10 g、丹参 10 g、桑寄生 30 g。40 剂。

八诊 2011 年 9 月 3 日。末次月经 2011 年 8 月 12 日，末前次月经 2011 年 7 月 11 日，经前基础体温呈不典型双相。舌暗嫩，脉细滑。处方：冬瓜皮 30 g、桔梗 10 g、续断 15 g、鱼腥草 15 g、川芎 5 g、浙贝母 10 g、郁金 10 g、夏枯草 12 g、茜草 12 g、丹参 10 g、车前子 10 g、杜仲炭 10 g、月季花 6 g。20 剂。

九诊 2011 年 12 月 17 日。末次月经 2011 年 12 月 2 日，经期 10 余天，经前基础体温呈单相，后异常子宫出血。末前次月经 2011 年 11 月 10 日，基础体温示基线低。

舌嫩，有齿痕，脉细滑无力。处方：冬瓜皮15 g、当归10 g、茜草12 g、太子参12 g、桃仁10 g、生牡蛎15 g、白术10 g、杜仲炭10 g、桑寄生12 g、合欢皮10 g、生麦芽12 g、夏枯草10 g、菟丝子15 g、车前子10 g、北柴胡3 g。20剂。

十诊 2012年1月7日。末次月经2012年1月5日，经前基础体温呈不典型双相。舌肥嫩暗，脉沉滑。处方：太子参12 g、当归10 g、续断15 g、桔梗10 g、月季花6 g、女贞子15 g、阿胶珠12 g、百合12 g、鱼腥草15 g、黄芩10 g、连翘10 g、杜仲炭10 g、菟丝子20 g、夏枯草10 g、益母草10 g。10剂。

十一诊 2012年4月14日。末次月经2012年4月1日，经量少。末前次月经2012年3月7日，经期2天，经量少。现基础体温呈单相波动。舌肥暗，脉细滑。处方：太子参12 g、当归10 g、桃仁10 g、川芎5 g、白术10 g、大腹皮10 g、杜仲炭10 g、百合10 g、山药15 g、生薏米15 g、蛇床子3 g、菟丝子15 g、百部10 g、丹参10 g、玉蝴蝶5 g、茜草12 g。10剂。

十二诊 2012年7月7日。末次月经2012年6月27日，经前基础体温呈不典型双相。末前次月经2012年4月7日。舌淡，脉细滑。处方：浙贝母10 g、当归10 g、百部10 g、夏枯草12 g、川芎5 g、桔梗10 g、连翘6 g、鱼腥草10 g、桃仁10 g、炒槐花5 g、蒲公英10 g、丹参10 g、泽兰10 g、菟丝子15 g。20剂。

十三诊 2012年7月28日。末次月经2012年6月27日，现基础体温呈单相低温相。舌肥暗苔白，脉细滑。2011年6月30日女性激素水平检查：FSH 7.22 mIU/ml，LH 17.68 mIU/ml，E_2 70.6 pg/ml，T 0.49 ng/ml。处方：冬瓜皮30 g、牡丹皮10 g、枸杞子15 g、月季花6 g、夏枯草12 g、浙贝母10 g、杏仁6 g、金银花12 g、桔梗10 g、枳壳10 g、苏木10 g、红花6 g、百部10 g。20剂。

十四诊 2012年9月1日。末次月经2012年8月13日，经前基础体温呈不典型双相。2012年8月15日女性激素水平检查：FSH 4.17 mIU/ml，LH 5.67 mIU/ml，E_2 22.67 pg/ml，T 0.27 ng/ml，PRL 24.87 ng/ml。舌嫩、舌心无苔，脉细滑。处方：车前子15 g、当归10 g、茯苓10 g、月季花6 g、枸杞子15 g、远志5 g、白术10 g、太子参15 g、川芎5 g、蛇床子3 g、生薏米20 g、杜仲10 g、百合10 g、夏枯草12 g。20剂。

按语：本病例辨证脾肾两虚，治法补肾益精、健脾益气。首诊方重用菟丝子、生薏米为君，补肾益精健脾气。诸臣药，何首乌加强补益肝肾之力；远志助君药补益肝肾；车前子、茯苓、当归、川芎、茜草、蒲黄、香附、夏枯草众药渗湿、化瘀、调畅气机；蛇床子温煦肾阳；少许桂枝温经通脉，促进血液运行。全方盖以"通""调"为意——化痰瘀、散血瘀、通经络；补益肝肾，亦不忘行气调达、濡通艰涩，使经行有径。二诊时经量增加、经期正常，治法转以滋阴养血为主，辅以化瘀通络、脾健化湿，仍兼顾补益肝肾。三诊时湿热之象明显，治以健脾除湿、清利湿热。

—— 病例 2 ——

潘某，女，21 岁，未婚。2011 年 1 月 29 日初诊。

主诉：月经后错 4 年。

病史：12 岁月经初潮，周期 34～35 天，经期 6 天，经量中等，无痛经。诉 2010 年初一段时间内情绪不佳，后月经后错，40 天至 2 个月一行。现周期 26～30 天，经期 5 天，经量中等，经色偏暗。末次月经 2010 年 12 月 27 日。体毛偏重，有髭毛，纳眠可，二便调。舌绛暗，脉细滑。

既往史：2010 年 7 月 B 超检查提示双侧卵巢呈多囊样改变，曾予中药治疗。

婚育史：未婚，无性生活史。

辅助检查：2010 年 8 月女性激素水平检查：FSH 6.51 mIU/ml，LH 27.86 mIU/ml，E_2 80.47 pg/ml，PRL 14.77 ng/ml，T 0.85 ng/dl，P 2.77 ng/ml。2010 年 10 月 29 日 B 超检查：子宫 2.8 cm × 3.2 cm × 4.5 cm，子宫内膜厚度 1.06 cm；左侧卵巢大小 3.8 cm × 1.8 cm，右侧卵巢大小 3.2 cm × 2.1 cm，双侧卵巢呈多囊样改变。

中医诊断：月经后期。

辨证：肾虚肝郁、血瘀湿阻。

治法：补肾填精、疏肝利湿化瘀。

处方及方解：冬瓜皮 30 g、生薏米 20 g、生麦芽 12 g、丹参 10 g、夏枯草 12 g、炒蒲黄 10 g、合欢皮 10 g、月季花 6 g、柴胡 5 g、枳壳 10 g、茵陈 12 g、桔梗 10 g、浙贝母 10 g、焦三仙 30 g、大腹皮 10 g、槐花 5 g、菟丝子 20 g。20 剂。君以菟丝子补肾填精，冬瓜皮利湿。臣以生薏米、生麦芽、焦三仙健脾和胃；茵陈、大腹皮利水；柴胡、枳壳、月季花、合欢皮疏肝行气解郁；丹参、炒蒲黄、槐花活血化瘀、凉血。佐以夏枯草清热散结，桔梗、浙贝母宣肺化痰、调理气机。

二诊 2011 年 2 月 19 日。末次月经 2011 年 2 月 2 日。现基础体温呈双相波动，皮肤粗糙，舌暗，脉细滑无力。处方：冬瓜皮 15 g、泽兰 10 g、月季花 6 g、墨旱莲 15 g、生薏米 20 g、当归 10 g、何首乌 10 g、川续断 20 g、夏枯草 12 g、茯苓 10 g、川芎 5 g、车前子 10 g、白术 10 g、丹参 10 g。40 剂。

三诊 2011 年 4 月 16 日。末次月经 2011 年 4 月 4 日，末前次月经 2011 年 3 月 7 日，经前基础体温呈不典型双相。面部色黑、皮肤粗糙。舌淡，脉细滑。处方：当归 10 g、川芎 5 g、车前子 10 g、茜草 12 g、桃仁 10 g、泽兰 10 g、茵陈 12 g、百部 10 g、夏枯草 10 g、冬瓜皮 20 g、桔梗 10 g、玉蝴蝶 3 g、葛根 3 g、茯苓 10 g、槐花 5 g、生麦芽 10 g、郁金 6 g。60 剂。

四诊 2011 年 7 月 9 日。末次月经 2011 年 6 月 20 日，经前基础体温呈不典型双相。末前次月经 2011 年 5 月 12 日。舌苔白，脉细滑。处方：车前子 10 g、熟地黄 10 g、桃仁 10 g、柴胡 5 g、阿胶珠 12 g、百合 12 g、百部 10 g、玉竹 10 g、女贞子 15 g、川续断 20 g、生麦芽 12 g、合欢皮 10 g。40 剂。

五诊 2011 年 10 月 8 日。末次月经 2011 年 9 月 30 日，经前基础体温呈不典型双相。末前次月经 2011 年 9 月 2 日。舌淡红，脉细滑无力。处方：车前子 10 g、百部 10 g、桔梗 10 g、夏枯草 12 g、浙贝母 10 g、川续断 20 g、合欢皮 10 g、月季花 6 g、川芎 5 g、桃仁 10 g、百合 12 g、泽兰 10 g、冬瓜皮 30 g。20 剂。

六诊 2011 年 12 月 17 日。末次月经 2011 年 12 月 12 日，末前次月经 2011 年 11 月 13 日，经前基础体温呈不典型双相。舌淡红，脉细滑。处方：太子参 12 g、女贞子 15 g、首乌 10 g、川续断 15 g、阿胶珠 12 g、月季花 6 g、杜仲 10 g、生甘草 5 g、合欢皮 10 g、白术 10 g、菟丝子 15 g、香附 10 g、丹参 10 g、益母草 10 g。20 剂。

七诊 2012 年 3 月 10 日。末次月经 2012 年 2 月 25 日，经前基础体温呈近典型双相，末前次月经 2012 年 1 月 19 日。舌苔白而色晦暗，脉细滑。处方：枸杞子 15 g、川芎 5 g、当归 10 g、桑寄生 15 g、大腹皮 10 g、茜草 12 g、泽兰 10 g、菟丝子 20 g、生麦芽 12 g、百部 10 g、女贞子 15 g、柴胡 5 g、桔梗 10 g、槐花 6 g、桃仁 10 g。20 剂。

八诊 2012 年 4 月 28 日。末次月经 2012 年 4 月 3 日，末前次月经 2012 年 2 月 25 日，经前基础体温呈不典型双相，现基础体温呈双相。舌淡，脉细滑。处方：首乌 10 g、益母草 10 g、月季花 6 g、车前子 10 g、川续断 15 g、菟丝子 15 g、杜仲 10 g、钩藤 15 g、川芎 6 g、蛇床子 3 g、当归 10 g、生薏米 15 g、百部 10 g、连翘 10 g、青蒿 10 g、金银花 12 g、桃仁 10 g。20 剂。

九诊 2012 年 6 月 23 日。末次月经 2012 年 6 月 20 日，末前次月经 2012 年 5 月 30 日，经前基础体温呈不典型双相。2012 年 5 月 2 日月经第三天女性激素水平检查：FSH 6.03 mIU/ml，LH 3.98 mIU/ml，E_2 82.5 pg/ml，T 41.65 ng/dl。舌暗，苔黄，脉细滑。处方：北沙参 15 g、生牡蛎 15 g、黄芩 10 g、荷叶 12 g、百合

12 g、茵陈 12 g、当归 10 g、川芎 5 g、茜草 12 g、扁豆 10 g、茯苓 10 g、杜仲 10 g、菟丝子 15 g、香附 10 g、益母草 10 g。20 付。

十诊 2012 年 7 月 28 日。末次月经 2012 年 7 月 18 日，末前次月经 2012 年 6 月 20 日，经前基础体温呈不典型双相。舌淡、苔白，脉弦滑。处方：枸杞子 15 g、车前子 15 g、川续断 15 g、泽兰 10 g、菟丝子 20 g、乌药 6 g、夏枯草 12 g、木香 3 g、荔枝核 15 g、桃仁 10 g、延胡索 10 g、杜仲 10 g、川芎 5 g。20 剂。

十一诊 2012 年 10 月 20 日。末次月经 2012 年 9 月 25 日，基础体温呈单相。舌淡、苔干，脉细滑。处方：冬瓜皮 15 g、车前子 15 g、当归 10 g、茜草 12 g、杜仲 10 g、泽兰 10 g、茵陈 12 g、百部 10 g、桔梗 10 g、墨旱莲 15 g、红花 5 g、女贞子 15 g、荷叶 10 g、生甘草 5 g、茯苓 10 g、川芎 5 g。20 剂。

十二诊 2012 年 12 月 8 日。末次月经 2012 年 12 月 7 日，末前次月经 2012 年 10 月 27 日，经前基础体温呈近典型双相。舌淡暗，脉细滑。处方：枸杞子 15 g、车前子 6 g、川续断 15 g、桃仁 10 g、川芎 5 g、杜仲 10 g、当归 10 g、月季花 6 g、大腹皮 12 g、茵陈 12 g、白术 10 g、生薏米 15 g、香附 10 g。20 剂。

十三诊 2013 年 4 月 13 日。末次月经 2013 年 3 月 28 日，经前基础体温呈不典型双相。末前次月经 2013 年 2 月 23 日。舌淡、苔黄，脉沉细滑。处方：冬瓜皮 20 g、泽兰 10 g、桔梗 10 g、川芎 5 g、月季花 6 g、白芷 3 g、夏枯草 12 g、浙贝母 10 g、益母草 10 g、槐花 6 g、女贞子 15 g、菟丝子 15 g、茜草 12 g、墨旱莲 15 g。20 剂。

十四诊 2013 年 7 月 7 日。末次月经 2013 年 7 月 7 日，末前次月经 2013 年 6 月 8 日，经前基础体温呈不典型双相。舌淡，脉细滑。处方：茵陈 10 g、冬瓜皮 20 g、当归 10 g、茯苓 10 g、钩藤 10 g、川芎 5 g、夏枯草 10 g、菟丝子 15 g、白术 10 g、月季花 6 g、红花 5 g、泽兰 10 g、百合 12 g、百部 6 g、生薏米 20 g、桑寄生 15 g。20 剂。

十五诊 2013 年 10 月 12 日。末次月经 2013 年 10 月 8 日，经前基础体温呈不典型双相，末前次月经 2013 年 9 月 9 日。面部痤疮减退，黄体期唇周皮炎。舌暗，脉细滑。处方：冬瓜皮 20 g、玉竹 10 g、芦根 10 g、夏枯草 12 g、丹参 10 g、川芎 5 g、桃仁 10 g、百合 10 g、茜草 12 g、槐花 6 g、苏木 10 g、女贞子 15 g、生薏米 10 g、车前子 10 g。20 剂。

十六诊 2013 年 12 月 28 日。末次月经 2013 年 11 月 10 日，前基础体温呈不典型双相。现基础体温呈单相，低温，平稳。近期情绪不佳。舌淡，脉细滑。处方：夏枯草 10 g、茜草 12 g、玉竹 10 g、枸杞子 15 g、川芎 5 g、月季花

6 g、砂仁 6 g、大腹皮 10 g、枳壳 10 g、茵陈 10 g、荷叶 10 g、杜仲 10 g、菟丝子 15 g、冬瓜皮 15 g、泽兰 10 g、芦根 10 g。20 剂。

十七诊 2014 年 4 月 12 日。末次月经 2014 年 3 月 29 日，末前次月经 2014 年 2 月 13 日，经前基础体温呈不典型双相，经量中。舌苔黄，脉细滑。处方：当归 10 g、车前子 10 g、三棱 10 g、茵陈 12 g、生麦芽 12 g、月季花 6 g、首乌 10 g、丝瓜络 15 g、桃仁 10 g、三棱 10 g、菟丝子 15 g、杜仲 10 g、扁豆 10 g。20 剂。

十八诊 2014 年 6 月 21 日。末次月经 2014 年 5 月 25 日，末前次月经 2014 年 4 月 27 日，经前基础体温均呈不典型双相。现基础体温呈上升趋势。舌红，脉细滑。处方：菊花 12 g、金银花 12 g、女贞子 15 g、冬瓜皮 30 g、桔梗 10 g、浙贝母 10 g、川续断 15 g、夏枯草 12 g、扁豆 10 g、茵陈 12 g、荷叶 10 g、莲子心 3 g、菟丝子 15 g、丝瓜络 15 g、延胡索 10 g、百部 6 g、玉竹 10 g。20 剂。

十九诊 2014 年 10 月 18 日。末次月经 2014 年 9 月 28 日，末前次月经 2014 年 8 月 25 日，经前基础体温均呈不典型双相。舌暗，脉细滑。处方：车前子 10 g、三棱 10 g、肉桂 3 g、白术 10 g、茜草 12 g、丝瓜络 15 g、黄精 10 g、何首乌 10 g、太子参 12 g、当归 10 g、月季花 6 g、苏木 10 g、菟丝子 15 g。20 剂。

按语：本病例辨证肾虚肝郁、湿阻血瘀，治法补肾填精、疏肝利湿化瘀。首诊方重用菟丝子补肾填精，助经血化生有源；冬瓜皮利体内之湿气，从小便而解，同时亦有健脾和胃、利水行气、疏肝清热化瘀之效；桔梗、浙贝母入肺经，调理气机，补肺阴而启肾水。至十八诊时，基础体温上升，为排卵之后。此时重阴转阳，阳气生长，易内生热邪，以菊花、金银花、夏枯草清热，荷叶、玉竹养阴清热。

—— **病例 3** ——

肖某，女，31 岁，已婚。2011 年 2 月 12 日初诊。

主诉：月经稀发 15 年，不孕。

病史：14 岁月经初潮，周期 30 天一行，经期 5 天，经量中等。诉 16 岁时曾一度学习紧张，后月经后错，周期 1~6 个月一行，经期 5 天，经量时多时少。末次月经 2010 年 10 月 8 日。身高 1.60 cm，体重 70 kg。双乳无毛发，下肢毛重。偶有咳嗽，纳可，眠欠安，二便调。舌肥淡，脉细滑。

婚育史：结婚 5 年，未避孕未孕。

辅助检查：2010 年 11 月女性激素水平检查示 FSH 6.07 mIU/ml，LH 10.40 mIU/ml，

PRL 7.41 ng/ml，E$_2$ 59.00 pg/ml，T 75.00 ng/dl。2010 年 11 月 B 超检查：双侧卵巢呈多囊样改变。

中医诊断：月经后期，不孕症。

辨证：脾肾不足、湿浊内蕴。

治法：健脾补肾除湿。

处方及方解：冬瓜皮 20 g、车前子 10 g、当归 10 g、川续断 15 g、何首乌 10 g、月季花 6 g、益母草 10 g、丹参 15 g、阿胶珠 12 g、生薏米 30 g、菟丝子 20 g、杜仲 10 g、百部 10 g、夏枯草 12 g。30 剂。君以生薏米、冬瓜皮化中焦之湿、利下焦之浊。臣以菟丝子补肾阳；川续断、杜仲、何首乌补肝肾；当归、丹参活血化瘀。佐性凉之益母草防补肾药热性太过，耗伤阴血，又可活血调经。偶有咳嗽，加百部止咳下气。

二诊 2011 年 3 月 26 日 8 日。末次月经 2010 年 10 月 8 日，经前基础体温呈单相。心烦，口渴，偶有腹胀，带下无，大便偏干，小便调，舌嫩红，脉细滑。处方：北沙参 20 g、玉竹 10 g、桃仁 10 g、莲子心 3 g、阿胶珠 12 g、川续断 20 g、牡丹皮 10 g、香附 10 g、杜仲 10 g、山萸肉 10 g、枳壳 10 g、车前子 10 g、川芎 5 g。30 剂。

三诊 2011 年 5 月 21 日。末次月经 2011 年 4 月 8 日，经期 8 天，经前基础体温呈单相，现基础体温呈单相波动，右乳房小结节，偶有乳房胀闷，小便黄。舌淡红嫩，脉细滑。处方：车前子 10 g、川芎 5 g、郁金 6 g、北沙参 12 g、桔梗 10 g、浙贝母 10 g、冬瓜皮 15 g、夏枯草 10 g、白术 10 g、生薏米 15 g、丹参 10 g、路路通 10 g、桂圆肉 12 g、泽泻 10 g、茜草 12 g、苏木 10 g、香附 10 g。20 剂。

四诊 2011 年 7 月 9 日。末次月经 2011 年 4 月 8 日。近日基础体温有上升趋势。舌淡，脉细滑。处方：枸杞子 15 g、车前子 15 g、当归 10 g、山药 15 g、白术 10 g、菟丝子 20 g、茯苓 10 g、桂圆肉 12 g、牡丹皮 10 g、益母草 10 g、月季花 6 g、蛇床子 3 g、浙贝 10 g、百部 10 g。20 剂。

五诊 2011 年 9 月 10 日。近日基础体温呈单相，带下无。舌淡，脉细滑。处方：枸杞子 15 g、车前子 15 g、当归 10 g、山药 15 g、白术 10 g、菟丝子 20 g、茯苓 10 g、桂圆肉 12 g、牡丹皮 10 g、益母草 10 g、月季花 6 g、蛇床子 3 g、浙贝母 10 g、百部 10 g。20 剂。

六诊 2011 年 11 月 5 日。末次月经 2011 年 4 月 8 日，现基础体温呈单相。舌嫩暗，脉细滑。处方：太子参 12 g、车前子 10 g、枸杞子 15 g、当归 10 g、首乌 10 g、生薏米 15 g、白术 10 g、夏枯草 12 g、月季花 6 g、茯苓 10 g、茜草

10 g、菟丝子 15 g、川芎 5 g、泽泻 10 g、浙贝母 10 g、杜仲 10 g。20 剂。

七诊〉2012 年 1 月 14 日。末次月经 2011 年 4 月 8 日，现基础体温呈单相。舌嫩暗，脉细滑。处方：当归 10 g、茜草 12 g、车前子 10 g、川芎 5 g、生薏米 20 g、生麦芽 12 g、月季花 6 g、大腹皮 10 g、桃仁 10 g、苏木 10 g、北沙参 15 g、玉竹 10 g、路路通 10 g、槐花 6 g、莱菔子 10 g、丹参 10 g、三棱 10 g。20 剂。

八诊〉2012 年 3 月 31 日。末次月经 2012 年 2 月 11 日，经前基础体温呈不典型双相，现呈低温相，二便调。舌嫩暗，脉细滑。处方：首乌藤 15 g、北沙参 15 g、川芎 5 g、当归 10 g、丹参 10 g、枳壳 10 g、女贞子 15 g、牡丹皮 10 g、莲子心 3 g、月季花 6 g、茜草 12 g、菟丝子 15 g、生薏米 20 g、炒蒲黄 10 g、杜仲 10 g、路路通 10 g。20 剂。

九诊〉2012 年 6 月 16 日。末次月经 2012 年 5 月 28 日，经期 12 天，经量少，经前基础体温呈不典型双相，舌苔黄，脉细滑。处方：车前子 15 g、覆盆子 15 g、莲子心 3 g、仙鹤草 15 g、阿胶珠 12 g、百部 10 g、北沙参 15 g、泽兰 10 g、女贞子 15 g、月季花 6 g、川续断 15 g、白芍 10 g、菟丝子 15 g、杜仲 10 g、地骨皮 10 g。20 剂。

十诊〉2012 年 11 月 24 日。末次月经 2012 年 5 月 28 日，基础体温呈单相。鼻部毛孔粗大。舌淡红，脉细滑。处方：北沙参 12 g、玉竹 10 g、郁金 6 g、钩藤 10 g、绿萼梅 10 g、车前子 10 g、牡丹皮 10 g、百合 10 g、金银花 10 g、夏枯草 10 g、菟丝子 15 g、月季花 6 g、泽兰 10 g、熟地黄 10 g、女贞子 15 g、桑寄生 15 g。20 剂。

十一诊〉2013 年 2 月 23 日。末次月经 2012 年 5 月 28 日。鼻部毛孔粗大症状好转。舌暗红，脉细滑。处方：北沙参 12 g、浙贝母 10 g、川芎 5 g、夏枯草 10 g、当归 10 g、桃仁 10 g、泽兰 10 g、茵陈 10 g、女贞子 15 g、茜草 10 g、菟丝子 15 g、苏木 10 g、香附 10 g、牡丹皮 10 g、瞿麦 6 g。20 剂。

十二诊〉2013 年 5 月 4 日。末次月经 2012 年 5 月，基础体温呈单相。皮肤粗糙同前。舌红，脉细滑。处方：北沙参 15 g、枳壳 10 g、茵陈 12 g、月季花 6 g、玉竹 10 g、合欢皮 10 g、夏枯草 12 g、川芎 5 g、茜草 12 g、丹参 10 g、墨旱莲 15 g、女贞子 15 g、柴胡 5 g。20 剂。

十三诊〉2013 年 7 月 13 日。末次月经 2013 年 7 月 6 日，经前基础体温呈不典型双相。舌苔黄腻，脉细滑。处方：旋复花 10 g、车前子 10 g、枳壳 10 g、茵陈 12 g、荷叶 10 g、泽兰 10 g、月季花 6 g、大腹皮 10 g、绿萼梅 6 g、生麦芽 12 g、桃仁 10 g、杜仲 10 g、苏木 10 g、红花 5 g、地骨皮 10 g。20 剂。

十四诊 2013 年 10 月 12 日。末次月经 2013 年 7 月 6 日，经前基础体温呈不典型双相，经后基础体温呈单相至今。舌嫩红，脉细滑。处方：柴胡 5 g、川芎 5 g、丹参 10 g、泽兰 10 g、夏枯草 12 g、茜草 12 g、牡丹皮 10 g、月季花 6 g、丝瓜络 15 g、红花 12 g、女贞子 15 g、玉蝴蝶 3 g、双花 12 g、合欢皮 10 g、茅根 10 g。20 剂。

十五诊 2013 年 11 月 30 日。2013 年 11 月 25 日检查，示 hCG 34 291.30 mIU/ml。2013 年 11 月 28 日 B 超检查，示宫内可见胎囊，胎囊大小 2.11 cm × 3.00 cm。偶有烦躁及腰酸，偶见少量褐色分泌物，舌苔黄，脉细滑。处方：菟丝子 15 g、苎麻根 10 g、山药 15 g、茯苓 10 g、荷叶 10 g、白术 10 g、莲子心 3 g、黄芩 10 g、覆盆子 15 g、百合 12 g、茯苓 15 g、地骨皮 10 g。7 剂。

按语：本病例辨证脾肾不足、湿浊内蕴，治法健脾补肾除湿。首诊方重用生薏米、冬瓜皮化中焦之湿、利下焦之浊；以菟丝子合川续断、杜仲、何首乌补益肝肾；以当归、丹参活血化瘀，推动气机。二诊时大便偏干、口渴，为阴虚之象，以北沙参、玉竹配伍，既养肺阴，且肺与大肠相表里，亦可润肠燥以通大便。三诊时小便黄，乃体内湿邪不解，蕴久化热。予车前子、泽泻、冬瓜皮、生薏米共为君，化中焦之湿，利下焦之湿热。十五诊时患者早孕。因既往辨证脾肾不足，现症见烦躁、腰酸及少量出血，为阴虚内热之胎动不安。治法补益脾肾、固冲凉血安胎。以菟丝子、山药补肾益精、固元安胎；以苎麻根、黄芩清热安胎；以白术健脾益气；以墨旱莲、地骨皮、荷叶凉血止血；以莲子心、百合缓急迫、宁心神。

—— **病例 4** ——

陈某，女，32 岁，已婚。2011 年 11 月 12 日初诊。

主诉：未避孕未孕 1 年余。

病史：14 岁月经初潮，周期 30 天一行，经期 5~6 天，经量中等，无痛经。诉 18 岁时一次受凉后停经 2 个月，经中药治疗后月经恢复 30~33 天一行，每年有 1 次 2 个月一行。曾诊断多囊卵巢综合征，2011 年 6 月至今口服达英 35 结合格华止治疗。伴目干，皮肤干，二便调。舌肥淡，苔滑，脉细弦。

婚育史：结婚 5 年，既往未曾怀孕，现未避孕未孕 1 年余。

辅助检查：2011 年 4 月 13 日 B 超检查，提示双侧卵巢呈多囊样改变。2011 年 4 月 25 日激素水平检查，示 FSH 5.60 mIU/ml，LH 16.24 mIU/ml，E_2 45.90 pg/ml，T 67.70 ng/dl。

中医诊断：月经后期，不孕症。

辨证：脾肾两虚、痰湿内蕴。

治法：补益肝肾、健脾利湿。

处方及方解：冬瓜皮15 g、生薏米15 g、山药15 g、当归10 g、茜草炭12 g、炒蒲黄10 g、车前子10 g、杜仲10 g、桂圆肉12 g、川芎5 g、茯苓10 g、郁金6 g。20剂。君以冬瓜皮、生薏米、山药健脾利湿。臣以茯苓、车前子渗湿利湿，桂圆肉健脾，杜仲补益肝肾。佐以川芎、当归活血化瘀。

二诊 2011年12月31日。末次月经2011年11月27日，经前基础体温呈单相。2011年12月6日阴道有少量出血。带下有，夜尿多，每晚2次，大便可。舌嫩，脉细滑。处方：车前子10 g、茯苓10 g、生薏米20 g、柴胡5 g、百部12 g、当归10 g、白术10 g、炒蒲黄10 g、太子参15 g、夏枯草12 g、川续断15 g、蛇床子3 g、桂圆肉12 g、香附10 g。20剂。

三诊 2014年1月4日。2012年9月29日顺产一女婴。末次月经2013年11月11日，末前次月经2014年1月4日（服用醋酸甲羟孕酮片后）。偶有腰酸、心烦，纳可，眠欠安，多梦，二便调。舌肥暗，齿痕重，脉细滑。处方：冬瓜皮20 g、茵陈12 g、川芎5 g、当归10 g、夏枯草12 g、砂仁3 g、茯苓10 g、钩藤10 g、合欢皮10 g、菟丝子15 g、香附10 g、月季花6 g、郁金6 g、车前子10 g、玉竹10 g。20剂。

按语：本病例辨证脾肾两虚、痰湿内蕴，治法补益肝肾、健脾利湿。首诊方以冬瓜皮、生薏米、山药共用为君，健脾利湿。臣以茯苓、车前子增强渗湿利湿之效；桂圆肉增强健脾之效；杜仲补益肝肾。佐以川芎、当归活血化瘀。二诊时夜尿多，结合既往有受凉病史，考虑肾阳损伤，膀胱失于温煦而见夜尿多。加性温之蛇床子、香附温肾阳和气血。三诊时见舌肥暗，齿痕重，湿象明显，再次重用冬瓜皮为君，增强利湿之力；症见腰酸，为肾虚之象，以菟丝子补肾；症见心烦、多梦，为肝气郁滞之征，气郁化火，以郁金、合欢皮、月季花疏解肝郁；钩藤、夏枯草清热；加茵陈清热利湿。

（五）传承要点

1．病机

多囊卵巢综合征病机乃"脾肾为本，痰湿为标"。临证可先治其"标"，待痰湿改善、缓解，再重调脾肾，乃"开路"之意。

2．治法

①湿聚则血瘀，用药通利的同时可适时加活血祛瘀药。②女子"心中多拂郁"，治疗过程中需注重肝郁病机。③阴虚内热而见崩漏下血者，补肾同时，宜清热凉血、收涩止血治法并用，兼顾标本。④症见月经量少者，治法循"先通后补，通补相合"之原则，先以化痰除湿、活血化瘀、通经活络之法为主；待经水下行通畅，再予补益肝肾、益气健脾之法。

（六）疗效评价的临床研究

1．益肾助阳活血化浊方

益肾助阳活血化浊方基本方：菟丝子、炒杜仲、当归、桃仁、延胡索、蛇床子、生薏米、车前子、川芎、郁金、月季花。加减：痤疮重者加百部、地丁；便秘或大便干或黏滞不爽者加酒军、郁李仁；面部黑斑者加冬瓜皮、泽兰；肥胖体虚者加泽泻、桂枝；经血淋漓不尽或经期延长者加生藕节、蒲黄炭；腰膝疼痛者加桑寄生、续断。用治多囊卵巢综合征脾肾两虚痰湿证。以菟丝子、生薏米为君，补肾健脾并举治其本。菟丝子偏补肾阳，温而不燥，补而不峻；生薏米健脾利水渗湿。以车前子为臣，走下而具有通之性，淡渗利湿，辅助健脾。当归、川芎共为佐药，以四物汤之半，养血活血调经。

2．益肾助阳活血化浊方治疗多囊卵巢综合征的疗效研究

将 242 例多囊卵巢综合征肾虚痰湿证患者随机分为试验组（$n=154$）和对照组（$n=88$）。试验组予口服益肾助阳活血化浊免煎颗粒剂、对照组口服达英 35 治疗，3 个月为 1 疗程，治疗 2 个疗程。①治疗后试验组愈显率 63.10%，对照组愈显率 44.30%（$P < 0.01$）。②治疗后 2 组中医证候积分均有改善（$P < 0.01$），试验组中医证候积分改善情况优于对照组（$P < 0.05$）。③治疗后，2 组 T、LH 水平均降低（$P < 0.01$），基础窦卵泡计数减少（$P < 0.05$）。将 123 例多囊卵巢综合征肾虚痰湿证患者随机分为试验组（$n=64$）和对照组（$n=59$）。试验组予口服益肾助阳活血化浊免煎颗粒剂、对照组口服达英 35 治疗，3 个月为一疗程，治疗 2 个疗程。2 组治疗后血清睾酮及促黄体生成素均较治疗前下降（$P < 0.01$），组间比较无显著差异（$P > 0.05$）；2 组中医证候积分改善，试验组改善程度优于对照组（$P < 0.01$）；试验组治疗 3 个月及 6 个月后月经周期改善（$P < 0.05$）；2 组基础体温双相率改善（$P < 0.05$），试验组改善程度优于对照

组（ $P < 0.01$ ）。2 组卵巢体积均较治疗前缩小（ $P < 0.01$ ， $P < 0.05$ ），对照组卵巢体积缩小比试验组明显（ $P < 0.01$ ）。

（滕秀香　郭婧　刘丹）

三、郭志强的诊治经验

（一）学术观点

PCOS 患者主要表现为排卵障碍及月经周期紊乱，郭志强教授认为其与月经周期中气血阴阳盈虚消长转化失衡密切相关。在肾—天癸—冲任—胞宫生殖轴的调节作用下，妇人每周期经历一次气血阴阳的盈虚消长转化，也就是一个完整的月经周期。PCOS 患者正是在各种因素的干扰下，使这种消长变化发生紊乱，最终导致发病。PCOS 患者经后期肾阴亏虚，不能达到正常的重阴状态，因此无从化阳，阳气无法推动，是造成排卵障碍的病本，而痰湿、血瘀等为标，致使冲任失调，加重阴亏，同时也影响阳长。治疗上以滋阴补肾为主，强调恢复正常月经周期，帮助患者自然排卵。

1．肾虚为本

肾虚是 PCOS 的基本病机，先天禀赋不足或后天失养均可导致肾虚。《素问·上古天真论篇》云："肾者，主水，受五脏六腑之精而藏之。"《傅青主女科》云："经水出诸肾。"肾藏精，主生殖，亦是月经之本。肾精充足，卵泡才能发育成熟；肾气充盛、冲任满盈，经血才能应时而下。肾阴虚，则阴精不足、冲任匮乏，导致月经后期、稀发；肾阳虚，则温养失司，失于温煦，影响气血津液运行，导致水聚为痰，血停为瘀，痰瘀胶结，而导致月经后错、闭经等。

郭教授认为，经后期（卵泡期）胞宫血海空虚，阴血渐生，阴长阳消，达到重阴，是卵泡发育成熟的物质基础；阴精充盛，阳气才能得以生发，是卵泡顺利排出的重要条件。而 PCOS 患者肾阴亏虚，阴长不足，卵泡发育不良；阳气无源，无力推动卵子排出。阴阳俱虚、转化失常，是难以自然排卵的病因之本。

2．痰湿、血瘀为标

朱丹溪云："经不行者，非无血也，为痰所碍不化。"痰湿是经水不利的重要因素。痰湿为有形之邪，易阻滞气机，壅滞冲任胞宫，月经不能规律来潮，胞宫难以摄精成孕。《景岳全书·痰饮》云："痰即水也，其本在肾，其标在脾。"痰湿的形成，与脾肾密切相关。脾胃素虚，或饮食劳倦伤脾，脾阳虚不能运化水湿，水聚成痰；先天禀赋不足，或后天房劳、多产多堕等因素伤及肾阳，肾阳虚不能化气行水，留滞体内，炼为痰湿。痰湿阻碍气血运行，气血瘀滞导致瘀血内停。《陈素庵妇科补解·调经门》云："妇人月水不通，属瘀血凝滞者，十之七八。"瘀血阻滞冲任胞宫，或使冲任空虚，或使血不得下，可见月经后期或闭经；瘀阻脉内，血不循经而外溢，可见崩漏；瘀血停于胞宫，影响其正常生理功能，使精卵不能结合，则可导致不孕症。

（二）辨证施治

1．辨证要点

PCOS 在中医学里并无对应病名，根据其临床表现，可大致归于月经病的范畴。月经病的辨证重点在于依据月经的经期、经量、经色、经质及伴随症状，判断寒、热、虚、实属性以及所属脏腑部位。在 PCOS 中，因其肾虚为本，痰湿、血瘀为标，主要是辨明肾虚的程度，痰浊、瘀血的兼夹程度。

（1）肾虚：①肾气虚。腰酸腿软，头晕耳鸣，小便频数，精神不振，面色晦暗；舌淡红、苔薄白，脉沉细。②肾阴虚：在肾气虚的基础上伴有口燥咽干，颧红，手足心热，失眠盗汗；舌红而干，少苔或无苔，或花剥，脉细数，尺脉无力。③肾阳虚：在肾气虚的基础上伴有畏寒肢冷，小便清长，夜尿多，性欲减退，精神萎靡，泄泻，水肿；舌淡、苔薄白而润，脉沉细而迟，或沉弱。此外，若子宫、乳房发育不良，常提示患者先天肾气不足。

（2）痰浊：形体肥胖，经量少、质黏，带下量多，色白质稠。舌淡胖，苔白腻，脉滑等。

（3）瘀血：小腹或少腹疼痛，固定不移；月经淋漓不尽，时多时少，时流时净，或月经中夹有血块；面部紫暗，肌肤干燥，甚至肌肤甲错。舌质紫暗，或有瘀点、瘀斑，脉沉迟弦涩等。

2．中医辨证论治

（1）肝肾亏虚证

主症：久婚不孕，月经延后，经量少、色淡，质稀薄，乃至经闭不行，或月经规律，2~3个月一行，或崩中漏下交替。

次症：头晕耳鸣，腰膝酸软，性欲减退，夜尿多，或多毛，形体肥胖。

舌脉：舌质嫩、淡，多裂纹，脉弦细。

治法：滋补肝肾、养血调经。

方药：左归丸加减（《景岳全书》）。

原方组成：熟地黄24 g、山药12 g、枸杞子12 g、山萸肉12 g、川牛膝9 g、菟丝子12 g、鹿角胶12 g、龟甲胶12 g。

经验加减：熟地黄、山药、山茱萸、枸杞子、鹿角胶、菟丝子、当归、怀牛膝、淫羊藿、党参、花椒等。

若带下甚少、子宫发育不良，加紫河车大补元阴、元阳；夜尿频多、腰臀凉、恶寒喜温，加附子、肉桂温补肾阳；便秘，加肉苁蓉、瓜蒌润肠通便；脾虚便溏，加炒白术、肉豆蔻健脾止泻；形体肥胖，加半夏、陈皮、茯苓等化痰祛湿；经前乳胀、烦躁易怒，加柴胡、白芍、月季花疏肝理气。

（2）肾虚痰阻证

主症：久婚不孕，月经紊乱、经量少或者经闭不行。

次症：头晕头重，体倦乏力，形体肥胖，多毛，痰多，带下黏稠，大便不实。

舌脉：舌淡，边有齿痕，苔白腻，脉细滑或濡。

治法：补肾健脾、化痰生血。

方药：苍附导痰汤加减（《叶天士女科诊治秘方》）。

原方组成：苍术9 g、制南星9 g、石楠叶9 g、香附10 g、杜仲10 g、仙灵脾10 g、陈皮6 g、茯苓15 g、制半夏12 g。

经验加减：苍术、茯苓、半夏、陈皮、香附、胆南星、炒枳壳、淫羊藿、山药、当归、炒白术等。

若月经后期或闭经，加丹参、枸杞子、益母草等补肾养血调经；痤疮频发，加山慈菇、连翘清热散结；带下甚少，慎用香附，以免损伤阴血，酌加山茱萸、女贞子滋肾养肝；卵巢增大，加鳖甲、莪术等软坚散结、化痰消癥。

（3）肾虚血瘀证

主症：久婚不孕，月经延后或经闭不行，量少不畅，色暗红，有血块，经行腹痛，块出痛减。

次症： 妇科检查见卵巢明显增大。

舌脉： 舌质淡暗或有瘀斑、瘀点，脉弦或涩。

治法： 补肾填精、活血调经。

方药： 补肾活血汤加减（《郭志强不孕不育治验录》）。菟丝子15 g、枸杞子15 g、何首乌15 g、巴戟天15 g、鹿角胶10 g、丹参15 g、鸡血藤20 g、红花12 g、桃仁12 g、当归15 g、熟地黄15 g、川芎10 g。

若经量少、带下少、闭经，加阿胶滋阴养血；带下过多，加芡实、白果利湿止带；卵巢增大，瘀血显著，加三棱、莪术活血化瘀消癥（排卵期慎用）。

（三）用药特点

1．中药序贯疗法

PCOS是排卵障碍性疾病，最主要的特征是月经周期失常，无法自行周期性排卵。郭教授根据女性的生理周期特点，从阴阳理论出发，将其分为四期：经期、经后期、经间期、经前期。提出序贯疗法，有序无期，以促进患者排卵受孕，进一步可恢复正常月经周期。

经期：养血调经汤。 党参15 g、莪术15 g、丹参15 g、益母草15 g、当归15 g、赤芍15 g、川芎10 g、熟地黄15 g、泽兰12 g、川牛膝15 g。

经期血海满溢，阳极转阴，此期应顺势而为，加大活血化瘀力度，达到祛瘀生新的目的。

经后期：育胞汤。 菟丝子15 g、女贞子15 g、枸杞子15 g、当归15 g、熟地黄15 g、黄精15 g、党参15 g、益母草15 g、川续断20 g、怀牛膝15 g。

经后期为阴长阶段，肾阴渐盛，阴成形，为卵泡发育提供物质基础。此期以养血填精、滋补肝肾为主，促进卵泡发育。郭教授在此期十分注重肾精的培护。他认为，肾精乃肾中有形之物，非血肉有情之品不能滋养，常用醋龟甲、醋鳖甲、鹿角霜、鹿角胶一类，滋补肝肾之阴，同时填补肝肾之精。

经间期：促排卵汤。 菟丝子15 g、当归15 g、丹参25 g、枸杞子15 g、川续断20 g、羌活10 g、益母草15 g、党参15 g、怀牛膝15 g。

经间期为阴阳转化的关键时期，此期阴极阳生，阳气开始升发，达到氤氲状态。此期用药在滋补肝肾之阴的基础上稍加温阳活血、开窍之药，以助阳气生长。重阴转阳的枢机在于微微引动阳气，稍加推动即可将重阴转化至阳生，稍加温阳活血之品如淫羊藿、肉桂、川芎等。郭老师认为，临床上许多患者胞宫受阻，窍道不通，故排卵不利，加用羌活 10 g 通督脉，温阳开下窍，可促进顺利排卵。PCOS 患者存在长期的排卵障碍，治疗绝非一日之功，可长期应用促排卵汤加减化裁，待卵子排出后可调整用药阶段，此即"有序无期"。

经前期：两固汤。熟地黄 15 g、枸杞子 15 g、菟丝子 15 g、覆盆子 12 g、山药 15 g、当归 15 g、川续断 20 g、淫羊藿 10 g、锁阳 10 g、怀牛膝 15 g。

经前期为阳长阶段，肾阳不断充盛，冲任二脉气血渐充，为新的月经周期或成孕做准备。此期用药以温补脾肾、滋阴助阳为主。此期加强了温阳药物的使用，以助阳升之力，如巴戟天、锁阳、淫羊藿、紫石英、补骨脂等。"善补阳者必于阴中求阳。"若一味大补阳气，没有阴精作为基础，容易出现独阳不长的局面。适当加用熟地黄、山药、川续断、怀牛膝等滋阴药，阳得阴助则生化无穷，以达此期阴阳俱盛的生理状态。

2．重视顾护脾胃，健脾化痰祛瘀

脾胃为气血生化之源，可使血海盈满，经候如常，或养胎载胎；脾主运化水湿，使水液代谢正常，不致聚湿成痰。PCOS 的一大致病因素便是痰湿，与脾胃功能失调有密切的关系。痰湿不仅能阻滞胞宫，更易与血瘀互相转化，因痰致瘀或因瘀致痰。故郭教授在治疗 PCOS 时尤其注意脾胃功能受损是否严重。用药喜用白术健脾，便溏者加炒白术健脾止泻，便秘者加生白术健脾通便。

3．以滋养阴血为主

郭教授认为妇人经、带、胎、产、乳，无不以血为用。经孕产乳数伤于血，故阴血常不足。在治疗上以滋阴养血为先，虽有瘀血等有形之邪，仍要慎用破血通经之剂，以免竭泽而渔，重伤阴血。很大一部分 PCOS 患者形体肥胖，也确有痰湿内蕴的表现，临床常用苍附导痰汤进行治疗。但郭老师认为，痰湿之邪是水液输布失调的结果，其体内正常的津液常常处于亏虚的状态，如出现带下量少、阴中干涩等。苍附导痰汤中主药香附辛散香燥，虽行气开郁之力较强，但有伤阴伤血之弊。张锡纯主张"香附伤血甚于水蛭"，故郭老师在应用以香附为代表的辛燥类药物时，选择都很慎重，药味少、剂量小，稍借其辛散之力，配合大量滋阴养血类药物，务使其不损阴血。

（四）典型病例

—— 病例 1 ——

患者，女，43 岁。2009 年 7 月 8 日就诊。

主诉：月经后错 10 余年。

病史：患者既往月经后错，2~3 个月一行，最长半年一行，初潮 13 岁，经期 5~7 天，末次月经 2009 年 7 月 3 日，5 天干净，经量偏少，经色红，无血块，经行第 2 天小腹疼痛，喜温喜按，经行期间腰腿酸痛、乏力。刻下症：无明显不适，手足凉，无痤疮，纳眠可，二便调。脉象沉细，舌体有裂纹，舌质淡、舌苔白。

婚育史：G_1P_1，1991 年顺产 1 子。

辅助检查：B 超示子宫大小约 3.0 cm × 3.0 cm × 3.3 cm，肌层回声尚均，子宫内膜厚约 0.4 cm，左侧卵巢大小约 3.5 cm × 1.6 cm，右侧卵巢大小约 3.5 cm × 1.7 cm，其内均可见数个卵泡回声，提示子宫体积偏小，双侧卵巢多囊样改变。性激素六项（月经第 4 天）见 FSH 7.39 mIU/ml，LH 10.29 mIU/ml，E_2 59 pg/ml，T 0.92 ng/ml，P 0.95 ng/ml，PRL 10.76 ng/ml。

西医诊断：多囊卵巢综合征。

中医诊断：月经后期。

辨证：脾肾阳虚、冲任亏虚。

治法：补肾健脾、养血调经。

处方：①育胞汤加减。菟丝子 15 g、女贞子 15 g、枸杞子 15 g、当归 15 g、熟地黄 15 g、黄精 15 g、党参 15 g、益母草 15 g、川续断 20 g、怀牛膝 15 g、紫河车 10 g、仙灵脾 12 g、肉桂 10 g、川芎 10 g、炙黄芪 15 g，15 付，水煎服，每日 1 付，早晚分服，见透明拉丝白带停。②两固汤加减。熟地黄 15 g、枸杞子 15 g、菟丝子 15 g、覆盆子 12 g、山药 15 g、当归 15 g、川续断 20 g、仙灵脾 10 g、锁阳 10 g、怀牛膝 15 g、巴戟天 10 g、补骨脂 15 g、炙黄芪 15 g、白术 20 g、党参 20 g、阿胶 10 g（烊化），14 付，水煎服，每日 1 付，早晚分服，经行停。③养血调经汤加减：党参 15 g、莪术 15 g、丹参 15 g、益母草 15 g、当归 15 g、赤芍 15 g、川芎 10 g、熟地黄 15 g、泽兰 12 g、川牛膝 15 g、肉桂 10 g、桃仁 12 g、红花 12 g、三棱 15 g，3 付，水煎服，每日 1 付，早晚分服，月经 1~3 天服。治疗期间嘱患者观察带下情况。

(二诊) 2009 年 8 月 19 日，服药后于经间期见透明拉丝白带，手足凉好转，末次月经2009 年 8 月 9 日，5 天干净，经量较前略少，经色暗褐，无血块，有少量膜状物，经行第 1 天小腹疼痛，阵发性绞痛，喜温喜按，经行期间腰酸，刻下症见口干欲饮，纳眠可，二便调。脉象沉细滑，舌质淡红，舌尖红，舌边有齿痕，舌苔黄腻，舌根苔花剥。予初诊①方加丹参 20 g，12 付，服法同前；继予初诊②方加紫石英 15 g，14 付，服法同前；继予初诊③方加生山楂 15 g，3 付，服法同前。

(三诊) 2009 年 9 月 23 日，末次月经 2009 年 9 月 13 日，5 天干净，经量中等，经色深红，有少量膜状物，经行小腹冷痛，经行期间腰酸、下肢乏力，刻下症见纳眠可，二便调。舌尖红，舌根苔花剥。予初诊②方加紫石英 15 g、炒杜仲12 g，14 付，服法同前；继予初诊③方加炙黄芪 15 g、小茴香 10 g，3 付，服法同前；继予初诊①方加丹参 20 g、阿胶 10 g（烊化），12 付，服法同前。

(四诊) 2009 年 11 月 18 日，末次月经 2009 年 11 月 16 日至 18 日，经量中等，色鲜红，夹膜状物，再上一次月经为 2009 年 10 月 19 日，6 天干净，经行期间无明显不适，刻下症：纳眠可，二便调。舌淡红，苔薄白，脉细缓。予初诊①方加丹参20 g、白术 20 g，12 付，服法同前；继予初诊②方加丹参 20 g，14 付，服法同前；继予初诊③方加炒白术 20 g，3 付，服法同前。

按语：患者初诊之时，月经后错，2～3 个月一行，甚至停经半年，B 超提示双侧卵巢多囊样改变，符合多囊卵巢综合征诊断。中医诊断为月经后期。结合患者舌脉，考虑为脾肾阳虚、冲任亏虚。肾藏精，主生殖。脾为后天之本，气血生化之源。肾虚精亏，脾虚气血亏少，冲任不足，血海空虚，故见月经后错甚至停闭；患者病程长，伤及气血，气虚无力推动血行，瘀血内停，气血同病，故见经量偏少，腰腿酸痛、乏力；阴阳互根互用，肾阴虚日久，阴损及阳，故见经行小腹疼痛，喜温喜按，手足凉。予郭氏中药序贯疗法处方用药。根据月经不同时期阴阳气血的消长转化规律，经后期为阴长期，且患者本身肾精不足，胞脉空虚，予育胞汤滋阴补肾、养血填精，在此基础上加上"滋补之功极重"之紫河车，加强滋肾填精之效；仙灵脾、肉桂为辛温之品，补肾温阳，取其阳中求阴之意；川芎入血分而理气，炙黄芪健脾益气补中，气血同调。经前期为阳长期，嘱患者改服两固汤温补脾肾，以顺其阳长之势。在此基础上加上巴戟天、补骨脂温肾壮阳；炙黄芪、白术、党参健脾益气，以固气血生化之源，以后天滋先天，亦通过补气加强其补阳之效；阿胶滋阴补血。行经期为化瘀生新之期，予养血调经汤养血活血调经，加上桃仁、红花、三棱直入血分，化瘀通络；肉桂温中散寒止痛。二诊时患者自述行经期见经色暗褐、少量膜状物，小腹阵发性绞痛，考虑血瘀明显，于经后期加入丹参活血养血；于经前期加入紫石英温肾暖宫；于行经期加入生山楂以活血化瘀、消积导滞。三诊时，针对小腹冷痛、腰酸、下肢乏力等症状，于经前期加入炒杜仲补肾强腰膝；于行经期加入炙黄芪益气补中、小茴香散寒止痛；于经后期加入阿胶滋阴补血。四诊时症状皆明显好转，最后两次月经周期恢复至 26～30 天，治疗上加入白术健脾益气。郭老认为多囊卵巢综合征的基本病机以肾精亏虚为本，"经水出诸肾""肾为冲任之本，天癸之源"，肾精不足，冲任亏虚，氤氲之时血海空虚，阴阳转化失常，不能达到重阴状态，是多囊卵巢综合征患者出现排卵障碍、月经稀发的病因之本，故治疗予序贯疗法以顺应阴阳气血的变化，补肾健脾、养血调经，达到阴阳双补、气血同治之效。

—— 病例 2 ——

赵某，女，28 岁，2009 年 7 月 15 日就诊。

主诉：未避孕未孕 1 年。

病史：患者结婚 1 年，性生活正常，未避孕未孕。患者既往月经不规律，周期 30～90 天不等，曾服用妈富隆、黄体酮、达英 35 治疗，初潮 15 岁，经期 5 天，末次月经 2009 年 7 月 15 日，经量中等，经色鲜红，夹血块及膜状物，经前乳房胀痛，经行第 1 天小腹冷痛、胀痛，经行期间腰酸冷胀。刻下症：手足欠温，臀部发凉，偶性交痛，双颊部少量痤疮，纳眠可，尿频，夜尿 1 次，大便调。带下色白、质稀。脉象沉细弱，舌质暗红、舌苔白。平素喜冷饮。

婚育史：G_2P_0，既往人工流产 2 次。

辅助检查：B 超示子宫前位，大小约 4.7 cm × 3.8 cm × 3.3 cm，肌层回声均匀，子宫内膜厚约 0.8 cm，左侧卵巢大小约 3.1 cm × 1.6 cm，其内可见 10 个囊性回声，右侧卵巢大小约 3.6 cm × 2.5 cm，其内可见 7 个囊性回声，提示双侧卵巢多囊样改变。性激素六项（月经第 3 天）见 FSH 8.10 mIU/ml，LH 21.60 mIU/ml，E_2 58.80 pg/ml，T 271.40 ng/dl，P 0.20 ng/ml，PRL 12.70 ng/ml。

西医诊断：多囊卵巢综合征，继发性不孕症。

中医诊断：断绪。

辨证：脾肾阳虚、气滞血瘀。

治法：温补脾肾、行气活血。

处方：①养血调经汤加减：党参 15 g、莪术 15 g、丹参 15 g、益母草 15 g、当归 15 g、赤芍 15 g、川芎 10 g、熟地黄 15 g、泽兰 12 g、川牛膝 15 g、肉桂 10 g、桃仁 12 g、红花 12 g、三棱 15 g，3 付，水煎服，每日 1 付，早晚分服，月经 1~3 天服。②育胞汤加减：菟丝子 15 g、女贞子 15 g、枸杞子 15 g、当归 15 g、熟地黄 15 g、黄精 15 g、党参 15 g、益母草 15 g、川续断 20 g、怀牛膝 15 g、紫河车 10 g、仙灵脾 12 g、肉桂 10 g、川芎 10 g、丹参 20 g、柴胡 10 g、白芍 15 g，18 付，水煎服，每日 1 付，早晚分服，见透明拉丝白带停。③促排卵汤加减：菟丝子 15 g、当归 15 g、丹参 25 g、枸杞子 15 g、川续断 20 g、羌活 10 g、益母草 15 g、党参 15 g、怀牛膝 15 g、肉桂 10 g、仙灵脾 12 g、泽兰 12 g、川芎 10 g，5 付，水煎服，每日 1 付，早晚分服。④两固汤加减：熟地黄 15 g、枸杞子 15 g、菟丝子 15 g、覆盆子 12 g、山药 15 g、当归 15 g、川续断 20 g、仙灵脾 10 g、锁阳 10 g、怀牛膝 15 g、巴戟天 10 g、补骨脂 15 g、紫石英 15 g、炙黄芪 15 g、川椒 8 g、党参 15 g，14 付，水煎服，每日 1 付，早晚分服，即日起服①方，月经第 4 天起服②方，见拉丝白带改服③方，后续服④方。治疗期间嘱患者监测基础体温，观察带下情况。

〔二诊〕 2009 年 8 月 26 日，上次月经周期基础体温升高 11 天，均高欠佳，末次月经 2009 年 8 月 24 日，经量中等，经色鲜红，无血块，经前乳房稍胀，经行小腹坠痛。刻下症：双颊部痤疮，纳眠可，大便稀。带下一般。脉象细弱，舌质暗红。予初诊②方加山慈菇 15 g、白茅根 12 g，18 付，服法同前；继予初诊③方加炙黄芪 15 g，5 付，服法同前；继予初诊④方去川椒，加山慈菇 15 g、炒白术 25 g，14 付，服法同前；继予初诊①方加炒白术 25 g，3 付，服法同前。

〔三诊〕 2009 年 10 月 14 日，上次月经周期基础体温升高 13 天，均高位，末次月经 2009 年 9 月 29 日 × 6 天，经量中等，经色鲜红，夹血块及膜状物，经前乳房不胀，经行小腹胀痛，腰酸痛。刻下症：双颊部痤疮成脓，溢黏稠液，纳眠可，二便调。带下一般。脉象细滑，舌质红。予初诊②方去肉桂、柴胡、白芍，加山慈菇 15 g、金银花 15 g、连翘 15 g、浮萍 12 g、芦根 15 g，13 付，服法同前；继予初诊③方，5 付，服法同前；继予初诊④方去补骨脂、炙黄芪、川椒，加山慈菇 15 g、金银花 15 g、连翘 15 g、浮萍 12 g、赤芍 15 g、生甘草 10 g，14 付，服法同前；继予初诊①方去肉桂，加炒白术 20 g，3 付，服法同前。

〔四诊〕 2009 年 11 月 11 日，基础体温自 10 月 22 日升高至今，末次月经 2009 年 9 月 29 日，停经 44 天。自测尿 hCG 阳性，同天测血 hCG 8095.30 mIU/ml，P 26.49 ng/ml。予寿胎丸加减：菟丝子 20 g、川续断 20 g、山药 15 g、桑寄生

20 g、炙黄芪 20 g、党参 20 g、白芍 20 g、炙甘草 10 g、石莲子 12 g、白术 20 g、枸杞子 15 g、苎麻根 12 g、紫苏梗 10 g，14 付，水煎服，每日 1 付，早晚分服。

按语：患者初诊之时，未避孕未孕 1 年，且月经周期 30～90 天不等，伴面部痤疮，B 超提示双侧卵巢多囊样改变，性激素六项提示 LH / FSH ≥ 2.5，T 升高明显，符合多囊卵巢综合征合并不孕症诊断。中医诊断为全不产，结合患者的舌脉，考虑为脾肾阳虚、气滞血瘀。患者平素喜冷饮，易伤阳气，脾肾阳虚，命门火衰，冲任、胞宫失于温煦，阴寒内生，寒凝血瘀，故见月经后错、夹血块及膜状物、经行小腹冷痛、腰酸冷、手足欠温、臀部发凉；膀胱失于温煦，气化不利，可见尿频、夜尿；阳虚寒凝，气机不畅，当升不升，当降不降，水湿内停，可见乳胀、小腹胀、腰部酸胀、性交痛、面部痤疮、带下质稀。予郭氏中药序贯疗法处方用药。患者就诊时处于行经期，着重活血化瘀，予养血调经汤加减养血活血，化瘀通络，加上肉桂温补肾阳、散寒止痛。经后期着重益肾填精，予育胞汤加减滋阴补肾、养血填精，加上仙灵脾、肉桂温补脾肾，川芎、丹参、柴胡、白芍行气活血，养血柔肝。经间期着重滋补肝肾、温阳活血，以顺应阴阳转化之势，予促排卵汤加减温肾活血，通胞络。经前期着重补火助阳，予两固汤加减温补脾肾。二诊时患者的基础体温提示黄体功能不足，伴面部痤疮、小腹坠痛、大便稀，考虑脾胃虚弱，运化无力，气郁痰阻，易于化热，去掉川椒，加入山慈菇、白茅根清热化痰，炙黄芪、炒白术健脾益气升阳。三诊时患者诸多阳虚之证明显缓解，基础体温提示黄体功能较前好转，见面部痤疮化脓溢液，考虑阳盛有余，热盛而致，去掉肉桂、柴胡、白芍、补骨脂、炙黄芪等辛温之品，加入金银花、连翘、浮萍、芦根、赤芍、生甘草以清热解毒、凉血养阴。四诊时患者已顺利妊娠，予补肾健脾安胎治疗。本例患者阳虚明显，伴见气郁、血瘀、痰湿之证，治疗以温补脾肾、散寒通络为主，行气活血、燥湿化痰为辅，根据患者的临床症状及舌脉，辨证加减，灵活用药，损有余而补不足，达到调经种子的目的。

—— **病例3** ——

患者，女，31 岁，2013 年 4 月 11 日就诊。

主诉：未避孕未孕 2 年余。

病史：患者结婚 3 年，性生活正常，未避孕未孕 2 年余。患者既往月经不规律，周期 45～60 天不等，经期 5～6 天，末次月经 2013 年 3 月 29 日，经量中等，经色红，无血块，经前无乳房胀痛，经行无腹痛。刻下症：面部痤疮，经前加重，纳眠可，二便调。带下一般，未见明显透明拉丝白带，上次月经间期用排卵试纸检测呈弱阳性。脉象沉细，舌质淡，舌体有裂纹。乳房下垂，增生（+），毛发正常，乳头溢液（—）。情绪急躁。既往曾于外院诊断为"多囊卵巢综合征"，服用达英35治疗半年，现已停药1年余。患者身高150 cm，体重58 kg。

辅助检查：2012年11月23日查雄烯二酮16.4 nmol/L，胰岛素（2 h）253.74 pmol/L。

婚育史：G0P0。

西医诊断：多囊卵巢综合征，原发性不孕症。

中医诊断：全不产。

辨证：阴虚火旺、气虚痰阻。

治法：滋阴降火、健脾化痰。

处方：①育胞汤加减：菟丝子15 g、女贞子15 g、枸杞子15 g、当归15 g、熟地黄15 g、黄精15 g、党参15 g、益母草15 g、川续断20 g、怀牛膝15 g、紫河车10 g、仙灵脾10 g、川芎10 g、川椒10 g、连翘10 g、山慈菇15 g、生黄芪25 g、白术20 g、半夏曲12 g，20付，水煎服，每日1付，早晚分服，见透明拉丝白带停。②促排卵汤加减：菟丝子15 g、当归15 g、丹参25 g、枸杞子15 g、川续断20 g、羌活10 g、益母草15 g、党参15 g、怀牛膝15 g、肉桂10 g、仙灵脾12 g、川芎12 g、月季花12 g、炙黄芪25 g、川椒10 g，4付，水煎服，每日1付，早晚分服。③两固汤加减：熟地黄15 g、枸杞子15 g、菟丝子15 g、覆盆子12 g、山药15 g、当归15 g、川续断20 g、仙灵脾10 g、锁阳10 g、怀牛膝15 g、巴戟天10 g、紫石英15 g、炒杜仲12 g、党参20 g、白术20 g、山慈菇15 g、连翘15 g、地骨皮10 g，14付，水煎服，每日1付，早晚分服，经行停。④养血调经汤加减：党参15 g、莪术15 g、丹参15 g、益母草15 g、当归15 g、赤芍15 g、川芎10 g、熟地15 g、泽兰12 g、川牛膝15 g、肉桂10 g、炙黄芪25 g、桃仁12 g、红花12 g、三棱12 g，3付，水煎服，每日1付，早晚分服，即日起服①方，见拉丝白带改服②方，后续服③方，月经1~3天服④方。嘱患者完善相关检查，包括性激素、甲状腺功能、男方精液常规，以协助诊断。治疗期间嘱患者监测基础体温，观察带下情况。

二诊 2013年5月23日，服药后大便日行2~3次，多不成形，双颊部痤疮明显缓解，末次月经2013年5月20日，经量偏少，经色暗红，夹少量血块，经行小腹稍坠胀。刻下症：纳眠可。带下一般。脉象细弦，舌质淡红，舌体有裂纹。2013年5月21日查性激素：FSH 9.05 mIU/ml，LH 19.00 mIU/ml，E_2

194.00 pmol/L，T 2.64 ng/ml，PRL 18.20 ng/ml。甲状腺功能：TSH 2.7 mU/L。男方精液常规（－）。予初诊 ① 方改白术 30 g，20 付，服法同前；继予初诊 ② 方，4 付，服法同前；继予初诊 ③ 方改白术 30 g，加川楝子 10 g，14 付，服法同前；继予初诊 ④ 方加生山楂 15 g，3 付，服法同前。

三诊　2013 年 7 月 4 日，基础体温升高 26 天，末次月经 2009 年 5 月 20 日，停经 46 天。自测尿 hCG 阳性，2013 年 6 月 22 日测血 hCG 67.38 mIU/ml。刻下症：乳房稍胀，无阴道出血，无腰酸腹痛，大便不成形。脉象细滑，舌质淡红，舌体中有裂纹。予寿胎丸加减：菟丝子 20 g、川续断 20 g、山药 15 g、桑寄生 30 g、生黄芪 25 g、党参 20 g、炒白芍 30 g、炙甘草 10 g、炒杜仲 12 g、炒白术 25 g、阿胶 10 g、当归身 12 g、苎麻根 12 g，14 付，水煎服，每日 1 付，早晚分服。

按语：患者初诊之时，未避孕未孕 2 年余，且月经周期 45～60 天不等，伴面部痤疮、血清雄烯二酮、餐后 2 小时胰岛素皆升高，体重指数（BMI）≥ 25.0，符合多囊卵巢综合征合并不孕症诊断。中医诊断为全不产，结合患者舌脉，考虑为阴虚火旺、气虚痰阻。肾水亏虚，冲任不足，血海空虚，故见月经后错；阴不制阳，相火妄动，虚火上炎，故见面部痤疮、情绪急躁；火热易耗气伤津，脾气虚弱，健运失施，水湿内停，聚湿生痰，故见肥胖。予郭氏中药序贯疗法处方用药。经后期予育胞汤加减滋阴补肾、养血填精，加上仙灵脾、川椒补肾温阳，是为阳中求阴；生黄芪、白术益气健脾、化湿和中，亦防补益之品滋腻碍胃；连翘、山慈菇、半夏曲清热解毒、化痰散结；川芎行气活血。经间期予促排卵汤加减滋补肝肾，温阳活血以助阴阳转化，顺利排出卵泡。加上月季花、炙黄芪。前者乃活血之良药，可活血通经、疏肝解郁。后者益气补中、补火助阳、引火归源。两者加强了温阳活血之效。经前期予两固汤加减温补脾肾，加上炒杜仲、地骨皮，两者皆入肝、肾二经，炒杜仲补肝肾、强腰膝，地骨皮去下焦肝肾虚热；巴戟天、紫石英温肾暖宫；党参、白术健脾益气；山慈菇、连翘清热解毒、化痰散结。行经期予养血调经汤加减养血活血、化瘀通络。二诊时，患者的性激素六项提示 T 升高明显，符合多囊卵巢综合征的指征，针对便溏、经行小腹坠胀，增大白术用量，加强健脾益气、燥湿利水之效。患者末次月经经量偏少，经色暗红，夹少量血块，考虑气血运行不畅所致，加入川楝子、生山楂疏肝行气、活血散瘀。三诊时，患者已顺利妊娠，予补肾健脾安胎治疗。本例患者以阴虚为主，兼有阳亢之象，治疗主要是在大量补阴的基础上加入少量补阳药，是为阳中求阴，"善补阴者，必于阳中求阴，则阴得阳升而泉源不竭"，体现了阴阳互根、阴阳相助的关系。

—— 病例 4 ——

王某，女，16 岁，2013 年 7 月 16 日就诊。

主诉：月经后错近 5 年，伴经期延长 1 年余。

病史：患者既往月经不规律，初潮 11 岁，经期 5～7 天，周期 35～60 天。自述 1 年前因学习压力增大后出现经期延长至 10～14 天，甚至淋漓不尽 20 余天。今年 1 月经量较前增多至少 1 倍，末次月经 2013 年 6 月 26 日至就诊日，血量中等，经色暗红，夹血块，无经行腹痛。刻下症：面部痤疮，手足凉，乳房发育欠佳，无头晕，纳眠可，二便调。脉象弦滑，舌质淡，舌体边有齿痕，舌苔白。辅助检查：2013 年 7 月 15 日查 B 超，示子宫大小约 4.5 cm×3.9 cm×3.9 cm，肌层回声尚均，子宫内膜厚约 1.1 cm，左侧卵巢大小约 3.8 cm×2.4 cm，右侧卵巢大小约 5.4 cm×2.7 cm，其内均可见 10 余个卵泡回声，最大直径小于 0.5 cm，未见优势卵泡，提示双侧卵巢多囊样改变。血常规示血红蛋白 106 g/L。2013 年 3 月 22 日查性激素六项（停经 50$^+$ 天）：FSH 5.65 mIU/ml，LH 20.45 mIU/ml，E_2 35.68 pg/ml，T 41.33 ng/dl，P 0.64 ng/ml，PRL 352.00 mIU/L。

婚育史：未婚，G_0P_0。

西医诊断：多囊卵巢综合征，无排卵型功能失调性子宫出血。

中医诊断：崩漏。

辨证：肝肾阴虚、冲任失固。

治法：补益肝肾、滋阴止血。

处方：①两固汤加减：熟地黄 15 g、枸杞子 15 g、菟丝子 15 g、覆盆子 12 g、山药 15 g、当归 15 g、川续断 20 g、仙灵脾 10 g、锁阳 10 g、怀牛膝 15 g、炙黄芪 15 g、炒杜仲 10 g、党参 15 g、山萸肉 10 g，14 付，水煎服，每日 1 付，早晚分服，经行停。②炙黄芪 25 g、党参 20 g、山萸肉 12 g、生蒲黄 20 g、女贞子 15 g、墨旱莲 12 g、白芍 20 g、升麻炭 12 g、益母草 30 g、阿胶 10 g、赤石脂 12 g、炒槐花 12 g、陈棕炭 12 g、三七粉 2 g（分冲），4 付，水煎服，每日 1 付，早晚分服，月经 1～4 天服。③育胞汤加减：菟丝子 15 g、女贞子 15 g、枸杞子 15 g、当归 15 g、熟地黄 15 g、黄精 15 g、党参 15 g、益母草 15 g、川续断 20 g、怀牛膝 15 g、炙黄芪 15 g、仙灵脾 12 g、川椒 10 g、墨旱莲 12 g、阿胶 10 g（烊化）、白术 20 g，15 付，水煎服，每日 1 付，早晚分服，见透明拉丝白带停。④促排卵汤加减：菟丝子 15 g、当归 15 g、丹参 25 g、枸杞子 15 g、川续断 20 g、羌活 10 g、益母草 15 g、党参 15 g、怀牛膝 15 g、肉桂 10 g、仙灵脾 12 g、川芎 12 g、月季花 12 g、炙黄芪

25 g、白术 20 g，4 付，水煎服，每日 1 付，早晚分服。经期服②方，月经第 4 天起服③方，见拉丝白带服④方，后续服①方。

【二诊】2013 年 8 月 27 日，服药后手足心已暖，末次月经 2013 年 7 月 26 日 × 9 天，经量偏多 5 天，后点滴出血 4 天净，经色暗红，夹大血块及膜状物，无经行腹痛。刻下症：心慌，无头晕，纳眠可，二便调。脉象弦滑，舌质淡，舌体胖，边有齿痕。面色㿠白，唇色淡。2013 年 8 月 26 日复查血常规，示血红蛋白 79 g/L。予初诊①方改炙黄芪 25 g、炒杜仲 12 g，加阿胶 10 g（烊化）、白术 20 g，14 付，服法同前；继予初诊②方改山萸肉 15 g、生蒲黄 25 g、三七粉 3 g，3 付，服法同前；继予初诊③方改炙黄芪 20 g、仙灵脾 10 g，加川芎 10 g、紫河车 10 g，15 付，服法同前；继于初诊④方，4 付，服法同前。

【三诊】2013 年 10 月 15 日，末次月经 2013 年 7 月 26 日，逾期未至。刻下症：乳房有增大，纳眠可，二便调。脉象弦细，舌质淡，舌体胖。面色尚可，唇色淡红。2013 年 9 月 20 日复查血常规，示血红蛋白 86 g/L。予初诊③方改炙黄芪 20 g、仙灵脾 10 g，加川芎 10 g、紫河车 10 g，15 付，服法同前；继于初诊④方，4 付，服法同前；继予初诊①方改炙黄芪 25 g、炒杜仲 12 g，加阿胶 10 g（烊化）、白术 20 g，14 付，服法同前；继予初诊②方改山萸肉 15 g、生蒲黄 25 g、三七粉 3 g，加仙鹤草 12 g，4 付，服法同前。

【四诊】2014 年 8 月 26 日，服药后近 1 年间经行规律，经期 8～10 天，周期 30 天，经前滴沥出血，色褐，末次月经 2014 年 8 月 3 日 × 8 天，经量中等，经色红，夹血块，经前淋漓出血 2 天，面部痤疮明显，经净即消，无经行腹痛。刻下症：乳房明显增大，纳眠可，二便调。脉象弦滑，舌质红。予初诊①方改炙黄芪 25 g、炒杜仲 12 g，加阿胶 10 g（烊化）、白术 20 g、山慈菇 15 g，14 付，服法同前；继予初诊②方改山萸肉 15 g，4 付，服法同前；继予初诊③方改炙黄芪 20 g、仙灵脾 10 g，加川芎 10 g、山慈菇 15 g、紫河车 10 g，15 付，服法同前；继予初诊④方，4 付，服法同前。

按语：患者初诊之时，月经后错近 5 年，35～60 天一行，且经期延长 1 年余，就诊时月经已淋漓不尽长达 26 天，伴面部痤疮，B 超提示双侧卵巢多囊样改变，性激素六项提示 LH/FSH ≥ 2.5，T 升高明显，符合多囊卵巢综合征合并无排卵型功能失调性子宫出血诊断。中医诊断为崩漏，结合患者舌脉，考虑为肝肾阴虚、冲任失固。患者处于青春期，肾精肾气未充实；课业繁重，耗伤肾精，阴血不足，肝失濡养，肝阳偏亢；学习压力大，忧思气结，肝郁气滞，气郁化火，复伤精血，导致肝肾同病，阴虚血少，胞宫失养，冲任失固，故见月经后错、经期延长；肝旺克脾土，脾失健运，气血津液生化乏源，输布失常，痰湿内生，血瘀不行，故见经色暗红，夹血块、面部痤疮、手足凉、乳房发育欠佳。予郭氏中药序贯疗法处方用药。患者就诊时虽月经淋漓未尽，但B超提示子宫内膜偏厚，未见优势卵泡。结合舌脉，考虑患者处于经前期，予两固汤温补脾肾，加上炒杜仲、山萸肉补益肝肾、收涩固脱；炙黄芪、党参补中益气摄血。经行期着重于止血，同时通过滋补肝肾、养血活血、补中益气以加强止血之效，标本兼治。生蒲黄化瘀而止血，赤石脂、陈棕炭、升麻炭收敛止血，炒槐花凉血止血，三七粉行血止血，女贞子、墨旱莲补益肝肾、滋阴止血，阿胶滋阴补血，白芍养血柔肝，益母草活血调经。经后期予育胞汤加减滋阴补肾，养血填精，加上炙黄芪、白术益气健脾助运，仙灵脾、川椒温补肾阳，墨旱莲补肾益阴、凉血止血，阿胶滋阴养血。经间期予促排卵汤加减滋补肝肾、温阳活血，加上川芎、月季花行气活血、疏肝解郁。二诊时，诸症可见好转，经期较前缩短，效不更方，增大多味中药的用量。针对心慌、面色㿠白、唇色淡、血红蛋白低下，考虑末次月经量较前增多，夹大血块及膜状物较多，加入阿胶、紫河车、白术以加强滋肾填精、补益气血之效。三诊时，患者面色与唇色皆有改善，血红蛋白亦有轻度上升，加入仙鹤草补虚止血。四诊时，患者时隔1年复诊，自述月经周期与经期较前明显改善，针对经前淋漓出血、面部痤疮明显，结合舌脉，考虑阳亢化火、血热妄行，且木火刑金，熏蒸面部所致，加入山慈菇清热解毒、化痰散结。本例患者为典型青春期PCOS患者，以肝肾阴虚为根本，痰湿血瘀为标，本虚标实，治疗以滋补肝肾之阴为主，兼以养血活血止血、补中益气为辅。

（李军　包晓霞　朱玉荣　张家蔚　严培嘉）

四、许润三的诊治经验

（一）学术观点

排卵障碍是目前妇科领域较为常见的病理现象，是疾病某一阶段的病理过程或结局，涉及多种疾病，其临床最为重要的表现是月经不调或不孕症，依据症状可参考中医"月经病""断绪""全无子"等疾病范畴。月经是女性最为重要的生理特点，因此月经病也是女性最为常见的病理疾病。中医学中虽然没有"排卵"一词，但是早在西汉末年的《黄帝内经》中就对女性肾—天癸—冲任—胞宫轴进行了详细描述，以七为期，论述了女性月经来潮与绝经、生殖功能具备与衰退的过程。此后历代中医亦认识到"真机期""氤氲期"的特殊阶段，通过月经的期、量、色、质、伴随症状的变化观察患者的生殖功能，并进行辨证论治，平衡阴阳。

涉及排卵障碍的临床常见疾病有闭经、异常子宫出血、高催乳素血症、多囊卵巢综合征、高雄激素血症、未破裂卵泡黄素化综合征及黄体功能不足等。许润三教授去繁就简，根据中医妇科相关理论，提出排卵障碍相关疾病的病机重在肝、脾、肾三脏，其中肾气充足与否是重中之重，因此，补肾是该类疾病的基本治疗原则。应根据患者的症状、体征，结合基础体温测定、血清激素检测及 B 超监测排卵等现代医学检查手段，辨病与辨证相结合，进行个体化治疗。

1．肾——排卵之要

妇女一生经历经、孕、产、乳的生理变化，其中以月经的生理最为重要，所以有"妇女以月经为本"之说。许润三教授非常认同《内经·上古天真论》中的"七七之说"："女子七岁，肾气盛，齿更发长；二七而天癸至，任通冲盛，太冲脉盛月事以时下，故有子；三七，肾气平均，故真牙生而长极；四七，筋骨坚，发长极，身体盛壮；五七，阳明脉衰，面始焦，发始堕；六七，三阳脉衰于上，面皆焦，发始白；七七，任脉虚，太冲脉衰少，天癸竭，地道不通，故形坏而无子也。"他认为这段经典论述奠定了中医妇科关于月经、孕育生理的基础，与后来西医学的下丘脑—垂体—卵巢轴是不谋而合的，其中肾气、天癸、冲任这三个关键点值得深入研究。

肾可藏精、生髓，其精能化气，肾气有促进人体生长、发育、生殖的功能。肾中精气分阴阳。肾阴濡润脏腑，是人体阴液的根本，肾阳对人体各脏腑有温煦、生化的作用，是为人体阳气之根本。肾中阴阳相互依存、相互制约，维持人体生理平衡。肾主生殖，女性以经为本，而月经以肾为本，所以许润三教授认为妇科很多疾病最终要归到调肾方面。排卵这一生理功能有赖于女性精血之充盈、气血之调畅、冲任之通盛、肾中阴阳平衡、肾精充旺，虽与肝之疏泄、脾之运化相关，但与肾最为密切。

2．天癸——排卵之本

中医学认为天癸一物男女皆有，作为一种阴精，直接影响人体的生长与发育，是促进生殖器官发育成熟的根本物质，与人类孕育、繁衍密切相关。但是天癸到底是什么？目前尚无答案。许润三教授认为天癸来源于肾精，来源于先天之精，依赖于后天水谷精微的滋养逐渐发育而成。随着年龄增大，又逐渐耗竭衰退，属于"元阴"，可能相当于西医学的促性腺激素，肾气充盛，天癸才能发育成熟，作用于冲任，使月经来潮；当肾气衰退，冲任不足，天癸耗竭，就进入绝经期。因而排卵是月经来潮的基础之一，而天癸是排卵正常、月经规律的物质之本。

3．生殖轴——调控月经

"下丘脑—垂体—卵巢—子宫"生殖轴是西医学对女性排卵生理的精妙总结。许润三教授认为，《黄帝内经》的"七七之说"早就反映了类似的调控观点。肾气主骨、生髓，上通于脑，调控天癸、冲任，行使女性的生理功能。冲脉为血海，是月经之本，血海的充盈与否与冲脉之盛衰息息相关。冲脉盛、血海充，则月经时下；冲脉衰、血海虚，则经血枯少。任脉主一身阴精，主胞胎，为妊娠根本，任脉通则月经来潮。但是中医里的肾气、天癸、冲任、胞宫等概念不能等同于西医学的解剖名词，不能狭隘地去一一对应。可能随着人们认识的深入，这些名词的背后有更深的含义。

4．冲任督带隶属于肝、脾、肾三脏

许润三教授调经重视肝、脾、肾三脏，在辨证施治过程中，如何理解奇经八脉与脏腑气血的关系？他认为冲、任、督、带是与妇科月经、生殖功能密切相关的四条奇经，隶属于肝、脾、肾三脏。

冲脉隶属于肝，为血海，为十二经脉之海，为五脏六腑之海。冲脉通行十二经，主一身之气血，主月经，与任脉关系更为密切。冲、任经常并称，冲任同源。许润三教授经常强调调冲脉即调肝。冲脉有虚证，也有实证。临床有时会观察到患肝病、肝炎的女性患者月经也不好，肝病治好了，月经也随之规律了。比如月经稀少、血海不充，就可以治以养血调肝。

任脉统领阴经，主一身之阴，任主胞宫，又称"阴脉之海"。任脉属阴，主妊娠和子宫，为女子生育之本。许润三教授认为在女子不孕症或月经病中经常遇到冲任不足证，这时就可以用补肾阴之品调理。

督脉统领一身阳经，又称"阳脉之海"，主一身之阳气。督脉属阳，调节一身阳经气血，与脑、脊髓、肾、生殖的功能密切相关。许润三教授认为在男子不育中经常遇到督脉虚寒证，这时就要补肾阳。

带脉横于腰腹，起约束作用，对全身纵行经脉均有调节联络的作用。带脉能够维护腰腹，固护保胎，主妇女带下。带脉属于脾脏。许润三教授认为在子宫脱垂病证中经常遇到带脉不足证，这时就可以补中益气。

总结起来，冲、任、督、带虽然是奇经，没有直属脏腑，没有表里配合，但是与女子胞宫、脑、脊髓等关系密切，在妇科不仅经络之间互相联络，而且与肝、脾、肾三脏是紧密联系的。所以中医妇科临床中，冲任督带都各有寒热虚实证，需要区别对待，但是处方用药方面与调肝、脾、肾三脏是结合在一起的，不能截然分开。

5. 从肝肾论治多囊卵巢综合征

中医药治疗具有系统化和整体调节的特点，使其在治疗 PCOS 方面有独特优势。根据月经周期中气血盈亏的特点，周期疗法成为常用的调经治疗手段。许老从肝肾论治PCOS，常根据经后期和行经期的特点拟方。经后期妇女的卵泡及子宫内膜不断生长，是受孕的关键时期，此时主要需要肾精的濡养，故常用滋补肾精的方药，如紫河车、鹿茸、续断及肉苁蓉等。行经期时血液流出，此时需要肝木辅助胞宫的疏泄，选用疏达肝木为主的方药，如柴胡、香附、白芍等。若血瘀不畅，则会郁而化热，导致行经期外迫血妄行。

6. 闭经、出血巧分类

许润三教授认为，排卵障碍性疾病在月经上的表现大抵分为两种——经闭类（包括月经后期、月经量少、月经稀发、闭经等）和崩漏类（包括月经过多、月经先期、经期延长、崩漏等），导致经闭出现的排卵障碍相关疾病如多囊卵巢综合征、高催乳素血症、卵巢功能减退、卵巢早衰等；导致异常出血的排卵障碍相关疾病如功能失调性子宫出血、青春期功血等。中医病因病机和辨证施治均可按照这两类进行归纳总结，这样的分类思想驭繁从简，有助于年轻医师尽快掌握月经病的诊治规律。

（1）经闭类疾病：根据患者体质、症状和体征的不同，临床多分为阴虚、阳虚、痰湿三种类型。经闭类疾病多见虚实夹杂，需要攻补兼施，也要注意顺应月经不同阶段的特点用药，如平素以补益为主，月经期则以活血通经为主。虽然此类疾病的辨证施治有共同的规律，但是涉及具体疾病，也各有侧重。如高催乳素血症，许润三教授认为该病多因肾虚肝郁所导致，引起冲任失调、气血紊乱，治疗应当在补肾的基础上，疏肝退乳，引血下行。而在多囊卵巢综合征中，许润三教授认为主要病机在于肾虚痰湿，在补肾的基础上需配伍化痰祛湿、活血通络的药物。在甲状腺功能异常伴有月经病患者中，临床常发现甲状腺功能会在一定程度上影响女性的排卵功能和卵泡质量。许润三教授认为该类患者病机多为脾肾阳虚，治疗当以温肾健脾以调节甲状腺功能。

（2）崩漏类疾病：崩漏类疾病的发病机制首先也当责之肾虚，肝肾同源，肝肾功能失调导致冲任失固，出现异常子宫出血，故治疗应遵循"塞流、澄源、复旧"的原则。

首先以止血为主，一般以气虚、血热、血瘀三种类型较为多见，分别施以益气固冲、清热凉血或化瘀止血之法。血止以后，再补肾调肝健脾，调整卵巢功能，恢复排卵与正常的月经周期、经期，此阶段的调治可参考经闭类疾病的调理。

7. 辨病与辨证相结合

许润三教授临床主张辨病与辨证相结合，对于某种疾病的分析当从中西医角度进行多维度、多层面的考虑，深入的思考、对遣方用药的全面掌握，有助于全面、深度分析患者的病因、病机，更好地治疗疾病。辨病主要是西医的疾病辨别，辨证是中医的特色，辨病与辨证相结合实则是许润三教授中西医结合思想的体现。他倡导"衷中参西、中主西随、西为中用"十二字方针。如治疗排卵障碍相关疾病时，许润三教授也经常用到基础体温测定、血清激素检测及 B 超等现代医学检查方法，利用这些检测结果来诊断疾病与评估临床疗效。再如对于黄体功能不全的患者，一般以调肝补肾为主要法则。若是黄体萎缩不全，则多用活血化瘀法，以促进子宫内膜脱落。

（二）辨证施治

1. 肝肾阴虚

病史： 堕胎、房劳史，或焦虑、工作学习压力较大，或熬夜、嗜食辛辣等不良生活方式史。

病因、病机： 患者常因先天禀赋不足或后天耗伤明显而导致肾中阴气耗伤，阴精亏虚，肝血虚少，阴阳平衡及相互制约被破坏，从而出现五心烦热、月经先期等虚热之象；冲任失于充养，血海空虚，则月经量少、闭经；腰为肾之府，肾主骨、生髓，腰膝失于温养，则腰膝酸软无力。

临床表现： 月经量少甚或闭经，或月经提前，五心烦热，腰膝酸软，心烦不寐，舌红少苔，脉细。

治法： 滋阴补肾、养血调经。

基本方： 左归丸化裁。具体组方：熟地黄 10 g、山药 15 g、山茱萸 10 g、枸杞子 20 g、川牛膝 10 g、菟丝子 30 g、鹿角胶 10 g（烊化）、龟板胶 10 g（烊化）。

方解： 左归丸出自《景岳全书》卷五十一，具有壮水之主、培左肾之元阴之功效。主治真阴肾水不足，不能滋养营卫，渐至衰弱，或虚热往来，自汗盗汗；或神不守舍，血不归原；或虚损伤阴；或遗淋不禁；或气虚昏运；或眼花耳聋；或口燥舌干；或腰酸腿软。凡精髓内亏、津液枯涸之证，均可用左归丸。

方中熟地黄滋肾益精；枸杞子补肾益精、养肝明目；鹿龟二胶为血肉有情之品，峻补精髓，其中龟板胶偏于补阴，鹿角胶偏于补阳，在补阴之中配伍补阳药，意在"阳中求阴"；菟丝子性平补肾。以上五味为补肾药组。佐山茱萸养肝滋肾、涩精敛汗，山药补脾益阴、滋肾固精，牛膝益肝肾、强腰膝、健筋骨、活血，既补肾，又能引药下行。

2．肾虚肝郁

病史：宫腔手术史、婚久不孕史或情绪抑郁史等。

病因、病机：患者先天禀赋不足或后天失养，导致肾精亏虚，冲任胞宫失于温煦荣养，有碍内膜生发，则见月经量少、闭经、月经后期等症状；又或因病程日久，心生焦虑，情志不舒，肝郁气滞，瘀阻胞宫、胞脉，血不归经，则见经期延长而量少；情志不畅、腰酸明显等皆为肾虚肝郁之征象。

临床表现：患者月经量少，或闭经，或月经后期，或先后不定期，或经期延长，或经间期出血，腰酸明显，情志不畅，经前乳胀，月经血块较多，口苦等。舌暗、苔薄白，脉弦细。

治法：补肾疏肝、化瘀调经。

基本方：定经汤合二仙汤化裁。具体组方：仙茅 6 g、淫羊藿 10 g、菟丝子 30 g、熟地黄 10 g、续断 30 g、紫河车 10 g、柴胡 10 g、当归 10 g、白芍 10 g、鸡血藤 25 g、益母草 20 g、羌活 6 g。

方解：定经汤源自《傅青主女科》，所治病证符合肾虚肝郁的特点，正如傅青主所言：妇人有经来断续，或前或后无定期，人以为气血之虚也，谁知是肝气之郁结乎！夫经水出诸肾，而肝为肾之子，肝郁则肾亦郁矣。肾郁而气必不宣，前后之或断或续，正肾之或通或闭耳。原方组成为菟丝子、熟地、山药、白芍、当归、茯苓、荆芥穗、柴胡八味药，具有疏肝补肾、养血调经之功效，常用于月经病。二仙汤源自《中医方剂临床手册》，由仙茅、仙灵脾、当归、巴戟天、知母、黄柏组成，具有温肾阳、补肾精、泻相火、调冲任之功，常用于更年期综合征的治疗。许润三教授在两个方子基础上化裁，形成新的经验方，名为"调冲方"，意为补肾疏肝、调理冲任，整张方子药性更为平和，进退有度，可作为月经病、不孕症的基础方。方中仙茅、淫羊藿为君，可温肾阳、补肾精，助命门而调冲任。菟丝子、紫河车、续断、熟地黄共为臣药，菟丝子系温和之品，能温补三阴，可填髓益精，滋血化生之源。紫河车可培补肾中精血，续断有补肝肾、行血脉、续筋骨作用，此处可加强君药补肾之功效。熟地黄补血滋阴、益精填髓。

四味臣药辅助君药，共奏补肾益精之功效。方中鸡血藤、益母草活血化瘀通络，当归、白芍、柴胡养肝疏肝，以上五药共为佐药，疏肝化瘀之力甚强。方中加入小量羌活以通督脉。如果患者经济条件允许，可以酌加鹿茸蜡片3g、西红花3g冲服，可显著增强方子效力，肾气盛、精血足、气血通畅，才能充盈冲任胞宫，满溢有时。

3. 肾虚痰湿

病史： 糖尿病家族史或饮食不节史等。

病因、病机： 患者常因先天肾精不足或后天损耗，或素多痰湿，或嗜食肥甘厚味，酿生痰湿，脾肾阳虚，则寒湿内生，冲任胞宫瘀滞，经水不得按时满溢，可致各种月经失调病证。

临床表现： 患者月经先期、后期或先后不定期，或月经量少、质稀，甚则闭经，面色㿠白，带下量多，大便黏腻，舌淡、苔白腻，脉细滑。

治法： 补肾疏肝、祛痰调经。

基本方： 调冲方合二陈汤化裁。具体组方：仙茅6g、淫羊藿10g、菟丝子30g、熟地黄10g、紫河车10g、柴胡10g、当归10g、白芍10g、法半夏10g、茯苓30g、陈皮10g、益母草20g。

方解： 基本方为许润三教授临床自拟调冲方。该方补肾疏肝效果较好，此方基础上酌情加入健脾祛痰湿之药，如二陈汤、导痰汤之类，生黄芪、白术等既可益气，也可行水；痰湿之盛，重在治脾，因而选用胆南星、枳壳、半夏等药物以健脾祛痰湿；当归、益母草以化瘀，痰湿日久多伴有瘀结。

4. 气虚

病史： 出血史或营养不良史等。

病因、病机： "气为血帅"，患者因先天禀赋不足、后天气血生化乏源或耗伤过重，导致气不摄血，故而出现崩漏不止、月经先期、月经过多等症状。

临床表现： 月经过多或月经先期或崩漏等异常出血，乏力明显，唇舌色淡，舌淡、苔薄白，脉细弱。

治法： 健脾补气、调理冲任。

基本方一： 生黄芪30g、党参10g、炙甘草6g、当归30g、白术（炒）30g、升麻10g、柴胡10g、陈皮10g、生姜（3片）、大枣20g、鹿衔草30g、三七粉6g。

基本方二： 生黄芪50g、当归10g、三七粉3g（分冲）、桑叶10g、炒白术20g、炒枳壳10g。

方解：基本方一源自补中益气汤。本方原治证系因饮食劳倦、损伤脾胃，以致脾胃气虚、清阳下陷所致。方中重用黄芪，味甘微温，入脾、肺经，补中益气、升阳固表，为君药。配伍人参、炙甘草、白术补气健脾为臣，与黄芪合用，以增强其补益中气之功。血为气之母，气虚时久，营血亦亏，故用当归养血和营，协人参、黄芪以补气养血；陈皮理气和胃，使诸药补而不滞，共为佐药。并以少量升麻、柴胡升阳举陷，协助君药，以升提下陷之中气。《本草纲目》谓"升麻引阳明清气上升，柴胡引少阳清气上行。此乃禀赋虚弱，元气虚馁，及劳役饥饱，生冷内伤，脾胃引经最要药也"，共为佐使。炙甘草调和诸药，亦为使药。诸药合用，使气虚得补，气陷得升，则诸症自愈。许润三教授取该方益气之力，进行加减化裁，用于妇科出血性疾病证属气虚型，鹿衔草收敛止血且补肾，重用党参以增强益气之效，当归补血，三七粉旨在止血不留瘀，功效甚为显著。

基本方二源自《傅青主女科》加减当归补血汤，原方用于妇人年老血崩，方中当归补血汤用于补益气血，三七粉养血止血，桑叶滋阴清热并收敛，合方补益气血、清热止血，气虚兼有阴血亏虚证崩漏。许润三教授在此方基础上常加炒白术和炒枳壳对药，能够增强缩宫止血之力。

5．心脾两虚

病史：出血史或思虑过度史等。

病因、病机：心藏神而主血，脾主思而统血，思虑过度，心脾气血暗耗，脾气亏虚，则体倦、食少；心血不足，则见惊悸、怔忡、健忘、不寐、盗汗；气血亏虚，则面色萎黄，舌脉均有不足之征。

临床表现：阴道不规则出血，量多色淡，或量少淋漓不尽，心悸，失眠，乏力，纳差，舌质淡、苔薄白，脉细缓。

治法：养心健脾、补摄冲任。

基本方：归脾汤。具体组方：白术 30g、当归 10g、茯苓 30g、黄芪 30g、龙眼肉 10g、党参 20g、木香 6g、枣仁 20g、远志 10g、炙甘草 6g。

方解：基本方为归脾汤，该方多用于心脾两虚、脾不统血证，以脾虚为核心，气血亏虚为基础。脾为营卫气血生化之源。《灵枢·决气》曰："中焦受气取汁，变化而赤是为血。"故方中以参、芪、术、草大队甘温之品补脾益气以生血，使气旺而血生；当归、龙眼肉甘温补血养心；茯苓（多用茯神）、酸枣仁、远志宁心安神；木香辛香而散，理气醒脾，与大量益气健脾药配伍，复中焦运化之功，又能防大量益气补血药滋腻碍胃，使补而不滞，滋而不腻；并酌加姜、枣调和脾胃，以资化源。全方共奏益气补血、健脾养心之功，为治疗思虑过度、劳伤心脾、气血两虚之良方。本方的配伍特点有以下三点：一是心脾同治，重点在脾，脾旺则气血生化有源，方名归脾，意在于此；二是气血并补，但重在补气，意即气为血之帅，气旺血自生，血足则心有所养；三是补气养血药中佐以理气药物，补而不滞。归脾汤以补气药配伍养心安神药，意在心脾双补，复二脏生血、统血之职，对于脾不统血之便血、崩漏疗效显著，也是许润三教授在治疗心脾两虚导致子宫出血性疾病的常用方剂之一。

6. 血热

病史： 崩漏史或情绪激动史等。

病因、病机： 患者因生活习惯或先天禀赋等因素，耗伤阴血，热灼血络日久，血不归经，出现异常出血，症见月经量多、经期延长、崩漏等血迫妄行之象。

临床表现： 月经过多、经期延长或崩漏等异常出血，经血色鲜红，手足心热，五心烦热，口渴欲饮，心烦不寐等，舌红苔少，脉滑数。

基本方： 水牛角 30~50 g、生地黄 30~50 g、牡丹皮 15~30 g、白芍 15~30 g、三七粉 3 g。

方解： 此方源自唐代《备急千金要方》犀角地黄汤。文献记载犀角地黄汤治证由热毒炽盛于血分所致，不清其热则血不宁，不散其血则瘀不去，不滋其阴则火不熄，正如叶天士所谓"入血就恐耗血动血，直须凉血散血"。治当以清热解毒、凉血散瘀为法。方用苦咸寒之犀牛角为君，凉血清心而解热毒，使火平热降，毒解血宁。臣以甘苦寒之生地黄，凉血滋阴生津，一以助犀角清热凉血，又能止血；二以复已失之阴血。用苦微寒之赤芍与辛苦微寒之牡丹皮共为佐药，清热凉血，活血散瘀，可收化淤之功。本方配伍特点是凉血与活血散瘀并用，使热清血宁而无耗血动血之虑，凉血止血又无冰伏留瘀之弊。许润三教授运用此方治疗妇科异常出血，强调两点：一为现用水牛角代替犀牛角，用量需增加至 50 g 以上，才能够达到迅速退去血热的效果；二为在临证用药时，要重视脉象，如果出血患者脉象滑而有力，则适合此方。

7. 血瘀

病史： 受寒史或宫腔手术史等。

病因、病机： 患者出血日久导致瘀血形成，瘀血阻滞胞宫胞脉，日久损伤脉络，导致血不归经，出现持续出血，因有瘀血存在，则可见经色暗，并有明显的血块。

临床表现： 月经过多、经期延长日久或持续性少量出血病史较长者，经血色暗，血块明显，或下腹冷痛，舌暗、苔白，脉弦涩。

基本方：抵挡汤。具体组成：当归 30 g、川芎 15 g、桃仁 10 g、炙甘草 6 g、炮姜 6 g。

方解：此方源自清代《傅青主女科》生化汤，属于中医理血剂，具有养血祛瘀、温经止痛之功效。临床常用其治疗血虚寒凝、瘀血阻滞证，如产后恶露不行、小腹冷痛等症。方中重用当归补血活血、祛瘀生新，为君；川芎行血中之气，桃仁活血祛瘀，为臣；炮姜入血散寒，温里定痛，为佐；炙甘草调和诸药，为使。许润三教授循古方但不拘泥于古方，将该方灵活运用于血瘀内阻导致的妇科异常子宫出血，效果显著。

（三）用药特点

1．培补化瘀为主线

对于排卵障碍性疾病的治疗，许润三教授主要应用培补化瘀类药物，培补类主要以补肾、补血两方面为主，更强调温补肾气、培补脾肾，常用仙茅、淫羊藿、菟丝子、巴戟天、紫河车、鹿角霜等；化瘀类则汲取四物汤之要义，多用当归、川芎、香附、益母草等药物养血活血，药性平和。

2．临床治疗宜分期

对于排卵障碍引起的崩漏类疾病，应遵循塞流、澄源、复旧的治疗原则。出血期以止血为主，辨证论治，分别治以益气温阳止血、清热凉血止血、活血化瘀止血等，可多选用既符合证型、又具有收敛和固摄之效的药物，如茜草合海螵蛸药对、白术合枳壳药对、仙鹤草合阿胶药对等。许润三教授尤其强调不能一味堆砌大量炭类药止血。患者血止后多用调补肝肾之品，旨在澄源复旧，从根源上改善排卵，提前预防崩漏之隐患。

因排卵障碍引起的经闭类疾病，治疗时也需要根据患者的具体情况进行分期治疗，一般分为活血通经期以及补肾调经期。患者长期没有月经来潮，如果 B 超显示子宫内膜已较厚，可以加大活血通经中药力量，以通为主；或者已用补肾调经之品培补一段时间，也可以转为活血通经治疗，促进月经来潮；或者在患者使用性激素治疗后也可以辅助活血通经药物，促进西药撤退性出血。患者月经来潮后，治疗当以补肾调经为主线，开始下一个周期治疗，辨证施治，以期月经按时而来，适时而止。

3．补肾、调肝及健脾

（1）补肾：女性肾气充足、肾中阴阳平衡对排卵功能正常与否至关重要。许润三教授治疗排卵障碍性疾病较为重视肾中阴阳的平衡，遣方用药遵"肾中阴阳互根互用"的原则，循"阴中求阳、阳中求阴"的用药之道，采用"三七开"原则，即肾阴虚者用药，七分滋阴三分补阳；肾阳虚者，七分补阳三分滋阴。遣方以左归丸、右归丸、二仙汤、五子衍宗丸等古方为基准，循证加减。

临床上许润三教授多用自拟方剂——调冲方以补肾疏肝、调理冲任。从该方的配伍可以体现出许润三教授的处方思路——处方用药犹如排兵布阵，既不能单打一，也不能面面俱到，没有重点。该方以温补肾阳为主，亦有熟地黄、当归、白芍滋阴养肝，还有鸡血藤、益母草、香附等疏肝活血，更添羌活一味通督脉。合方起到调理冲任气血之功，性味平和，适宜长期服用。许润三教授常用仙茅、仙灵脾、菟丝子等温补肾阳，或加紫河车、鹿茸蜡片等血肉有情之品进一步增强疗效。

（2）调肝：排卵障碍性疾病多以月经失调为主症。一方面，女性以血为本，血赖气行，气血调畅才能完成经、孕、产、乳等生理功能。另一方面，女性心思细腻，感情丰富，容易情绪波动。肝藏血、主疏泄，女性由于其生理与心理特点，易出现肝血不足、肝气郁结之证，因此养肝血、舒肝气是调理月经病的一项重要治法。

许润三教授常用白芍、当归养肝血，柴胡舒肝气，养血与行气并行，血虚与郁滞同解。月经提前者，柴胡用量宜小，3~5g即可，防止辛开太过，血液妄行；月经后期者，柴胡常用量为10g。月经提前、量多者白芍用量大于当归用量，以增强养血之功；月经后期、量少者，当归用量大于白芍用量，以增加活血之力。白芍常用10~20g，当归常用10~30g。需要注意的是，这两种药有时会引起腹泻，可以酌加健脾补气之品，或减少用量。此外，四物汤也是许润三教授常用的养血活血柔肝之方，是常用于月经期的基础方，方中熟地黄、白芍养血柔肝；当归、川芎养血活血。两者结合，补泻结合，补而不滞。若补血为主，则重用熟地黄、白芍，可加入少许砂仁，以防止太过滋腻；若活血为主，则重用当归、川芎，稍加白芍滋养阴血，防止行血活血太过而耗伤阴血。

由于现代女性生活压力较大，情志不畅较为多见，日久肝气郁滞加重。肝气有余则易出现郁久化火，肝火亢盛又会加重肝中阴血亏虚，形成恶性循环。此外，妇科许多疾病属于慢性疾病，需要长期调理，在患者长期就医过程中经历家庭、工作、疾病等多方面的烦扰，容易陷入焦虑或抑郁状态，甚则出现焦虑症或抑郁症。许润三教授近年来较为关注疏肝解郁之品，先后以薄荷、绿萼梅、郁金、白梅花、生麦芽、生麻黄等药物加入处方以增加疗效，并对生麻黄生发阳气、缓解抑郁进行了解读。历代医家对"诸气"的解读有"燥气""六气""气病"三个层面。"膹"，据王冰注解为"愤"。《说文·心部》中载："愤，懑也。"因而，"膹，谓膹满"，形容烦满郁闷。许润三教授结合历代医家及现代医学观点，认为"诸气膹郁，皆属于肺"不应仅拘泥于呼吸系统疾病，正如《理虚元鉴》中所云："肺气一伤，百病蜂起。""肺"与"诸气"的动态平衡被打破后，易引发诸多疾病，因气机失调而出现的气机阻滞、郁滞，用肺药可加强疗效。在"郁证"的治疗中，许润三教授首先关注到了"肺"与"诸气"的动态平衡，从肺论治，疗效显著。

（3）健脾：脾为后天之本，气血生化之源，主运化、统血。许润三教授认为，在排卵障碍性疾病中，脾的功能失常多引起异常出血之征象，临床多选用归脾汤、补中益气汤治疗。其中归脾汤最为常用。该方为妇科补血方剂之代表，临床常用于心脾两虚、脾不统血导致的崩漏和月经过多。方以四君子汤加黄芪，配合远志、酸枣仁、龙眼肉养血安神，以木香作为引经药，引诸药入脾经，全方共奏补气摄血、养血安神之功效。

4．常用药物及配伍列举

（1）当归：当归，味辛甘，微苦，性温，入心、肝、脾经。明代李忠梓谓其能引诸血各归其所当归之经，故名"当归"。当归被认为是治疗血分疾病的要品，主要有补血活血、调经止痛、润肠通便的功效。当归还可用于各种出血类疾病如月经过多、崩漏、先兆流产等疾病。许润三教授认为，"血归其当归之经"是指止血不留瘀。中医强调阴阳平衡，处方用药亦如此，在大量补虚之品或收敛止血之品中配伍小剂量健脾行气、疏肝活血的中药，补中有运、止中有行，旨在使药物配伍动中有静、动静结合。许润三教授常说中医运用小剂量活血化瘀药与西医运用阿司匹林有异曲同工之处。需要注意当归应小剂量，控制在 6 g 以内。如果剂量过大，则血不能归其所归。此外，当归的炮制方法不同，药效也不尽相同。生当归偏于养血、润肠通便，除治疗血虚证之外，又常与肉苁蓉或者番泻叶同用，治疗血虚及产后津亏、肠燥大便秘结，既能润肠通便，又有助于消化；酒当归活血通经之力较强，并且可以引血上行，适用于月经后期、痛经、月经量少、闭经等疾病；炒当归辛窜之力较弱，用于治疗各种出血及月经不调兼有大便溏泻。当归配伍黄芪，二药比例为 1 : 5 时名为当归补血汤，是金元时代李东垣所创。许润三教授认为此二药配伍为益气养血之佳品，常配伍治疗妇科疾病中的血症与痛症。其中黄芪常生用，取其补而不守之意。如果加大当归用量，也可以用作活血化瘀之剂。当归配伍川芎，宋代《普济本事方》名佛手散，《太平惠民和剂局方》曰芎归汤，主要用于试胎。古人谓："胎死即下，胎活则安，其效如佛，手到成功。"许润三教授常将此方用于以下诊治困难阶段：一为宫内妊娠或异位妊娠无法确诊之时；二为月经失调患者而不能排除妊娠之时，可用此方一二剂试探。

当归配伍香附，既能养血活血，又能疏肝理气，许润三教授常将此二药用于月经病的调理。

（2）黄芪：黄芪，味甘、性温，补气之余又长于升提清阳。许润三教授多用于治疗气虚不能统血之崩漏、胎漏、产后恶露不尽、乳汁自出等症状，尤其是子宫脱垂等气虚下陷所致的疾病。此外，黄芪还有利水之功效，可用其治疗经行水肿及妊娠水肿。黄芪有生黄芪、炙黄芪、蜜炙黄芪之分。许润三教授治疗排卵障碍性相关疾病，辨证属气虚血瘀证，症见经期延长、淋漓不尽时多用生黄芪配合活血药。需要注意的是，黄芪在部分患者中有升高血压的作用，故高血压女性患者在应用时要监测血压。

（3）三七粉：三七粉，味甘，性微苦，具有养血、活血、止血的功效，既能双向调节，又能止血不留瘀，故而许润三教授在排卵异常所导致异常子宫出血（经期延长、月经过多、崩漏、经间期出血等）疾病中常选用该药。许润三教授在治疗女性盆腔炎性疾病后遗症中也常用该药化瘀散结止痛。此外，在老年人日常保健中也推荐常服此药预防心脑血管疾病。常用量为每日 3～6 g，冲服。

（4）菟丝子：菟丝子，味甘、性温，归肝、肾、脾经，具有滋补肝肾、固精缩尿、安胎、止泻等功效。此药可同时滋补肾中阴阳，药性平和，且能同时调理与妇科疾病密切相关的肝、脾、肾三脏。《本草汇言》云："菟丝子，补肾养肝，温脾助胃之药也。"许润三教授多用此药治疗肾阳不足、精血亏虚所导致的月经过少、闭经等，或肾虚、冲任不固所导致的异常子宫出血。该药常用量为每日 50～100 g，水煎服。

（5）桑叶：桑叶，味苦甘，性寒，归肺、肝经，具有疏散风热、清肺润燥、清肝明目的功效。该药在妇科疾病中的应用如《本草从新》所言：滋燥、凉血、止血。许润三教授用其治疗阴虚火旺或肝郁化火、迫血妄行的崩漏，与犀角地黄汤、女贞子、枸杞子等配伍，清热凉血止血；或与黄芪、当归、三七配伍，治疗气虚血瘀所导致的异常子宫出血。此时桑叶既可凉血止血，又可制约其他药物的温燥之性。

（6）山萸肉：山萸肉，味酸、甘，性温，归肝、肾经，具有滋补肝肾、涩精固脱的功效。该药既具有补阴血之功效，又可助阳，滋阴之中又善收敛固涩。许润三教授常用其治疗肝肾亏虚、冲任不固所导致的崩漏。

（7）枸杞子：枸杞子味甘、性平，归肝、肾经，长于滋补肝肾之阴，又可养血明目，配伍方剂如杞菊地黄丸、五子衍宗丸等均为妇科常用药。许润三教授多将其运用于治疗肝肾不足、阴血亏虚之月经稀发、闭经等。

（8）熟地黄：熟地黄，味甘微苦，性微温，归心、肝、肾经，有养血补虚、滋补肝肾、填精益髓的功效，配伍方剂如四物汤、六味地黄丸等均为妇科常用药。许润三教授常将其与柴胡、当归、白芍配伍，治疗妇科月经病肝肾不足证，常用量为每日 10 g。该药滋腻性较强，量大时容易碍胃，可酌配少量砂仁、陈皮。

（9）鸡血藤：鸡血藤，味苦微甘，性温，归肝、肾经，具有补血行血、通经活络的功效。许润三教授常用其搭配当归益母草、丹参、香附活血调经。其特点为温通与活血并存，养血与活血并存，更适合与温补肝肾之品配伍。

（10）白术、枳壳：白术、枳壳各等分为丸，名曰白术枳壳丸，出自《医方类聚》引《医林方》，原方主治妇人胎前，胎在胸腹痞闷。许润三教授认为该方具有收缩子宫的功效，常与益母草、生化汤等配伍，化瘀止血、固摄冲任。

（11）仙茅、淫羊藿：仙茅，辛热；淫羊藿，辛甘温。两药常常相须为用，治疗肾阳虚衰导致的月经量少、月经后期、闭经、不孕症等疾病。常见配伍方剂有二仙汤等。许润三教授常用其与菟丝子、紫河车等温补肝肾之品配伍调理冲任。近年有文献报道此类药有肝、肾损伤个例，或因过于辛燥，许多中医师不敢应用。许润三教授认为只要辨证准确，就可以对症施治。另外，如果长期应用，可以定期监测肝、肾功能。

（12）鹿茸腊片、紫河车：此二药皆为血肉有情之品，是补肝肾、益精血的要药。许润三教授常用其治疗先天禀赋不足导致的子宫发育不良、卵巢早衰、宫腔粘连等肝肾亏虚证，多与熟地黄、白芍、当归等配伍。该对药效果良好，但是因价格较高，影响了其应用。

（13）芍药、丹参：白芍味苦、酸，性微寒，归肝经，具有养血调经、平肝止痛、敛阴止汗之功效；赤芍味苦，性微寒，归肝经，善于清热凉血、散瘀止痛；丹参味苦，性微寒，归心、肝经，长于祛瘀止痛、活血通经、清心除烦，所谓"一味丹参，功同四物"。许润三教授治疗月经病，常用白芍与丹参相配伍，取其养血活血、柔肝敛阴之意；而在治疗盆腔炎性疾病后遗症或癥瘕时，常用赤芍与丹参相配伍，以增强化瘀散结之力。

（四）典型病例

—— 病例 1 ——

患者，32岁，2017年4月12日初诊。

主诉：月经稀发3年。

现病史：患者近3年无明显诱因出现月经后期，3～5个月一行，量少，色暗，血块明显。2年前确诊为多囊卵巢综合征。近3年患者体重增加近30斤。平素患者腰酸明显、畏寒肢冷，白带量多，色白质稀。患者基础体温呈单相。饮食可，大便溏，舌质暗红，舌边有齿痕，苔白腻，脉沉细。

既往史：否认高血压、糖尿病等家族遗传疾病；否认手术史；否认药物过敏史。

婚育史：患者13岁初潮，月经6～7/90～150天，月经量少，色暗，血块大且多，G_0P_0。

辅助检查：B超（月经周期第20天）示子宫内膜厚度为0.5 cm，双侧卵巢呈多囊样改变，子宫附件未见异常。血清睾酮偏高，为3.0 nmol/L。

西医诊断：多囊卵巢综合征、月经稀发。

中医诊断：月经后期（肾虚痰湿证）。

治则：补肾化瘀、祛湿化痰。

处方：调冲方加减。

具体方药：仙茅6 g、淫羊藿10 g、菟丝子30 g、熟地黄10 g、紫河车10 g、柴胡10 g、当归10 g、白芍10 g、菖蒲10 g、鹿角霜10 g、清半夏6 g、茯苓30 g、炒白术30 g。30剂，水煎分2次服。

二诊（2017年6月5日）：患者用药后一般状况良好，腰酸消失，畏寒好转，末次月经5月30日，本次月经量较前略有增多，色鲜红，血块明显减少，舌暗红，苔薄白，舌边有齿痕，脉沉细。具体方药：仙茅6 g、淫羊藿10 g、菟丝子30 g、熟地黄10 g、紫河车10 g、柴胡10 g、当归10 g、白芍10 g、菖蒲10 g、鹿角霜10 g、清半夏6 g、茯苓30 g、炒白术30 g、西红花2 g（冲服）。60剂，水煎，分2次服。

三诊（2017年8月15日）：用药后一般状况良好，体重较前减轻4 kg，近2个月月经正常，35天一行，末次月经8月6日，经量、经色正常，余无不适，舌暗、苔薄白，边有齿痕，脉沉细。基础体温呈典型双相。具体方药：仙茅6 g、淫羊藿10 g、菟丝子30 g、熟地黄10 g、紫河车10 g、柴胡10 g、当归10 g、白芍10 g、鹿角霜10 g、清半夏6 g、益母草20 g、西红花2 g（冲服）。60剂，水煎，分2次服。

按语：多囊卵巢综合征是育龄期女性最常见的妇科内分泌疾病之一，诊断标准：①高雄激素的临床表现和（或）高雄激素血症；②稀发排卵或无排卵；③卵巢多囊样改变（单侧或双侧卵巢2~9 mm，卵泡数≥12个）或卵巢体积≥10 ml（卵巢体积=0.5×长×宽×厚）。以上3个条件中满足2个可以确诊，并排除其他引起排卵障碍或高雄激素生化/临床表现的疾病。此类患者多伴有肥胖、糖代谢异常的内分泌疾病。本例患者PCOS诊断明确，临床辨证符合肾虚痰湿证。治疗以调冲方配合化痰祛湿药，补肾同时去除体内壅滞之痰湿。许润三教授认为，多囊卵巢综合征是排卵障碍性疾病中较难治愈的一类疾病，本虚标实。肾为月经之本，肾虚为本虚，痰湿阻滞胞宫胞脉为标实，祛邪与扶正相配合，邪去正复，肾气—天癸—冲任—胞宫轴顺畅，排卵自安。

—— **病例2** ——

患者张某，女，21岁，2020年12月4日初诊。主诉：子宫异常出血3个月余。病史：10岁月经初潮，月经延后，3个月到半年一行，诊断为青春期多囊卵巢综合征。11—21岁每月服用达英35。服药期间月经尚规律，7/30天。2020年5月停用达英35后，服用中药治疗（具体不详）。服中药期间月经规律，8月底开始出现异常子宫出血，至今淋漓不尽，量少色黑，未予治疗。2020年6月诊断为"桥本氏甲状腺炎"，服用优甲乐100 mg，每日1次至今。未婚，否认性生活史，母亲、外婆均有异常子宫出血史。刻下症：面部、前胸、后背有痤疮，偶感胸闷气短，口干，眠差，梦多易醒，纳可，二便调，舌淡红、苔薄白，脉细。

中医诊断：漏下，肾虚肝郁证。

西医诊断：多囊卵巢综合征、桥本氏甲状腺炎、甲状腺结节、乳腺增生。

治法：补肾调肝、益气养阴。方拟当归补血汤加味。

具体方药：生黄芪60 g、当归25 g、三七粉3 g（冲）、瞿麦30 g、鹿衔草30 g。共7付，水煎服，日2剂。

二诊 （2020年12月11日）：患者诉服前方后阴道出血量明显减少，目前有少量出血，纳可，眠差，多梦，二便调，舌淡红，苔薄白，脉细。前方加枳实10 g。共7付。

三诊 （2020年12月18日）：患者诉服药后，12月15日阴道出血停止，睡眠较前有改善，舌淡红，边稍有齿痕，苔薄白，脉细。处方：柴胡10 g、当归10 g、白芍10 g、山药20 g、菟丝子50 g、山萸肉15 g、紫河车10 g、香附10 g、益母草10 g、桑寄生50 g。共14付。

四诊 （2021年1月8日）：患者面部痤疮好转，前胸、后背仍有痤疮，诉近期白带增多，伴小腹隐痛，舌淡红、苔薄白。舌红、苔薄白，脉细。前方加鸡血藤20 g。共14付。

五诊 （2021年1月22日）：本次月经2021年1月12日，行经5天，月经第一天略有痛经，量中、色红，无淋漓不尽。胸口、后背痤疮略好转，纳可，多梦，二便调。前方去鸡血藤，加川续断30 g。之后患者按此法调理，月经周期规律，至今无异常出血。

按语：青春期正处于发育阶段，本案患者有家族性子宫异常出血史，考虑先天禀赋不足，肾精、肾气未充实，加上肝肾同源、气虚失摄，肝虚则藏血无权，肝肾阴虚，则疏泄失常，血不藏于胞宫而妄行脉外，致漏下，故本案患者有桥本氏甲状腺炎、甲状腺结节、乳腺增生等肝体失养之证，因此治疗时应注意肝肾同调。正如《竹林女科证治》所述："肾所封藏之精，乃月经之本。缘精血同源，相互滋生，精能化生血，血为精所化。若肾精不足，上不济心，下不涵木，相火妄动，血热妄行，则形成漏下之候。"

许老治疗上遵循中医的治崩三法"塞流、澄源、复旧"。方约之《丹溪也法附余》"初用止血以塞其流，中用清热凉血以澄其源，末用补血以还其旧。"这与西医的止血、调周、促排卵意义相近，止血为治标，恢复正常排卵功能是治本。本案先以当归补血汤为基础。研究显示高剂量黄芪能改善小鼠的免疫功能，通过增强小鼠的 NK 细胞活性、升高红细胞 Csb 受体花环率及降低免疫复合物（服 C-IC）花环率，使机体免疫功能增强，与本方益气功能吻合，进而发挥"升阳举陷、摄血"之功。通过活血的当归、三七增强子宫内膜 bFGF、VEGF 的表达，进而促进血管生成而达到止血的效果。凉血活血的药，如瞿麦、鹿衔草抑制子宫内膜纤溶系统的活性，促进血液凝固，进而发挥止血调经之效。血止后则以旧为主，结合澄源，血止后按月经周期的不同阶段进行中药调整月经周期，促进排卵，以达到调经止血的作用。

—— 病例 3 ——

患者栗某某，女，39 岁。2021 年 11 月 12 日初诊。

主诉：未避孕未孕 1 年。

病史：11 岁月经初潮，月经不规律，3～4/40～60 天。在外院查提示雄激素高。B 超检查示双侧卵巢呈多囊卵巢样改变，提示多囊卵巢综合征，间断服用达英 35 治疗。末次月经 2021 年 11 月 6 日，量少，色暗，血块（+），腰酸不适，乏力，末前次月经 2021 年 9 月 25 日。2021 年 11 月 8 日（M3）查激素：FSH 6.06 IU/L，LH 6.1 IU/L，E_2 130.7 pmol/L（35.61 pg/ml），T 0.223 nmol/L。刻下症：胁肋胀痛，纳少，眠少，二便调，舌淡红、苔薄白，脉沉细。

既往史：甲状腺全切，口服优甲乐 50 mg/d，G_4P_1，2016 年 12 月剖宫产 1 次。中医诊断：断绪，肾虚肝郁证。

西医诊断：多囊卵巢综合征、甲状腺全切术后。

治法：疏肝补肾。方用自拟促排卵汤加味。

具体方药：柴胡 10 g、当归 10 g、白芍 10 g、山茱萸 10 g、紫河车 10 g、鹿茸蜡片 8 g（另煎）、丹参 30 g、西红花 2 g（冲服）、菟丝子 50 g、羌活 10 g、坤草 20 g。共 14 付，水煎服，日 2 剂。

二诊（2021 年 11 月 26 日）：服药后觉略口干舌燥，唇周起痘，余平稳，二便调。
前方 + 沙苑子 30 g。

三诊（2021 年 12 月 17 日）：查血提示 hCG 242.6，纳眠便可，脉细。予保胎治疗：
桑寄生 10 g、川续断 10 g、菟丝子 50 g、白芍 30 g、甘草 20 g、阿胶 10 g、鹿茸蜡片 8 g、人参 30 g、砂仁 4 g、苎麻根 10 g。共 14 付。

按语：不孕是 PCOS 患者的常见主诉，本案患者检查显示雄激素高，排卵稀发，且胁肋胀痛，纳眠不佳，月经量少，色暗，有血块，脉沉细，辨为肾虚肝郁证。许老指出种子必先调经，使用中药促排卵时应当遵从分期用药、调周促排的原则。患者首诊时末次月经为 2021 年 11 月 6 日，当日属于月经第 7 天，为经后期，此时肾阴亏虚、天癸不足，应当濡养肾精、滋阴补血。许老选用自拟促排卵汤加味，其中用山茱萸、紫河车、鹿茸片、菟丝子以补足肾阴肾阳，当归、丹参、西红花、坤草以活血调经，柴胡、羌活为引经药，疏泄肝木，补而不滞。二诊时患者服药觉口唇干燥，此为阳有余而阴不足，遂加沙苑子 30 g。此药味甘，可肝肾同治、强阴益精。三诊时 hCG 检查结果提示妊娠，纳眠可，遂采用保胎治疗，以助顺利生产。

──── **病例 4** ────

患者，女，36 岁，2016 年 7 月 20 日初诊。

主诉：停经 68 天，月经稀发 1 年余。

现病史：患者停经 68 天，hCG（−），1 年前无明显诱因出现月经稀发，周期 5 天 /90～150 天，月经量少，色暗淡，有血块，无下腹痛，腰酸明显。2015 年曾诊断为"卵巢早衰"，曾口服雌、孕激素行激素治疗 3 个月，用药期间月经正常来潮，停药后月经稀发。平素腰酸明显，伴乏力，偶有心烦急躁，眠浅，二便调。舌质暗红，苔薄白，脉细。现患者有生育二孩诉求。

既往史：否认高血压、糖尿病等家族遗传性疾病，否认手术史，否认药物过敏史。

婚育史：患者 13 岁初潮，此前月经规律，6～7/30 天，近 1 年月经稀发，5 天 /90～150 天，末次月经 5 月 12 日，月经量少，色暗淡，有血块，无下腹痛，腰酸明显。G_3P_1，

2012年剖宫产一女。

辅助检查：B超（月经周期第68天）示子宫内膜0.6 cm，子宫及双侧附件未见明显异常；连续三次性激素检查FSH数值较高，依次为42.0 U/L、47.0 U/L、45.0 U/L。血hCG（－）。

西医诊断：卵巢早衰。

中医诊断：月经后期（肾虚血瘀证）。

治疗：补肾活血化瘀。

具体处方：仙茅6 g、淫羊藿10 g、菟丝子30 g、熟地黄10 g、续断30 g、紫河车10 g、柴胡10 g、当归10 g、白芍10 g、鸡血藤25 g、穿山甲9 g、益母草20 g、羌活6 g、鹿茸腊片5 g（另煎）。30剂水煎服，分2次服。

二诊（2016年8月24日）：患者用药后一般状况良好，未诉不适，舌质暗红，苔薄白，脉沉细。复查B超：子宫内膜0.9 cm，左侧卵巢可见直径1.8 cm的卵泡样无回声。具体处方如下：仙茅6 g、淫羊藿10 g、菟丝子30 g、熟地黄10 g、续断30 g、紫河车10 g、柴胡10 g、当归10 g、白芍10 g、鸡血藤25 g、穿山甲9 g、益母草20 g、羌活6 g、鹿茸腊片5 g（另煎）、西红花3 g（冲服）。21剂，分两次服。

三诊（2016年9月14日）：患者月经来潮，末次月经9月12日，今日为月经第3天，现月经量较前增加，腰酸明显缓解，色暗，有血块。具体处方如下：仙茅6 g、淫羊藿10 g、菟丝子50 g、熟地黄10 g、续断30 g、紫河车10 g、柴胡10 g、当归10 g、白芍10 g、鸡血藤25 g、穿山甲9 g、益母草20 g、羌活6 g、鹿茸腊片5 g（另煎）。30剂，分2次服。

后随访患者，患者此后持续口服前方120剂后，月经规律来潮，30~35天一行，量逐渐增多，2017年6月复查性激素，FSH 12 U/L。2018年7月患者告知已成功自然受孕。

按语：卵巢早衰（premature ovarian failure，POF）的临床症状表现为40岁以前，月经周期紊乱后渐至闭经3个月以上，或月经周期规则而突然闭经，并出现潮热、出汗、失眠、心烦等。实验室检查可发现FSH＞40 U/L，间隔1个月内至少升高2次，则可确诊；E_2可低于卵泡早期基础水平。本例患者诊断明确，辨证为肾虚血瘀。许润三教授给予调冲方化裁，治以补肾活血化瘀。方中仙茅、淫羊藿为君，可温肾阳、补肾精，助命门而调冲任。菟丝子、紫河车、续断、熟地黄共为臣药。菟丝子系温和之品，能温补三阴，可填髓益精，滋血化生之源。紫河车被誉为"血肉有情之品"，具补阳之功效。现代医学研究表明，因紫河车具有类雌激素作用，故而可促进子宫发育；续断有补肝肾、行血脉、续筋骨作用，此处可加强君药补肾之功效；熟地黄补血滋阴、益精填髓。四味臣药辅助君药，共奏补肾益精之功效。鸡血藤、益母草皆为活血化瘀通络之良药，二药相配，温通化瘀之功效尤著。当归、白芍、柴胡养血柔肝，疏肝行滞。以上五药共为佐药，疏通气血之力甚强。方中加入羌活，意在通督脉，可助冲任气血调畅。上述诸药搭配，相辅相成，各行其效，各奏其功。此外，给予名贵药材鹿茸腊片炖服，以血肉有情之品增强补肾功效。患者坚持口服该方半年以上，复查卵巢功能，示FSH下降明显，且排卵恢复，月经规律，此为后期成功妊娠之基础。

（五）传承要点

1．衷中参西，中主西随，西为中用

此十二字是许润三教授关于中西医结合的应用体会。具体在排卵障碍性疾病中，现代医学检查手段是中医四诊的补充，准确诊断有助于我们理解疾病的发生、发展和转归，尽量减少误诊。此外，西医的辅助检查也为中医治疗前后疗效对比提供了较为客观的临床证据。中医师需要学习一些西医知识，对于疾病的诊断认识会更为全面，但是也不要走偏。比如一提到炎症，如妇科生殖系统炎症、盆腔炎，就要用清热解毒法治疗，忘了中医的辨证施治，连肉桂、干姜都不敢用，全是五味消毒饮、银花、连翘之类。这就是受到西医的影响，脱离了中医的辨证。

2．要重视中医辨病

辨病与辨证相结合是张仲景提出的，这一中医思想体系也是后世医家所遵循的。中医也有辨病，这里的病就是疾病。辨别疾病，可以了解这个疾病的病因、发病、发展、转归的特点，可以了解一种疾病全过程的总体规律。这里要注意有一些中医疾病名称与西医疾病名称是不同的。随着医学的发展和进步，当代中医也应与时俱进。如何将属于西医的辨病指标转化为具有中医特色的辨证指标，从而提高辨证的客观性和准确性，也是中医师面临的难题之一。有医生从基础体温测定入手，根据体温曲线的特点协助辨证。这也是中西医结合的一个具体运用。

3．从中医经典著作入手学习辨证思维

经方的学习和挖掘是一名好中医从医生涯终生的必修课题。许润三教授要求并勉励

青年医生多读经典，多做临床，以提高自身的中医辨证水平及锻炼中医思维，这样才能不断进步。

（刘宝琴　刘弘　张浩琳　刘坤）

五、李东的诊治经验

（一）学术观点

多囊卵巢综合征是一种病因不明的异质性疾病，是育龄女性最常见的生殖内分泌疾病，以月经紊乱、不孕、多毛、肥胖、双侧卵巢增大、雄激素过多及持续无排卵为临床特征，是引起女性排卵障碍性不孕、月经失调和高雄激素血症的重要原因。该病病因复杂，病程较长，治疗难度大，治疗周期较长，是妇科临床领域的研究热点和难点。

中医学并无多囊卵巢综合征的病名，根据其临床症状，将本病归于"不孕""月经后期""崩漏""闭经"等范畴。本病与肾虚、脾虚、肝郁、痰湿、血瘀等因素有关，治疗时宜根据患者的年龄分阶段用药，无生育需求者以调经为主，育龄期女性以助孕种子为要。

1．肾虚为本，三脏失调

"经水出诸肾"，经水的来潮盛衰及其周期节律形成与肾的关系最为密切。《素问·上古天真论》中指出："女子七岁，肾气盛，齿更发长；二七，天癸至，任脉通，月事以时下，故有子，……七七，任脉虚，太冲脉衰少，天癸竭，地道不通，故形坏而无子也。"《素问·六节藏象论》中记载："肾者，主蛰，封藏之本，精之处也。"肾中精气（天癸）是促进人体生长发育并维持女性正常生殖机能的基本物质。肾气充盛、天癸适至及冲任通盛，是女子月经规律来潮、正常孕育的基本条件。《冯氏锦囊秘录》中有云："肾气全盛，冲任流通，经血渐盈，应时而下……。然冲为血海，任主胞胎，二者相资，故能有子。"肾气充盛，冲任血海满盈，月事以时下；肾气不足，阴阳失调，冲任血海枯竭，则月事不行，不能有子。因此，李东教授认为多囊卵巢综合征的发病机制主要在于肾虚、肾的功能失调，导致"肾—天癸—冲任—胞宫"轴功能紊乱而发生月经不调、不孕等症。

《景岳全书》有云："经血为水谷之精气，和调于五脏，洒陈于六腑，乃能入于脉也。凡其源源而来，生化于脾，……施泄于肾，以灌溉一身，……妇人则上为乳汁，下归血海而为经脉。"

脾胃为后天之本，气血生化之源。脾胃健运，水谷精微化生经血，输布全身，充盈冲任血海。女性的月经亦有赖于气血的充盛、胞宫的充盈。故饮食失节、损伤脾胃，致脾胃运化失健，气血生化乏源，而见月经量少、色淡甚至闭经。另有脾失健运，水液运化失司，水湿内停，痰湿内生，阻滞胞宫，导致月经后错、量少、肥胖、痤疮等。

"肝藏血而性疏泄"，《临证指南医案》有述"女子以肝为先天也"，指出了肝在女性的生理功能和疾病变化过程中的重要作用。一方面，肝藏血，血海充盈，则经孕正常；肝血不足，血海空虚，胞宫失养，则月经量少、闭经甚至不孕；抑或肝不藏血，血不循经，则月经过多、崩漏发生。另一方面，肝主疏泄，性喜条达，气机升降出入正常，气血冲和，则月经按时来潮；若肝气郁滞，胞脉不畅，冲任失调，则月经先后无定期、闭经、不孕等。

2．瘀血痰湿阻碍

《沈氏女科辑要》引娄全善曰："经闭有污血凝滞胞门一证"，用大黄为末醋熬成膏，以利经血下行。清代王清任善治瘀血诸症，创制少腹逐瘀汤，"不知子宫内，先有瘀血占其地……"故瘀血内阻胞宫，冲任不通，月事不能以时下，亦是导致月经后错、量少、闭经、不孕的病理因素。

古人有云"肥人多痰""肥人多湿"。《女科切要》云"肥人经闭，必是痰湿与脂膜壅塞之故"。《金匮钩玄》记载："肥盛妇人不能孕育者，以其身中脂膜闭塞子宫，而致经事不能行，可用导痰汤之类。"脾失健运，水湿不化，聚而成痰成湿。痰湿之邪内蕴，阻碍胞络，故成形体肥胖、闭经、月经后错等症。

综上所述，本病病因在于肾脏亏虚，天癸不足，冲任不通，肝脾失健，痰湿瘀血阻碍胞络，造成行经排卵障碍。李东教授在治疗多囊卵巢综合征过程中，重视补肾调肝健脾，同时注意标本兼顾，化痰理痰祛湿随症加减。根据发病年龄制定治疗原则，无生育要求者以调经为主，有生育要求者以调经助孕为要。

（二）辨证施治方法和诊疗技术

1. 补肾调周的周期疗法

补肾调周的周期疗法以补肾为核心，并顺应月经周期的阴阳转化特点，推动其正常转化，使月经周期规律，气血阴阳谐调。依据月经周期的阴阳转化特点，将月经周期分为 4 个时期，即行经期、经后期、经间期及经前期。行经期是指月经来潮至经期结束，是重阳转阴、"除旧迎新"的时期，必须将胞宫内的旧血完全、彻底地排除干净，此期在治疗上以活血化瘀为主，兼顾滋阴养血、祛瘀生新，重在祛瘀，使月经顺利来潮，为卵泡和子宫内膜的生长做好准备。

经后期重阳转阴后，开始阴长阳消的过程，以阴长为主，阳消为辅，只有阴长才能促进卵泡和子宫内膜（血海）的生长发育。此期是胞宫内阴血恢复的时期，以补益肝肾、补气养血为主，以助卵泡的发育和子宫内膜的生长，使血海盈满，为排卵行经奠定基础。经间期又称氤氲期，《证治准绳·女科》引《丹经》云"凡妇人一月经行一度，必有一日氤氲之候于一时辰间，气蒸而热，昏而闷，有欲交接不可忍之状，此的候也。……顺而施之则成胎矣"，"氤氲""的候"均指排卵，阴长至极，则重阴转阳，气血变动较大，伴随较多黏稠白带排出，治疗上以滋阴助阳、行气活血通络为主，以促进排卵。经前期是阳长阴消的时期，阳长明显，基础体温呈高温相，以温煦子宫，为受孕或行经做好准备。治疗上以补肾温阳、养血理气为主，以促进黄体功能，为月经来潮做好准备。阳长至极，重阳转阴，进入行经期，进入新的一轮月经周期的演变。

经前期是阳长阴消的过程，维持阳长必要于阴中求阳，补肾调周法充分体现了中医"阴阳互根互用""阳中求阴""阴中求阳"的思想，顺应人体自然周期阴阳气血变动的治法，反映了李东教授补肾为本，兼以养血活血、补气行气的整体治疗思路，体现了扶正祛邪、平调阴阳、补而不滞、祛邪不伤正的用药法则。

2. 辨体—辨病—辨证的诊疗模式

李东教授从整体观念出发，通过对患者的体质特征加以辨识，并通过辨体用药、辨证施治，达到改善体质偏颇、治疗疾病的目的。《黄帝内经》作为中医体质理论的源头，记载"人之生也，有刚有柔，有弱有强，有短有长，有阴有阳""人以天地之气生，四时之法成"，人体体质有别，患病证候各异。根据"治病必求于本"的原则，临床用药时应重视体质因素，辨体质论治，调节体质、改善体质对疾病的治疗起着重要的作用。根据"辨体—辨病—辨证诊疗模式"，在多囊卵巢综合征的诊疗过程中应先辨病，以辨病指导辨证，确立证候，兼以辨体，根据患者的体质类型合理用药。痰湿体质与肥胖型多囊卵巢综合征患者在临床表现及病因、病机方面有着密切的关系，因此可以从健脾化痰祛湿入手，改善肥胖型多囊卵巢综合征患者的体质，选用相应方剂来治疗。阴虚体质的多囊卵巢综合征患者多出现高雄激素血症、崩漏出血等症，在治疗上注重滋阴降火、补肾调经，改善阴虚体质，提高疗效。

临床中李东教授尤其注重望诊，如《灵枢·本脏》所云："视其外应，以知其内脏，则知所病矣。"较之望月经、望带下，望诊中望舌尤其便捷。《望诊遵经》记载："盖舌者心之苗，心者身之主，故观舌之形，可诊身之病也。"望舌，首先望舌色是否有红、淡、暗、紫的不同。一般而言，舌质红者多为有热，舌质淡者多为气血虚，舌质紫暗者多为阴虚血少或有瘀滞舌有瘀斑者多与癥瘕有关。《望诊遵经》有云："夫苔因病生，病以苔著，察色而不观苔，究难辨其虚实，观苔而不察色，安能测其盛衰。"舌苔少而干燥者，多属阴虚或津少；舌苔腻或厚腻者，多为湿浊内阻；苔腻而黄色者，多属湿热；苔白腻者，多为寒湿或痰阻。

3．分型论治

多囊卵巢综合征的基本病机以肾虚为本，肝、脾、肾三脏失调，痰湿、瘀血为标，因此李东教授在多囊卵巢综合征的治疗中尤其强调补肾法，在补肾调周基础上灵活辨证，兼以疏肝、健脾、活血、行气、燥湿、化痰、益气、养血等治法。多囊卵巢综合征常按以下3型进行辨证论治。

（1）肾虚肝郁型

临床表现：月经后期、量少，甚至闭经、不孕，情志抑郁或烦躁易怒，胸胁胀痛，痤疮多毛，经前乳胀，腰膝酸软，舌苔白，脉沉弦或弦细。

治则：补肾调肝、养血活血。

选方用药：归芍地黄汤合柴胡疏肝散加减。

方药：菟丝子、仙茅、淫羊藿、巴戟天、当归、熟地黄、白芍、红花、香附、郁金、柴胡、益母草、泽兰、白术等。

加减：疲劳、舌苔厚者，加生薏米；口干舌红、阴虚津亏者，加麦冬、石斛；情志不畅、乳房胀痛者，加合欢皮、盐橘核、王不留行、路路通。

（2）痰瘀互结型

临床表现：月经稀发、量少、色暗，有血块，经行不畅甚至闭经、不孕，经行腹痛，形体肥胖，痤疮多毛，头晕胸闷，喉中痰多，四肢倦怠，带下量多，乏力少动，舌质紫暗，有瘀点或瘀斑，苔白厚腻，脉沉滑或沉涩。

治则：健脾补肾、化痰散瘀。

选方用药：苍附导痰汤合桂枝茯苓丸加减。

方药：苍术、白术、半夏、陈皮、茯苓、石菖蒲、生薏米、香附、牡丹皮、赤芍、桂枝、茯苓、桃仁、菟丝子、续断、淫羊藿、巴戟天等。

加减：大便干燥或排便不畅者，加全瓜蒌；手足不温者，加鸡血藤。

（3）阴虚内热型

临床表现：月经稀发、量少、色暗，或闭经，或月经淋漓不净，久不孕育，形体消瘦，五心烦热，潮热盗汗，口干喜饮，带下量少，外阴干涩，痤疮多毛，眠差心烦，舌暗红，少苔或无苔，脉沉细或弦细。

治则：滋阴养血、清热调经。

选方用药：黄芩汤合二至丸加减。

方药：北沙参、麦冬、石斛、百合、菟丝子、枸杞子、黄精、山药、女贞子、墨旱莲、白芍、黄芩等。

加减：舌尖红或舌绛红、手足心热、心火亢盛者，加莲子心、地骨皮等；月经淋漓不尽者，加茜草炭、侧柏炭、大小蓟等。

（三）用药特点

1．周期用药

应用补肾调周法，分期用药：

（1）行经期的生理特点为冲任满而自溢，血室正开，宜活血调经，促使经水顺利排出，"除旧迎新"，多于主方中加入当归、川芎、益母草、泽兰、桃仁、红花、王不留行、川牛膝等活血通经药物。

（2）经后期的生理特点是冲任、胞脉气血亏虚，正值恢复之时，宜滋养肾阴，促进阴血长养、卵泡发育，常用黄芪、当归、熟地黄、山萸肉、菟丝子、枸杞子、山药、女贞子、何首乌等补肾填精、滋养气血。

（3）经间期是重阴转阳的重要时期，宜补益肝肾兼理气活血，促进排卵为重点，可在经后期方基础上加入当归、菟丝子、川芎、赤芍、紫丹参、香附、羌活、川续断等药物。

（4）经前期正值肾中阴充阳长，冲任、胞宫内气血充盛，为下次月经来潮做准备，宜阴阳双补、益气养血，原方中可加入巴戟天、淫羊藿、仙茅、肉苁蓉、枸杞子、菟丝子、覆盆子等药物，并根据上次月经来潮情况酌情加入活血调经之品。

2．常用对药

（1）丹参、香附：丹参，气味苦、微寒，无毒，入少阴心经，色赤，禀少阴君火之气而下交于地，能治心腹寒热积聚，破癥除瘕。古人称"一味丹参，功同四物"。丹参苦寒而润，活血化瘀且不伤气血，凉血除烦，安神定志。香附，气味甘、微寒，无毒，入肝胆经，专解气郁气疼，调经逐瘀，为血中气药，能走善降，行气止痛。两药相伍，疏肝行气，化瘀通络，气分血分同调，常用于痛经、胁痛、排卵期调气活血。常用剂量为丹参 15 ~ 30 g、香附 10 g，其应用要点为气郁兼瘀兼热，疼痛胀闷部位固定不移，或刺痛钝痛，舌质暗红，脉弦紧或涩。

（2）续断、羌活：续断，气味苦、微温，无毒，入肝、肾二经，能补不足，续筋骨，暖子宫，疗腰痛，补精血而理筋骨，为胎产要药。羌活，气味苦，甘、辛、无毒，味辛而气升，入足太阳膀胱经，性动而散，可为引经，通达上下。羌活与续断相伍，一动一静，沟通表里，常用于肾阳不足、温煦推动无力之月经后错、排卵障碍疾病。常用剂量为续断 10 ~ 15 g、羌活 6 ~ 10 g，其应用要点为肾阳虚弱、小腹冷痛、白带清稀、性欲低下，苔白或白滑，脉沉细。

（四）典型病例

—— 病例 1 ——

患者，女，34 岁，2019 年 4 月 16 日初诊。

主诉：月经后期 4 年余。

病史：患者既往月经尚规律，13 岁月经初潮，7/28 ~ 30 天，量中色红，无明显血块，无痛经。近 4 年因工作繁忙出现月经后错，月经周期 33 ~ 40 天，量中色红，无血块，轻度痛经，末次月经 2019 年 4 月 8 日。刻下症：月经后错，乏力，体形偏胖，颜面垢腻，面颊痤疮反复发作，色红，伴脓头，脱发，纳可，眠差多梦，大便偏稀，3 ~ 4 次 / 天。舌尖红，苔白腻，脉沉弱。

既往史：既往有多囊卵巢综合征、高雄激素血症及子宫多发肌瘤病史。否认结核、肝炎等传染病病史，否认心脏病、高血压病史，否认外伤、手术、输血史，预防接种史不详，否认药物及食物过敏史。

婚育史：已婚，育有 1 女，G_1P_1。

辅助检查：妇科超声（2019 年 3 月 30 日北医三院）：子宫体 6.6 cm × 6.6 cm ×

4.9 cm，子官肌壁探及多个边界清的低回声，大的位于后壁 4.5 cm × 3.5 cm，其内血流信号不丰富，子官内膜厚 0.9 cm，右侧卵巢大小 3.3 cm × 1.2 cm，左侧卵巢大小 3.6 cm × 1.8 cm。双侧卵巢均可探及 12 个以上小卵泡，无优势卵泡。结论：子官多发肌瘤，双侧卵巢多囊样改变。性激素检查（2019 年 4 月 10 日北医三院）：PRL 6.65 ng/ml，FSH 4.21 mIU/ml，LH 1.4 mIU/ml，E_2 104 pmol/L，T ＜0.69 nmol/L，AND 11.2 nmol/L，P 0.77 nmol/L。

中医诊断：月经后期。

辨证：湿瘀互结证。

西医诊断：多囊卵巢综合征、高雄激素血症、子官肌瘤。

治法：补肾祛湿、活血化瘀。

处方：桂枝茯苓丸加减。

具体方药：桂枝 6 g、茯苓 20 g、桃仁 6 g、赤芍 10 g、牡丹皮 10 g、炒白术 15 g、土茯苓 20 g、生薏米 30 g、蒲公英 15 g、党参 15 g、生黄芪 15 g、当归 10 g、炙甘草 6 g、茯神 20 g、制远志 15 g、酸枣仁 30 g、木香 6 g、砂仁 5 g^后下。7 剂，水煎服，早晚温服，每日 1 剂。

前方加减治疗八诊共 6 个月后（其间患者因工作繁忙中断 3 个月），患者月经周期恢复为 30 天，诸症明显减轻，雄激素较前下降。妇科超声（2019 年 9 月 15 日北医三院）：子官体 6.4 cm × 7.1 cm × 6.5 cm，于子官肌壁探及多个边界清的低回声，大的位于后壁 3.3 cm × 3.1 cm。其内血流信号不丰富，子官内膜厚 0.8 cm，右侧卵巢大小 3.6 cm × 1.2 cm，左侧卵巢大小 2.4 cm × 1.7 cm。结论：子官多发肌瘤。性激素检查（2019 年 9 月 19 日北医三院）：PRL 7.13 ng/ml，FSH 4.79 mIU/ml，LH 1.37 mIU/ml，E_2 158 pmol/L，T ＜0.69 nmol/L，AND 8.16 nmol/L。

按语：患者月经后错，40 天一行，结合既往病史、妇科超声及性激素检查结果，符合多囊卵巢综合征的诊断。患者形体偏胖、纳差便溏、舌苔白腻，为中土虚弱、运化无力、痰湿停聚；颜面垢腻、痤疮反复、色红有脓、脱发，为湿热上泛；舌尖红、眠差多梦，属热扰心神。患者脾肾功能失调，水液代谢失常而致痰湿阻滞，壅阻冲任胞脉，痰湿阻遏气机，气血运行不畅，久而成瘀，继而湿瘀互结而成。故治疗时要补肾健脾，培补先后天之本，使水液痰凝自除，益气活血，推动气血运行，则瘀滞得化。方药以桂枝茯苓丸为基础，增加益气健脾、清热除湿之品，以去除胞官瘀滞，促进月经正常来潮。方中当归、桃仁、赤芍、牡丹皮活血散瘀，桂枝、黄芪补气温通，党参、茯苓、炒白术、生薏米、木香、砂仁运脾祛湿，茯神、远志、酸枣仁养心安神助眠。

—— **病例 2** ——

患者，女，28岁，2019年5月7日初诊。

主诉：月经后错10余年。

病史：患者12岁月经初潮，月经周期一直后错。于北医三院妇科诊断为多囊卵巢综合征，月经周期35～47天，量中色红，无血块，轻度痛经，末次月经2019年5月2日，有怀孕打算，前次月经周期排卵监测未见优势卵泡。刻下症：月经后错，体形肥胖，纳眠可，大便调。舌淡胖、苔白厚，脉滑。

中医诊断：月经后期。

辨证：肾虚痰湿证。

西医诊断：多囊卵巢综合征。

治法：温肾健脾化痰。

处方：苍附导痰汤加减。

具体方药：苍术6g、香附10g、法半夏9g、陈皮10g、茯苓30g、炙甘草6g、胆南星6g、竹茹6g、仙茅6g、仙灵脾15g、丹参15g、川芎10g、菟丝子20g、川续断15g、生薏米30g、土茯苓30g、巴戟天15g、鹿角霜15g。14剂，水煎服，早晚温服，每日1剂。

二诊 2019年5月21日，2019年5月17日排卵监测可见优势卵泡，余未诉明显不适。舌淡胖，苔白腻，脉滑。前方去仙茅、仙灵脾、川芎，加桑寄生20g，14剂，每日1剂，滋补肝肾。

按语：患者属肾虚痰湿证。对于肥胖型的多囊卵巢综合征患者，临床应用苍附导痰汤可收到显著疗效。方中苍术、法半夏、陈皮、茯苓、胆南星、竹茹健脾燥湿化痰，生薏米、土茯苓清热利湿。因患者有怀孕计划，故加入仙茅、仙灵脾、菟丝子、鹿角霜、巴戟天补肾助阳，丹参、香附、川芎行气活血、促排卵。

—— **病例 3** ——

患者，女，27岁，2018年7月10日初诊。

主诉：月经稀发1年余。

病史：患者1年余前无明显诱因出现月经后错，2017年7—12月月经未来潮，

2018 年 1 月于当地医院诊断为多囊卵巢综合征，予地屈孕酮片口服后 1—4 月月经来潮，末次月经 2019 年 4 月 22 日。刻下症：腰酸，纳食可，眠差易醒，大便调。舌暗红，苔薄白、水滑，脉沉弦。

中医诊断：月经后错。

辨证：湿瘀互结证。

西医诊断：多囊卵巢综合征。

治法：化瘀祛湿行气。

处方：血府逐瘀汤加减。

具体方药：当归 15 g、熟地黄 15 g、红花 10 g、枳壳 15 g、怀牛膝 15 g、川芎 10 g、柴胡 10 g、桔梗 15 g、桂枝 6 g、茯苓 15 g、桃仁 6 g、赤芍 10 g、牡丹皮 10 g、益母草 20 g、泽兰叶 15 g、土茯苓 15 g、王不留行 15 g、通草 6 g、菟丝子 15 g。7 剂。

服药 3 周后自觉小腹微热，可见白带增多，睡眠改善，易疲乏，纳可，大便调。前方去王不留行、通草，加巴戟天 15 g、鹿角霜 10 g，14 剂。2018 年 8 月 28 日四诊，末次月经 2018 年 8 月 20 日，经期 8 天，量中色红，无痛经，纳眠可，二便调。继予前方加减治疗。

按语：本病例为湿瘀互结证。该患者月经稀发，久久月经不能来潮，舌暗，苔白水滑，有湿瘀阻滞之象，予血府逐瘀汤活血化瘀、行气消滞，合入桂枝茯苓丸化瘀利水，王不留行、通草行瘀痛经，菟丝子温肾助阳。

—— **病例 4** ——

患者许某，女，27 岁，2016 年 4 月 5 日初诊。

主诉：婚后 2 年未孕。

病史：患者 14 岁月经初潮，3～4/30 天，月经量少，色黑，无血块，经前乳房胀痛，白带偏黄，G_0P_0。2016 年 4 月 13 日辅助检查示 AMH 1.01 ng/ml，LH 33.49 IU/L，FSH 4.73 IU/L。超声检查示卵巢体积 11.2 cm³，左侧卵巢可见多个直径 3～9 mm 的卵泡。输卵管造影检查示双侧输卵管通畅。为求中药针刺辅助冻融胚胎移植，遂于中医门诊就诊。刻下症：口干，胁肋胀痛，经期腰酸，带下色黄，外阴瘙痒，偶发头晕目眩、耳鸣，二便正常，纳差，睡眠差，舌红苔薄，脉弦细。

西医诊断：原发性不孕症，多囊卵巢综合征。

中医诊断：不孕症。

辨证：肾虚肝郁证。

治法：补肾疏肝，方用桃红四物汤加减合紫河车、山药。

处方：①月经前：熟地黄15g、当归10g、川芎15g、白芍10g、甘草6g、桃仁6g、红花6g、菟丝子15g、川牛膝15g、香附10g、益母草15g、紫河车15g、山药15g，14剂，每日1剂；②月经后：熟地黄15g、当归15g、川芎10g、白芍10g、女贞子15g、墨旱莲12g、菟丝子15g、黄精15g、枸杞子15g、茯苓15g、柴胡10g，14剂，每日1剂。

针刺方案：①月经前：关元、气海、子宫、曲泉（双）、三阴交（双）、太冲（双）、合谷（双）；②月经后：关元、气海、子宫、阴谷（双）、三阴交（双）、足三里（双）、太溪（双）。

四诊 2016年5月27日。患者于2016年5月13日接受胚胎解冻移植2个，β-hCG阴性，未能生化妊娠。患者服药后乳房胀痛缓解，外阴仍有瘙痒，嘱原方加土茯苓、苦参，另用柏叶洗方清洗。

八诊 2016年7月3日。患者于2016年6月20日接受胚胎解冻移植2个，β-hCG 4229 mIU/ml，生化妊娠，瘙痒消失。

十诊 2016年7月29日。B超示宫内妊娠囊及原始心管搏动，保胎治疗，2017年4月生产。

按语：本例患者为教师，日常情绪波动较大，故有经前乳房胀痛等症，由肝木不疏所致，同时患者出现外阴瘙痒、白带偏黄的症状，为肝郁而化热，冲任受扰。肾精为生殖之本，肝肾同源，肝经不畅则肾精难生，故患者有腰酸、头晕目眩等症。影像学提示患者同时还有多囊卵巢综合征，所以治疗当从补肾疏肝着眼，并加用土茯苓、苦参以除外阴瘙痒，最终症状消失，且顺利生产。

—— 病例5 ——

患者贾某，女，39岁，2016年11月12日初诊。

主诉：未避孕未孕1年。

病史：患者11岁月经初潮，3~4/40~60天，外院查提示血雄激素升高，2012年B超检查示双侧卵巢呈多囊卵巢样改变，提示多囊卵巢综合征。患者间断服用达英35治疗。月经量少，色暗，有血块，腰酸不适，乏力。2016年11月14日查FSH 6.06 mIU/ml，LH 6.1 mIU/ml，E_2 130.7 pmol/L，T 0.223 nmol/L。为求中药辅助治疗，遂来中医门诊。刻下症：胁肋胀痛，纳少，睡眠少，二便调，舌淡红，苔薄白，脉沉细。

西医诊断：多囊卵巢综合征。

中医诊断：不孕症。

辨证：肝郁肾虚证。

治法：疏肝补肾，方用桃红四物汤加减和柴胡疏肝散加减。

处方：①月经前：熟地黄15 g、当归10 g、川芎15 g、白芍10 g、桃仁6 g、红花6 g、菟丝子15 g、川牛膝15 g、香附10 g、柴胡10 g、陈皮10 g、川芎10 g，14剂，每日1剂；②月经后：熟地黄15 g、当归15 g、川芎10 g、白芍10 g、女贞子15 g、墨旱莲12 g、菟丝子15 g、黄精15 g、枸杞子15 g、茯苓15 g，14剂，每日1剂。

针刺方案：①月经前：关元、气海、子宫、血海（双）、三阴交（双）、太冲（双）、合谷（双）；②月经后：关元、气海、子宫、肾俞（双）、三阴交（双）、足三里（双）、太溪（双）。

二诊 2016年11月20日。服药后觉略口干舌燥，唇周起痘，余平稳，二便调。原方加沙苑子30 g，14剂，每日1剂。

四诊 2017年1月5日。患者于2016年11月20日接受胚胎解冻移植2个，查β-hCG 3990 mIU/ml，生化妊娠。予保胎治疗。

按语：本患者检查显示血雄激素升高，排卵稀发，且胁肋胀痛，纳眠不佳，月经量少，色暗，有血块，脉沉细，辨为肝郁肾虚证。在经后期时肾阴亏虚、天癸不足，应当濡养肾精、滋阴补血，同时补而不能滞，故用当归、川芎等物补血活血，同时疏肝理气，缓解胁肋胀痛。二诊时患者自觉服药后略口干，唇周起痘，应为阳有余而阴不足，故加沙苑子，肝肾同治，强阴益精。四诊时患者即生化妊娠，遂保胎治疗。

（五）传承要点

李东教授在临床治疗多囊卵巢综合征过程中，以中医辨证论治，结合西医的理论与检测手段，力求辨证与辨病、辨体相结合。注重根据女性月经周期阴阳消长的变化组方遣药，顺应气血变动，纠正失衡，以平为期。多囊卵巢综合征的基本病机以肾虚为本，肝、脾、肾三脏失调，痰湿、瘀血为标，因此，李东教授在多囊卵巢综合征的治疗中尤其强调补肾法，在补肾调周基础上灵活辨证，兼以疏肝、健脾、活血、行气、燥湿、化痰、益气、养血等治法。补肾调周法特别顺应人体自然周期阴阳气血变动，补肾为本，兼以养血活血、补气行气。同时注意标本兼顾，化瘀理痰祛湿随症加减。对于明确的痰湿或阴虚体质患者，李东教授采用辨体、调体、专病专方的方式。

（张浩琳　孙荣妍　丁宁　胡航绮）

六、北医三院特色中医诊疗

（一）介绍

目前对 PCOS 的药物治疗常以症状为导向，难以系统调节且易反复，亟待寻求有效阻止 PCOS 发生、发展的治疗手段。针刺是一种广泛用于缓解疼痛的非药物治疗方式，特别是对慢性疼痛和多种疾病较为有效。近年来，针刺以其独特的系统化调节方式，经济、副作用少、多靶点的治疗优势而被多个国家接受。针刺治疗 PCOS 具有多途径调节、身心同治的特点。越来越多的研究提示针刺可改善 PCOS 女性的胰岛素抵抗状态和高雄激素水平，提高卵巢功能。我们团队前期的系统综述提示，与常规西药对照相比，针刺系统性调节 PCOS 代谢紊乱和生殖障碍的效果更佳，且几乎没有副作用。

因此，北医三院中医科从 2013 年开始跟本院妇产科和内分泌科合作，结合历代医家和名老中医的临床经验，基于复杂网络技术挖掘前期研究中针刺治疗 PCOS 的选穴规律，制定了一套标准化的 PCOS 针刺治疗方案，以中医“调节和辨证施治”为指导，选择足阳明胃经、任脉和足太阴脾经为主的穴位进行针刺治疗，以达到调理冲任、健脾利湿、行气化痰的目的。

针刺干预基于前期临床试验和文献研究，穴位定位参照 2006 年中华人民共和国国家标准（GB/T 12346—2006）《腧穴名称与定位》，采用两组针刺方案交替使用。

1. 第一组取穴

（1）固定取穴：关元 CV4、中脘 CV12、归来 ST29（双）、伏兔 T32（双）、梁丘

ST34（双）、三阴交SP6（双）、足三里ST36（双）、合谷LI4（双）等。

（2）穴位加强组：三阴交SP6、足三里ST36、合谷LI4、双侧（每10 min提插得气一次）。

（3）电针穴位组：关元CV4、中脘CV12、归来ST29（双）、伏兔T32（双）、梁丘ST34（双）（2 Hz，30 min，Hans电针仪）。

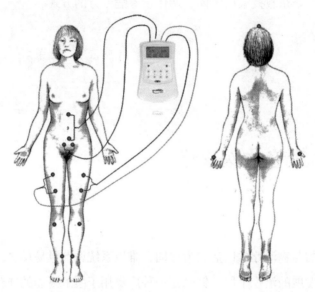

图1-1　第一组电针（关元、中脘、归来、伏兔、梁丘等），电针强度以患者耐受为度

2．第二组穴位

固定取穴：气海CV6、下脘CV10、大巨ST27（双）、血海SP10（双）、箕门SP11（双）、三阴交SP6（双）、太冲LR3（双）、内关PC6（双）等。

穴位加强组：三阴交SP6、太冲LR3、内关PC6、双侧（每10 min提插得气一次）。

电针穴位组：气海CV6、下脘CV10、大巨ST27（双）、血海SP10（双）、箕门SP11（双）（2 Hz，30 min，Hans电针仪）。

3．穴位操作

采用双手进针法，根据穴位所在部位的特点选择爪切法及夹持法，针刺的方向和深度严格按照穴位针刺操作的要求；进针后进行捻转、提插，行平补平泻手法，捻转的角度在90°~180°，频率在60~90次/分钟；提插的幅度在0.3~0.5 cm，频率在60~90次/分钟，捻转、提插幅度和频率采用均等的手法，以得气为度。

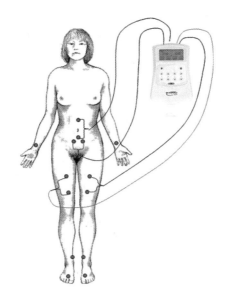

图 1-2　第二组电针（下脘、气海、大巨、血海、箕门等），强度以患者耐受为度

4．针刺疗程

针刺组每周针刺 3 次，隔天针刺一次， 3 次 1 个疗程，疗程间休息 2 天，连续 16 周。

同时，我们根据 PCOS 女性的发病特点和发展特征定制了 PCOS 生活方式干预的综合管理系统，借助现代信息技术，通过网络平台和移动终端来管理 PCOS 患者（专利 ZL 2015 1 0500978.9，ZL201520614862.3，已实现专利技术转化），由专家团队提供指导，包括体重的控制、饮食和运动方案，医养结合。至今已有上千例 PCOS 患者通过此系统接受了生活方式干预和针刺治疗，有效改善了 PCOS 患者的内分泌及代谢紊乱，以预防其远期并发症的发生。有些患者在治疗过程中自然怀孕，但在国内外尚无相关治疗方式的报道。在此基础上，我们开展了多项国际、国内多中心临床随机对照试验（randomized controlled trial，RCT），意在明确针刺干预对 PCOS 患者的有效性和安全性，以推广其临床应用。我们对患者的体形数据、体脂分布状态、内分泌状态、月经周期、排卵频率和性激素、血糖和胰岛素抵抗状态、生活质量以及情绪状态进行了评估，以观察针刺对于这些方面的作用与影响。观察结果显示，经针刺干预后 PCOS 患者的体重指数（body mass index，BMI）明显低于干预前（30.18 ± 3.48 → 27.57 ± 2.95）。同时，伴随体重的减轻，患者的性激素水平明显改善，AMH（7.62 ± 4.40 → 4.92 ± 3.88）、游离睾酮指数（free androgen index，FAI）（12.76 ± 6.46 → 7.46 ± 4.32）显著降低，性激素结合球蛋白（sex hormone-binding globulin，SHBG）含量升高（21.86 ± 12.91 → 32.36 ± 17.22）；代谢情况好转，糖化血红蛋白（5.63±0.38→5.23±0.28）、空腹胰岛素（19.45±8.14→12.59±4.94）及胰岛素抵抗指数（5.26±4.57→2.89±1.27）等指标均显著下降。值得注意的是，针刺干预带来的改善效果是持久的。干预期结束后4个月随访时，患者的BMI、糖化血红蛋白、FAI、SHBG、快速胰岛素和胰岛素抵抗指数等指标仍然持续改善。我们从中选择了部分病例分享给大家，我们的常规试验流程见表1-1。

表1-1　北医三院中医科针刺干预PCOS常规试验流程

	筛选受试者	基线	月				治疗4个月后	随访（治疗结束后4个月）
			1st	2nd	3rd	4th		
纳入排除标准	√							
一般资料，多毛或痤疮评分	√						√	√
体脂成分分析		√					√	√
月经周期日记	√	√	√	√	√	√	√	√
量表评估	√						√	√
经腹部或阴道B超		√					√	√
指标检测		√					√	√
针刺不良反应评价								√

（二）特色疗法典型病例

【不孕治疗3例】

—— 病例 1 ——

患者孙某，31岁，已婚，夫妻性生活正常，未避孕未孕5年，12岁初潮，月经不规律，7~9/36~40天，最近半年月经量明显减少，无痛经。辅助检查显示患者性激素异常并伴有胰岛素抵抗。经标准化针灸治疗后，患者有如下改变：①体形明显改善。体重减轻了6.7 kg，体脂率下降3.1%，腰围缩小5 cm，臀围缩小2 cm，腰臀比下降0.03；②性激素水平改善。雄烯二酮A下降9 nmol/L，由偏高降低至正常水平，性激素结合球蛋白升高2.7 nmol/L，游离睾酮指数下降1.74；③血糖代谢改善。空腹血糖及胰岛素由偏高降低至正常水平，HOMA-IR 降低 5.03；④卵巢功能改善：黄体生成素降低 12.49 mIU/ml，至正常水平。后期随访，患者自然怀孕，并分娩一健康婴儿。

患者孙某，女，31 岁，已婚，2019 年 3 月 12 日初诊。

主诉：未避孕未孕 5 年。

现病史：患者月经初潮 12 岁，平素月经不规律，7～9/36～40 天，最近半年月经量明显减少，时有淋漓，无痛经。身体肥胖，下肢及阴毛重。曾服达英 35 及中药治疗，治疗期间仍未怀孕，停药后月经并未改善，故来院就诊。末次月经 2019 年 2 月 27 日，婚后 5 年未孕。男方检查未见异常。纳可，寐可，善叹息，二便正常。舌红、苔白，脉弦滑。

婚育史：结婚 5 年，G_0P_0。

家族史：否认家族性高血压及冠心病病史。

体格检查：身高 156.7 cm，体重 79.75 kg，腰围 99 cm，臀围 107 cm，体脂率 46%，BMI 32.5，FG 评分 12 分。血压 115/70 mmHg，心率 72 次 / 分。外阴检查，子宫初诊正常，阴道超声示 PCOS 表现。

辅助检查：胰岛素抵抗指数（HOMA-IR）为 6.22。AMH 11 ng/ml，E_2 158 pmol/L，PRL 33.3 ng/ml ↑，FSH 6.78 mIU/ml，雄烯二酮 19 nmol/L（↑）。LH 16.6 mIU/ml ↑，T 1.4 nmol/L，AND 19 nmol/L ↑，PRG 2.28 nmol/L，游离睾酮指数（FAI）10.22，SHBG 27.5 nmol/L，17α-OHP 2.82 ng/ml（↑），HbA1c 5.5%。HCY 12.20 μmol/L，ACTH 333.8 pg/ml（↑）。HOMA-IR 6.22。B 超检查示子宫 5.0 cm × 5.1 cm × 3.5 cm，内膜厚 0.6 cm，右侧卵巢 3.7 cm × 2.2 cm × 3.1 cm，左侧卵巢 2.8 cm × 2.2 cm × 3.1 cm，双侧卵巢均可探及 12 个以上小卵泡，无优势卵泡。诊断：双侧卵巢多囊样改变（PCO）。

中医诊断：断绪。

辨证：肝郁脾虚证。

治法：疏肝解郁、理气健脾。

针灸治疗方案：太冲、大墩、气海、血海、水道、地机、三阴交、内关、足三里（除气海外均双侧取穴），采用针刺加电针治疗。上述穴位得气后选择电针穴位：太冲、气海、地机、三阴交予连续波，频率 2 Hz，电流强度以患者能耐受为度，留针 30 min（HANS 电针仪 -200，南京），每周 3 次。

艾灸方案：气海、三阴交（双侧），每次 30 min，每周 2 次。

使用生活方式干预系统，按照年龄、BMI、代谢和内分泌水平、心理状态、目前体力活动水平几个方面情况，给予针刺治疗指导，生成专属运动和营养处方，并跟踪每周的治疗情况与饮食、运动数据，根据身体最新改善状态，调整、升级、重新设计个性化运动处方。

饮食指导包括改变膳食结构和食量，控制油、盐摄入，避免高脂饮食、油炸食品、快餐饮料等，每日减少 500~1000 千卡热量的食物摄入；适量选择坚果（如开心果、扁桃仁）、水果等，注意三餐定时、定点、定量和荤素的合理搭配；PCOS 的中医核心病机是肾、脾、肝三脏功能失调，可以通过山药、栗子、南瓜等食物调补脾胃，建议多食冬瓜以促进代谢（冬瓜性凉，脾胃虚寒者少食），适量选择山楂、荷叶等减脂食物；避免高糖、高脂食物的摄入，尽量少摄入寒性食物和辛辣刺激食物。

运动指导包括每日至少 30~40 min 规律的有氧锻炼（脉搏保持在 120 次/分以上），运动速度大于 6 km/h，每次运动时间多于 10 min，记录一次运动量。每天记录至少 3 次运动量。出结果后返院。

方义：太冲、大墩为肝经俞穴，肝经"环绕阴部，至小腹"，对于肝病、妇科及前阴疾病均具有良好的治疗作用。太冲为肝经的原穴、输穴，善于疏肝理气、通经活络，对于以肝气不舒为病机的各种疾病均可配伍应用。大墩为肝经井穴，多用于治疗情绪焦虑、调血解痉，与太冲、气海、地机配伍应用，有疏肝行气止痛的作用。血海养血活血化瘀，气海补气健脾培元。水道清利下焦、利水消肿。地机为脾经郄穴，可健脾胃、调经带，临床多与血海配伍调理月经。三阴交疏肝、健脾、补肾，为妇科疾病的常用穴。内关、足三里健脾益胃、疏经活络。以上诸穴配伍使用，对于治疗肝郁脾虚所致的月经不调、不孕症等妇科疾病疗效显著。

二诊 2019 年 7 月 11 日。减重 6.25 kg，月经规律（5/30 天）。末次月经 2019 年 7 月 7 日，量少。情绪较前好转，舌淡、苔白，脉滑，查体：身高 156.7 cm，体重 73.5 kg，BMI 29.9。继续上述针灸方案。

三诊 2019 年 10 月 16 日。体重减轻约 6.7 kg，FG 评分 3 分。性激素检查示改善，PRL 降低 19.2 ng/ml（33.3 ng/ml → 14.1 ng/mL），雄烯二酮降低 9 nmol/L（19 nmol/L → 10 nmol/L）。卵巢功能改善，LH 降低 12.49 mIU/L（16.6 mIU/L → 4.11 mIU/mL），17α-OHP 降低 1.16 ng/ml（2.82 ng/ml → 1.66 ng/ml）。AMH 10.89 ng/ml，E_2 17 pmol/L，FSH 5.79 mIU/ml，睾酮 2.56 nmol/L，PRG 0.76 nmol/L，FAI 8.48，SHBG 30.2 nmol/L，HbAlc 5.2%，HCY 7.29 μmol/L，ACTH 10.6 ng/ml。代谢改善，空腹血糖及胰岛素正常，HOMA-IR 降低 5.03（6.22 → 1.19）。B 超示子宫内膜厚 0.4 cm，右侧卵巢 4.1 cm×2.4 cm×2.5 cm，左侧卵巢 3.5 cm×2.6 cm×2.6 m，双侧卵巢均可探及 5~7 个小卵泡，有优势卵泡。

经过针灸治疗，患者体重较入组前明显减轻，精神状态好转。后期随访，患者自然怀孕，分娩一健康婴儿。

备注：Ferriman-Gallwey 毛发评分法（FG 评分）是国际上通用的多毛评价方法。此法对雄激素最敏感的九个身体区域的毛发进行评分，分数从低（无毛发）到高（显著的男性化），FG 评分 ≥ 5 分提示有临床高雄激素样表型。

治疗前后指标的变化见表 1-2（加粗为异常指标）。

表 1-2　治疗前后指标的变化

	指标	治疗前	治疗后	参考范围	备注
体形	体重（kg）	79.75	73.05	/	体重、BMI、腰臀比均下降，体脂率降低
	BMI（体重 / 身高 ^{2}）	32.5	29.7		
	腰围（cm）	99	94		
	臀围（cm）	107	105		
	腰臀比	0.93	0.9		
	体脂率	46%	42.9%		
性激素	雄烯二酮（A，nmol/L）	19	10	1.0 ~ 11.5	雄激素降低，SHBG 升高，性激素改善明显
	SHBG（nmol/L）	27.5	30.2	18.2 ~ 135.5	
	FAI	10.22	8.48	0.65 ~ 10.93	
	17α - 羟孕酮（ng/ml）	2.82	1.66	0.1 ~ 2.3	
	PRL（ng/ml）	33.3	14.1	1.9 ~ 25	
胰岛素耐受	血糖 0 min（mmol/L）	6.3	5.7	3.6 ~ 6.1	空腹血糖、胰岛素偏高，胰岛素耐受；经治疗胰岛素功能及血糖情况正常
	胰岛素 0 min（mU/L）	29.8	4.7	3.0 ~ 25.0	
	HOMA-IR	6.22	1.19	HOMA-IR 高于2.69，考虑为胰岛素抵抗	
	糖化血红蛋白	5.5%	5.2%	4.0% ~ 6.0%	
卵巢功能	FSH（mIU/ml）	6.78	5.79	2.8 ~ 11.3	LH 含量明显下降，卵巢功能改善
	LH（mIU/ml）	16.6	4.11	1.1 ~ 11.6	
血脂	总胆固醇（mmol/L）	3.93	3.93	＜5.18	血脂正常
	甘油三酯（mmol/L）	1.17	0.86	＜1.7	
肝功能	ALT（U/L）	17	8	7 ~ 40	肝功能正常
	AST（U/L）	18	12	13 ~ 35	

按语：患者月经不规律、高雄激素血症、胰岛素抵抗、肥胖等症状为典型的 PCOS 所致的不孕症。中医认为 PCOS 的病因、病机为冲任失调、肝肾亏虚，且患者平素情绪较差，善叹息，故针灸方案上选择太冲、血海、地机、三阴交等以调肝理气、滋补肝肾，并配伍水道、足三里等健脾利湿，在调理冲任的基础上疏肝解郁，同时配合生活方式干预，改善肥胖及胰岛素抵抗。三诊后患者月经规律，体重减轻 6.7 kg，高雄激素样表现明显改善，胰岛素抵抗明显减轻。有研究证明针刺足三里、三阴交、血海等穴可调节月经周期，并改善子宫内膜的血液循环，提高子宫内膜容受性，进而提高患者受孕成功率。

—— 病例 2 ——

患者于某，女，28 岁，已婚，夫妻性生活正常，未避孕未孕 1 年。16 年前患者开始出现月经后错，月经 3~7/40 天，量少，未诉痛经，患者体形肥胖，自诉饮食结构不健康，有少许多毛（FG 评分 2 分），但未达到诊断标准。经标准化针刺治疗 4 个月后：①体形改善明显。体重减轻约 8.5 kg，腰围和臀围缩小，腰臀比降低，体脂率降低，体毛明显减少（FG 评分 0 分）。②性激素改善明显。SHBG 升高 12 nmol/L 至正常水平，FAI 降低 11.18 至正常水平；③肾功能改善。尿酸降低 76 μmol/L。患者肝功能、胰岛素抵抗与血脂均正常。

治疗结束后，患者在性生活正常的情况下自然怀孕，孕期正常，故 8 个月检查结果省略。

患者于某，女，28 岁，已婚，2018 年 12 月 4 日初诊。

主诉：月经后错 16 年，未避孕未孕 1 年。

现病史：患者自 12 岁初潮后月经后错，3~7/40 天，经量少，未诉痛经，曾间断就诊，未系统治疗。患者体形肥胖，自诉饮食结构不健康，体毛较重，FG 评分 2 分。纳可，寐可，舌暗，苔白，脉弦滑。

婚育史：结婚 1 年，G_0P_0。

家族史：否认家族性 PCOS、高血压及糖尿病病史。

查体：身高 162 cm，体重 70.35 kg，BMI 26.8，血压 100/70 mmHg，心率 80 次/分，腰围 97 cm，臀围 108 cm，体脂率 39%。子宫触诊正常，B 超提示 PCOS。

辅助检查：雄烯二酮 6.16 nmol/L，FAI 14.92（↑），SHBG 11.8 nmol/L（↓），E_2 158 pmol/L，PRL 13.8 ng/ml，FSH 3.26 mIU/ml，LH 1.83 mIU/ml，PRG 1.76 nmol/l，

糖化血红蛋白 5.4%，ALT 18 U/L，AST 15 U/L，尿酸 363 μmol/l（↑），γ-GT 19 U/L，T-CHO 4.2 mmol/L，TG 1.14 mmol/L，HDL-C 0.74 mmol/L（↓），LDL-C 3.22 mmol/L。HOMA-IR 2.07。B 超检查示子宫内膜厚 0.5 cm，右侧卵巢 3.3 cm×2.4 cm×1.9 cm，左侧卵巢 2.9 cm×2.5 cm×1.5 cm。双侧卵巢均可探及大于 12 个卵泡。

中医诊断：断绪。

辨证：痰瘀互结证。

治法：化痰祛瘀、活血助孕。

针灸治疗方案：丰隆、足三里、关元、气海、血海、三阴交、太冲、内关（除关元、内关外，均为双侧取穴），采用针刺加电针治疗。上述穴位得气后选择电针穴位关元、血海和足三里，予连续波，频率 2 Hz，电流强度以患者能耐受为度，留针 30 min（HANS 电针仪 -200，南京），每周 3 次。

艾灸方案：血海、丰隆（双侧），每次 30 min，每周 2 次。

嘱以生活方式指导，包括体重的控制、饮食和运动。

饮食指导包括改变膳食结构和食量，避免高脂饮食、油炸食品、快餐饮料等，每日减少 500～1000 千卡热量的食物摄入。运动指导包括每日至少 30～40 min 规律的有氧锻炼（脉搏保持在 120 次 / 分以上），运动速度大于 6 km/h，一次运动时间多于 10 min，记录一次运动量。每天记录至少 3 次运动量。出结果后返院。

方义：丰隆穴为足阳明胃经的络穴，沉降胃浊、利水祛湿效果显著。同时，现代研究证明，该穴可以用来治疗高脂血症，也可用于痰湿所致的形体肥胖者的减重。足三里为胃经合穴、下合穴，与丰隆、三阴交配伍使用，有健脾化痰的作用。关元属任脉，为足三阴、任脉之会，三阴交为肝、脾、肾的交会穴。这两个穴位对痛经、经闭、崩漏等妇科疾病均有较好的治疗效果。气海、血海为"四海"之一。两穴共用，可补气补血、行气活血。太冲为肝经原穴，调节肝经气血，同时可缓解患者的焦虑情绪。内关宁心安神、理气止痛，与太冲相配，可活血化瘀止痛。以上诸穴共用，可达到化痰祛瘀的作用。

二诊 2019 年 6 月 3 日。现患者体重 61.85 kg，体形改善，近半年体重减轻约 8.5 kg。FG 评分 1 分，BMI 23.6。现月经周期 37～60 天，末次月经 2019 年 5 月 31 日，经量如常。性激素改善，雄烯二酮 6.31 nmol/L，FAI 3.74，SHBG 23.8 nmol/L，E_2 161 pmol/L，PRL 14.2 ng/ml，FSH 3.97 mIU/ml，LH 3.14 mIU/ml，T < 0.69 nmol/L，AND 6.24 nmol/L，PRG 0.89 nmol/L，TC 3.52 mmol/L，TG 1.22 mmol/L，HDC-C 0.93 mmol/L（↓），LDL-C 2.24 mmol/L，HOMA-IR 3.02。肾功能改善，尿酸降低

76 μmol/L（363 → 287 μmol/L）。针灸方案同初诊。

三诊 2019 年 8 月 26 日。现患者体重 62.5 kg，BMI 23.8。糖化血红蛋白 5.2%，血糖 5.2 mmol/L，胰岛素 12.6 mU/L，TC 3.66 mmol/L，TG 1.08 mmol/L，HDC-C 0.88 mmol/L（↓），LDL-C 2.58，我院 B 超检查提示宫内早孕，约孕 6 周。后期随访，已健康生产，诉月经规律。

本病例治疗前后数据变化见表 1-3。

表 1-3　治疗前后指标的变化

	指标	治疗前	治疗后
体形	体重（kg）	70.35	61.85
	BMI	26.8	23.6
雄激素	FG 评分	2	1
	FAI	14.92	3.74
	SHBG（nmol/L）	11.8	23.8
胰岛素耐受	糖化血红蛋白（%）	5.4	5.5
肾功能	尿酸（μmol/L）	363	287

按语：患者同样为 PCOS 所致的不孕症，平素饮食结构不健康，有肥胖、长期月经延后，故排卵不规律，卵子质量差，受孕成功率低。根据患者的临床表现，中医诊断为痰瘀互结证，故针刺方案予丰隆、足三里、内关、血海等活血祛瘀、健脾化痰，配伍关元、三阴交等交会穴以调节气血、改善月经。同时，嘱患者严格遵守膳食结构和食量指导，坚持适度运动。经 4 个月的治疗，患者性激素水平改善，体重减轻约 8.5 kg，BMI 回归正常范围，体毛减轻，月经规律。针刺疗法对机体具有整体的调节功能，可以从多系统、多途径改善患者的多囊症状。针刺疗法通过调节人体脏腑的机能状态，激发机体自身的生理功能以调整内分泌水平，从而改善 PCOS 患者体内的血清激素水平，提高排卵率以及妊娠成功率。故经过治疗后，患者可成功受孕并顺利生产。

—— 病例 **3** ——

患者郑某，女，28 岁，患者自初潮后月经后错，月经 7/37～120 天，量中等，无血块，无痛经；体形肥胖，体毛重（FG 评分 6 分），存在胰岛素抵抗。经标准化针刺治疗 4 个月后改变有：①体形改善明显，体重减轻约 9.8 kg，腰围缩小 7 cm，臀围缩小 9 cm，体脂率降低 7.1%，体毛明显减少（FG 评分 0 分）。②胰岛素抵抗改善明显，HOMA-IR 降低 3.3。③性激素改善，雄烯二酮 A 降低 8.09 nmol/L，至正常水平。游离睾酮指数降低 7.18，至正常水平。④血脂改善，总胆固醇降低 0.88 mmol/L，低密度脂蛋白降低 0.44 mmol/L，甘油三酯降低 0.75 mmol/L。⑤肾功能改善，尿酸降低 7 μmol/L。

患者于治疗结束后减重成功，并在性生活正常的情况下自然怀孕，孕期正常，产一男婴。

患者郑某，女，28 岁，已婚，2017 年 4 月 6 日初诊。

主诉：月经后错。

现病史：患者自初潮后出现月经后错，7 /37～120 天，量中等，无血块，无痛经，曾服达英 35、单纯孕激素治疗，现靠黄体酮控制月经，末次月经 2017 年 2 月 11 日。体形肥胖，体毛重，FG 评分 6 分，常觉乏力、倦怠，喜食肥甘厚腻，寐差，大便稀，小便可，舌质淡胖，苔白腻，脉缓滑。

婚育史：已婚，G_0P_0。

家族史：否认家族性高血压及糖尿病病史。

体格检查：身高 158.2 cm，体重 86.5 kg，BMI 34.6。腰围 100 cm，臀围 112 cm，体脂率 47.1%，血压 110/76 mmHg，心率 72 次 / 分，子宫触诊正常。

辅助检查：AMH 10.28 ng/ml，E_2 200 pmol/L，PRL 13.2 ng/ml，FSH 7.51 mIU/ml，LH 7.83 mIU/ml，T 1.27 nmol/L，雄烯二酮 16.1 nmol/L（↑），SHBG 18.2 nmol/L，FAI 13.9 nmol/L（↑），HbAlc 5.5%。尿酸 376 μmol/L（↑），T-CHO 6.61 mmol/L（↑），甘油三酯 2.28 mmol/L（↑），HDL-C 1.28 mmol/L，LDL-C 4.65 mmol/L（↑），HOMA-IR 4.72（↑）。B 超检查示子宫体 3.9 cm×3.4 cm×3.0 cm，内膜厚 0.5 cm，右侧卵巢 4.0 cm×2.6 cm×1.9 cm，左侧卵巢 3.2 cm×2.8 cm×1.9cm。双侧卵巢均可探及大于 12 个卵泡。诊断：PCOS。

中医诊断：断绪。

辨证：脾气亏虚、痰湿阻滞。

治法：理气健脾、化痰祛湿。

针灸治疗方案：足三里、三阴交、脾俞、中极、中脘、关元、归来、丰隆、合谷（除中极、中脘、关元外，均双侧取穴），采用针刺加电针治疗。上述穴位得气后选择电针穴位中脘、中极、归来、关元、丰隆，予连续波，频率 2 Hz，电流强度以患者能耐受为度，留针 30 min（HANS 电针仪 –200，南京），每周 3 次。

艾灸方案：归来、三阴交、丰隆（双侧），每次 30 min，每周 2 次。

嘱以生活方式指导，包括体重的控制、饮食和运动。

饮食指导包括改变膳食结构和食量，避免高脂饮食、油炸食品、快餐饮料等，每日减少 500～1000 千卡热量的食物摄入；运动指导包括每日至少 30～40 分钟规律的有氧锻炼（脉搏保持在 120 次以上），运动速度大于 6 km/h，一次运动时间多于 10 分钟，记录一次运动量。每天记录至少 3 次运动量。出结果后返院。

方义：中脘、关元、中极均属任脉，位于腹部正中线。任脉为"阴脉之海"，有调节气血、调理月经、辅助生殖的作用。本经上的穴位多可治疗腹部及妇科疾病。足三里、丰隆、合谷、归来均属胃经，可治疗消化系统疾病，同时，合谷、归来通经活血、丰隆化痰利湿，与脾俞相配使用，调理脾胃助消化，健脾化湿减重。三阴交善治月经不调、滞产等妇产科疾病。以上诸穴共用，以达到健脾助阳、祛湿化痰的效果。

二诊 2017 年 10 月 19 日

患者体形改善明显，体重减轻约 9.8 kg（86.5 kg→76.7 kg），腰围降低 7 cm（100 cm→93 cm），臀围降低 9 cm（112 cm→103 cm），体脂率降低 7.1%（47.1%→40.0%），体毛明显减少（FG 评分 6 分→0 分）。胰岛素抵抗改善明显，HOMA-IR 降低 3.3（4.72→1.42）。性激素改善，雄烯二酮降低 8.09 nmol/L（16.1 nmol/L→8.01 nmol/L），FAI 降低 7.18（13.9→6.72）。血脂改善，总胆固醇降低 0.88 mmol/L（6.61 mmol/L→5.73 mmol/L），低密度脂蛋白降低 0.44 mmol/L（4.65 mmol/L→4.21 mmol/L），甘油三酯降低 0.75 mmol/L（2.28 mmol/L→1.53 mmol/L）；肾功改善，尿酸降低 7 μmol/L（376 mmol/L→369 μmol/L）。

三诊 2018 年 4 月 3 日。患者各项症状均好转，精神状态较好，FG 评分 0 分。患者于治疗 6 个月时自然怀孕，孕期正常，后产一男婴。

本病例治疗前后指标的变化见表 1-4（加粗为异常指标）。

表 1-4　治疗前后指标的变化

	指标	治疗前	治疗后
体形	体重（kg）	86.5	76.7
	BMI	34.6	30.6
	腰围（cm）	100	93
	臀围（cm）	112	103
	体脂率（%）	47.1	40.0

续表

	指标	治疗前	治疗后
雄激素	雄烯二酮 A（nmol/L）	**16.1**	8.01
	FAI	**13.9**	6.72
	FG 评分	6	0
	睾酮（nmol/L）	2.53	1.82
	性激素结合球蛋白（μmol/L）	18.2	27.1
胰岛素耐受	糖化血红蛋白（%）	5.5	5.3
	HOMA-IR	**4.72**	**1.42**
卵巢功能	FSH（mIU/ml）	7.51	7.19
	LH（mIU/ml）	7.83	3.98
血脂状态	总胆固醇（mmol/L）	**6.61**	**5.73**
	甘油三酯（mmol/L）	**2.28**	1.53
	LDL（mmol/L）	**4.65**	**4.21**
肾功能	尿酸（μmol/L）	**376**	**369**

按语：该患者月经不规律，胰岛素抵抗明显，肥胖，FG 评分达 6 分，同样为 PCOS 所致的不孕症。患者乏力倦怠，喜食肥甘厚腻，大便稀，小便可，苔白腻，一派脾气亏虚、痰湿阻滞之象。故以理气健脾、化痰祛湿为治疗大法，以足三里、三阴交、丰隆、合谷等为主要选穴，既可以健脾利湿化痰，又可降血脂，通过针刺介导卵巢交感神经反射来调节卵巢血流量，以提高 PCOS 不孕症患者的排卵率，提高妊娠率。

【减重 3 例】

—— 病例 **1** ——

患者姜某，23 岁，自 16 岁初潮后月经紊乱 7 余年，间断性出现闭经情况，7/60～360 天。近 5 年开始体重渐增长明显，每年最多可以增长 20～25 kg，体形肥胖，伴有脂肪肝。经 4 个月的标准化针刺治疗，变化有：①体形明显改善，体重减轻了约 15.35 kg，腰围、臀围、腰臀比均明显下降，体脂率下降。②激素水平改善，性激素结合球蛋白升高 6.2 nmol/L；③血脂改善，甘油三酯降低了 0.21 mmol/L；④肝功能恢复正常。治疗结束 4 个月后随访显示，血脂水平仍有明显改善，血液总胆固醇降低 0.47 mmol/L，甘油三酯降低 0.26 mmol/L，低密度脂蛋白降低 0.81 mmol/L。肥胖与 PCOS 病情紧密相连，体重的减轻使得患者的病情得到了改善：在减重和体形改善的同时，脂肪肝有所好转，血脂得到了改善，激素水平进一步改善；月经变得规律，生活习惯有了很大改善，睡眠质量和情绪状态也得到了显著提高。

患者姜某，女，23 岁，2021 年 5 月 7 日初诊。

主诉：月经错后 7 余年，最长 2～3 年才来一次月经。

现病史：患者 16 岁初潮，曾经服中药治疗，月经改善效果不明显。近 5 年开始体重逐渐增长明显，每年最多可以增长 20～25 kg，从 2020 年 8 月至今减重 15kg。面色白，食欲旺盛，睡眠质量差，二便正常，舌淡、苔白腻，有齿痕，脉沉迟。

月经婚育史、既往史、药物过敏史：月经初潮年龄 16 岁，月经 7/60～360 天，月经量中等，无痛经，否认婚育及性生活史。既往体健，否认药物过敏史及手术史。末次月经 2021 年 3 月 15 日，末前次月经 2021 年 1 月。

家族史：否认家族性 PCOS、高血压病、冠心病病史。

体格检查：身高 170 cm，体重 83.35 kg，BMI 30.6，腰围 87 cm，臀围 111 cm，血压 110/68 mmHg，心率 66 次 / 分，体脂率 45%，多毛 FG 评分 16 分。

子宫触诊正常，B 超提示 PCO。

AMH 12.28 ng/m（↑），雄烯二酮 18.2 nmol/L（↑），尿酸 443 μmol/L（↑），总胆固醇 6.51 mmol/L（↑），LDL 4.53 mmol/L（↑），HOMA-IR 4.01，LH 9.16 mIU/ml，FSH 5.1 mIU/ml，E_2 127 pmol/L。AMH 12.28 ng/ml，性激素结合球蛋白 25.4 nmol/L，ALT 9 U/L，AST 16 U/L，尿酸 443 μmol/L（↑），HDC-C 1.42 mmol/L，LDL-C 4.53 mmol/L（↑），甘油三酯 1.5 mmol/L，糖化血红蛋白 5.2%，HOMA-IR 4.01。B 超检查，示子宫 4.1 cm×3.7 cm×3.1 cm，内膜厚 0.6 cm，左侧卵巢 5.2 cm×3.0 cm，内可探及中强回声团，2.6 cm×2.7 cm，内未探及明显血流信号。右侧卵巢 4.8 cm×2.7 cm，内可探及中强回声团，1.4 cm×1.2 cm，内未探及明显血流信号。双侧卵巢均可探及 12 个以上卵泡，无优势卵泡。

中医诊断：月经后期，闭经。

辨证：脾虚痰湿证。

治法：益气健脾、化痰祛湿。

针灸治疗方案：中脘、下脘、天枢、足三里、三阴交、丰隆、脾俞、中极（除中脘、下脘、中极之外，均为双侧取穴），采用针刺加电针治疗。上述穴位得气后选择电针穴位中脘、天枢、足三里、丰隆予连续波，频率 2 Hz，电流强度以患者能耐受为度，留针 30 min（HANS 电针仪 -200，南京），每周 3 次。

艾灸方案：脾俞、足三里（双侧），每次 30 min，每周 2 次。

使用生活方式干预系统，按照年龄、BMI、代谢和内分泌水平、心理状态、目前体力活动水平几个方面情况，给予针刺治疗指导，生成专属运动和营养处方，并跟踪每周的治疗情况与饮食运动数据，根据身体最新改善状态，调整、升级、重新设计个性化运动处方。

饮食指导包括改变膳食结构和食量，控制油、盐摄入，避免高脂饮食、油炸食品、快餐饮料等，每日减少 500~1000 千卡热量的食物摄入；适量选择坚果（如开心果、扁桃仁）、水果等，注意三餐定时、定点、定量和荤素的合理搭配；PCOS 的中医核心病机是肾、脾、肝三脏功能失调，可以通过山药、栗子、南瓜等食物调补脾胃，建议多食冬瓜促进代谢（性凉，脾胃虚寒者少食），适量选择山楂、荷叶等减脂食物；避免对于高糖、高脂食物的摄入，尽量减少摄入寒性食物和辛辣刺激食物。

运动指导包括每日至少 30~40 分钟规律的有氧锻炼（脉搏保持在 120 次以上），运动速度大于 6 km/h，一次运动时间多于 10 分钟，记录一次运动量。每天记录至少 3 次运动量。出结果后返院。

方义：中脘为胃之募穴，八会穴之腑会，有和胃健脾祛湿功能。下脘为脾经与胃经的交会穴，足三里为胃经合穴，两穴常配伍治疗中焦疾病。三阴交为三阴经交会穴，可调节三经气血运行。现代研究证明此穴可用以调节内分泌失调。三阴交与天枢穴均为妇科常用穴，常用于治疗月经不调，同时也可用于脚底肿胀、减肥等。丰隆为胃之络穴，可利水祛湿，常用于治疗痰多湿盛。脾俞为脾之俞穴，临床善治纳呆、水肿。中极位于腹部，为膀胱之募穴，可补肾气、利膀胱、清湿热，配脾俞、三阴交，理血调经，治疗闭经。上述诸穴共用，共成益气健脾、化痰祛湿之功。

〔二诊〕体重明显下降（83.35 kg → 68 kg），基础代谢率升高，性激素结合球蛋白升高 6.2 nmol/L。

2021 年 9 月 17 日（卵泡期），体重已减至 68 kg，饮食习惯好转，食欲正常，睡眠质量明显好转，AMH 14.4 ng/ml，性激素结合球蛋白 31.6 nmol/L，ALT 8 U/L，AST 14 U/L，尿酸 520 μmol/L（↑），总胆固醇 6.83 mmol/L（↑），甘油三酯 1.29 mmol/L，HDC-C 1.16 mmol/L，LDL-C 4.89（↑）。糖化血红蛋白 5.2%。B 超显示子宫 4.6 cm×4.6 cm×2.5 cm，内膜厚 0.6 cm，左侧卵巢 5.3 cm×3.3 cm×4.1 cm，右侧卵巢 3.7 cm×2.6 cm×3.4 cm。双侧卵巢均可探及 12 个以上小卵泡，无优势卵泡。针刺疗法同初诊。

〔三诊〕血脂明显改善，与二诊相比，总胆固醇下降 0.79 mmol/L（6.83 mmol/L →

6.04 mmol/L），LDL值降低 1.17 mmol/L（4.89 mmoml/L → 3.72 mmol/L），HOMA-IR 5.41。

2021 年 12 日 14 日，LH 7.06 mIU/ml，总胆固醇 6.04 mmol/L（↑），甘油三酯 1.24 mmol/L。HDC-C 1.34 mmol/L，LDL-C 3.72mmol/L（↑）。HOMA-IR 5.41，糖化血红蛋白 5.1%，性激素结合球蛋白 33.5 nmol/L。

本病例治疗前后指标的变化见表 1-5。

表 1-5　治疗前后指标的变化

	指标	治疗前	治疗后
体形	体重（kg）	83.35	68
	BMI（体重/身高^2）	30.6	23.5
性激素	E_2（pmol/L）	127	149
	SHBG（nmol/L）	25.4	31.6
胰岛素耐受	HOMA-IR	4.01	0.71
	糖化血红蛋白	5.20%	5.20%
血脂	总胆固醇（mmol/L）	6.51	6.04
	甘油三酯（mmol/L）	1.5	1.24
	高密度脂蛋白胆固醇（HDL-C）	1.42	1.16
	低密度脂蛋白（LDL，mmol/L）	4.53	3.72

按语：患者初诊时体重 83.35 kg，BMI 30.6，有脂肪肝，减重为其主要诉求，患者平素月经错后，食欲旺盛，寐差，舌淡，苔白腻，有齿痕，脉沉迟，明显为脾虚湿盛所致肥胖，故以选用胃、脾经上穴位为主，包括中脘、下脘、天枢、足三里、三阴交、丰隆等，同时对脾俞、足三里双侧进行艾灸治疗，以化痰祛湿减重。现多认为针灸减重主要从两方面发挥作用，一方面是通过针灸抑制患者食欲，抑制胃肠消化功能，从而减少能量的摄入，另一方面是促进能量代谢，促进能量消耗。患者经过 4 个月的规律针灸，减重约 15.35 kg，体脂率下降。同时，脂肪肝以及血脂水平得到改善，月经逐渐规律，情绪好转。

—— 病例 2 ——

　　患者张某，女，34 岁，诉自幼肥胖，尝试多种减肥方式均未见明显效果。月经后错，月经 6 天 /30～75 天，量中等，无血块，无痛经；体形肥胖，体毛正常，面部有轻度痤疮。经标准化针刺治疗 4 个月后：①体形改善明显，体重减轻，腰围降低，臀围降低，体脂率降低。②肾功能改善，尿酸值降低 74 μmol/L。患者肝功能、胰岛素抵抗、性激素与血脂均正常。

　　治疗结束后我们对她进行了 4 个月的随访，发现其体形继续改善，体重减轻 0.7 kg。

　　患者张某，女，34 岁。已婚，2017 年 9 月 11 日初诊。

　　主诉：体形肥胖，月经稀发。

　　现病史：患者诉自幼肥胖，尝试多种减肥方式均未见明显效果。月经后错，周期 6/30～75 天，经量中等，末次月经 2017 年 9 月 10 日，体毛正常，面部可见痤疮，情绪尚可，常觉腰骶酸痛，小腹胀痛，纳寐可，舌淡，苔白，脉缓滑。

　　婚育史：已婚，G_2P_1，2008 年行剖宫产手术。

　　家族史：否认家族性 PCOS、高血压、冠心病病史。

　　体格检查：身高 160 cm，体重 82.7 kg，BMI 32.3，腰围 95 cm，臀围 111 cm，血压 119/76 mmHg，心率 87 次 / 分，体脂率 45.8%。FG 评分 0 分，子宫触诊正常，阴道超声示 PCOS。

　　辅助检查：AMH 2.23 ng/ml，SHBG 28.4 nmol/L，FAI 4.93 nmol/L，E_2 135 pmol/L，PRL 5.51 ng/ml，FSH 6.94 mIU/ml，LH 9.45 mIU/ml，AND 3.95 nmol/L，PRG ＜ 0.64 nmol/L，17α-OHP 0.51 ng/ml，HbAlc 5.3%。HCY 7.78 μmol/L。ALT 15 U/L，AST 15 U/L，T-Bill 11.6 μmol/L，UA 359 μmol/L ↑，γ-GT 25 U/L，T-CHO 4.55 mmol/L，TG 1.35 mmol/L，HDC-C 1.54 mmol/L，LDL-C 2.41 mmol/L。HOMA-IR 2.31。B 超示子宫内膜厚 0.5 cm，右侧卵巢 3.1 cm × 2.7 cm × 3.5 cm，左侧卵巢 2.7 cm × 2.4 cm × 2.1 cm。双侧卵巢均可探及＞12 个卵泡。

　　诊断：肥胖、断绪。

　　辨证：脾肾阳虚型。

　　治法：滋肾健脾、扶阳通经。

　　针灸治疗方案：足三里、三阴交、脾俞、中极、中脘、关元、归来、丰隆、合谷（除中极、中脘、关元外，均双侧取穴），采用针刺加电针治疗。上述穴位得气后选择电针穴位中脘、中极、归来、关元、丰隆，予连续波，频率 2 Hz，电流强度以患者能耐受为度，留针 30 min（HANS 电针仪 -200，南京），每周 3 次。

艾灸方案：归来、三阴交、丰隆（双侧），每次 30 min，每周 2 次。

嘱以生活方式指导，包括体重的控制、饮食和运动。

饮食指导包括改变膳食结构和食量，避免高脂饮食、油炸食品及快餐饮料等，每日减少 500～1000 千卡热量的食物摄入；运动指导包括每日至少 30～40 min 规律的有氧锻炼（脉搏保持在 120 次/分以上），运动速度大于 6 km/h，一次运动时间多于 10 min，记录一次运动量。每天记录至少 3 次运动量。出结果后返院。

方义：中脘、关元、中极均属任脉，位于腹部正中线。任脉为"阴脉之海"，有调节气血、调理月经、辅助生殖的作用，本经上穴位多可治疗腹部及妇科疾病。足三里、丰隆、合谷、归来均属胃经，治疗消化系统疾病。同时，合谷、归来通经活血、丰隆化痰利湿，与脾俞相配使用，调理脾胃助消化，健脾化湿减重。三阴交善治月经不调、滞产等妇产科疾病。以上诸穴共用，以达到健脾助阳、祛湿化痰的效果。

（二诊）2018 年 2 月 12 日。患者减重约 5 kg，痤疮好转，腰骶酸痛及小腹胀痛明显减轻，纳寐可，舌淡红，苔薄白，脉滑。患者体形改善明显，体重减轻，腰围降低，臀围降低，体脂率降低。肾功能改善，尿酸降低 74 μmol/L。

现体重 77 kg，BMI 28.8，腰围 88 cm，臀围 107 cm，脂肪率 40.8%。AMH 2.99 ng/ml，SHBG 45.1 nmol/L，FAI 2.57 nmol/L。E_2 139 pmol/L，PRL 6.5 ng/ml，FSH 7.77 mIU/ml，LH 8.28 mIU/ml，AND 4.27 nmol/L，17α-OHP 0.57 ng/ml，ACTH 14.5 pg/ml，HbA1c 5.2%，HCY 6.4 μmol/L，ALT 10 U/L，AST 13 U/L，T-Bill 12.1 μmol/L，UA 285 μmol/L，γ-GT 15 U/L，T-CHO 4.25 mmol/L，TG 1.21 mmol/L，HDL-C 1.57 mmol/L，LDL-C 3.04 mmol/L，HOMA-IR 1.50。B 超示子宫 4.7 cm×4.4 cm×4.0 cm，子宫内膜厚 0.6 cm，右侧卵巢 3.0 cm×2.0 cm×3.3 cm，左侧卵巢 3.1 cm×2.3 cm×2.1 cm。右侧卵巢可探及 6 个卵泡，左侧卵巢可探及 10 个卵泡。

（三诊）2018 年 7 月 18 日。患者体重较前继续减轻，未诉其他不适。

现体重 76.4 kg，BMI 29.8，腰围 81 cm，臀围 99 cm，脂肪率 37.5%。AMH 2.55 ng/ml，SHBG 39.4 nmol/L，FAI 1.24 nmol/L，E_2 160 pmol/L，PRL 4.63 ng/ml，FSH 7.93 mIU/ml，LH 8.71 mIU/ml，AND 3.78 nmol/L，17α-OHP 0.48 ng/ml，ACTH 13.8 pg/ml，HbA1c 5.1%。HCY 6.95 μmol/L。ALT 8 U/L，AST 11 U/L（↓），T-Bill 15.2 μmol/L，UA 308 μmol/L，γ-GT 13 U/L，T-CHO 4.34 mmol/L，TG 0.83 mmol/L，HDL-C 1.85 mmol/L，

LDL-C 2.26 mmol/L。HOMA-IR 1.10。B 超示子宫 4.7 cm×4.1 cm×3.4 cm，子宫内膜厚 0.7 cm，右侧卵巢 3.2 cm×1.9 cm×2.5 cm，左侧卵巢 2.9 cm×2.1 cm×1.9 cm。右侧卵巢可探及 12 个卵泡，呈多囊样变。左侧卵巢可探及 10 个卵泡。

病例 2 治疗前后指标的变化见表 1-6。

表 1-6　治疗前后指标的变化

	指标	治疗前	治疗后
体形	体重（kg）	82.7	76.4
	BMI	32.3	29.8
	腰围（cm）	95	92
	臀围（cm）	111	106
	腰臀比	0.86	0.87
	体脂率（%）	45.8	41.8
雄激素	FAI	4.93	1.24
	FG 评分	0	0
胰岛素耐受	糖化血红蛋白（%）	5.3	5.1
	HOMA-IR	2.11	**1.10**
卵巢功能	FSH（mIU/ml）	6.94	7.93
	LH（mIU/ml）	9.45	8.71
肾功能	尿酸（μmol/L）	**359**	308

按语：患者自幼肥胖，多种减肥方式均未满意，月经稀发，常觉腰骶酸痛、小腹胀痛，为脾肾阳虚证。肾为先天之本，在生长发育及生殖中发挥重要作用。脾为后天之本，脾失健运，则机体水液运化功能失常，痰湿内生。胞宫失于肾阳温煦，则难以摄精成孕；痰湿泛溢肌肤，则易造成肥胖。选用三阴交、脾俞、中极、关元、归来、丰隆等以滋肾健脾、扶阳通经。规律针灸治疗后患者体重减轻约 6 kg，体形改善明显，肾功能改善。

—— 病例 3 ——

患者许某，女，27 岁，4 年前开始出现月经后错，月经 7 天 /30～180 天，量中等，色淡红，无血块，无痛经；体形肥胖，少许多毛（FG 评分 4 分），但未达诊断标准；存在胰岛素抵抗。经标准化针刺治疗4个月后：①体形改善明显，体重减轻约11 kg，腰围缩小9 cm，臀围缩小9 cm，腰臀比降低0.02，体脂率降低6.4%，体毛明显减少（FG评分0分）。②肝功能改善明显，谷丙转氨酶降低53 U/L，谷草转氨酶降低29 U/L，两者均从强烈偏高降低至正常水平。③胰岛素抵抗改善明显，HOMA-IR降低4.32。④性激素改善，性激素结合球蛋白升高16.3 nmol/L至正常水平，游离睾酮指数降低6.91至正常水平。⑤血脂改善，总胆固醇降低0.8 mmol/L至正常水平，低密度脂蛋白降低0.57 mmol/L至正常水平，甘油三酯降低0.67 mmol/L。⑥肾功能改善，尿酸降低10 μmol/L。

治疗结束后我们对她进行了4个月的随访，发现：①体形继续改善，体重减轻0.7 kg。②肝功能继续改善，谷丙转氨酶含量降低8 U/L，谷草转氨酶降低4 U/L。③胰岛素抵抗继续改善，HOMA-IR降低1.87。④肾功能继续改善，尿酸降低48 μmol/L。

患者许某，女，27岁，未婚，2017年7月31日。

主诉：月经后错4年。

现病史：患者诉4年前开始出现月经后错，月经7/30~180天，量中等，色淡红，无血块，无痛经，末次月经2017年12月18日。体形肥胖，曾尝试节食、运动等减肥方式，均未达到理想效果，体毛略重。口服达芙通后月经来潮。食量较大，易口渴，饮水量大，寐可，偶有疲乏倦怠，小便可，大便正常。舌质淡，苔白腻，可见齿痕，脉缓。

婚育史：未婚，G_0P_0。

既往史：有脂肪肝病史。

家族史：有家族性糖尿病史，否认家族性PCOS、高血压病、冠心病病史。

体格检查：身高168 cm，体重84.9 kg，BMI 30.8，血压138/88 mmHg，心率89次/分，腰围90 cm，臀围110 cm，腰臀比0.82，脂肪率42.2%，FG评分4分。外阴检查、子宫触诊正常。

辅助检查：AMH 0.83 ng/ml，雄烯二酮5.11 nmol/L，E_2 167 pmol/L，PRL 15.5 ng/ml，FSH 6.84 mIU/ml，LH 4.3 mIU/ml，LH/FSH 0.63，SHBG 11.9 nmol/L（↓），FAI 12.02 nmol/L（↑），HbA1c 6.0%，ALT 72 U/L（↑），AST 49 U/L（↑），UA 420 μmol/L（↑），T-CHO 5.63 mmol/L（↑），TG 2.98 mmol/L（↑），HDL-C 1.23 mmol/L，LDL-C 3.99 mmol/L（↑），HOMA-IR 9.91（↑）。B超示子宫3.8 cm×3.1 cm×2.8 cm，子宫内膜厚0.6 cm，右侧卵巢2.6 cm×1.2 cm×1.9 cm，左侧卵巢2.4 cm×1.7 cm×2.0 cm。双侧卵巢均可探及约10个卵泡。

诊断：月经后期。

辨证：脾阳亏虚、痰湿壅盛。

治法：健脾助阳、祛湿化痰。

针灸治疗方案：足三里、三阴交、脾俞、中极、中脘、关元、归来、丰隆、合谷（除中极、中脘、关元外，均双侧取穴），采用针刺加电针治疗。上述穴位得气后选择电针穴位中脘、中极、归来、关元、丰隆，予连续波，频率 2 Hz，电流强度以患者能耐受为度，留针 30 min（HANS 电针仪 -200，南京），每周 3 次。

艾灸方案：归来、三阴交、丰隆（双侧），每次 30 分钟，每周 2 次。

嘱以生活方式指导，包括体重的控制、饮食和运动。饮食指导包括改变膳食结构和食量，避免高脂饮食、油炸食品、快餐饮料等，每日减少 500~1000 千卡热量的食物摄入；运动指导包括每日至少 30~40 min 规律的有氧锻炼（脉搏保持在 120 次 / 分以上），运动速度大于 6 km/h，一次运动时间多于 10 min，记录一次运动量。每天记录至少 3 次运动量。出结果后返院。

方义：中脘、关元、中极均属任脉，位于腹部正中线。任脉为"阴脉之海"，有调节气血、调理月经、辅助生殖的作用，本经上穴位多可治疗腹部及妇科疾病。足三里、丰隆、合谷、归来均属胃经，治疗消化系统疾病，同时合谷、归来通经活血，丰隆化痰利湿，与脾俞相配使用，调理脾胃助消化，健脾化湿减重。三阴交善治月经不调、滞产等妇产科疾病。以上诸穴共用，以达到健脾助阳、祛湿化痰的效果。

二诊 2018 年 8 月 1 日。患者体形改善明显，体重减轻 11kg（84.9 kg → 73.9 kg），BMI 降低 4.6（30.8 → 26.2），腰围降低 9cm（90 cm → 81 cm），臀围降低 9 cm（110 cm → 101 cm），腰臀比降低 0.02（0.82 → 0.80），体脂率降低 6%（41.4% → 35.4%），体毛明显减少（FG 评分 4 分→ 0 分）；肝功能改善明显，ALT 降低 53 U/L（72 U/L → 19 U/L），AST 降低 29 U/L（49 U/L → 20 U/L），两者均从强烈偏高降低至正常水平；HOMA-IR 降低 4.32（9.91 → 5.59），但仍存在胰岛素抵抗；性激素改善，SHBG 升高 16.3 nmol/L（11.9 nmol/L→28.2 nmol/L），游离睾酮指数降低 6.91 nmol/L（12.02 nmol/L→5.11 nmol/L）；血脂改善，T-CHO 降低 0.8 mmol/L（5.63 mmol/L → 4.83 mmol/L），LDL-C 降低 0.57 mmol/L（3.99 mmol/L→3.42 mmol/L），TG 降低 0.67 mmol/L（2.98 mmol/L→2.31 mmol/L）；肾功能改善，尿酸降低 10 μmol/L（420 μmol/L → 410 μmol/L）。

B 超示子宫 3.8 cm×3.1 cm×2.8 cm，子宫内膜厚 0.5 cm，右侧卵巢 2.8 cm×1.8 cm×2.7 cm，左侧卵巢 2.2 cm×1.6 cm×1.8 cm。右侧卵巢有 4 个卵泡，左侧卵巢有 10 个卵泡。乏力好转，偶有五心烦热，舌红、苔白，脉弦滑。于上述穴位中加入太溪，余不变，继续针刺治疗。

三诊 2018 年 11 月 23 日。患者各项指标继续改善。体形改善，体重减轻 0.7 kg（73.9 kg → 73.2 kg）；肝功能改善，ALT 降低 8 U/L（19 U/L → 11 U/L），AST 降低 4 U/L（20 U/L → 16 U/L）；胰岛素抵抗改善，HOMA-IR 降低 1.87（5.59→3.72）；肾功能改善，尿酸降低 48 μmol/L（410 μmol/L→362 μmol/L）。

B 超示子宫 3.6 cm×3.4 cm×2.6 cm，子宫内膜厚 0.4 cm，右侧卵巢 2.3 cm×1.2 cm×1.6 cm，内可探及 4~5 个卵泡，左侧卵巢 4.6 cm×4.0 cm×4.0 cm，可探及 2 个卵泡。

本病例治疗前后指标的变化见表 1-7。

表 1-7　治疗前后指标的变化

	指标	0 个月	4 个月	8 个月
体形	体重（kg）	84.9	73.9	73.2
	BMI	30.8	26.2	25.9
	腰围（cm）	90	81	81
	臀围（cm）	110	101	101
	腰臀比	0.82	0.80	0.80
	体脂率（%）	41.4	35.4	35.4
雄激素	SHBG（nmol/L）	**11.9**	28.2	28.3
	FAI	**12.02**	5.11	5.97
	FG 评分	4	0	0
胰岛素耐受	糖化血红蛋白（%）	6.0	5.9	5.8
	HOMA-IR	**9.91**	**5.59**	**3.72**
卵巢功能	FSH（mIU/ml）	6.84	5.01	5.35
	LH（mIU/ml）	4.30	4.48	1.47
血脂	T-CHO（mmol/L）	**5.63**	4.83	**5.27**
	甘油三酯（mmol/L）	**2.98**	**2.31**	**2.53**
	LDL（mmol/L）	**3.99**	3.42	3.62
肝功能	ALT（U/L）	**72**	**19**	11
	AST（U/L）	**49**	20	16
肾功能	尿酸（μmol/L）	**420**	**410**	**362**

按语：患者初诊体重 84.9 kg，BMI 30.8，腰围 90 cm，臀围 110 cm，脂肪率达 42.2%，食量大，常有疲乏倦怠感，舌质淡，苔白腻，可见齿痕，脉缓。中医辨证为脾阳亏虚、痰湿壅盛，故以足三里、丰隆、合谷等健脾化痰、利湿减重。同时嘱患者

严格遵守饮食及运动指导。已经有实验证明针灸治疗可以减少摄食量，使脂肪合成降低，同时对肠道菌群构成进行优化，增加有益菌群数量，进而调节脂代谢，达到减重、降糖、降脂的作用。经规范化治疗后，患者体重明显减轻，下降约 11 kg，体脂率下降到 35.4，且血糖、血脂及肝功能异常指标均好转。

【多毛改善 1 例】

患者崔某，25 岁，3 年前开始出现月经错后，月经 7 天 /30～60 天，经量中等，无血块、无痛经；体形肥胖，体毛重。经标准化针刺治疗 4 个月改变有：①体形明显改善，体重减轻约 6.2 kg，腰围缩小 5 cm，臀围缩小 1 cm，腰臀比下降 0.04，体脂率下降 3.5%；②体毛明显减少，性激素改善：雄烯二酮 A 下降 3.9 nmol/L，性激素结合球蛋白升高 11.9 nmol/L；③血脂、肝功能和肾功能改善：血液总胆固醇下降 0.15 mmol/L，甘油三酯降低 0.57 mmol/L，高密度脂蛋白升高 0.05 mmol/L；谷丙转氨酶下降 93 U/L，谷草转氨酶下降 33 U/L，尿酸降低 51 μmol/L。治疗结束后我们对她进行了 4 个月的随访，发现她的体重继续减轻 3.15 kg，腰围缩小 2 cm，臀围缩小 5 cm，体脂率降低了 15%，雄烯二酮 A 继续降低，血脂、肝功能持续改善：总胆固醇下降 0.07 nmol/L，谷丙转氨酶下降 15 U/L，谷草转氨酶下降 4 U/L。

患者崔某，女，25 岁，未婚，2017 年 7 月 31 日初诊。

主诉：月经错后 3 年余。

现病史：患者于 3 年前开始出现月经不规律，月经 7/30～60 天，经量中等，无痛经，末次月经 2017 年 4 月 28 日。患者体形肥胖，体毛重，面部有轻度痤疮。曾服达英 35、中药及孕激素进行治疗，治疗效果均不显著，停药后月经仍处于错后状态，遂就诊。纳可、寐可，二便可，舌暗，苔白，脉沉迟。

既往史：有青霉素过敏史。

婚育史：未婚，G_0P_0。

家族史：否认家族性高血压病、冠心病病史。

体格检查：身高 163.5 cm，体重 77.6 kg，BMI 29，血压 118/76 mmHg，心率 72 次 / 分，腰围 88 cm，臀围 106 cm，腰臀比 0.83，脂肪率 40.2%，多毛，FG 评分 21 分。外阴检查，子宫初诊正常，阴道超声示 PCOS 表现。

ALT 130 U/L（↑），AST 56 U/L（↑），尿酸 459 μmol/L（↑），甘油三酯 2.33 mmol/L（↑），HDL-C 0.88 mmol/L（↑），HOMA-IR 2.43。

辅助检查：AMH 3.87 ng/ml，睾酮 2.56 nmol/L，雄烯二酮 17 nmol/L（↑），FAI 9.48，17α-OHP 0.82 ng/ml，HOMA-IR 2.43，ALT 130 U/L（↑），AST 56 U/L（↑），T-Bill 21.4 μmol/L，UA 459 μmol/l（↑），γ-GT 32 U/L，Cr 86 μmol/L，T-CHO 4.5 mmol/L，TG 2.33 mmol/L（↑），HDC-C 0.88 mmol/L（↓），LDL-C 2.85 mg/L，US-CRP 2.53 mg/L。B 超显示：子宫内膜厚 0.8 cm，左侧卵巢 3.4 cm×1.5 cm×2.5 cm，右侧卵巢 3.2 cm×1.6 cm×2.7 cm。双侧卵巢均可探及 12 个以上小卵泡，无优势卵泡。

中医诊断：月经后期。

辨证：肾气亏虚、痰瘀阻滞。

治法：补肾益气、祛痰化瘀。

针灸治疗方案：百会、中脘、归来、丰隆、合谷、关元、三阴交、血海、太冲、肾俞、地机（除百会、中脘、归来、关元外均双侧取穴），采用针刺加电针治疗。上述穴位得气后选择电针穴位中脘、归来、关元、丰隆予连续波，频率 2 Hz，电流强度以患者能耐受为度，留针 30 min（HANS 电针仪 -200，南京），每周 3 次。

艾灸方案：归来、三阴交（双侧），每次 30 min，每周 2 次。

使用生活方式干预系统，按照年龄、BMI、代谢和内分泌水平、心理状态、目前体力活动水平几方面情况，给予针刺治疗指导，生成专属运动和营养处方，并跟踪每周的治疗情况与饮食运动数据，根据身体最新改善状态，调整、升级、重新设计个性化运动处方。

饮食指导包括改变膳食结构和食量，控制油、盐摄入，避免高脂饮食、油炸食品、快餐饮料等，每日减少 500～1000 千卡热量的食物摄入；适量选择坚果（如开心果、扁桃仁）、水果等，注意三餐定时、定点、定量和荤素的合理搭配；PCOS 的中医核心病机是肾、脾、肝三脏功能失调，可以通过山药、栗子、南瓜等食物调补脾胃，建议多食冬瓜促进代谢（性凉，脾胃虚寒者少食），适量选择山楂、荷叶等减脂食物；避免对于高糖、高脂食物的摄入，尽量减少摄入寒性食物和辛辣刺激食物。

运动指导包括每日至少 30～40 分钟规律的有氧锻炼（脉搏保持在 120 次以上），运动速度大于 6 km/h，一次运动时间多于 10 分钟，记录一次运动量。每天记录至少 3 次运动量。出结果后返院。

方义：百会穴隶属督脉，居于巅顶，通达阴阳，补气升阳。中脘、关元均属任脉，中脘为胃之募穴，八会穴之腑会，和胃健脾祛湿，关元为补气常用穴位，归来属胃经，位于腹部。两穴均善治妇科疾病。三阴交可调节肝、脾、肾三经气血，调节内分泌，临床上常与归来、合谷配合针刺，调经活血，主治月经不调、经闭等。丰隆为祛痰要穴，祛痰理气。肾俞为肾的背俞穴，补肾填精。血海活血化瘀，太冲疏肝理气。两穴共用，可理气活血通经。地机为脾之郄穴，为妇科常用经验穴。本处方多穴共用，以达到补肾益气、祛痰化瘀的作用。

【二诊】2018 年 2 月 12 日。

体重减轻 6.2 kg（77.6 kg→71.4 kg），BMI 下降 2.3（29→26.7）；性激素改善，雄烯二酮降低 3.1 nmol/L（17 nmol/L→14.1 nmol/L），游离睾酮指数降低 2.08（9.48→7.4）；肝功能能好转，ALT 降低 93 U/L（130 U/L→37 U/L），AST 降低 33 U/L（56 U/L→23 U/L）；血脂改善，甘油三酯降低 0.57 mmol/L（2.33 mmol/L→1.76 mmol/L），HDC-C 升高（0.88 mmol/L→0.93 mmol/L），尿酸降低 41 μmol/L（459 μmol/L→408 μmol/L），HOMA-IR 2.88，患者体重较前减轻，多毛症状减轻，FG 评分 15 分。睾酮 2.88 nmol/L（↑），雄烯二酮 14.1 nmol/L（↑），FAI 7.4，AMH 5.27 ng/ml，腰围 83 cm，臀围 105 cm，腰臀比 0.79。体脂率 36.5%。HOMA-IR 2.88，ALT 37 U/L，AST 23 U/L，T-Bill 19.8 μmol/L，UA 408 μmol/L（↑），γ-GT 25 U/L，T-CHO 4.34 mmol/L，TG 1.76 mmol/L，HDC-C 0.93 mmol/L（↓），LDL-C 3.33。B 超显示：子宫内膜厚 0.6 cm，左侧卵巢 3.5 cm×2.4 cm×1.8 cm，右侧卵巢 3.4 cm×1.9 cm×1.9 cm。双侧卵巢均可探及 12 个以上小卵泡，无优势卵泡。

【三诊】2018 年 6 月 22 日。

体重减轻（71.4 kg→68.25 kg），BMI 下降（26.7→25.5）。性激素改善，雄烯二酮降低（14.1 nmol/L→13.8 nmol/L），游离睾酮指数降低（7.4→6.1）。肝功能正常，ALT（37 U/L→22 U/L）、AST（23 U/L→19 U/L）降低，血脂保持正常，HOMA-IR 降低 0.43（2.88→2.45）

患者体毛明显减少，FG 评分 8 分。睾酮 2.13 nmol/L，雄烯二酮 13.8 nmol/L（↑），FAI 6.1，HOMA-IR 降低 0.43（2.88→2.45）。ALT 22 U/L，AST 19 U/L，T-Bill 19.3 μmol/L，UA 435 umol/L（↑），γ-GT 24 U/L，T-CHO 4.28 mmol/L，TG 2.04 mmol/L，HDC-C 1.18 mmol/L，LDL-C 2.44。B 超显示子宫内膜厚 1.2 cm，左侧卵巢 3.0 cm×2.6 cm×2.0 cm，右侧卵巢 3.4 cm×2.8 cm×1.9 cm。双侧卵巢均可探及 12 个以上小卵泡，无优势卵泡。

本病例治疗前后指标的变化见表 1-8。

表 1-8　治疗前后指标的变化

	指标	0 个月	4 个月	8 个月	参考范围	备注
体形	体重（kg）	77.6	71.4	68.25	/	体重、BMI、腰围及臀围均下降，体脂率明显降低
	BMI（体重/身高²）	29	26.71	25.53		
	腰围（cm）	88	83	81		
	臀围（cm）	106	105	100		
	腰臀比	0.83	0.79	0.81		
	体脂率（%）	40.20	36.50	21.50		
性激素	FG 评分	21	15	8	/	FG 评分降低，体毛明显减少，雄激素降低，治疗期间改善明显
	雄烯二酮（nmol/L）	**17.00**	**14.1**	**13.8**	1.0 ~ 11.5	
	SHBG（nmol/L）	27	38.9	34.9	18.2 ~ 135.5	
	睾酮	2.56	2.88			
	FAI	9.48	7.4	6.1	0.65 ~ 10.93	
胰岛素耐受	葡萄糖	3.9	5.1			胰岛素功能正常，血糖情况正常
	HOMA-IR	2.43	2.88	2.45	通常 HOMA-IR > 2.69 考虑存在胰岛素抵抗	
	糖化血红蛋白	5.10%	5.10%	5.20%	4.0% ~ 6.0%	
血脂	总胆固醇（mmol/L）	4.5	4.35	4.28	< 5.18	血脂改善，总胆固醇下降，HDL 上升，甘油三酯在治疗期间改善明显
	甘油三酯（mmol/L）	**2.33**	**1.76**	**2.04**	< 1.7	
	HDL（mmol/L）	**0.88**	**0.93**	1.18	> 1.04	
肝功能	ALT（U/L）	**130**	37	22	7 ~ 40	肝功能好转
	AST（U/L）	**56**	23	19	13 ~ 35	
	γ-谷氨酰转移酶	56	25			
肾功能	尿酸（μmol/L）	**459**	**408**	**435**	155 ~ 357	治疗期间有所改善

按语：患者月经不规律，肥胖，面部有痤疮，体毛重，FG 评分达 21 分，高雄激素血症明显。临床证明高雄激素血症是由卵巢局部与循环雄激素水平升高所致。雄激素增多导致下丘脑-垂体-促性腺激素轴功能紊乱，导致 LH 升高。LH 升高又会促进卵巢与肾上腺分泌过量雄激素，形成恶性循环。针刺疗法可以通过刺激太冲、关元、三阴交、血海等穴位以调节下丘脑-垂体-卵巢轴的分泌功能，进而改善患者的卵巢功能。经过规范化治疗，患者体毛明显减少，性激素水平改善，面部痤疮减少，FG 评分降为 8 分，雄烯二酮由 17.0 nmol/L 降到 13.8 nmol/L，肝、肾功能好转。

【性激素改善 1 例】

患者李某，27 岁，月经紊乱、间发闭经 10 余年，月经 6 天 /30～240 天，体形肥胖、情绪焦虑，辅助检查显示性激素异常，B 超示双侧卵巢多囊样改变。经 4 个月的标准化针灸治疗后，改变有：①体形改善：体重减轻约 4.65 kg，体脂率降低 2.9%，腰围缩小 4 cm，臀围缩小 5 cm；②激素水平明显改善：雄烯二酮 A 下降 3 nmol/L，性激素结合球蛋白升高 14.3 nmol/L，游离睾酮指数降低 7.5；③卵巢功能改善：黄体生成素降低 5.91 mIU/ml；④睡眠质量好转，情绪改善。后期随访显示，体脂率继续下降，性激素持续改善；右侧卵巢结构及功能恢复了正常，左侧卵巢多囊性状有所改善。

患者李某，女，27 岁，未婚，2017 年 7 月 17 日初诊。

主诉：月经错后 10 余年。

现病史：患者 10 年前开始出现月经紊乱，6/30～240 天，经量中等，色暗红，无痛经。曾服中药治疗，治疗效果不满意。末次月经 2017 年 5 月 15 日。身体偏肥胖，体毛正常，诉工作压力大，情绪焦虑，暴饮暴食，寐差，排便困难。舌质暗，苔白，脉沉滑。

婚育史：未婚，G_0P_0。

家族史：父母存在高血压、冠心病病史。

体格检查：身高 155.5 cm，体重 62.3 kg，BMI 25.8，腰围 89 cm，臀围 94 cm，腰臀比 0.95，全身脂肪含量 37.1%，血压 102/62 mmHg，心率 84 次 / 分，外阴检查、子宫触诊正常，阴道超声示 PCOS 表现。

LH 12.4 mIU/ml（↑），雄烯二酮 21.7 nmol/L（↑），游离睾酮指数 16.18（↑），HOMA-IR 1.3。

辅助检查：AMH 8.21 ng/ml，E_2 214 pmol/L，PRL 10.6 ng/ml，FSH 6.59 mIU/ml，LH 12.4 mIU/ml（↑），睾酮 4.53 nmol/L，AND 21.7 nmol/L，PRG 1.96 nmol/L，SHBG 28.0 nmol/L，17α-OHP 1.37 ng/ml，FAI 16.18（↑），HbAlc 5.6%。HCY 9.28 μmol/L。OGTT 试验：HOMA-IR 1.3。B 超示子宫 4.7 cm×3.6 cm×2.2 cm，子宫内膜厚 0.6 cm，右侧卵巢 3.6 cm×2.3 cm×1.9 cm，可探及 14 个卵泡，左侧卵巢 3.1 cm×2.2 cm×2.8 cm，可探及 20 个卵泡。双侧卵巢均无优势卵泡。诊断：双侧卵巢多囊样改变（PCO）。

中医诊断：月经后期、闭经。

辨证：肝郁脾虚证。

治法：疏肝解郁、理气健脾。

针灸治疗方案：太冲、大墩、气海、血海、水道、地机、三阴交、内关、足三里（除气海外均双侧取穴），采用针刺加电针治疗。上述穴位得气后选择电针穴位太冲、气海、地机、三阴交，予连续波，频率 2 Hz，电流强度以患者能耐受为度，留针 30 min（HANS 电针仪 -200，南京），每周 3 次。

艾灸方案：气海、三阴交（双侧），每次 30 min，每周 2 次。

使用生活方式干预系统，按照年龄、BMI、代谢和内分泌水平、心理状态、目前体力活动水平，给予针刺治疗指导，生成专属运动和营养处方，并跟踪每周的治疗情况与饮食、运动数据，根据身体最新改善状态，调整、升级、重新设计个性化运动处方。

饮食指导包括改变膳食结构和食量，控制油、盐摄入，避免高脂饮食、油炸食品、快餐饮料等，每日减少 500~1000 千卡热量的食物摄入；适量选择坚果（如开心果、扁桃仁）、水果等，注意三餐定时、定点、定量和荤素的合理搭配；PCOS 的中医核心病机是肾、脾、肝三脏功能失调，可以通过山药、栗子、南瓜等食物调补脾胃，建议多食冬瓜促进代谢（性凉，脾胃虚寒者少食），适量选择山楂、荷叶等减脂食物；避免高糖、高脂食物的摄入，尽量减少寒性食物和辛辣刺激食物的摄入。

运动指导包括每日至少 30~40 分钟规律的有氧锻炼（脉搏保持在 120 次以上），运动速度大于 6 km/h，一次运动时间多于 10 分钟，记录一次运动量。每天记录至少 3 次运动量。出结果返院。

方义：太冲、大墩为肝经俞穴，肝经"环绕阴部，至小腹"，对于肝病、妇科及前阴疾病均具有良好的治疗作用。太冲为肝经的原穴、输穴，善于疏肝理气、通经活络，对于以肝气不舒为病机的各种疾病均可配伍应用。大墩为肝经井穴，多用于治疗情绪焦虑、调血解痉，与太冲、气海、地机配伍应用，有疏肝行气止痛的作用。血海养血活血化瘀，气海补气健脾培元。水道清利下焦、利水消肿。地机为脾经郄穴，可健脾胃、调经带。三阴交疏肝、健脾、补肾，为妇科疾病的常用穴。内关、足三里健脾益胃、疏经活络。以上诸穴配伍使用，对于治疗肝郁脾虚所致的月经不调、不孕症等妇科疾病疗效显著。

二诊 2018 年 1 月 4 日。

患者体重减轻约 4.3 kg，现 58 kg，BMI 降低 1.96。焦虑状态较前明显好转，饮食习惯改善，睡眠质量改善。性激素改善，LH 降低 5.91 mIU/ml（12.4 mIU/ml → 6.49 mIU/ml），游离睾酮指数降低 7.5（16.18 → 8.68），正常，AND 降低 3 nmol/L（21.7 nmol/L → 18.7 nmol/L），HOMA-IR 2.92。

AMH 6.09 ng/ml，LH 6.49 mIU/ml，雄烯二酮 18.7 nmol/L，FAI 8.68，SHBG 42.3 nmol/L，E_2 132 pmol/L，PRL 38.5 ng/ml（↑），FSH 4.88 mIU/ml，PRG 1.95 nmol/L，SHBG 42.3 nmol/L，17α-OHP 1.37 ng/ml，HbAlc 5.2%。

HCY 8.66 μmol/L。OGTT 试验 HOMA-IR 2.92。纳寐可，二便可，舌淡红，苔白厚，脉弦滑。针灸处方同初诊。B 超示子宫内膜厚 0.6 cm，右侧卵巢 4.1 cm×2.4 cm×1.4 cm，可探及 15 个卵泡；左侧卵巢 3.4 cm×2.6 cm×1.5 cm，可探及 12 个卵泡。双侧均无优势卵泡。

三诊 2018 年 5 月 2 日。

性激素改善，雄烯二酮降低 6.6 nmol/L（18.7 nmol/L → 12.1 nmol/L），LH、FAI 正常，HOMA-IR2.07。

患者情绪明显好转，压力减轻，BMI 23.9，AMH 6.74 ng/ml，雄烯二酮 12.1 nmol/L（↑），FAI 10.12，SHBG 43.4 nmol/L，LH 4.32 mIU/ml，E_2 132 pmol/L，PRL 21.2 ng/ml（↑），FSH 5.07 mIU/ml，PRG 1.95 nmol/L，SHBG 42.3 nmol/L，T 1.5 nmol/L，17α-OHP 1.37 ng/ml，HbAlc 5.2%，HCY 8.66 μmol/L。OGTT 试验：胰岛素（INS）0 min 12.9 mU/L，30 min 78.9mU/L，60 min 70.2 mU/L，120 min 80.3 mU/L。Glu：0 min 5.1 mmol/L，30 min 7.5 mmol/L，60 min 6 mmol/L，120 min 6 mmol/L。B 超示子宫 5.0 cm×4.5 cm×3.2 cm，内膜厚 0.6 cm。右侧卵巢 5.0 cm×2.8 cm×3.5 cm，可探及 5 个卵泡，左侧卵巢 3.1 cm×1.9 cm×2.5 cm，可探及 15 个卵泡。诊断：左侧卵巢多囊样改变（PCO）。

本病例治疗前后指标的变化见表 1-9。

表 1-9　治疗前后指标的变化

	指标	0 个月	4 个月	8 个月	参考范围	备注
体形	体重（kg）	62.3	58	57.8	/	体重、BMI、腰围臀围均下降，体形改善，休脂率降低
	BMI（体重/身高^2）	25.8	23.84	23.9		
	腰围（cm）	89	85	88		
	臀围（cm）	94	89	91		
	腰臀比	0.95	0.96	0.97		
	体脂率（%）	37.10	34.20	33.70		
性激素	E_2（pmol/L）	214.00	132.00	117	0～587	E_2 降低，雄激素降低，SHBG 升高，激素改善明显
	雄烯二酮(nmol/L)	**21.70**	**18.7**	12.1	1.0～11.5	
	SHBG（nmol/L）	28	42.3	43.4	18.2～135.5	
	FAI	**16.18**	8.68	10.12	0.65～10.93	
	催乳素	10.60	38.50	21.20		
	睾酮	1.71	1.32	1.50		
	孕酮	1.96	1.95	1.50		

续表

	指标	0个月	4个月	8个月	参考范围	备注
胰岛素耐受	HOMA-IR	1.30	2.92	2.07	HOMA-IR＞2.69 考虑为胰岛素抵抗	胰岛素功能正常，血糖情况正常
	糖化血红蛋白	5.60%	5.70%	5.50%	4.0%～6.0%	
卵巢功能	FSH（mIU/ml）	6.59	4.88	5.07	2.8～11.3	LH降低，卵巢功能改善
	LH（mIU/ml）	**12.4**	6.49	4.32	1.1～11.6	
血脂	总胆固醇（mmol/L）	4.25	3.8	3.87	＜5.18	血脂改善，血液总胆固醇、甘油三酯降低
	甘油三酯（mmol/L）	0.7	0.81	0.58	＜1.7	
肝功能	ALT（U/L）	30	8	9	7～40	肝功能正常
	AST（U/L）	17	12	12	13～35	
肾功能	尿酸（μmol/L）	301	242	252	155～357	尿酸降低

按语：患者体形偏肥胖，平时工作压力大，情绪焦虑，暴饮暴食，寐差。LH 12.4 mIU/ml，雄烯二酮 21.7 nmol/L，FAI 16.18，HOMA-IR 1.3，属于性激素异常、卵巢功能差、内分泌及代谢紊乱的表现。治疗以太冲、大墩、气海等穴疏肝解郁，调节机体内分泌，再辅以足三里、三阴交等补脾益胃，达到疏肝健脾的作用，进而促进月经周期的恢复，改善性激素水平。经治疗后患者减重约 5 kg，性激素及雄激素水平明显好转，情绪良好，且睡眠质量提高。

【情绪改善1例】

患者孙某，38岁，月经错后10余年，4/30～90天，月经量中等，无痛经。患者体形肥胖，面部有轻度痤疮，伴有焦虑、抑郁，B超显示双侧卵巢多囊样改变。经4个月标准化针刺治疗后，①月经规律，双侧卵巢功能和形态恢复正常；②体形改善：体重减轻 3.34 kg，腰围降低 6 cm，腰臀比降低 0.06，体形改善，体脂率下降 3.4%；③代谢水平改善：胰岛素抵抗改善（HOMA-IR 降低 3.13）、血脂改善（总胆固醇降低 0.09 mmol/L，甘油三酯降低 0.07 mmol/L）；④面部痤疮减轻。我们在治疗后的随访过程中发现，其腰围继续下降 3 cm，臀围下降 2 cm，血脂持续改善（总胆固醇下降 0.28 mmol/L，甘油三酯下降 0.03 mmol/L）。在治疗过程及后期随访中，我们通过抑郁自评量表和焦虑自评量表对患者的心理状态做出了评估，其情绪表现出明显好转，焦虑状况明显减轻，抑郁情况显著改善，生活质量显著提高。

患者孙某，女，38岁，已婚，2017年3月13日初诊。

主诉： 月经错后10余年。

现病史： 患者10余年前出现月经错后，月经4/30~90天，月经量中等，无痛经。曾用达英35、中药、单纯孕激素治疗，常需服用孕激素撤退子宫内膜，治疗未取得明显效果，遂来院就诊。患者体形肥胖，面部可见痤疮，末次月经2017年1月8日，存在焦虑抑郁状态，SDS得分61分，SAS得分53分，常觉气短、叹息，偶有口干、口渴，舌淡、苔白，脉弦缓。

婚育史： 已婚，G_3P_1，人工流产2次，2012年自然分娩1次，2009年曾诊断垂体微腺瘤。

家族史： 有家庭高血压病史，否认家族糖尿病病史，否认母亲及姐妹PCOS病史。

体格检查： 身高159m，体重70.69kg，BMI 27.69，FG评分6分，可见高雄激素状态，血压119/78mmHg，心率83次/分，腰围88cm，臀围102cm，腰臀比0.86，脂肪率38.7%，外阴检查正常，B超示PCO。

空腹胰岛素偏高（26.3mU/L），HOMA-IR 6.20，总胆固醇5.36mmol/L（↑）。

辅助检查： 雄烯二酮6.76nmol/L，FAI 7.83，SHBG 27.2nmol/L，AMH 4.35ng/ml，17-α羟孕酮0.63ng/ml。E_2 94.7pmol/L，PRL 15.3ng/ml，FSH 4.98mIU/ml，LH 1.94mIU/ml，T 0.89nmol/L，17α-OHP 0.63ng/ml，HbAlc 5.4%。HOMA-IR 6.20，ALT 6U/L（↓），AST 19U/L，T-Bill 14.3μmol/L，UA 274μmol/L，γ-GT 59U/L，估算的肾小球滤过率112.87ml/（min·1.73m^2），Cr 59μmol/L，T-CHO 5.36mmol/L（↑），TG 1.59mmol/L，HDC-C 1.31mmol/L，LDL-C 3.32mmol/L。B超示PCO，子宫内膜厚0.5cm，右侧卵巢3.6cm×1.7cm，左侧卵巢2.7cm×1.6cm，双侧均可探及12个左右小卵泡。双侧均无优势卵泡。诊断双侧卵巢多囊样改变。

中医诊断： 月经后期。

辨证： 肝气郁结、脾虚湿盛。

治法： 疏肝解郁、理气健脾。

太冲、期门、气海、天枢、神门、地机、三阴交、内关、足三里（除气海外均双侧取穴），采用针刺加电针治疗。上述穴位得气后选择电针穴位：太冲、气海、地机、三阴交予连续波，频率2Hz，电流强度以患者能耐受为度，留针30min（HANS电针仪-200，南京），每周3次。

艾灸方案： 气海、三阴交（双侧），每次30min，每周2次。

使用生活方式干预系统，按照年龄、BMI、代谢和内分泌水平、心理状态、目前体力活动水平几方面情况，给予针刺治疗指导，生成专属运动和营养处方，并跟踪每周的治疗情况与饮食运动数据，根据身体最新改善状态，调整、升级、重新设计个性化运动处方。

饮食指导包括改变膳食结构和食量，控制油、盐摄入，避免高脂饮食、油炸食品、快餐饮料等，每日减少 500~1000 千卡热量的食物摄入；适量选择坚果（如开心果、扁桃仁）、水果等，注意三餐定时、定点、定量和荤素的合理搭配；PCOS 的中医核心病机是肾、脾、肝三脏功能失调，可以通过山药、栗子、南瓜等食物调补脾胃，建议多食冬瓜促进代谢（性凉，脾胃虚寒者少食），适量选择山楂、荷叶等减脂食物；避免高糖、高脂食物的摄入，尽量减少寒性食物和辛辣刺激食物的摄入。

运动指导包括每日至少 30~40 分钟规律的有氧锻炼（脉搏保持在 120 次以上），运动速度大于 6 km/h，一次运动时间多于 10 分钟，记录一次运动量。每天记录至少 3 次运动量。出结果返院。

方义：患者焦虑、抑郁状态明显，《黄帝内经》言，肝者，"将军之官"，五志主怒，脾五志主思，故治疗患者的情绪从肝、脾两经入手，选取肝经原穴太冲，肝之募穴期门，配伍脾经上的地机、三阴交，以调节患者的焦虑、抑郁状态。同时，上述穴位均具有调节月经、治疗妇科相关疾病的作用。一石二鸟，一穴多用。另外，神门属心经，内关属心包经，对于神志病有良好的治疗作用。气海调节气机，天枢理气止痛、活血散瘀，足三里生发胃气、燥化脾湿。诸穴共用，疏肝解郁，调理月经，理气化湿。

二诊 2017 年 10 月 10 日。代谢改善，血糖及胰岛素水平正常，HOMA-IR 降低 3.13（6.2 → 3.07），血脂水平改善，总胆固醇降低 0.09 mmol/L（5.36 mmol/L → 5.27 mmol/L），甘油三酯降低 0.07 mmol/L。

患者体重较前减轻 3.74 kg，月经规律，口干、口渴减轻，情绪较前明显好转，SDS 得分 56 分，SAS 得分 44 分。身高 159 cm，体重 66.95 kg，BMI 26.48，FG 评分 3 分，血压 112/76 mmHg，心率 70 次 / 分，腰围 82 cm，臀围 102 cm，腰臀比 0.804，脂肪率 35.3%，

雄烯二酮 9.13 nmol/L，FAI 7.56，SHBG 23.8 nmol/L，AMH 2.55 ng/ml，17-α 羟孕酮 0.79 ng/ml。E_2 125 pmol/L，PRL 17.2 ng/ml，FSH 6.67 mIU/ml，LH 3.57 mIU/ml，T < 0.69 nmol/L，HbAlc 5.4%。HOMA-IR 降低 3.13（6.2 → 3.07），ALT 36 U/L，AST 22 U/L，T-Bill 12.2 μmol/L，UA 249 μmol/L，γ-GT 81 U/L，估算的肾小球滤过率 97 ml/（min · 1.73 m²），Cr 69 μmol/L，T-CHO 5.27 mmol/L（↑），TG 1.52 mmol/L，

HDC-C 1.24 mmol/L, LDL-C 3.65 mmol/L。B超示子宫内膜厚 0.4 cm, 右侧卵巢 3.0 cm×1.7 cm×1.9 cm, 可探及 7~8 个卵泡。左侧卵巢 4.1 cm×2.4 cm×2.6 cm, 可探及 6~7 个卵泡。双侧均无优势卵泡。

三诊 2018 年 2 月 22 日。

血脂改善, 总胆固醇降低 0.28 mmol/L (5.27 mmol/L → 4.99 mmol/L)。代谢正常, 血糖、胰岛素正常, HOMA-IR 4.06。

患者体重 67.35 kg, BMI 26.64, 月经规律, 毛发减少, FG 评分 4 分, 面部痤疮减轻, 无口干、口渴, 情绪状态良好, SDS 得分 36 分, SAS 得分 45 分。雄烯二酮 7 nmol/L, FAI 11.82 (↑), SHBG 15.4 nmol/L, AMH 4.26 ng/ml, 17-α 羟孕酮 1.13 ng/ml。E_2 122 pmol/L, PRL 14.3 ng/ml, FSH 5.4 mIU/ml, LH 9.1 mIU/ml, T 1.1 nmol/L, HbAlc 4.9%。OGTT 试验: INS 0 min 16.6 mU/L, 30 min 101.4 mU/L, 60 min 182.1 mU/L, 120 min 87 mU/L。Glu: 0 min 5.5 mmol/L, 30 min 9 mmol/L, 60 min 9.1 mmol/L, 120 min 6.2 mmol/L。ALT 27 U/L, AST 19 U/L, T-Bil 11.8 μmol/L, UA 238 μmol/L, γ-GT 54 U/L, 估算的肾小球滤过率 112 ml/ (min·1.73 m²), Cr 59 μmol/L, T-CHO 4.99 mmol/L, TG 1.49 mmol/L, HDC-C 1.42 mmol/L, LDL-C 3.39 mmol/L。B超示子宫内膜厚 0.5 cm, 右侧卵巢 3.4 cm×1.9 cm×3.0 cm, 可探及 7~8 个卵泡, 左侧卵巢 3.2 cm×1.5 cm×1.7 cm, 可探及 12 个以上卵泡。双侧均无优势卵泡。

治疗终止 4 个月后复查, 见左侧卵巢有多囊样改变复发, 提示 PCOS 性状改善可能与针刺治疗的持续进行有关。

本病例治疗前后指标的变化见表 1-10。

表 1-10 治疗前后指标的变化

	指标	0 个月	4 个月	8 个月	参考范围	备注
体形	体重 (kg)	70.69	66.95	67.35	/	体重、BMI、腰臀比均下降, 体型改善, 体脂率降低
	BMI (体重 / 身高²)	27.96	26.48	26.64		
	腰围 (cm)	88	82	79		
	臀围 (cm)	102	102	100		
	腰臀比	0.86	0.80	0.79		
	体脂率 (%)	38.70	35.30	37.30		

	指标	0个月	4个月	8个月	参考范围	备注
性激素	多毛评分（FG评分）	6	3	4	/	FG评分降低，多毛状态改善，雄激素水平正常
	雄烯二酮（nmol/L）	6.76	9.13	7	1.0～11.5 nmol/L	
	SHBG（nmol/L）	27.2	23.8	15.4	18.2～135.5 nmol/l	
胰岛素耐受	胰岛素0 min（mU/L）	26.3	12.8	16.6	3.0～25.0 mU/L	胰岛素抵抗指数降低，血糖情况改善
	HOMA-IR	6.2	3.07	4.06	>2.69考虑为胰岛素抵抗	
	糖化血红蛋白	5.40%	5.40%	5.40%	4.0%～6.0%	
卵巢功能	FSH（mIU/ml）	4.98	6.67	5.4	2.8～11.3 mIU/ml	卵巢功能正常
	LH（mIU/ml）	1.94	3.57	9.1	1.1～11.6 mIU/ml	
血脂	总胆固醇（mmol/L）	5.36	5.27	4.99	<5.18 mmol/L	血脂改善，总胆固醇下降
	甘油三酯(mmol/L)	1.59	1.52	1.49	<1.7 mmol/L	
情绪评分	抑郁自评量表（SDS）分值	61	56	36	53～62分为轻度抑郁，63～72分为中度抑郁，>72分为重度抑郁	情绪状态得到明显改善
	焦虑自评量表（SAS）分值	53	44	45	50～59分为轻度焦虑，60～69分为中度焦虑，≥70分为重度焦虑	

按语：患者长期处于焦虑、抑郁状态，SDS得分61分，SAS得分53分，常觉气短、叹息，舌淡，苔白，脉弦缓。当社会生活压力大，加之生活方式改变，长期以往，导致患者肝失疏泄，气血失调，气机壅滞，郁遏不通则成郁，胸胁胀满，长久不舒。故本案针灸方案以疏肝解郁、理气健脾为治疗大法，选取肝经原穴太冲、肝之募穴期门，配伍脾经上的地机、三阴交，以调节患者的焦虑、抑郁状态。肝气疏通则气机条畅，脏腑和顺，内分泌平稳。经过4个月的治疗，患者的情绪状态明显改善，SDS得分以及SAS得分均下降。且月经规律、体重减轻，代谢水平改善。

（张浩琳　刘坤　杨姝涵　周李菲）

参考文献

[1] FAUSER B C, TARLATZIS B C, REBAR R W, et al. Consensus on women's health aspects of polycystic ovary syndrome (PCOS): the Amsterdam ESHRE/ASRM-Sponsored 3rd PCOS Consensus Workshop Group[J]. Fertil Steril, 2012,97(1): 28-38.

[2] 袁莹莹，赵君利. 多囊卵巢综合征流行病学特点 [J]. 中国实用妇科与产科杂志，2019，35（3）：261-264.

[3] LI R, ZHANG Q, YANG D, et al. Prevalence of polycystic ovary syndrome in women in China: a large community-based study[J]. Hum Reprod, 2013, 28(9): 2562-2569.

[4] CIBULA D, CIFKOVA R, FANTA M, et al. Increased risk of non-insulin dependent diabetes mellitus, arterial hypertension and coronary artery disease in perimenopausal women with a history of the polycystic ovary syndrome[J]. Hum Reprod, 2000, 15(4): 785-789.

[5] WILD R A, CARMINA E, DIAMANTI-KANDARAKIS E, et al. Assessment of cardiovascular risk and prevention of cardiovascular disease in women with the polycystic ovary syndrome: a consensus statement by the Androgen Excess and Polycystic Ovary Syndrome (AE-PCOS) Society[J]. J Clin Endocrinol Metab, 2010, 95(5): 2038-2049.

[6] ANAGNOSTIS P, TARLATZIS B C, KAUFFMAN R P. Polycystic ovarian syndrome (PCOS): long-term metabolic consequences[J]. Metabolism, 2018, 86: 33-43.

[7] Revised 2003 consensus on diagnostic criteria and long-term health risks related to polycystic ovary syndrome[J]. Fertil Steril, 2004, 81(1): 19-25.

[8] 中国医师协会内分泌代谢科医师分会. 多囊卵巢综合征诊治内分泌专家共识 [J]. 中华内分泌代谢杂志，2018，34（1）：1-7.

[9] 中华医学会妇产科学分会内分泌学组及指南专家组. 多囊卵巢综合征中国诊疗指南 [J]. 中华妇产科杂志，2018，53（1）：2-6.

[10] 乔杰. 多囊卵巢综合征 [M]. 北京：北京大学医学出版社，2009.

[11] 李蓉，乔杰. 生殖内分泌疾病诊断与治疗 [M]. 北京：北京大学医学出版社，2013.

[12] 乔杰，李蓉. PCOS 高雄激素血症的特征及鉴别诊断 [J]. 实用妇产科杂志，2005（9）：524-526.

[13] LI R, QIAO J, YANG D, et al. Epidemiology of hirsutism among women of reproductive age in the community: a simplified scoring system[J]. Eur J Obstet Gynecol Reprod Biol, 2012, 163(2): 165-169.

[14] Revised 2003 consensus on diagnostic criteria and long-term health risks related to polycystic ovary syndrome[J]. Fertil Steril, 2004, 81(1): 19-25.

[15] HAHN S, TAN S, ELSENBRUCH S, et al. Clinical and biochemical characterization of women with polycystic ovary syndrome in North Rhine-Westphalia[J]. Horm Metab Res,

2005, 37(7): 438-444.

[16] 乔杰，李蓉，李莉，等. 多囊卵巢综合征流行病学研究 [J]. 中国实用妇科与产科杂志，2013，29（11）：849-852.

[17] LEE H, OH J Y, SUNG Y A, et al. Is insulin resistance an intrinsic defect in asian polycystic ovary syndrome[J]? Yonsei Med J, 2013, 54(3): 609-614.

[18] WANG E T, CALDERON-MARGALIT R, CEDARS M I, et al. Polycystic ovary syndrome and risk for long-term diabetes and dyslipidemia[J]. Obstet Gynecol, 2011, 117(1): 6-13.

[19] LIAO W T, HUANG J Y, LEE M T, et al. Higher risk of type 2 diabetes in young women with polycystic ovary syndrome: a 10-year retrospective cohort study[J]. World J Diabetes, 2022, 13(3): 240-250.

[20] KAHAL H, KYROU I, UTHMAN O A, et al. The prevalence of obstructive sleep apnoea in women with polycystic ovary syndrome: a systematic review and meta-analysis[J]. Sleep Breath, 2020, 24(1): 339-350.

[21] SAM S, DUNAIF A. Polycystic ovary syndrome: syndrome[J]. Trends Endocrinol Metab, 2003, 14 (8): 365-370.

[22] BARRY J A, KUCZMIERCZYK A R, HARDIMAN P J. Anxiety and depression in polycystic ovary syndrome: a systematic review and meta-analysis[J]. Hum Reprod, 2011, 26 (9): 2442-2451.

[23] JEDEL E, WAERN M, GUSTAFSON D, et al. Anxiety and depression symptoms in women with polycystic ovary syndrome compared with controls matched for body mass index[J]. Hum Reprod, 2010, 25 (2): 450-456.

[24] SHEN C C, YANG A C, HUNG J H, et al. A nationwide population-based retrospective cohort study of the risk of uterine, ovarian and breast cancer in women with polycystic ovary syndrome[J]. Oncologist, 2015, 20 (1): 45-49.

[25] GOTTSCHAU M, KJAER S K, JENSEN A, et al. Risk of cancer among women with polycystic ovary syndrome: a Danish cohort study[J]. Gynecol Oncol, 2015, 136 (1): 99-103.

[26] 夏雅仙. 多囊卵巢综合征诊断中华人民共和国卫生行业标准 [J]. 中华妇产科杂志，2012，1：74-75.

[27] 国家中医药管理局. 国家中医药管理局办公室关于印发中风病（脑梗死）等92个病种中医临床路径和中医诊疗方案（2017年版）的通知 [EB/OL]. [2017-03-13]（2022-08-23）http://www.satcm.gov.cn/yizhengsi/gongzuodongtai/2018-03-24/2651.html.

[28] FAUSER B C, TARLATZIS B C, REBAR R W, et al. Consensus on women's health aspects of polycystic ovary syndrome (PCOS): the Amsterdam ESHRE/ASRM-Sponsored 3rd PCOS Consensus Workshop Group[J]. Fertil Steril, 2012, 97 (1): 28-38.

[29] GOODMAN N F, COBIN R H, FUTTERWEIT W, et al. American Association of Clinical Endocrinologists (AACE), American College of Endocrinology (ACE), Androgen Excess

and PCOS Society—PART 1[J]. Endocr Pract, 2015, 21 (11): 1291-1300.

[30] TEEDE H J, MISSO M L, COSTELLO M F, et al. Recommendations from the international evidence-based guideline for the assessment and management of polycystic ovary syndrome[J]. Fertil Steril, 2018, 110 (3): 364-379.

[31] 葛声，张片红，马爱勤，等.《中国2型糖尿病膳食指南》及解读 [J]. 营养学报，2017，39（6）：521-529.

[32] HOEGER K M. Role of lifestyle modification in the management of polycystic ovary syndrome[J]. Best Pract Res Clin Endocrinol Metab, 2006, 20 (2): 293-310.

[33] MORAN L J, HUTCHISON S K, NORMAN R J, et al. Lifestyle changes in women with polycystic ovary syndrome[J]. Cochrane Database Syst Rev, 2011 (2): D7506.

[34] Standards of medical care in diabetes-2014 [J]. Diabetes Care, 2014, 37 Suppl 1: S14-S80.

[35] BRENNAN L, TEEDE H, SKOUTERIS H, et al. Lifestyle and behavioral management of polycystic ovary syndrome[J]. J Womens Health (Larchmt), 2017, 26 (8): 836-848.

[36] KOZICA S L, DEEKS A A, GIBSON-HELM M E, et al. Health-related behaviors in women with lifestyle-related diseases[J]. Behav Med, 2012, 38 (3): 65-73.

[37] 中华医学会妇产科学分会绝经学组. 绝经期管理与激素补充治疗临床应用指南（2012版）[J]. 中华妇产科杂志，2013，48（10）：795-799.

[38] ZULIAN E, SARTORATO P, BENEDINI S, et al. Spironolactone in the treatment of polycystic ovary syndrome: effects on clinical features, insulin sensitivity and lipid profile [J]. J Endocrinol Invest, 2005, 28 (1): 49-53.

[39] GANIE M A, KHURANA M L, NISAR S, et al. Improved efficacy of low-dose spironolactone and metformin combination than either drug alone in the management of women with polycystic ovary syndrome (PCOS): a six-month, open-label randomized study[J]. J Clin Endocrinol Metab, 2013, 98 (9): 3599-3607.

[40] GRAFF S K, MARIO F M, ZIEGELMANN P, et al. Effects of orlistat vs. metformin on weight loss-related clinical variables in women with PCOS: systematic review and meta-analysis[J]. Int J Clin Pract, 2016, 70 (6): 450-461.

[41] LEGRO R S, ARSLANIAN S A, EHRMANN D A, et al. Diagnosis and treatment of polycystic ovary syndrome: an Endocrine Society clinical practice guideline[J]. J Clin Endocrinol Metab, 2013, 98 (12): 4565-4592.

[42] LI X J, YU Y X, LIU C Q, et al. Metformin vs thiazolidinediones for treatment of clinical, hormonal and metabolic characteristics of polycystic ovary syndrome: a meta-analysis[J]. Clin Endocrinol (Oxf), 2011, 74 (3): 332-339.

[43] ZHANG X, FANG Z, ZHANG C, et al. Effects of acarbose on the gut microbiota of prediabetic patients: a randomized, double-blind, controlled crossover trial[J]. Diabetes Ther, 2017, 8 (2): 293-307.

[44] Thessaloniki ESHRE/ASRM-Sponsored PCOS Concencus Workshop Group. Consensus

on infertility treatment related to polycystic ovary syndrome[J]. Fertil Steril, 2008, 89 (3): 505-522.

[45] FAUSER B C, TARLATZIS B C, REBAR R W, et al. Consensus on women's health aspects of polycystic ovary syndrome (PCOS): the Amsterdam ESHRE/ASRM-Sponsored 3rd PCOS Consensus Workshop Group[J]. Fertil Steril, 2012, 97 (1): 28-38.

第二章

卵巢储备功能减退

一、概　述

（一）诊断标准

卵巢储备功能是指卵巢皮质区卵泡生长、发育、形成可受精卵母细胞的能力。若卵巢内存留的可募集卵泡数量减少，卵母细胞质量下降，同时伴抗苗勒管激素（anti-Müllerian hormone，AMH）水平下降、促性腺激素（follicle stimulating hormone，FSH）水平上升、窦状卵泡数（antral follicle count，AFC）减少，导致生育能力降低或出现过早绝经倾向，称为卵巢储备功能减退（diminished ovarian reserve，DOR）。目前 DOR 的发病因素尚不清楚，可能与遗传、自身免疫、医源性（手术以及放化疗）以及其他相关因素（感染、减肥、吸烟、吸毒、环境污染、社会、心理）等有关。

目前 DOR 尚缺乏统一的诊断标准。参照 2011 年欧洲人类生殖与胚胎学学会（European Society of Human Reproduction and Embryology，ESHRE）博洛尼亚标准，卵巢储备功能减退的定义为：AFC ＜ 5～7 个或 AMH ＜ 0.5～1.1 ng/L。一般推荐联合基础内分泌、超声检查及 AMH 水平检测，综合评估患者的卵巢储备功能：血清基础 FSH ＞ 10～15 U/L（至少连续 2 次，间隔 4 周以上），AFC ＜ 5～7 个，血清 AMH ≤ 1.1 ng/ml，则提示 DOR 存在。

（二）主要症状

1. 月经改变

DOR 临床异质性很高，可表现为规律的月经，也可表现为各类月经紊乱，如月经稀发或频发、经期延长或缩短、周期不规律、经量过少或闭经等。

2．生育力下降或不孕症

常表现为早期流产、反复流产、受孕困难、生育力明显降低。DOR 初期因偶发排卵，故仍存在 5%～10% 的妊娠机会，然而，患者自然流产和胎儿染色体畸变的发生风险增加。

3．激素水平紊乱的表现

可表现为潮热、情绪和认知功能变化、生殖道干涩伴烧灼不适感、性欲减退、骨质疏松、心血管症状等围绝经期表现。

4．其他伴随的表现

因病因而异，如复发性自然流产、性征发育异常、肾上腺和甲状腺功能减退等表现。

5．辅助检查

（1）基础内分泌检测：在闭经时，或月经周期的第 2～4 天检测。至少连续 2 次的血清基础 FSH 超过 10～15 U/L。此外，雌二醇因可解释血清基础 FSH 而被用于 DOR 筛查。

（2）经阴道的超声检查：卵巢体积较小；AFC（直径 2～10 mm）之和少于 5～7 个。

（3）AMH 水平检测：血清 AMH ≤ 1.1 ng/ml。注意排除其他引起血清 AMH 水平改变的生理、病理、医源性及生活方式等因素。

（三）发病率及危害

随着当今社会节奏的加快，精神压力的不断增加，以及环境污染的不断加重，DOR 的发病率逐渐升高，并趋于年轻化，严重影响女性的生殖健康。据统计，10%～20% 的不孕女性存在 DOR，且美国辅助生殖技术协会报告 2004—2011 年，DOR 患病率从 19% 增加到 26%。随着我国开放二孩、三孩政策，高龄母亲不断涌现，DOR 疾病的诊治面临越来越大的挑战。

（四）中医的认识及证候诊断

根据病因及症状，DOR 属于中医"月经后期""月经过少""闭经""不孕症"等范畴。《黄帝内经》曰："肾者主蛰，封藏之本，精之处也。""肾脉……微涩为不月。"《女科精要·嗣育门》云："肾以主精，精旺则孕成故也。"肾藏精、主生殖，是对人体生殖功能的高度概括。卵子数量或多或少、质量或优或劣，主要取决于肾精的盛衰。《黄帝内经》王冰注云："冲为血海，任主胞胎。"《医学正传》又曰："况月水全借肾水施化，肾水既乏，则经血日以干涸，以致或先或后，……渐而至于闭塞不通。"肾为冲任之本，肾水不足，精亏血少，冲任气血不足，天癸不充，血海不能按时满溢，甚则源断其流，终为闭经。由此可见，肾精亏虚、冲任失调为不孕症（DOR）的主要病机，血虚、血瘀为该病的主要环节。

（1）肾虚血亏证：月经周期延后，或月经量少，或两者兼有，色淡暗，质清稀，或闭经，阴户干涩，或腰膝酸软，头晕眼花，面色无华，神疲肢倦，失眠健忘。舌质淡，苔薄白，脉细弱或沉细、缓。

（2）肾虚肝郁证：月经周期延后，或月经量少，或两者兼有，经色暗，夹有血块，或闭经，腰膝酸软，头晕耳鸣，夜尿频多，伴胸闷叹息，乳房、两胁胀痛，情志不舒、精神抑郁或烦躁易怒，烘热汗出。舌质暗，苔薄黄，脉弦细或沉弦。

（3）脾肾阳虚证：月经周期延后，或月经量少，或两者兼有，经色淡暗，质清稀，带下清冷，或闭经，腰膝或腹中冷痛，或伴形寒肢冷，面色㿠白，面浮肢肿，或夜尿频多，性欲淡漠，大便稀溏，或五更泄泻。舌淡胖，边有齿痕，苔白滑，脉沉迟无力或沉细迟、弱。

（4）阴虚血燥证：月经周期延后，或月经量少，或两者兼有，经色红，质稠，或闭经，伴有五心烦热，烘热汗出，咽干口燥，肌肤干燥，大便干燥。舌质红，少苔，脉细数。

（五）治疗

1．西医治疗

DOR 的发病机制尚未明确，目前尚缺乏恢复卵巢功能的有效方法。

（1）生活方式及心理干预：作息规律，避免熬夜。适当锻炼身体，避免久坐。饮食健康、营养充分。规律运动，积极参加社交活动。戒烟酒、少咖啡。缓解患者的心理压力，尤其告知年轻患者其仍存在偶然自发的排卵。保持乐观、开朗、积极的心情。

（2）药物治疗：建议使用克罗米芬、来曲唑及促性腺激素（gonadotropin，Gn）等药物，改善卵子的数量与质量，提高妊娠率。对于符合体外受精 - 胚胎移植（IVF-ET）指征的患者，可积极考虑为其实施 IVF-ET 助孕，解决生育问题。

① 一般刺激方案：包括促性腺激素释放激素激动剂（gonadotropin releasing hormone

agonist，GnRHa）长方案、GnRHa 短方案和促性腺激素释放激素拮抗剂（gonadotropin releasing hormone antagonist，GnRHA）方案。据 Meta 分析报告，尽管 GnRHA 方案减少了 Gn 用量，缩短了治疗时间，但未发现 GnRHA 方案与 GnRHa 方案对卵巢低反应（poor ovarian response，POR）患者 IVF 结局影响的统计学差异。

②轻刺激方案：联合使用 GnRHA 治疗周期中，以较低剂量和（或）较短时间选用 Gn 的治疗方案称为轻刺激方案，其中 Gn 累计用量较少，每日剂量不超过 150 U，以区别一般刺激方案。轻刺激方案也可以是克罗米芬或来曲唑联合低剂量 Gn 进行。对于来曲唑或克罗米芬联合生长激素（growth hormone, GH），可以增加获卵数，改善患者的受精率及优胚率。

③自然周期：对于卵巢恶性肿瘤等无法进行卵巢刺激、至少 2 个刺激周期胚胎质量差、基础 FSH 达 15～25 U/L 及以上或者月经周期非常不规律和卵巢功能达濒临衰竭状态的患者，可以选用自然周期，或改良自然周期。在月经周期的第 6～8 天监测卵泡并关注激素（促黄体生成素、雌二醇、孕酮等）变化，尤其是雌二醇水平，以判断注射 GnRHa 扳机。对于改良的自然周期，为促成卵泡生长，预防卵泡提前破裂，可增加 Gn 或 GnRHA，并监测卵泡。

（3）药物预治疗：为改善 IVF 结局，在促排卵前预处理，以提高卵巢对促排卵药物的敏感性，从而增加其卵子的数量与质量。现常见的预治疗药物包括 GH 类、雄激素、辅酶 Q10 及芳香化酶抑制剂等。参照 2022 年《卵巢储备功能减退临床诊治专家共识》，对于有生育要求的 DOR、胚胎质量低下、薄型子宫内膜和反复种植失败的患者，推荐提前加用 GH 2 IU/d，持续 3 个月预治疗，以增强卵巢功能，提高卵巢反应性，改善卵母细胞，增加子宫内膜厚度，增强容受性，从而改善妊娠结局。脱氢表雄酮（dehydroepiandrosterone，DHEA）和辅酶 Q10 可能改善 DOR 患者的卵巢反应，改善其卵子或胚胎质量，提高获卵数，提高临床妊娠结局，但目前证据尚不充分。

2．其他治疗

（1）生活起居：调适温寒，经前及经期应避免受寒。摄生节欲，切勿房劳多产。注意经期卫生，预防感染。

（2）饮食有度：健康饮食，切勿过食辛辣、生冷、油腻之食。

（3）情志调理：畅情志，避免情绪波动明显及精神过度刺激。

3．中西医结合的优势

（1）中医在治疗女性不孕症特别是卵巢储备功能减退等疾病方面具有独特优势，中西医结合可充分优化其治疗方案，使 DOR 患者有较好的治疗效果，因此成为妇科临床治疗的重要选择。

（2）现代医学辅助生殖技术中联合运用祖国传统医学手段，可提高医院生殖领域的整体诊疗水平和治疗效果。

（3）中西医结合治疗 DOR 具有早期起效迅速、远期疗效显著、多途径调节、身心同治、副作用少等特点。

（辛喜艳　张浩琳　刘坤　张晓慧）

二、柴嵩岩的诊治经验

（一）学术观点

中医学无卵巢功能减退性疾病相关病名，其月经量少、月经周期紊乱、闭经、不孕等临床表现，与中医学"月经先期""月经后期""月经先后无定期""月经过少""闭经"等疾病的临床表现相类似。

现代中医学对卵巢功能减退性疾病病因、病机的认识，基本上是基于传统中医学理论对肾气、天癸、冲任的认识，并在对肾与心、肝、脾、肺等脏腑功能关系的认识上发展而成的。共性认识在于，卵巢功能减退性疾病多以肾虚为本，以肾、肝、脾、心、肺多脏功能关系失调为病。常见病机为肝肾阴虚、肾虚肝郁、脾肾阳虚、肾虚血瘀、心肾不交。

1. 柴嵩岩提出的月经生理理论

柴嵩岩提出，卵巢功能减退性疾病与女性月经生理密切相关，并创建了"柴嵩岩月经生理理论"，认为女性的月经生理不能脱离女性之太冲脉盛、肾气盛、胞宫胞脉通畅、脏腑功能正常诸要素之关系协调。

（1）冲脉（血海）：属阴，属静态，冲脉充盛为月经之本。月经之血来自冲脉，冲脉无所继则无所溢。

（2）肾气：属阳，是月经产生的动力。阳气有动，伺"天癸至，任脉通，太冲脉盛"，条件成熟，月事以时下。女性在生命的不同时期，不同的生理、病理状态下，肾气之充盛程度不同。肾气亏虚可致卵巢功能改变。

（3）胞宫、胞脉：胞宫、胞脉通畅，是维系月经正常的局部条件。脉络瘀滞可致卵巢功能减退性月经不调及闭经。

（4）心、肝、脾、肺、肾诸脏：为阴血之源头，构成"有余之血"产生的外部环境。脏腑功能正常，精血充盛，有余血注入血海（冲脉），冲脉有济，"月事以时下"。若脏腑功能失常，精血不充，无余之血下注血海，冲脉无所济则无所溢。

2. 柴嵩岩提出的卵巢功能减退性疾病的病机

基于"柴嵩岩月经生理理论"，柴嵩岩提出卵巢功能减退性疾病中医学的四类病机。

（1）阴血亏虚：属月经产生之"物质"匮乏，虚证。素体血虚，或久病伤血，阴血亏虚，或产育过多，耗伤阴血，或饮食、劳倦、思虑伤脾，脾虚化源不足，冲任血海不充，血海不能按时满溢，遂致月经周期延后、月经量少致闭经。

（2）肾气不足：属月经产生之"动力"匮乏，虚证。冲任之本在肾。先天肾气不足或后天肾气损伤，致精不化气，肾气亏损，冲任虚衰，则月经闭止，经水早绝。

（3）脏腑功能紊乱：属月经产生之"机体环境"障碍，虚证。肝肾同源，肝血不足，则肾精亏虚，致肾气亏损，冲任虚衰；心火偏亢，灼伤肾阴，损伤化生肾气之物质基础，肾气继而无以化生；脾虚化源不足，后天无以源源不断填充肾水，致肾气化生不足。

（4）胞宫、胞脉不畅：属月经产生之"局部环境"障碍，实证。脉络瘀滞，冲任脉受阻，气血不畅，血海无以满盈。

（二）辨证施治

临床中，柴嵩岩将卵巢功能减退性疾病归纳为肝肾阴虚证、脾肾阳虚证主要两种证型，及肝郁、湿浊、血热、血瘀诸兼夹之证。

1. 肝肾阴虚证

病史： 多有多次人工流产史、房事过度史、阴道不规则出血史等致肝肾阴血损伤病史。

病因、病机： 肝主藏血，肾主藏精，房劳损伤、人工流产等导致肝肾阴血不足，冲脉血海匮乏，卵巢失养，而致卵巢功能减退甚或早衰。

临床表现：闭经，月经量少，不孕；潮热汗出，腰膝酸软，头晕目涩，脱发，失眠，五心烦热，阴道干涩，带下无；舌暗红，少苔，脉细滑。

治法：滋补肝肾、清热养血。

基本方：北沙参、石斛、天冬、熟地黄、何首乌、女贞子、墨旱莲、桑葚、枸杞子、山茱萸、菟丝子、枳壳、内金、丹参、金银花、川芎。

方解：以北沙参、石斛、天冬、熟地黄、何首乌、女贞子、墨旱莲、桑葚、枸杞子、山茱萸重养阴血。初诊时常仅以一味丹参活血凉血；配金银花清阴虚所生内热，川芎使所养之阴血行而动之；以菟丝子平补阴阳，补肾阳、益肾精，阳中求阴；为防熟地黄、何首乌、山茱萸等滋阴养血之品过于滋腻、敛涩而致脉络壅滞，佐枳壳、鸡内金理气消导。全方静中有动，补而不滞，求补血养阴之效。潮热汗出症状明显者，加浮小麦、莲子心养心清心；大便干者，加瓜蒌、当归润肠通便。

2．脾肾阳虚证

病史：多有减肥、饮食劳倦、忧思不解史。

病因、病机：脾为后天之本，脾虚运化不利，气血乏源，冲任血虚，血海不能按时满溢。肾藏精，主生殖，肾气不足，则任脉不通，冲脉不盛，血海亏乏。

临床表现：闭经，月经量少，不孕；畏寒，腰膝酸软，倦怠乏力，四肢不温，精神萎靡，记忆力减退，性欲减退，大便溏薄；舌肥淡嫩；面色不泽；舌肥淡，脉沉细。

治法：健脾补肾、养血活血。

基本方：菟丝子、杜仲、川续断、太子参、炒白术、蛇床子、茯苓、益智仁、桃仁、当归、川芎、女贞子、月季花、百合、远志。

方解：菟丝子、杜仲、川续断、蛇床子温补肝肾；太子参、茯苓、炒白术、益智仁健脾益气；女贞子滋补肝肾；当归、川芎、桃仁、月季花养血调经、活血理气；百合缓急迫，远志交通心肾。全方动中有静，达温肾健脾之效。

3．兼夹证

（1）肝郁证：卵巢功能减退性疾病常兼夹肝郁之证。肝主疏泄而藏血，喜条达而恶抑郁。肝气不舒，疏泄失司，冲任失调，血海蓄泻失常，月经不能按期而至；肝郁日久化热，热伤阴血，肝血不足，血海亏虚，经水早绝；肝木克脾土，肝郁日久伤及脾气，脾虚运化不利，气血乏源，血海无继，亦致经水早绝。治疗过程中，除需在辨证基础上贯以滋阴养血、健脾补肾诸治法外，亦不可忽视舒肝解郁。常用柴胡、郁金、夏枯草、香附、合欢皮诸药，以其辛散之性舒肝解郁，用治情志不遂所致肝气不舒之证。柴胡归肝胆经，芳香疏泄，可升可散，具疏肝气而解郁结之效；柴胡又具升发之性，用之或致相火启动。卵巢功能减退性月经失调经治，已见带下量增多，脉见滑象，提示冲任血海渐充之时，方可适当配伍柴胡。郁金芳香辛散，可升可降，长于行气活血，用治卵巢早衰病情日久、肝气不舒、血脉瘀滞，症见闭经、烦躁易怒、抑郁诸症。郁金又具散性，卵巢功能减退性月经失调多为阴血不足，恐郁金耗伤阴血，用量不宜过大。郁金活血之力较强，亦常与桃仁、益母草、川芎、苏木、红花配伍，活血化瘀。合欢皮入心、肝经，微香主散，长于舒肝解郁而除烦，怡悦心智而安神；香附重于理气，气理则郁解，气行则血行，故可用其舒肝解郁，除三焦气滞；夏枯草清泻肝火之力较强，更适于肝郁日久化热者；绿萼梅、玫瑰花偏入气分，疏肝解郁作用明显；月季花入肝经血分，通行血脉，活血之力较强，而兼有舒肝之用。

（2）湿浊证：卵巢功能减退性疾病常兼夹湿浊内蕴之证。湿浊之邪阻滞胞宫、胞脉，致任脉不通。遇此兼证，治法宜先祛湿浊，湿浊去，再行滋补肝肾之法；或虽未见湿浊之证，长期应用滋补药，亦需考虑用药或致湿浊内生而适时施祛湿化浊之法，防滋阴养血之品滋腻生湿。常用茯苓、白术、冬瓜皮、荷叶、砂仁等健脾利湿；车前子、萆薢、猪苓、茵陈、泽泻等清热利湿；桔梗、川贝母、桑白皮、百部等补肺气散湿浊，并辅以枳壳、大腹皮理气化浊；辅以砂仁、生麦芽、鸡内金消食导滞。

（3）血热证：卵巢功能减退性疾病肝肾阴虚证，常并见热象。①虚热内生。阴液亏虚，水不制火，虚阳浮越而生内热。症见潮热汗出、五心烦热、口燥咽干、舌红少苔、脉细数诸症。滋补肝肾的同时，养阴需清热，滋阴需降火。常用知母、黄柏、地骨皮清热泻火。②心肾不交。肾阴亏损，阴精不能上承，因而心火偏亢，肾阴不能上济心火，则见心肾不交。心属火，肾属水，心火需下降于肾，使肾水不寒；肾水需上济于心，使心火不亢，即所谓"水火相济"。水火不济，常症见心烦失寐、心悸不安、失眠、多梦、眩晕、耳鸣、健忘、舌红、脉细数诸症。治法清心安神、交通心肾，常配伍莲子心、炒栀子、远志等。③药物之毒热。对有放、化疗史及久服雷公藤、环磷酰胺等药物史者，药物对卵巢的毒性残留于体内，或成为卵巢功能减退性疾病的发病因素。柴嵩岩视这类药物之余毒为"毒热"之邪。毒热侵袭冲任、胞宫，任脉不通，冲脉虚损，经水早绝。治疗时需注重清解血分余毒，常用药有金银花、生甘草和青蒿。④阳明热结。一则若暴饮暴食，胃受纳过盛，腐熟水谷功能失常，蕴积而成浊热。阳明腑实，则浊热积聚，久而溢入血分。血海伏热，可灼伤津液、暗耗气血，而致月经量少、闭经、不孕；若节食减肥，胃受纳不足，气血生化之源匮乏，冲脉隶于阳明，阳明经腑之气血虚，则无余以下注血海。血海不足，则致月经量少、月经后期甚至闭经、不孕。二则手阳明大肠经与肺经相表里，为传导之官化物出焉，同时又通调腹部气机。若传导不畅，腹气不通，浊热积聚而便秘。阳明腑实，大便秘结，腹气不通，亦致胃不受纳，致冲任失养，发为月经失调。三则卵巢功能减退性疾病患者滋补肝肾，久服滋腻药有碍肠胃或致阳明热结，大便不通，燥热伤阴。故临证卵巢功能减退性疾病，对兼夹阳明热结之证或久服补益药者，需注意观察患者的舌象及大便情况。若见舌红、苔黄腻、大便秘结，需适时调整治法，调整补益药之选择，并佐槐花等清泻阳明之热。久服补益药者即便未见阳明热结之象，长期补益，亦应适当佐槐花、瓜蒌及白头翁等清肠胃之热，乃"治未病"理念之体现。

（4）血瘀证：脉络瘀滞是卵巢功能减退性疾病持续存在的病理状态。瘀血阻滞，冲任脉受阻，肾气衰微，血海无以满盈而致闭经。施补肾治法的同时，当辅活血化瘀之法，以期改变脉络瘀滞之静止状态，促进功能衰退之卵巢及胞宫脉络通畅。冲任气血通畅，则可改变局部营养，原有病理状态或得以改变。柴嵩岩提出，施活血化瘀之"化"法，需在补肾养阴之"补"法已见成效后方有意义。阴血不足或过亏，活血破血，或致肾气虚损、血海空虚、天癸枯竭、无血以下。一味活血化瘀或只收"竭泽而渔"之效。临证常在补肾养阴基础上佐用少量活血之品，如丹参、桃仁、益母草、泽兰、红花、苏木、月季花众药中1~2味。待已见带下增多、潮热汗出，诸阴虚症状缓解，脉见滑象等冲任血海充盈之象出现时，则适时重用活血通络之法。

（三）用药特点

1. 常用药类及药物

对柴嵩岩辨证治疗卵巢功能减退性疾病中药复方选用药规律的研究表明，补益（滋阴养血、健脾益气、温肾助阳）类药、活血化瘀类药是最基本的配伍药类。祛湿化浊、清热泻火、理气诸类药是重要的增效配伍药类。选药注重药物归经，兼顾舒肝解郁。药味相对较少，每方用药味数8~20味，以12~16味药最为常见；药性相对平和；药量相对较轻。

（1）滋阴养血药：养阴、补血两类药常相须为用，以达血海充盈之效。常用白芍、女贞子、墨旱莲、枸杞子、石斛、北沙参、百合、桑葚、玉竹、天冬滋阴；熟地黄、当归、阿胶珠、何首乌养血。滋阴养血之品多质重滋腻，长期服用可碍脾胃，致脾虚湿重，用药时必配理气化浊之品，如佐砂仁、陈皮、枳壳、大腹皮。即便尚无脾虚、气虚之证，脾为气血生化之源，健脾益气可增强气血之化生，滋阴养血同时亦常适当配伍健脾益气之品，如太子参、白术、茯苓、山药、黄芪、黄精，所谓"有形之血不能自生，生于无形之气"。

（2）温肾助阳药："善补阳者，必于阴中求阳，则阳得阴助而生化无穷；善补阴者，必于阳中求阴，则阴得阳生而泉源不竭。"（《景岳全书·新方八阵·补略》）卵巢功能减退性疾病多以肾阴不足、精亏血少为主要病机，治法以滋阴养血为法，以"阴"之恢复为重。然阴阳互生互根，滋阴同时亦需适时、适当施助阳之法，佐少量助阳之品，以有助阴血之化生、卵子之长养。此时用助阳药应注意用量不宜过大，以免燥热伤阴而愈加重阴血亏虚。当滋阴养血初见疗效，冲任血海充盈至一定程度，脉象由沉细转见滑象时，此时治法可转以温肾助阳为主，辅滋阴养血，以促动卵子排出。温肾助阳药以平补之品为主，常用菟丝子、杜仲、川续断、巴戟天、蛇床子、益智仁、覆盆子等。慎用过于燥热之品，如仙灵脾、仙茅、附子。

（3）健脾益气药：常作为臣药配伍，甚或亦用作君药。常用太子参、黄芪、茯苓、白术、山药、黄精健脾益气、化生气血。

（4）活血化瘀药：施补肾治法同时，需辅以活血化瘀之法，以期改变脉络瘀滞之静止状态。常配伍丹参、桃仁、茜草、泽兰、红花、苏木、月季花中之2味药，活血化瘀。不提倡轻易长期选用三棱、莪术等破血之品。因其破泄之力较强，过用或久服，或愈致阴血耗伤，加重冲任血海之不足。

（5）理气药：常作佐药之用。以滋阴养血之法填充血海的同时佐理气药，一则防滋阴养血药滋腻碍脾胃。二则气为血之帅，气行则血畅。理气药可使补养之阴血调畅而有生机。常用药有枳壳、木香、陈皮、乌药。理气药性多辛温香燥，易耗气伤阴，用量不宜过大。

（6）疏肝解郁药：卵巢功能低下性疾病除贯以滋阴养血、健脾补肾等治则外，治疗时不可忽视舒肝解郁之法。常用药物有柴胡、郁金、夏枯草、玫瑰花、绿萼梅等。

（7）清热药：虚热内生，见潮热汗出、五心烦热、口燥咽干、舌红少苔、脉细数诸症者，治法滋补肝肾的同时，养阴需清热，滋阴需降火。常用清热泻火药知母、黄柏、地骨皮。心肾不交，见心烦失寐、心悸不安、失眠、多梦、眩晕、耳鸣、健忘、舌红、脉细数诸症者，治法清心安神、交通心肾，常配伍莲子心、炒栀子、远志。因药物造成生殖毒性致病者，常用金银花、生甘草、青蒿清血分毒热。阳明热结，见大便秘结、舌红、苔黄腻诸症者，佐槐花、瓜蒌、白头翁清肠胃之热。

（8）祛湿化浊药及消导药：常用桔梗、浙贝、桑白皮、百部开提肺气，宣肺祛痰，泻肺行水，润肺下气。常用茯苓、白术、冬瓜皮、荷叶、砂仁健脾利湿，车前子、萆薢、猪苓、茵陈、泽泻等药清热利湿。

（9）其他：①以桂枝温通血脉、温化水湿，佐治养阴药之滋腻壅滞；②以细辛辛温走动之性助卵子排出；③以浮小麦入心经，养心除烦、固表止汗，解潮热之症；④以合欢皮、远志养心安神；⑤以钩藤清热平肝之性治兼见头痛之症，并常与葛根、川芎配伍；⑥以甘草调和诸药之性；⑦以山茱萸补益肝肾、滋养精血而助元阳之不足，又以其收敛之性秘藏精气固摄下元。对已闭经者，恐山茱萸收涩之性过重，有碍经血条达，入方时常佐浙贝调理气机，泄热开郁散结。

2．经验药对

（1）熟地黄与女贞子、熟地黄与天冬：三药均具滋阴之效。熟地黄滋阴之力强于女贞子，但质滋腻；女贞子性平和，补阴而不腻滞；天冬补阴之力更逊，无滋腻之弊。常以熟地黄、女贞子，或熟地黄、天冬，以药对入方，相使为用，加强补肾养阴之力。

（2）熟地黄与何首乌、阿胶与何首乌：三药均具补血之效。熟地黄补肝肾、益精血之效强于何首乌，但滋腻较甚；何首乌无滋腻之弊；阿胶滋阴补血止血，亦滋腻。常以熟地黄、何首乌或阿胶珠、何首乌以对药入方，相须为用，共养阴血。

（3）熟地黄与丹参：以熟地黄滋阴养血同时，借丹参活血之动性佐制其黏腻之性，养血而活血凉血，补而不滞；又借丹参偏寒凉之性，制阴虚生之内热。

（4）熟地黄与川芎：熟地黄滋阴养血守而不走，川芎活血化瘀走而不守。两药相佐，一静一动，静中有动。

（5）熟地黄与当归：熟地黄滋补下焦之阴，当归长于补血，两药相须，养血益阴，动中有静，静中有动。

（6）熟地黄与肉桂：两药既相使，熟地黄补血生精，滋阴养血；少量肉桂以其热性、动性，鼓动血海，达阴中有阳、阳中有阴、阴阳互补之势。两药亦相佐，熟地黄滋阴养血；肉桂防熟地黄燥热伤阴，又除熟地黄滋阴养血之凝滞，补而不滞。

（7）女贞子与墨旱莲：女贞子补益肝肾之力强于墨旱莲，补而不腻；墨旱莲清热凉血之力强于女贞子。两药相须，同补肝肾之阴。

（8）女贞子与枸杞子：两药均具补益肝肾之效，相须为用，同补肝肾阴虚之证。

（9）枸杞子与何首乌：枸杞子长于滋补肝肾之阴，兼益肾中之阳；何首乌补肝肾益精血，兼收敛精气，不寒、不燥、不腻。两药相须，养阴血兼能顾护肾气。

（10）杜仲与当归：杜仲补肝肾，补而不滞；当归补血活血，性动而主走。相使为用，杜仲温肾走下，当归补血活血。

（11）北沙参与石斛：两药皆入肺、胃经，具养阴清热之共性。两药相须，用治卵巢早衰阴虚火旺之证。

（12）石斛与玉竹：两药共具养阴生津之效。石斛养胃阴、生津液之力较强，并可益肾阴，清虚热；玉竹甘平柔润，养肺胃之阴而除燥热，作用缓慢。常以两药相须，增强养阴之力。

（13）北沙参与女贞子、熟地黄与北沙参、熟地黄与玉竹、当归与阿胶、当归与枸杞子、当归与何首乌、玉竹与女贞子：均为滋补阴血药对。阴血同源而互生。两药相须，滋养阴血，以达血海充盈。

（14）北沙参与百合、北沙参与玉竹：三药皆入肺经，具补肺阴之共性。补肾亦从肺而治，补肺之阴达启肾阴之效。常以北沙参单用，或以北沙参配伍百合、玉竹，甚或三药共用，组成药对相使为用。

（15）菟丝子与杜仲、菟丝子与川续断、杜仲与川续断：三味药均具甘、温之性，两药相使，温补肝肾。

（16）菟丝子与枸杞子：菟丝子平补肝肾，不温不燥。枸杞子平补肝肾之阴。两药相须为用，平补肾中阴阳，用治于卵巢早衰闭经精血不足之证。

（17）菟丝子与蛇床子：为常用温肾助阳药对。滋阴治法同时，适时、适当施助阳之法，少佐菟丝子、蛇床子，阳中求阴，助阴血之化生。当滋阴养血治法已见成效，冲任血海充盈至一定程度，脉象由沉细见滑象时，治法转以温肾助阳为主，加大菟丝子、蛇床子药量，而少佐滋阴养血之品以续血海，阴中求阳。

（18）太子参与当归、白术与阿胶、白术与当归、茯苓与当归：为常用健脾益气养血药对。脾为后天之本，气血生化之源，健脾益气则后天气血得充，所谓"有形之血不能自生，生于无形之气"。

（19）太子参与菟丝子、白术与菟丝子、茯苓与杜仲、茯苓与菟丝子：为常用温补脾肾药对。肾为先天之本，脾为后天之本。脾主运化水谷精微，需借肾阳之温煦；肾之精气有赖于水谷精微不断补充与化生。脾与肾，后天与先天相互资生、相互影响。肾阳虚衰不能温养脾阳，或脾阳久虚不能充养肾阳，可致脾肾阳气俱伤。

（20）茯苓与生薏米：二药均为淡渗利湿之品。卵巢早衰兼夹脾虚湿蕴之证，症见倦怠乏力、大便溏薄、腹胀、自汗、舌肥嫩、苔厚腻诸症者，柴嵩岩常以茯苓配伍生薏米，两药相使，补益脾气，清利湿热。茯苓、生薏米均能健脾。生薏米偏凉，可清热。茯苓可宁心安神。

（21）桑枝与川芎：用治卵巢早衰胞脉瘀阻之证。桑枝味苦、微辛、性平，祛风湿而善达四肢经络，通利关节。川芎活血祛瘀。

（22）茵陈与泽兰：卵巢早衰兼夹湿热者，以茵陈配伍泽兰，两药相须，清利湿热。泽兰又引药至经脉，并具活血化瘀之性。

（23）柴胡与川芎：柴胡舒肝解郁，川芎活血化瘀。两药相佐，调理气血，一上一下，相辅相成。

（24）丹参与桃仁：丹参凉血活血，桃仁破血行瘀，两药相须，增强活血之力。

（25）当归与桃仁、何首乌与桃仁：两药相使，养血活血并增强润肠通便之力。

（26）合欢皮与远志：两药相须，解郁安神，交通心肾，用治卵巢早衰兼见失眠、健忘之症。

（27）金银花与生甘草：常用清解血热药对，尤其用于药源性卵巢早衰者清热解毒。

（28）柴胡与郁金：用治卵巢早衰肝气郁结所致气血瘀滞之证。两药相须为用，行气活血，长于疏泄。

（29）桃仁与红花：用治卵巢早衰兼见血瘀证者。两药相须为用，濡润行散、活血化瘀。

（30）泽兰与益母草：用治卵巢早衰兼见血瘀夹湿证。两药相须，活血祛瘀、利水消肿，行而不峻，久服不伤正。

（31）川芎与当归、川芎与何首乌：养血而活血。一则长期服用养血药恐滋腻生湿，湿阻脉络致任脉不通；二则所养之血亦需流动方有生机。故养血同时佐活血之法，所谓"流水不腐，户枢不蠹"。两药相佐，静动结合，养中求畅。

（32）金银花与百合、金银花与北沙参、金银花与熟地黄、金银花与玉竹：卵巢早衰肝肾阴虚证常并见热象。阴液亏虚，水不制火，虚阳浮越而生内热，故滋补肝肾同时，养阴需清热，滋阴需降火。两药相使，养阴清热。

（四）典型病例

────── 病例 1 ──────

患者，女，37 岁，已婚，2017 年 3 月 7 日就诊。

主诉： 继发性不孕 10 年。

病史： 既往月经规律，周期 25 天一行，经期 4 天，经量中等，经前乳胀，无痛经。末次月经 2017 年 2 月 11 日，经期 5 天。现纳可，眠佳，二便调。舌淡暗、有裂纹，脉细滑数。

婚育史： 结婚 10 年，未避孕未孕。人工流产手术 2 次。2006 年 5 月行末次人工流产手术。

辅助检查：2017年2月14日（月经第4天）激素水平检查：FSH 11.80 mIU/ml，LH 4.55 mIU/ml，E$_2$ 259.00 pmol/L，T 1.34 nmol/L，PRL 248.11 µIU/ml。2017年3月2日B超检查：子宫三径 3.2 cm × 4.6 cm × 3.9 cm，子宫内膜厚 1.2 cm，双侧附件未见异常。

中医诊断：断绪。

辨证：肝肾阴虚。

治法：养阴清热、补肾活血。

处方及方解：北沙参15 g、钩藤10 g、玉竹10 g、浙贝母10 g、女贞子15 g、白芍10 g、益母草10 g、地骨皮6 g、葛根3 g、菊花10 g、百合10 g、月季花5 g。20剂。君以北沙参益气养阴清热。臣以百合、玉竹、浙贝母滋肺胃之阴，金水相生，补肺启肾；女贞子滋阴补肾；白芍、钩藤、菊花共清肝热。佐以益母草、月季花、地骨皮凉血清热活血。

二诊 2017年3月21日。末次月经2017年3月8日，经前基础体温呈单相。服药后睡眠、面色、大便均好转。舌暗、苔剥脱，脉沉弦滑。处方：阿胶珠12 g、北沙参12 g、荷叶10 g、砂仁5 g、枸杞子15 g、当归10 g、月季花6 g、杜仲10 g、菟丝子15 g、丹参10 g、茯苓10 g、百合10 g、冬瓜皮15 g、泽兰10 g。7剂。

三诊 2017年3月28日。末次月经2017年3月8日。现基础体温呈不典型双相。近日自觉乳胀。舌淡暗红，脉细滑。处方：冬瓜皮15 g、葛根3 g、钩藤10 g、茯苓10 g、泽兰10 g、月季花6 g、青蒿6 g、莲子心3 g、当归10 g、生甘草5 g、百合10 g、杜仲10 g。7剂。

四诊 2017年4月17日。末次月经2017年4月1日，经期5天。现基础体温似有不典型上升趋势。面部色斑较前减轻。舌暗红，脉细滑。处方：当归10 g、菟丝子15 g、玉竹10 g、茯苓10 g、杜仲10 g、莲子心3 g、青蒿6 g、月季花6 g、女贞子15 g、三棱5 g。7剂。

五诊 2017年4月25日。末次月经2017年4月1日，经期5天。现基础体温似有不典型双相趋势。舌绛淡暗，脉细滑。处方：阿胶珠12 g、太子参12 g、当归10 g、丝瓜络10 g、玉竹10 g、白术10 g、茯苓10 g、砂仁5 g、川芎5 g、茵陈10 g、郁金6 g、香附10 g、杜仲10 g。7剂。

六诊 2017年5月8日。末次月经2017年4月26日，经期5天，经前基础体温较前明显好转。现基础体温呈低温相。舌绛暗、苔剥脱，脉细滑有力。处方：北沙参 15 g、太子参 12 g、当归 10 g、砂仁 5 g、茵陈 10 g、佩兰 3 g、泽兰 10 g、浙贝母 10 g、夏枯草 10 g、丹参 10 g、川续断 15 g、菟丝子 15 g、葛根 3 g、青蒿 6 g。7 剂。

〔七诊〕2017 年 5 月 16 日。末次月经 2017 年 4 月 26 日。现基础体温呈单相波动。舌苔剥脱有明显恢复，脉细滑。处方：北沙参 15 g、玉竹 10 g、知母 5 g、白术 10 g、当归 10 g、钩藤 10 g、葛根 3 g、夏枯草 10 g、红花 5 g、丹参 10 g、三棱 10 g、枸杞子 15 g、女贞子 15 g、荷叶 10 g。7 剂。

〔八诊〕2017 年 6 月 6 日。末次月经 2017 年 5 月 21 日，经前基础体温似呈不典型双相。舌苔白腻，脉细滑。处方：枸杞子 15 g、白术 10 g、茵陈 10 g、白扁豆 10 g、当归 10 g、杜仲 10 g、丝瓜络 10 g、月季花 6 g、野菊花 12 g、红花 6 g、桃仁 10 g、佩兰 3 g。7 剂。

〔九诊〕2017 年 6 月 27 日。末次月经 2017 年 6 月 14 日。现基础体温已上升。舌苔干，脉细滑。处方：北沙参 15 g、熟地黄 10 g、石斛 10 g、当归 10 g、茜草 10 g、月季花 6 g、益母草 10 g、钩藤 10 g、女贞子 15 g、川芎 5 g、丝瓜络 10 g、玉竹 10 g、砂仁 3 g、茯苓 10 g。7 剂。

〔十诊〕2017 年 7 月 4 日。末次月经 2017 年 6 月 14 日。现基础体温呈不典型双相，体温已下降，月经未来。舌暗红、苔薄白干，脉细滑。处方：太子参 12 g、川芎 5 g、砂仁 3 g、茵陈 12 g、白扁豆 10 g、丹参 10 g、生麦芽 12 g、女贞子 15 g、牡丹皮 10 g、玉竹 10 g、菟丝子 15 g。7 剂。

〔十一诊〕2017 年 7 月 11 日。末次月经 2017 年 7 月 4 日，经前基础体温呈不典型双相。末前次月经 2017 年 6 月 14 日。舌绛，脉细滑。处方：北沙参 12 g、茵陈 10 g、白扁豆 10 g、荷叶 10 g、砂仁 6 g、佩兰 3 g、墨旱莲 10 g、青蒿 6 g、白芍 10 g、茜草炭 12 g、椿根皮 5 g、当归 10 g。7 剂。

〔十二诊〕2017 年 7 月 26 日。末次月经 2017 年 7 月 4 日，经前基础体温呈不典型双相。舌苔黄，脉沉滑。处方：车前子 10 g、当归 10 g、地骨皮 6 g、泽兰 10 g、月季花 6 g、百合 10 g、益母草 10 g、菟丝子 12 g、夏枯草 10 g、三棱 6 g。14 剂。

〔十三诊〕2017 年 8 月 15 日。末次月经 2017 年 7 月 30 日，经前基础体温呈不典型双相，现基础体温呈低温相。舌暗、苔白干，脉细滑。处方：当归 10 g、黄精 6 g、砂仁 6 g、枳壳 6 g、炒白芍 10 g、荷叶 10 g、陈皮 6 g、丹参 10 g、川芎 5 g、生麦芽 12 g、鱼腥草 10 g、月季花 6 g、瞿麦 6 g、青蒿 6 g、桃仁

10 g。7 剂。

<十四诊> 2017 年 8 月 22 日。末次月经 2017 年 7 月 30 日。近日自觉乏力。现基础体温呈单相。舌绛，脉细滑。处方：当归 10 g、川芎 6 g、葛根 3 g、月季花 6 g、石斛 10 g、女贞子 12 g、北沙参 12 g、茜草 12 g、路路通 10 g、红花 10 g、浙贝母 10 g、槐花 5 g。7 剂。

<十五诊> 2017 年 8 月 29 日。末次月经 2017 年 8 月 23 日，经前基础体温呈不典型双相。末前次月经 2017 年 7 月 30 日。舌暗红，脉细滑。处方：车前子 10 g、肉桂 3 g、牡丹皮 10 g、熟地黄 10 g、夏枯草 10 g、当归 10 g、茜草 10 g、青蒿 6 g、生麦芽 12 g、路路通 10 g、杜仲 15 g、菟丝子 15 g、莲子心 3 g、川续断 15 g、三棱 10 g。7 剂。

<十六诊> 2017 年 9 月 5 日。末次月经 2017 年 8 月 23 日，经前基础体温呈不典型双相。末前次月经 2017 年 7 月 30 日。舌绛，脉细滑。处方：当归 10 g、枳壳 10 g、白扁豆 10 g、茵陈 10 g、浙贝母 6 g、茯苓 10 g、夏枯草 10 g、柴胡 3 g、生麦芽 10 g、杜仲 10 g、菟丝子 15 g、车前子 10 g、苏木 5 g、三棱 6 g。7 剂。

<十七诊> 2017 年 9 月 12 日。末次月经 2017 年 8 月 23 日，经前基础体温呈不典型双相。末前次月经 2017 年 7 月 30 日，经前基础体温呈不典型双相。舌暗，脉有明显滑象。处方：太子参 12 g、枸杞子 12 g、当归 10 g、月季花 6 g、绿萼梅 6 g、墨旱莲 10 g、杜仲 10 g、菟丝子 15 g、乌药 6 g、茯苓 10 g、白术 10 g、钩藤 10 g、桔梗 10 g、青蒿 6 g、夏枯草 10 g、枳壳 6 g、玉竹 10 g。7 剂。

<十八诊> 2017 年 9 月 19 日。末次月经 2017 年 9 月 17 日，经前基础体温呈不典型双相。末前次月经 2017 年 8 月 23 日，经前基础体温呈不典型双相。舌暗，脉细滑数。处方：菊花 10 g、茵陈 10 g、鱼腥草 10 g、桑枝 10 g、北沙参 15 g、青蒿 6 g、葛根 3 g、黄芩 10 g、莲子心 3 g、炒栀子 5 g、牡丹皮 10 g、车前子 10 g。7 剂。

<十九诊> 2017 年 9 月 26 日。末次月经 2017 年 9 月 17 日，经前基础体温呈不典型双相。末前次月经 2017 年 8 月 23 日。现基础体温呈不典型双相。舌胖大、质暗，苔薄白，脉细。处方：北沙参 15 g、熟地黄 10 g、青蒿 6 g、白芍 10 g、阿胶珠 12 g、莲子心 3 g、郁金 6 g、车前子 10 g、红花 10 g、砂仁 5 g、三棱 10 g、牡丹皮 10 g、女贞子 15 g。14 剂。

<二十诊> 2017 年 10 月 10 日。末次月经 2017 年 9 月 17 日，基础体温有上升。舌绛，

脉细滑。处方：夏枯草 12 g、金银花 10 g、木蝴蝶 3 g、当归 10 g、茵陈 10 g、杏仁 6 g、阿胶珠 12 g、黄精 10 g、月季花 6 g、川续断 15 g、菟丝子 15 g、茯苓 10 g。7 剂。忌酸敛。

二十一诊　2017 年 10 月 17 日。末次月经 2017 年 10 月 13 日，末前次月经 2017 年 9 月 17 日，经前基础体温均呈不典型双相。舌暗红，脉细滑。2017 年 10 月 15 日复查：FSH 6.70 mIU/ml，LH 4.50 mIU/ml，E_2 50.40 pg/ml。处方：北沙参 12 g、熟地黄 10 g、茵陈 10 g、白扁豆 10 g、川续断 15 g、青蒿 5 g、莲子心 3 g、椿根皮 6 g、车前子 10 g、百合 10 g、菟丝子 15 g、当归 10 g、月季花 6 g。7 剂。

二十二诊　2017 年 10 月 24 日。末次月经 2017 年 10 月 13 日，末前次月经 2017 年 9 月 17 日，经前基础体温均呈不典型双相。舌暗，脉沉滑有力。处方：车前子 10 g、鱼腥草 6 g、桑叶 10 g、女贞子 15 g、砂仁 5 g、茵陈 10 g、杜仲 10 g、白扁豆 10 g、青蒿 6 g、丹参 10 g、丝瓜络 10 g、陈皮 6 g。7 剂。

二十三诊　2017 年 10 月 31 日。末次月经 2017 年 10 月 13 日，经前基础体温呈不典型双相。现基础体温波动。舌暗，脉沉细无力。处方：当归 10 g、茜草 12 g、川芎 5 g、泽兰 10 g、玉竹 10 g、茵陈 10 g、茯苓 10 g、荷叶 10 g、牡丹皮 10 g、女贞子 12 g、熟地黄 10 g、绿萼梅 6 g、郁金 6 g、杜仲 10 g。7 剂。

二十四诊　2017 年 11 月 20 日。末次月经 2017 年 11 月 7 日，基础体温不稳定。舌暗，脉细滑。处方：枸杞子 15 g、黄精 10 g、川芎 5 g、丝瓜络 10 g、浙贝母 10 g、砂仁 5 g、当归 10 g、冬瓜皮 15 g、泽兰 5 g、夏枯草 10 g、桔梗 10 g、川贝母 2 g。7 剂。

按语：本患者辨证肝肾阴虚，治法养阴清热、补肾活血。首诊方以北沙参为君，益气养阴清热；以百合、玉竹、浙贝母为臣，滋肺胃之阴，金水相生，补肺启肾。肝肾同源，肾阴不足亦可致肝阴亏虚，"肝无所属则急"，以女贞子滋阴补肾，同时配伍白芍、钩藤、菊花，共奏清肝热、平肝阳之效，标本兼治。以益母草、月季花、地骨皮凉血清热活血，补而不滞，补而不留瘀。二诊时患者舌暗、苔剥脱，提示阴血仍亏，瘀血阻滞病机尚存。以阿胶珠、北沙参滋阴补血；以枸杞子、菟丝子、杜仲等补肾之阴阳；以当归、丹参、泽兰加强补血化瘀之力。以荷叶、砂仁、冬瓜皮、茯苓健脾祛湿化浊，使补而不滞。

---- **病例 2** ----

患者，女，已婚，31 岁，2015 年 1 月 10 日初诊。

主诉：未避孕未孕 2 年。

病史：既往月经规律，5～6/26～27 天，经量中等，痛经。末次月经 2014 年 12 月 25 日。现烦躁易怒，面部痤疮。纳可，眠佳，二便调。舌苔厚，脉细滑。

既往史：2013 年 3 月行腹腔镜下"右侧卵巢子宫内膜异位囊肿"剥除术，术后予达菲林治疗 3 个月，之后未避孕未孕。备孕期间激素水平检查，FSH 14.00 mIU/ml，曾口服中药饮片治疗。

婚育史：已婚，未避孕未孕 2 年。

辅助检查：2014 年 11 月激素水平检查，FSH 13.73 mIU/ml，LH 5.52 mIU/ml，E_2 41.20 pg/ml。2014 年 6 月 B 超检查：子宫 5.4 cm × 5.1 cm × 4.6 cm，子宫内膜厚 1.6 cm。

中医诊断：不孕症。

辨证：阴虚内热、湿阻冲任。

治法：清热利湿、活血调经。

处方：旋覆花 10 g、砂仁 5 g、夏枯草 10 g、荷叶 10 g、佩兰 6 g、桔梗 10 g、浙贝母 10 g、丹参 10 g、茵陈 10 g、陈皮 10 g、茯苓 10 g、生甘草 5 g、月季花 6 g、川芎 5 g。20 剂。

方解：君以旋覆花化痰、行水、降气。臣以砂仁、佩兰助君药理气利湿化浊，陈皮、茯苓、生甘草健脾祛湿，夏枯草、荷叶清火利湿，桔梗、浙贝母清肺散结、调理气机。佐以月季花、丹参、川芎通利痰浊之瘀滞。

〔二诊〕2015 年 3 月 21 日。末次月经 2015 年 3 月 6 日，经前基础体温呈不典型双相。舌红，脉细滑。处方：北沙参 15 g、丹参 10 g、熟地黄 10 g、地骨皮 10 g、苦参 6 g、玉竹 10 g、钩藤 15 g、夏枯草 12 g、槐花 6 g、佩兰 3 g、茜草 12 g、车前子 10 g、丝瓜络 15 g、生甘草 5 g、丹参 10 g。20 剂。

〔三诊〕2015 年 5 月 23 日。末次月经 2015 年 5 月 1 日。现基础体温典型上升。舌暗红，脉细滑。处方：太子参 12 g、黄精 10 g、郁金 6 g、玉竹 10 g、茯苓 10 g、白术 10 g、川续断 15 g、菟丝子 10 g、生麦芽 12 g、川芎 5 g。20 剂。

〔四诊〕2015 年 6 月 27 日。末次月经 2015 年 6 月 26 日，前次月经 2015 年 5 月 29 日，经前基础体温呈不典型双相。舌绛，脉细滑。2015 年 5 月 31 日激素水平检查：FSH 11.5 7 mIU/ml，LH 5.12 mIU/ml，E₂ 33.56 pg/ml，T 40.91 ng/ml，PRL 14.27 ng/ml。处方：北沙参 15 g、柴胡 5 g、茜草炭 12 g、瞿麦 6 g、金银花 10 g、玉竹 10 g、丝瓜络 15 g、白芍 10 g、生甘草 6 g、女贞子 10 g、桑葚 10 g、墨旱莲 15 g、当归 10 g、浙贝母 10 g、三棱 5 g。20 剂。

五诊〉2015 年 7 月 25 日。末次月经 2015 年 7 月 21 日，经前基础体温呈不典型双相。前次月经 2015 年 6 月 26 日。面色萎黄。舌暗，脉细滑。处方：北沙参 20 g、丝瓜络 15 g、桃仁 10 g、石斛 10 g、生麦芽 12 g、月季花 6 g、熟地黄 10 g、丹参 10 g、茜草 12 g、夏枯草 12 g、白扁豆 10 g、金银花 12 g。20 剂。

六诊〉2015 年 8 月 29 日。末次月经 2015 年 8 月 18 日，经前基础体温呈不典型双相。面部痤疮。舌淡，脉细滑无力。处方：车前子 10 g、白茅根 12 g、桔梗 10 g、川芎 5 g、女贞子 15 g、夏枯草 10 g、浙贝母 10 g、桃仁 10 g、熟地黄 10 g、瞿麦 6 g、杜仲 10 g、泽兰 10 g、川续断 15 g、金银花 10 g。20 剂。

七诊〉2015 年 9 月 26 日。末次月经 2015 年 9 月 11 日，经前基础体温呈不典型双相，经量中等。前次月经 2015 年 8 月 18 日。舌绛红，脉细滑。处方：枸杞子 15 g、丹参 10 g、玉竹 10 g、川芎 5 g、月季花 6 g、石斛 10 g、金银花 12 g、桑叶 10 g、莲子心 3 g、瞿麦 6 g、川续断 15 g、百合 12 g。20 剂。

八诊〉2015 年 11 月 7 日。末次月经 2015 年 11 月 1 日，前次月经 2015 年 10 月 8 日，经前基础体温均呈不典型双相，经量中等。舌绛红，脉细滑。处方：车前子 10 g、鱼腥草 15 g、桃仁 10 g、百合 10 g、桂枝 10 g、茵陈 12 g、苏木 10 g、牡丹皮 10 g、芦根 12 g、青蒿 6 g、黄芩 6 g、茜草 12 g、月季花 6 g、枸杞子 15 g。20 剂。

九诊〉2015 年 12 月 12 日。末次月经 2015 年 11 月 25 日。现基础体温上升。舌红，脉细滑。处方：金银花 10 g、青蒿 6 g、芦根 12 g、女贞子 15 g、玉竹 10 g、生麦芽 12 g、荷叶 10 g、桃仁 10 g、山茱萸 10 g、瞿麦 6 g、土茯苓 12 g、川续断 15 g、桑寄生 15 g。7 剂。从月经第 5 天开始服药。

十诊〉2016 年 1 月 23 日。末次月经 2016 年 11 月 18 日，前次月经 2015 年 12 月 22 日，经前基础体温均呈不典型双相。舌暗红，脉细滑。处方：北沙参 15 g、丹参 10 g、玉竹 10 g、太子参 12 g、阿胶珠 12 g、莲子心 3 g、芦根 10 g、女贞子 15 g、菊花 10 g、青蒿 6 g、葛根 3 g、夏枯草 10 g、月季花 6 g、桑寄生 15 g、瞿麦 6 g。20 剂。

十一诊〉2016 年 3 月 5 日。末次月经 2016 年 2 月 13 日，经前基础体温呈不典型双相。现基础体温上升。舌绛红，脉细滑。处方：北沙参 15 g、白芍 10 g、地骨皮

10 g、茵陈 12 g、墨旱莲 15 g、丝瓜络 15 g、丹参 10 g、鱼腥草 15 g、石斛 10 g、熟地黄 10 g、荷梗 10 g、柴胡 5 g。20 剂。

十二诊 2016 年 4 月 23 日。末次月经 2016 年 4 月 6 日，经前基础体温呈不典型双相。前次月经 2016 年 3 月 11 日。现基础体温有上升。舌绛红、苔心少苔，脉细滑。2016 年 3 月 12 日激素水平检查：FSH 6.56 IU/L，LH 6.31 IU/L，E_2 79 pmol/L，T 0.93 nmol/L，PRL 20.23 μg/L。处方：阿胶珠 12 g、枸杞子 15 g、太子参 12 g、茵陈 12 g、荷叶 10 g、茯苓 10 g、砂仁 3 g、菟丝子 15 g、黄精 10 g、白术 10 g、郁金 6 g、桂圆肉 10 g、墨旱莲 15 g。20 剂。

十三诊 2016 年 6 月 4 日。末次月经 2016 年 5 月 31 日，经前基础体温呈不典型双相。舌暗，脉细滑。处方：太子参 12 g、川芎 5 g、茵陈 10 g、玉竹 10 g、当归 10 g、浙贝母 10 g、女贞子 15 g、枸杞子 15 g、郁金 6 g、菟丝子 15 g、牡丹皮 10 g、地骨皮 10 g、桑叶 10 g、甘草 5 g。20 剂。

十四诊 2016 年 7 月 2 日。末次月经 2016 年 6 月 1 日。现基础体温上升后稳定。舌体胖大、苔黄薄，脉沉细滑。2016 年 7 月 1 日查 β-hCG 621.38 mIU/ml。处方：覆盆子 15 g、莲须 5 g、侧柏炭 15 g、荷叶 10 g、枸杞子 15 g、莲子心 3 g、菟丝子 15 g、北沙参 15 g、山药 15 g、苎麻根 10 g、白术 10 g、生甘草 6 g。14 剂。

后于 2017 年 7 月随访，患者顺产一健康女婴。

按语：本患者行腹腔镜下"右侧子宫内膜异位囊肿"剥除术后 2 年未避孕未孕。素易急躁，面部痤疮，舌苔厚，脉细滑，辨证阴虚内热、湿阻冲任。首诊治法侧重利湿化浊。先驱湿之伏邪，通利三焦水道，畅达气机。直接投以补益，一来恐滋腻生湿助长邪气；二来湿邪之"外衣"不解，补益难以奏效。

—— 病例 3 ——

患者，女，29 岁，已婚，2010 年 11 月 27 日初诊。

主诉：间断闭经 6 年。

病史：15 岁月经初潮，周期 30 天左右一行，经期 5～6 天，经量中等。末次月经 2010 年 11 月 25 日，经期 2 天，经量少。前次月经 2010 年 7 月 20 日。现无潮热、汗出，带下有，二便调。舌淡、舌体胖大，苔白，脉细滑。

既往史：诉 20 岁时因一度学习紧张出现抑郁症状，予维思通及中药抗抑郁治疗，服药 3 年后月经紊乱渐至闭经。闭经 2 年后停抗抑郁药，未系统诊治。28 岁结婚后 1 年未避孕未孕，经检查 FSH 升高，诊断卵巢早衰。曾口服克龄蒙治疗半年，服药期间有周期性阴道出血，停激素后仍持续闭经。

婚育史：结婚 1 年，未避孕未孕。

辅助检查：2009 年 10 月 14 日激素水平检查：FSH 98.00 IU/ml，LH 54.00 mIU/ml，E_2 49.05 pmol/L。2010 年 11 月 24 日激素水平检查：FSH 27.58 mIU/ml，LH 16.35 mIU/ml，E_2 233.52 pmol/L。

中医诊断：闭经。

辨证：肝肾阴虚、肝郁血虚。

治法：补肾疏肝、养血清热。

处方：北沙参 15 g、钩藤 10 g、合欢皮 10 g、川续断 15 g、玉竹 10 g、夏枯草 12 g、丹参 10 g、菟丝子 15 g、远志 5 g、百合 12 g、女贞子 15 g、香附 10 g、泽兰 10 g，40 剂。

方解：君以北沙参滋阴补肺启肾。臣以女贞子、玉竹、百合助君药增强补肾滋阴之力；川续断、菟丝子补肾阳以益阴。佐以合欢皮、香附、远志疏肝解郁安神，钩藤清热平肝，夏枯草清热泻火，丹参、泽兰养血活血。

二诊 2011 年 1 月 9 日。末次月经 2011 年 1 月 8 日，经前基础体温呈不典型双相。前次月经 2010 年 12 月 15 日。舌质嫩，脉细滑。处方：北沙参 15 g、丹参 10 g、金银花 12 g、墨旱莲 12 g、桃仁 10 g、百合 12 g、绿萼梅 10 g、益母草 10 g、玫瑰花 5 g、女贞子 15 g、川续断 15 g、生甘草 5 g。50 剂。

三诊 2011 年 3 月 19 日。末次月经 2011 年 2 月 4 日，经前基础体温呈不典型双相。前次月经 2011 年 1 月 8 日。舌淡红，脉细弦滑。处方：车前子 10 g、当归 10 g、泽兰 10 g、制首乌 10 g、丹参 10 g、菟丝子 15 g、三棱 10 g、红花 6 g、生甘草 6 g、阿胶珠 12 g、女贞子 15 g、桃仁 10 g、香附 10 g。30 剂。

四诊 2011 年 5 月 7 日。末次月经 2011 年 2 月 4 日。现基础体温呈单相波动。舌苔黄，脉细滑。处方：北沙参 15 g、丹参 10 g、桃仁 10 g、车前子 10 g、熟地黄 10 g、茜草 12 g、阿胶珠 12 g、月季花 6 g、玉竹 10 g、川芎 5 g、霍石斛 10 g、枳壳 10 g、当归 10 g、三棱 10 g。40 剂。

五诊 2011 年 6 月 25 日。末次月经 2011 年 6 月 15 日，经前基础体温呈单相，经期 3 天，经量少。带下正常，腰酸。二便调。舌红、质嫩，脉细弦滑。处方：北沙参 30 g、霍石斛 10 g、莲子心 3 g、川续断 20 g、合欢皮 10 g、女贞子 15 g、阿胶珠 12 g、茵陈 12 g、金银花 12 g、川芎 5 g、百合 10 g、茜草 12 g、车前子 10 g、桃仁 10 g、杜仲炭 10 g、香附 10 g。30 剂。

六诊> 2011 年 9 月 3 日。末次月经 2011 年 7 月 23 日，经前基础体温呈单相。现基础体温有上升趋势。舌质嫩，边有齿痕，脉细滑。处方：太子参 10 g、桂圆肉 12 g、枸杞子 15 g、冬瓜皮 20 g、生薏米 20 g、川芎 5 g、当归 10 g、制首乌 10 g、菟丝子 20 g、泽泻 10 g、蛇床子 3 g、杜仲炭 10 g、月季花 6 g。50 剂。

七诊> 2011 年 11 月 26 日。末次月经 2011 年 11 月 22 日，经前基础体温呈不典型双相。前次月经 2011 年 11 月 10 日，经后淋漓近 2 周净。舌红、质嫩，舌体胖大，脉细弦滑。处方：北沙参 20 g、女贞子 15 g、月季花 6 g、丹参 10 g、茵陈 10 g、百合 10 g、川芎 5 g、茜草 10 g、生甘草 6 g、熟地黄 10 g、霍石斛 10 g、阿胶珠 12 g、红花 6 g、山茱萸 10 g、车前子 10 g、夏枯草 10 g。50 剂。

八诊> 2012 年 4 月 7 日。末次月经 2012 年 1 月 16 日，经前基础体温呈单相。现基础体温呈单相不稳。舌淡，边有齿痕，脉沉滑。处方：菟丝子 15 g、阿胶珠 12 g、生薏米 20 g、地骨皮 10 g、熟地黄 10 g、茵陈 10 g、桃仁 10 g、川芎 5 g、当归 10 g、白术 10 g、太子参 15 g、杜仲炭 10 g、丹参 10 g、茯苓 10 g、蛇床子 3 g。40 剂。

九诊> 2012 年 6 月 23 日。末次月经 2012 年 6 月 19 日，前次月经 2012 年 4 月 18 日，经前基础体温呈单相。近日情绪不好，口服抗抑郁药治疗 3 个月。舌红，舌体胖大，脉细滑。处方：菊花 10 g、钩藤 15 g、莲子心 3 g、生甘草 5 g、浮小麦 30 g、女贞子 15 g、川芎 5 g、菟丝子 15 g、远志 5 g、百合 12 g、绿萼梅 6 g、茜草 12 g、茵陈 12 g、桃仁 10 g、炒槐花 6 g、冬瓜皮 15 g。40 剂。

十诊> 2012 年 8 月 17 日。现正服用抗抑郁药。末次月经 2012 年 6 月 19 日，经前基础体温呈单相。前次月经 2012 年 4 月 18 日。近期情绪好转。舌体胖大、苔黄白腻，脉细滑。处方：当归 10 g、砂仁 3 g、月季花 6 g、车前子 15 g、杜仲炭 10 g、泽兰 10 g、香附 10 g、大腹皮 10 g、生甘草 5 g、冬瓜皮 15 g、川楝子 6 g、茜草 12 g、钩藤 15 g、丹参 10 g。40 剂。

十一诊> 2013 年 2 月 23 日。末次月经 2013 年 1 月 15 日。现基础体温呈不典型上升。自测尿妊娠试验酶免法阳性。诉近日心慌。舌淡暗红，边有齿痕，脉沉滑稍数。处方：覆盆子 15 g、菟丝子 15 g、苎麻根 6 g、白芍 12 g、白术 10 g、黄芩 6 g、荷叶 10 g、百合 10 g、茯苓 10 g、地骨皮 10 g、青蒿 6 g、北沙参 12 g、侧柏炭 10 g。14 剂。

十二诊> 2013 年 3 月 9 日。基础体温上升后稳定。近日查 hCG > 5000 mIU/ml。2013

年2月24日行B超检查，子宫内可见2.5 cm×2.1 cm妊娠囊，胎芽0.7 cm，可见胎心。处方：覆盆子15 g、苎麻根6 g、菟丝子15 g、竹茹6 g、白术10 g、山药15 g、地骨皮10 g、百合12 g、茯苓10 g、墨旱莲15 g、侧柏炭10 g。20剂。

后于2013年9月23日顺产一男婴。

按语：本患者辨证肝肾阴虚、肝郁血虚，治法以滋阴补肾为主，佐疏肝养血、清热化瘀。首诊方以北沙参滋阴补肺启肾，金水相生；女贞子、玉竹、百合助君药补肾滋阴；续断、菟丝子补肾阳以益阴；以合欢皮、香附、远志疏肝解郁安神；钩藤清热平肝；夏枯草清热泻火；丹参、泽兰养血活血。首诊服药40剂后月经来潮，基础体温呈双相，提示肾气精血渐充，或已排卵。二诊适时辅以活血化瘀之法，以益母草、桃仁化瘀，以期改变脉络瘀滞之状态。考虑患者有情志致病因素，加绿萼梅、玫瑰花疏肝解郁。十一诊时，患者妊娠。舌淡暗红，脉沉滑稍数，提示肾气不足兼有内热。以覆盆子、菟丝子固肾；地骨皮、青蒿、黄芩清内热；白术、茯苓健脾安胎。

—— **病例4** ——

患者，女，35岁，已婚，2016年3月5日初诊。

主诉：闭经3个月。

病史：既往月经周期20～33天，经期5～6天，经量中等，无痛经。2015年12月无明显诱因停经。现服克龄蒙治疗中。纳可，大便调。舌淡、苔白，脉细滑。

既往史：21岁时患重症肌无力、眼肌不张症。因呼吸困难行气管切开手术，诊断"混合性细胞型胸腺瘤"，行胸部手术，术后予MTX治疗，后曾服磷酸胺、溴吡斯的明治疗，现已停药3年。

婚育史：已婚，无孕产史。

辅助检查：2016年2月22日激素水平检查，示FSH 117.17 mIU/ml，LH57.29 mIU/ml，E_2 8.20 pg/ml，T 0.16 ng/ml，PRL 5.95 ng/ml。2016年2月29日B超检查，子宫3.5 cm×3.9 cm×2.6 cm，子宫内膜厚0.3 cm，右侧卵巢1.7 cm×0.7 cm，左侧卵巢未探及。

中医诊断：闭经。

辨证：脾肾不足。

治法：健脾补肾、化瘀清热。

处方：当归 10 g、茯苓 10 g、郁金 6 g、菟丝子 15 g、夏枯草 10 g、桃仁 10 g、生麦芽 15 g、月季花 6 g、百合 10 g、金银花 10 g、生甘草 5 g、女贞子 15 g。7 剂。

方解：君以当归养血活血。臣以菟丝子、女贞子补益肝肾。佐以郁金、桃仁、月季花、夏枯草、金银花、百合，共奏活血通经、清解毒热之效。使以甘草清血分余热，调和诸药。

二诊 2016 年 5 月 31 日。首诊后已停服克龄蒙。末次月经 2016 年 5 月 6 日，经期 7 天，经量少，经前基础体温呈单相。舌淡、苔黄，脉细滑无力。处方：柴胡 5 g、丹参 10 g、当归 10 g、茵陈 10 g、月季花 6 g、绿萼梅 6 g、生麦芽 12 g、丹参 10 g、钩藤 10 g、川芎 5 g、菟丝子 15 g。7 剂。

三诊 2016 年 8 月 23 日。末次月经 2016 年 8 月 16 日，经期 4 天，经量少，经前基础体温呈不典型双相。前次月经 2016 年 7 月 10 日，经期 5 天，经前基础体温呈单相。脱发明显好转，大便 2~3 日一行。舌暗、质嫩，脉细滑数。处方：北沙参 15 g、太子参 12 g、茯苓 10 g、荷叶 10 g、砂仁 6 g、茵陈 10 g、金银花 10 g、生甘草 5 g、川芎 5 g、桑枝 15 g、郁金 6 g、瓜蒌皮 12 g、桃仁 10 g、女贞子 10 g。7 剂。

四诊 2016 年 12 月 5 日。末次月经 2016 年 12 月 1 日，经前基础体温呈单相波动。前次月经 2016 年 9 月 27 日。舌淡、质嫩，脉细滑。2016 年 11 月 25 日激素水平检查：FSH 36.47 IU/L，LH 44.67 IU/L，E_2 134.57 pg/ml，T 49.14 ng/dl。处方：菟丝子 15 g、桃仁 10 g、当归 10 g、茵陈 12 g、茯苓 10 g、白术 10 g、郁金香 6 g、茜草 12 g、黄精 10 g、丝瓜络 15 g、生甘草 6 g、枳壳 10 g。7 剂。

五诊 2017 年 4 月 11 日。末次月经 2017 年 3 月 16 日，经期 6 天，诉经量较前增多，经前基础体温呈不典型双相。现手足温。基础体温呈高温相。舌淡暗、质嫩，舌体胖大，苔白干，脉细滑数。处方：阿胶珠 12 g、当归 10 g、茯苓 10 g、砂仁 5 g、广木香 3 g、茜草 10 g、青蒿 6 g、月季花 6 g、川续断 15 g、菟丝子 15 g、冬瓜皮 15 g、川芎 5 g。7 剂。

六诊 2017 年 4 月 17 日。末次月经 2017 年 3 月 16 日。2017 年 4 月 15 日停经 30 天，血 hCG 4092.00 mIU/ml。现时感左下腹隐痛，无阴道出血。舌暗、苔白，脉沉滑。处方：覆盆子 15 g、侧柏炭 12 g、椿根皮 6 g、苎麻根 10 g、白术 10 g、枸杞子 15 g、莲须 5 g、莲子心 3 g、山药 12 g、北沙参 15 g、荷叶 10 g。7 剂。

七诊 2017 年 4 月 25 日。末次月经 2017 年 3 月 16 日。现孕 6 周。基础体温呈高温相且稳定，无阴道出血，腹部隐痛明显缓解。舌淡、苔白，左脉沉滑数有力，右脉沉细。2017 年 4 月 24 日查血 hCG 44 694.30 mIU/ml，P 26.18 ng/ml，E$_2$ 361.76 pg/ml。2017 年 4 月 21 日 B 超检查：胎囊 1.3 cm × 1.8 cm × 1.9 cm，可见卵黄囊，未见胎芽、胎心。处方：覆盆子 15 g、侧柏炭 15 g、白术 10 g、荷叶 10 g、苎麻根 10 g、菟丝子 15 g、莲须 5 g、椿根皮 5 g、佩兰 3 g、茯苓 10 g、枸杞子 12 g。7 剂。

八诊 2017 年 5 月 2 日。现孕近 8 周。无腹痛及阴道出血，基础体温稳定。舌淡、苔白腻，脉沉滑有力。2017 年 4 月 28 日查血 hCG 70 830.70 mIU/ml，P 21.35 ng/ml，E$_2$ 512.07 pg/ml。处方：菟丝子 15 g、白术 10 g、莲须 6 g、茯苓 10 g、覆盆子 15 g、山药 10 g、侧柏炭 12 g、竹茹 5 g、枸杞子 12 g、青蒿 6 g、佩兰 3 g。7 剂。

九诊 2017 年 5 月 8 日。无腹痛及阴道出血。舌淡，脉沉滑。2017 年 5 月 7 日查血 hCG 145 285.20 mIU/ml，P 27.04 ng/ml，E$_2$ 1 031.67 pg/ml。2017 年 5 月 3 日行 B 超检查，示胎囊 3.6 cm × 3.8 cm × 2.1 cm，胎芽 1.2 cm，可见胎心。处方：覆盆子 15 g、侧柏炭 12 g、白术 10 g、茯苓 10 g、荷叶 10 g、菟丝子 15 g、苎麻根 10 g、山药 10 g、椿根皮 5 g、莲须 6 g。7 剂。

十诊 2017 年 5 月 23 日。现孕 70 天。基础体温稳定。面色萎黄，恶心明显。舌淡、苔白厚，脉细滑。2017 年 5 月 14 日查血 hCG 191 301.00 mIU/ml，E$_2$ 1737.00 pg/ml。处方：覆盆子 15 g、侧柏炭 10 g、菟丝子 15 g、白术 10 g、山药 10 g、荷叶 10 g、椿根皮 5 g、茯苓 10 g、地骨皮 6 g、青蒿 6 g、芦根 10 g、莲须 5 g、生甘草 3 g。7 剂。

十一诊 2017 年 6 月 6 日。现孕近 12 周。基础体温稳定，恶心减轻。舌淡暗，苔白干、乏津，脉沉滑稍弦。处方：覆盆子 15 g、苎麻根 10 g、侧柏炭 15 g、玉竹 10 g、椿根皮 5 g、北沙参 15 g、墨旱莲 15 g、荷叶 10 g、菟丝子 15 g、山药 15 g、地骨皮 6 g、竹茹 6 g。7 剂。

十二诊 2017 年 6 月 20 日。现孕 13 周余。舌白干，脉沉滑。2017 年 6 月 8 日行 B 超检查：子宫前位，宫内见胎儿，胎心、胎动可见，胎盘位于后壁。CRL 6.33 cm，相当于 12 周 5 天。BPD 2.02 cm，相当于 13 周 2 天。NT 1.00 mm。唐氏筛查正常。处方：覆盆子 15 g、白术 10 g、玉竹 10 g、苎麻根 10 g、侧柏炭 10 g、莲须 5 g、菟丝子 15 g、荷叶 10 g。7 剂，隔日 1 剂。

产后随诊：2018 年 3 月 27 日。2017 年 12 月 13 日足月顺产一女婴，母婴平安，婴儿重 3660 g。

按语：本患者 21 岁时患"混合性细胞型胸腺瘤"，先后服用 MTX、磷酸胺、溴吡斯的明等药物治疗，其中 MTX 具有致生殖功能减退之作用。重症肌无力是一种由神经—肌肉传递功能障碍所引起的自身免疫性疾病，病机与心、脾二脏相关。脾主四肢肌肉，病位在肌肉，首先考虑脾脏受损；心主神明，神经与肌肉传导障碍责之于心。《素问·阴阳别论》曰："二阳之病发心脾，有不得隐曲，女子不月。"二阳之病发于心脾，心脾有患可累及阳明，冲脉隶于阳明，二阳之病致冲脉血海空虚，故见闭经；长期服用 MTX 等药物，药物毒效蓄积体内，日久而成毒热，耗伤阴血，损伤肝肾、冲脉血海不足、任脉瘀阻不通而致经水早绝。辨证脾肾不足，治法滋补阴血、健脾补肾、化瘀清热。首诊方以当归滋补阴血、活血调经；以菟丝子、女贞子补益肝肾；以郁金、桃仁、月季花、夏枯草、金银花、百合共奏活血通经、清解毒热之效，标本兼治；以生甘草调和诸药，清血分余热。数诊之后，患者月经来潮，FSH 下降至 40 mIU/ml 以下，基础体温呈现不典型双相。后患者于 2017 年 4 月怀孕，治以健脾补肾清热之法以固冲安胎。

（五）传承要点

1. 顾护阴血

女子以血为本。卵巢储备功能减退性疾病以肾阴不足、血海空虚为基本病机，治疗过程应始终注意顾护阴血，以"阴血"之恢复为重。滋阴、养血两类药相须为用，达血海充盈之效，同时需配伍理气化浊之品避其滋腻之弊，佐少量助阳之品，有助阴血之化生。温肾助阳药之用需谨慎，以免燥热伤阴而愈加重阴血之亏虚。当滋阴养血初见疗效，脉象由沉细见滑象，提示冲任血海充盈至一定程度时，治法可转以温肾助阳为主，仍需少佐滋阴养血之品。

2. 法随证变

卵巢储备功能减退性疾病（卵巢储备功能减退、早发性卵巢功能不全、卵巢功能早衰）临证多以肝肾阴虚、脾肾阳虚为主要证型，兼夹肝郁、湿浊、血热、血瘀之证。治疗目的以恢复阴血为本，以鼓动肾气为要，以调整脏腑环境为卵巢储备功能改善之基础条件，期待达到改善症状、恢复间断月经、恢复排卵性月经甚至妊娠之渐进疗效。实际临证中，因卵巢储备功能减退性疾病常多证兼夹，又因治疗过程常漫长，不同治疗阶段"证"之转化、演变不同，治疗时并非单一治法一贯始终，宜数种治法组合、交替施治。①诸"补益"之法：施滋阴养血之法以填充冲脉血海，施健脾益气之法以化生气血，施温肾之法以顾护阴阳之平衡，施助阳之法以助阴血之化生。②诸"清热"之法：

虚热内生者，养阴需清热，滋阴需降火；心肾不交者，需清心安神、交通心肾；兼见毒热之证者，需清解血分余毒；阳明热结者，需清泻阳明之邪热。③"利湿"之法：兼夹湿浊内蕴之证，宜先祛湿浊，再行滋补肝肾之法；或虽未见湿浊之证，长期应用滋补药，亦需适时施祛湿化浊之法，以防止滋阴养血之品滋腻生湿。④"舒肝"之法：兼夹肝郁之证者，施舒肝解郁之法。⑤"活血化瘀"之法：脉络瘀滞是卵巢储备功能减退性疾病持续存在之病理状态。施诸"补"法同时，适时辅以活血化瘀之法，以期改变脉络瘀滞之静止状态，促进衰退的卵巢及胞宫脉络通畅。

3．"基础体温—脉象—治法"规律

基础体温是"肾气—天癸—冲任—胞宫轴"阴阳消长、气血变化的外在客观反映，在一定程度上反映了血海充盈之程度、肾气旺盛之程度。基础体温—结合—脉象，可更全面地了解患者的气血盛衰。若基础体温持续呈单相，脉沉细、细涩而无滑象，提示血海不足，治法宜滋阴养血。若基础体温呈单相，而脉见滑象，提示血海尚充，可适时施温肾助阳、活血通络治法。若基础体温已上升，提示血海充盛，已排卵，治法宜温肾固冲。

（六）疗效评价的系统研究或者临床基础研究

1．益肾疏肝汤

（1）益肾疏肝汤方药的组成：北沙参、石斛、女贞子、熟地黄、绿萼梅、月季花、郁金、丹参、益母草、金银花、甘草，用治卵巢早衰肾虚肝郁证。以女贞子、熟地黄为君，滋阴养血。以月季花、绿萼梅、北沙参为臣，辅助君药补肺阴，达滋肾水之效。以丹参、益母草、金银花为佐，通行血脉、活血调经，清血分之热。以甘草为使，调和诸药，兼清血热。全方补肾疏肝，滋阴而不过于壅滞，疏肝而不过于辛燥。攻补兼具，动中有静，静中有动。

（2）益肾疏肝汤治疗卵巢早衰肾虚肝郁证的临床研究：采用随机、双盲、标准治疗基础上安慰剂对照试验研究方法，将60例卵巢早衰肾虚肝郁证患者随机分为试验组（n=30）和对照组（n=30）。试验组予中药益肾疏肝汤颗粒剂治疗，对照组（n=30）予中药益肾疏肝汤颗粒剂模拟剂治疗，两组同时均予脱氢表雄酮（dehydroepiandrosterone，DHEA）胶囊作为基础治疗。3个月为1个治疗疗程，共计治疗1个疗程。观察两组治疗前后中医证候积分以及血清 FSH、LH、E_2 改善情况。结果：

综合疗效试验组、对照组总有效率分别为 43.33%、20.00%（$P < 0.05$）。中医证候疗效试验组、对照组总有效率分别为 73.33%、36.67%（$P < 0.01$）。治疗后试验组腰膝酸软、精神抑郁 2 项症候积分改善优于对照组（$P < 0.05$）。FSH 疗效试验组、对照组分别为 20.00%、10.00%（$P > 0.05$）。

（3）益肾疏肝汤联合人工周期疗法治疗卵巢早衰肾虚肝郁证的临床研究：采用随机对照研究方法，将 96 例卵巢早衰肾虚肝郁证患者随机分为试验组（n=62）和对照组（n=34）。两组均予口服补佳乐加黄体酮胶丸人工周期疗法治疗，试验组同时予口服益肾疏肝汤中药饮片治疗。3 个月为 1 个疗程，共治疗 2 个疗程。观察治疗前后中医证候积分以及血清 FSH、E_2 水平改变。结果：综合疗效试验组、对照组总有效率分别为 65.00%、54.00%（$P < 0.05$）。中医证候疗效试验组、对照组总有效率分别为 66.20%、43.09%（$P < 0.05$）。两组治疗后 FSH、E_2 水平均改善（$P < 0.05$）。

2. 加减毓麟汤

（1）加减毓麟汤源于"毓麟珠"（张景岳《景岳全书·妇人规·子嗣类》）。方药组成为太子参、菟丝子、熟地黄、炒白术、茯苓、蛇床子、女贞子、墨旱莲、杜仲、黄精、当归、红花、川芎，用治卵巢早衰脾肾阳虚证。原方由"八珍汤"（当归、川芎、熟地黄、白芍、人参、白术、茯苓、甘草）加鹿角霜、菟丝子、杜仲、川椒组成。方中以"四物汤"补血活血；以"四君子汤"健脾益气助生血；加菟丝子、杜仲、鹿角霜、川椒，温肝肾、填精血、调冲任、补命门。全方功效补气养血、调经种子。本方恐人参、鹿角霜、川椒过于温燥以及恐白芍过于酸敛而去之，改用清补之太子参，药力平和，体润性和，既能益气，又可养阴生津；加女贞子、墨旱莲滋补肝肾、阴中求阳；加黄精补脾气、益脾阴；加蛇床子温肾壮阳；加红花活血通经。全方温补先天肾气以生精，培后天脾胃以生血，温而不燥，补而不腻，动静结合。

（2）加减毓麟汤治疗卵巢早衰脾肾阳虚证的临床研究：采用非随机非劣性对照研究方法，将 142 例卵巢早衰脾肾阳虚证患者分为试验组（n=91）和对照组（n=51）。治疗组予口服中药加减毓麟汤治疗，对照组予口服戊酸雌二醇片加黄体酮胶囊治疗，3 个月为 1 个疗程，共治疗 2 个疗程。观察两组治疗前后中医证候积分，以及血清 FSH、LH、E_2 改善情况。结果：综合疗效试验组、对照组总有效率分别为 61.54%、43.14%（$P < 0.05$）；中医证候疗效试验组、对照组总有效率分别为 49.45%、21.57%（$P < 0.05$）；治疗后两组 FSH 水平改善（$P < 0.05$，$P < 0.01$），试验组 LH 水平较治疗前降低，E_2 水平较治疗前升高（$P < 0.05$）。

（3）加减毓麟汤对 SD 卵巢早衰大鼠血清激素 FSH、LH、E_2 水平及卵巢形态学改变的影响，以及对 FAS、FASL、Caspase-3 蛋白表达的影响的试验研究：采用雷公藤多苷灌胃法建立 SD 卵巢早衰大鼠模型。模型组予不同剂量加减毓麟汤中药灌胃。结果：中药加减毓麟汤可降低 SD 卵巢早衰大鼠血清 FSH 和 LH 水平，升高 E_2 水平；具有促进卵泡生长及修复作用；可降低 FAS 和 FASL、Caspase-3 蛋白表达，减轻颗粒细胞的凋亡。

（滕秀香　郭婧　刘丹）

三、郭志强的诊治经验

（一）学术观点

卵巢储备功能（ovarian reserve，OR）是指女性的生育潜能，即卵巢皮质区卵泡生长、发育、形成可受精的成熟卵泡的能力。卵巢储备功能减退（decreasing ovarian reserve，DOR）指卵巢产生卵子能力减弱，卵泡质量下降，导致女性生育能力下降，也称为卵巢储备功能下降、卵巢功能减退等。肾藏精、主生殖，卵巢功能为女性生殖功能的表现，因此卵巢功能低下性疾病往往责之于"肾虚"。卵巢储备功能减退临床表现多为月经量少、月经提前，或者月经稀发甚至闭经、不孕等，当属于"月经过少""月经先期""月经后期""闭经""不孕"等中医疾病范畴，其发病原因与情志失调、体质因素、劳倦过度、饮食失节、外感六淫等密切相关。致病因素长期作用于人体，久必耗伤肾精、阴血，不能维持卵泡的生长和发育，最终发展为 DOR 和 POF。郭老亦认为女性"阴常不足"，肾精不足，天癸不充，冲任亏虚，血海无血可藏、无血可下，可出现经水早绝。但是郭老还强调现代女性"阳亦常虚"，肾阳亏虚则推动无力，导致卵泡大量闭锁或者不能发育成熟，造成卵巢储备功能减退，出现月经失调和不孕。

1. 阴常不足

郭老认为女子以血为用，女性正常月经来潮同血海充盛密切相关。肾藏精，肝藏血，两者相互化生，有"肝肾同源""乙癸同源"之说。肝、肾同居下焦，充养胞宫，调节冲任。肾精、肝血不足，冲任血海亏虚，无法按时由满而溢，胞宫失养，经血渐少，甚则经闭；女子经、带、胎、产数伤阴血，加之体质因素，情志过极化火、伤及阴血，极易导致肝肾阴亏、虚火（热）内生。女子善思虑，肝气郁结不舒，日久气郁化火，灼伤阴液。若肾阴亏虚，"水不涵木"，可致肝阳上亢，则情绪易怒，头晕头痛；肝肾阴亏，机体失于濡养，则失眠多梦、耳鸣、心悸、性欲低下等；阴虚内热，阳气迫津外泄，则潮热盗汗、五心烦热。

2．阳亦常虚

现代女性生活失于调摄，饮食喜冷，喜吹冷风，不分季节短衣薄衫，凡此种种，均可戕伐妇人之阳气。肾中之阳可温煦一身之阳。肾阳不充，临诊时多见畏寒怕冷，手足欠温，腰腹部触之冰冷，经期大便溏薄，此皆为阳虚之症。心主血脉，心气下通于肾，上下相济，血脉流畅。若心肾不交，或心阳不能温暖肾水，致肾水泛滥；或肾水匮乏，不能凉润心阳，使心火上亢，皆可使肾阴阳平衡失调，肾精化生不足，导致卵巢储备功能减退。

3．重视督脉之阳

督脉为"阳脉之海"，主一身之阳气，统率和调节诸阳经气血，肾藏元阴、元阳。元阳为督脉主持。元阴、元阳充盛，则化生肾精。精者，生殖之根本。精亏则督脉虚，督脉虚则阴阳失调，元真耗损则任督俱虚，可出现精血不足、阳气衰败、胞宫失养。

4．柔肝胜于疏肝

女子以肝为先天，肝主疏泄，女子善思虑，故妇人常见肝郁。《傅青主女科》云："夫经水出诸肾，而肝为肾之子，肝郁则肾亦郁矣。"故肝郁导致肾郁，气血运行失常，胞宫失养而功能下降。郭老认为妇人肝郁与男子有异，男子肝郁可疏肝，妇人则当柔肝。妇女经孕、产、乳数伤于血，阴血常不足，血虚不能柔养肝木，肝失疏泄，肝郁的同时往往合并肝血亏虚，则胁痛、乳胀、心烦、抑郁等症随之而起。刘完素《素问病机气宜保命集》曰："天癸既行，皆从厥阴论之。"所谓柔肝是在滋补阴血的基础上柔养肝木，以滋水涵木、养血柔肝为主，胜于辛散疏肝。王孟英说："理气不可徒以香燥也，盖郁怒为情志之火，频服香燥，则营阴愈耗矣。"郭老认为：疏肝之品多香燥，易耗伤阴血，若一味疏肝理气，虽当时症状缓解，用久则阴血更显不足，致肝阳偏盛，肝气上逆。

郭老根据女性的生理周期特点，从阴阳理论出发，将其分为四期：经期、经后期、经间期及经前期。提出序贯疗法，有序无期，即根据不同的生理期特点辨证论治，调经促孕。①经期：经期血海满溢，此期特点为阳极转阴，当顺势而为。②经后期：经后期为阴长阶段，肾阴渐盛，阴成形，为卵泡发育提供物质基础。③经间期：经间期为阴阳转化的关键时期。此期阴极阳生，阳气开始升发，达到氤氲状。④经前期：经前期为阳长阶段，肾阳不断充盛，冲任二脉气血渐充，为新的月经周期做准备。

（二）辨证施治方法和诊疗技术

1. 辨证施治

郭老认为本病病位主要在肾，尤与肝、脾关系密切。病性以虚证为主，兼夹实证，基本病机为肝肾阴虚。若肾精日益亏虚，使可发育成熟的卵泡进一步减少，而导致卵巢早衰的出现。《黄帝内经》曰："年四十而精气自半。"随着年龄的增长，肾中精气日渐亏虚，卵巢功能下降为必然趋势，但若衰减的过程超过正常速度，则需干预。

（1）肝肾阴虚

主症：经期提前，或月经稀发，甚则闭经，经量少，经色暗红，质稍稠，五心烦热，口咽干燥。

次症：头晕耳鸣，性欲减退，潮热颧红，大便质干，小便短赤，或偏黄。

舌脉：舌质红，少苔或者无苔，脉沉细数。

治法：滋补肝肾。

方剂：左归丸合二至丸加减（《景岳全书》）。

（2）脾肾阳虚

主症：月经稀发或者闭经，经色淡暗，质不稠，腰腹触之欠温，手足不温，自觉怕冷。

次症：面色萎黄或㿠白，大便溏稀，小便清长，夜尿多。

舌脉：舌质淡、边有齿痕，苔薄，脉沉细无力。

治法：温补脾肾之阳。

方剂：调经毓麟丸加减（《景岳全书》）。

（3）肝郁肾虚

主症：经期提前或者后错，月经量偏少，心烦易怒，经前乳房胀痛，腰骶酸痛。

次症：经色暗红或者夹有血块，头晕耳鸣，性欲减退，经行腹痛，善叹息。

舌脉：舌红苔少，脉沉细或沉弦或弦细。

治法：填补肾精、疏肝解郁。

方剂：养精种玉汤加减（《傅青主女科》）。

（4）肾虚血亏

主症：月经稀发或者闭经，月经量少，色淡，腰骶隐痛，面色萎黄，眼睑色淡。

次症：乏力、头晕、耳鸣、眼花、心悸、失眠、性欲减退。

舌脉：舌淡暗、苔薄白，脉沉细弱。

治法：补肾益气养血。

方剂：人参养荣汤（《太平惠民和剂局方》）。

（5）肾虚血瘀

主症：月经先后不定期，量多或者少，色暗红，有血块，经行少腹刺痛，痛处固定不移。

次症：头晕、耳鸣、性欲减退、口干不欲饮、性交痛。

舌脉：舌质紫暗或者有瘀斑、瘀点，脉沉弦细或沉涩。

治法：补肾活血。

方剂：少腹逐瘀汤加减（《医林改错》）。

（6）肝郁气滞

主症：经行先后不定期，阴道出血淋漓不畅，痛经，经色暗红或者夹有血块，经前乳胀。

次症：小腹及胁肋部胀痛，痛无定处。

舌脉：舌淡暗、苔薄白，脉弦或涩。

治法：疏肝行气，佐以活血。

方剂：开郁种玉汤加减（《傅青主女科》）。

2．诊疗特点

（1）触腰腹、准头：郭老辨阳虚常用两种方式，一为触腰腹。对于每一位患者，郭老必先触其腰腹部。阳虚者腰腹部温度可显著低于身体其他部位，触之欠温。二为触准头。准头即为鼻头。阳虚者，鼻头温度触之可低于额头温度。阴虚者，郭老在辨证时，注重询问是否存在口咽干燥，大便是否干燥，手足心是否汗出。阴虚者舌质红，苔白或略黄，脉弦细或细弱。

（2）看带下：郭老提倡通过观察带下判断女性肾中之精的充盛与否。带下者，为肾中阴精所化。在"氤氲"期，为阴阳转化之机，肾精下泄，而见拉丝白带，提示临近排卵，此期当同房以受孕。临床中，郭老常询问患者是否可见拉丝白带，以及拉丝白带出现的时间。若拉丝白带明显，则提示肾中精气充盛。而卵巢功能低下患者往往拉丝白带量少或无，则提示肾中之精匮乏。

（3）问饮食：郭老十分重视顾护脾胃，临诊必问饮食的情况，有无食欲，进食多少，喜冷饮还是喜热饮，有无腹胀，及大便情况等。若有脾胃不足的情况，常先调补脾胃，使中焦脾胃运化正常，再治本病。若大便干燥，属阴虚肠燥；大便溏稀，属脾胃虚弱。大便几日一行，质不干，无便意者，为脾胃运化失职，无力运化；大便初头硬，后便溏者，为肝郁乘脾。

（三）用药特点

郭志强教授根据女性的生理病理特点，结合现代医学理论，提出中药序贯疗法。中药序贯疗法的特点为"调经促孕，有序无期"。

1．经期
基础方为养血调经汤。在桃红四物汤的基础上加减化裁为养血调经汤（党参、莪术、丹参、当归、赤芍、川芎、熟地黄、川牛膝），加大活血化瘀力度，使瘀去新生。

2．经后期
基础方为育胞汤。郭老通过对五子衍宗丸、四物汤、二至丸的加减化裁，自拟育胞汤（菟丝子、女贞子、枸杞子、当归、熟地黄、黄精、党参、益母草、川续断、怀牛膝），旨在补养肾中之精，滋肝肾之阴，充养冲任之气血。肾阴虚为本病的基本病机，故在处方加减时着重加用血肉有情之品。清代名医叶天士曰："夫精血皆有形，以草木无情之物为补益，声气必不相应。"血肉有情之品质重味厚，以有形之物方能充养有形之质。常用药物有醋龟甲、醋鳖甲、鹿角霜及鹿角胶。醋龟甲、醋鳖甲可滋补肝肾之阴。叶天士认为龟甲走阴，专入任脉，以其有形之质充养阴精。此两者亦有潜镇之功，使肾中阴阳升降相宜。鹿角霜、鹿角胶亦可填精益髓，且可培补肾精而亦有补阳之功。

3．经间期
基础方为促排卵汤。方拟促排卵汤（菟丝子、当归、丹参、枸杞子、川续断、羌活、益母草、党参、怀牛膝）。方中以温阳、开窍、活血药物为主。郭老注重顾护阳气，尤重调补督脉之阳气。在选择温阳药物时，其归经多入肾经，可温督脉之阳。在处方加减时，郭老常常加入附子。附子可温通十二经脉之阳，其性走而不守。《神农本草经》记载附子味辛、甘、大热、有毒，归心、肾、脾经，可温补肾阳，为治疗阳虚之证要药。对于阳虚患者加入小剂量附子，可温补一身之阳，亦可调动阳气。《本草备要》云："羌活气雄而散，味薄上升。"羌活可通督脉，其味辛，性走窜升散，可助督脉之阳升散，以鼓动周身之阳气。

4．经前期

基础方为两固汤。两固汤（熟地黄、覆盆子、枸杞子、川续断、牛膝、菟丝子、巴戟天、炙淫羊藿等），方名取两固，一为顾护冲任，二为顾护肾阳。

（1）养血柔肝药：可随症加入合欢皮、合欢花、月季花、郁金、川楝子、玫瑰花等。一贯煎以滋阴养血柔肝为主，重在治疗肝肾阴虚、肝气横逆之证。予滋阴养血之生地黄、麦冬、沙参、当归，少佐川楝子疏泄肝气，以调肝木之横逆，能顺其条达之性。当归、白芍养血，使木气得伸，土亦得滋，无燥枯之患，木达脾升，诸郁自解，体现了养血柔肝之意。

（2）健脾益气药：《景岳全书·妇人规》云："若脾胃虚弱，不能饮食，营卫不足，月经不行，……难于子息……""倘心、肝、脾有一经之郁，则其气不能入于肾中，肾之气即郁而不宣矣……又何能盈满而化经水外泄耶？"脾胃为后天之本，为一身水谷精微之气化源之所。郭老在治疗过程中提倡顾护脾胃。他认为："元气充足，皆由脾胃之气无所伤，而后能滋养元气。若胃气之本弱，饮食自伤，则脾胃之气既伤，而元气亦不能充，而诸病之所由生也。"《本草便读》记载："黄精味甘而厚腻，补血补阴，而养脾胃是其专长。"黄精对于脾胃虚弱者具有补而不腻之效。在序贯疗法的整个运用过程中，郭老均会加用党参、炙黄芪培补中焦之气。根据患者的大便情况，选用炒或生白术。大便溏者选用炒白术，温补脾胃；大便干燥者选用生白术，运脾泄热。酒黄精味甘性平、补气益阴、健脾益肾。

（3）利水渗湿药：对于体形肥胖的患者，郭老认为其多属于痰湿体质。胖者多为饮食所伤，脾胃功能受损，脾失健运，无法运化水谷，久而聚为痰湿，发为肥胖。在治疗时，郭老以健脾利水渗湿为主，多用车前子、茯苓、泽泻渗利水湿，亦多用生山楂、荷叶消肉利水。对于过度肥胖的患者，郭老常先以苍附导痰汤燥湿健脾。

（四）典型病例

—— 病例 1 ——

患者，女 31 岁，结婚 5 年，2013 年 5 月 16 日初诊。

主诉：未避孕未孕 1 年，伴经期提前 6 个月。

病史：患者既往月经规律，近 6 个月无明显诱因出现经期提前 3～5 天。经量正常，每次行经 5～7 天。近 1 年未避孕，婚后正常性生活，至今未孕。末次月经 2013 年 5 月 21 日 ×5 天，量中，色暗，血块少，有痛经。刻下症：小腹凉，时有隐痛，腰部酸痛，经前乳胀明显，怕冷，手足心热，情绪波动大，大便稀，1～2 次/天，小便可，纳可，多梦。阴中干涩，带下量减少，色黄，无异味，外阴不痒。脉象弦细，舌质暗、舌苔少，后部稍黄腻。

既往史：溃疡性结肠炎病史 2 年。

婚育史：月经初潮 16 岁，周期 5～7/25～27 天，量中，色暗，内有血块，有痛经。G_2P_0，流产 2 次，其中药流 1 次（孕 40 天），清宫 1 次（孕 60 天）。末次妊娠 2007 年。

中医诊断：断绪、月经先期。

辨证：肝肾阴虚证。

治法：滋肾养肝、调补冲任。

处方：①育胞汤加减：菟丝子 15 g、女贞子 15 g、枸杞子 15 g、当归 12 g、熟地黄 15 g、续断 20 g、怀牛膝 12 g、紫河车 10 g、仙灵脾 12 g、川椒 10 g、川芎 10 g、炙黄芪 25 g、紫石英 15 g、阿胶 10 g、白术 25 g、肉桂 10 g、肉豆蔻 15 g，12 付，日 1 付，见透明拉丝白带停。②促排卵汤加减：菟丝子 15 g、枸杞子 15 g、当归 15 g、丹参 25 g、益母草 15 g、羌活 10 g、党参 15 g、续断 20 g、怀牛膝 12 g、肉桂 10 g、仙灵脾 12 g、川椒 12 g、炙黄芪 25 g、月季花 12 g，4 付，日 1 付，见拉丝白带起服。③两固汤加减：淫羊藿 10 g、菟丝子 15 g、锁阳 10 g、枸杞子 15 g、覆盆子 12 g、山药 15 g、当归 15 g、熟地黄 15 g、山萸肉 15 g、白芍 15 g、续断 20 g、怀牛膝 12 g、巴戟天 10 g、炒杜仲 12 g、党参 20 g、紫石英 15 g、白术 25 g、阿胶 10 g、补骨脂 15 g、肉豆蔻 15 g，14 剂，水煎服，日 1 剂，来月经停。④养血调经汤加味：当归 15 g、川芎 10 g、熟地黄 15 g、赤芍 15 g、丹参 15 g、益母草 15 g、莪术 15 g、党参 15 g、泽兰 12 g、川牛膝 12 g、肉桂 10 g、炙黄芪 25 g、桃仁 12 g、三棱 15 g，3 剂，水煎服，日 1 剂，来月经起服。嘱患者测量基础体温及女性激素六项。

二诊 2013 年 6 月 26 日。末次月经 2013 年 6 月 14 日 ×5 天，量中，第 2 天少，腹冷痛，有小血块夹膜，腰痛，经前乳胀不明显。经期及平素腰腹凉，大便 1~2 次/天，素不成形，纳眠可，自觉阴中干涩明显缓解，可见明显拉丝状白带。脉沉细，舌淡，有齿痕。上一周期 BBT 上升 12 天，基线低。2013 年 6 月 17 日（月经第 3 天）T 0.48 ng/nl，PRL 12.14 ng/nl，FSH 15.89 mIU/ml，LH 4.5 mIU/ml，E$_2$ 57 pg/nl，P 0.94 ng/nl。2013 年 6 月 23 日 B 超检查：子宫 5.3 cm × 3.4 cm × 4.5 cm，子宫内膜厚 0.8 cm，A 型。LOV 3.4 cm × 2.0 cm × 1.9 cm，ROV 3.8 cm × 1.5 cm × 1.5 cm，左侧最大卵泡 2.0 cm × 1.7 cm。2013 年 6 月 26 日 B 超检查示子宫内膜厚 0.9 cm，LOV 2.8 cm × 1.5 cm，内可见较大无回声，1.5 cm × 1.0 cm，张力低。ROV 3.2 cm × 1.3 cm，见较大无回声，0.9 cm × 0.6 cm，盆腔液性暗区 2.1 cm。先予③方加炙黄芪 25 g，14 付，日 1 付，月经来停；再予④方 3 付，于月经第 1~3 天起服。将①方加肉豆蔻 15 g，12 付，服至见拉丝白带停；再予②方加川椒 10 g，4 付，日 1 付，见拉丝白带起服。并同房。复查性激素六项。

三诊 2013 年 7 月 17 日。末次月经 2013 年 6 月 14 日 ×5 天，停经 33 天，小腹隐痛，腰凉、腰酸，大便稀，1 次/日，尿频，偶夜尿 1 次。纳可，睡眠佳。带下色黄，量中、无异味，乳胀，舌紫暗淡，体胖，边有齿痕，苔白厚、微黄，脉细滑。今查血 P 25.82 ng/nl，hCG 21 005 mIU/ml。治疗原则以补肾健脾、养血安胎为主，方以寿胎丸合胎元饮加减：菟丝子 20 g、桑寄生 20 g、川续断 20 g、阿胶 10 g、党参 20 g、炙黄芪 25 g、山药 15 g、白芍 20 g、炙甘草 10 g、当归身 12 g、苎麻根 12 g、炒杜仲 12 g、枸杞子 15 g、炒白术 20 g、砂仁 6 g。

四诊 2013 年 7 月 24 日。末次月经 6 月 14 日，现孕 41 天，小腹坠痛不适，腰酸痛、冰冷，大便溏，1~2 次/日，伴矢气，小便调，纳可，倦怠，带下色黄，量中、无异味，乳胀。舌淡、边有齿痕，苔薄，脉弦滑数。2013 年 7 月 10 日方改为：炒山药 20 g、炒白芍 20 g、炒白术 30 g、肉豆蔻 15 g、茯苓 15 g，14 付，日 1 付。保胎至孕 10 周，2014 年 3 月 28 日剖宫产一女，出生体重 3.1kg。

按语：患者初诊之时，未避孕未孕 1 年，近半年月经周期提前，伴烦躁，阴中干涩，二诊时查 FSH15.89 mIU/ml，LH 4.5 mIU/ml，E$_2$ 57 pg/nl，符合卵巢功能低下诊断。结合患者的舌脉，中医诊断为断绪、月经先期（肝肾阴虚证）。根据患者诸多伴症：怕冷，手足心热，情绪波动大，大便稀，多梦，阴中干涩，带下量减少，脉象弦细、舌质暗、舌苔少，后部稍黄腻，辨证为肝肾阴虚。治疗宜滋肾养肝、调理冲任，予郭氏中药序贯疗法处方用药。超声提示卵巢体积减小，说明胞宫失养，卵泡生发乏源。理当滋补肝肾、养血填精。患者就诊时正值经后期，先用育胞汤加味，禀阳中求阴，使阴得阳升而泉源不竭之意。至见拉丝白带时，提示此期已到阴阳转化之时，予促排卵汤加减促阴阳转化。经前期继续予两固汤加减温补脾肾、固本调经，可使冲任血海按时充盈，亦可防止经期大量活血化瘀而伤阴耗气。二诊时患者症状较前有所好转，可见明显拉丝白带，提示患者肾中之精渐已充盛，遵序贯疗法"有序无期"之意，继续予中药序贯疗法。患者仍有阳虚之症，育胞汤和两固汤在初诊基础上加入肉豆蔻、川椒温补肾阳。三诊时患者停经 33 天，辅助检查结果提示早孕，予寿胎丸加减调补冲任、补益肾气、顾护胞胎。

—— 病例 2 ——

患者，女，35 岁，婚龄 7 年，职员，2012 年 8 月 29 日初诊。

主诉：胚胎停育 2 次，要求备孕调理。

病史：患者平素月经规律，4~5/27~32 天，经量正常。2012 年 3 月孕 2$^+$ 月时胚胎停育，行清宫术。2012 年 8 月孕 40$^+$ 天胚胎停育，自然流产。经前乳胀明显，经期大便稀溏，平日工作压力大，时有熬夜，情绪波动较大。刻下症：腰酸明显，口干，双目干涩，睡眠欠佳，大便初头硬、后便稀，饮食正常，无夜尿，带下量偏少，外阴不痒。脉象弦细尺弱，舌质暗红、多裂纹，舌苔薄黄。

既往史：左侧乳腺增生病史 1 年余。

婚育史：月经初潮 12 岁，周期 4~5/27~32 天，末次月经 2012 年 7 月 14 日，量中，色暗，有夹膜样物，有痛经。G$_2$P$_0$，流产 2 次，其中胚胎停育清宫 1 次（孕 2$^+$ 月），自然流产 1 次（孕 40$^+$ 天）。末次妊娠 2012 年。

辅助检查：2012 年 5 月 16 日（月经第 3 天）激素六项：T 0.34 ng/nl，PRL 12.25 ng/nl，FSH 15.16 mIU/ml，LH 5.99 mIU/ml，E$_2$ 96.07 pg/nl，P 1.23 ng/nl。2012 年 6 月 2 日 B 超：子宫 5.1 cm × 4.8 cm × 3.8 cm，子宫内膜厚 0.8 cm。LOV 2.3 cm × 1.4 cm，ROV 2.6 cm × 1.9 cm。

中医诊断：断绪。

辨证：肝郁肾虚证。

治法：疏肝柔肝、滋肾益阴。

处方：①育胞汤加减：菟丝子 15 g、女贞子 15 g、枸杞子 15 g、当归 12 g、熟地黄 15 g、续断 20 g、怀牛膝 12 g、紫河车 10 g、仙灵脾 10 g、炙黄芪 25 g、阿胶

10 g、炒杜仲 12 g、炒白术 25 g、白芍 20 g，25 付，日 1 付，月经来潮后停。②养血调经汤加味：当归 15 g、川芎 10 g、熟地黄 15 g、赤芍 15 g、丹参 15 g、益母草 15 g、莪术 15 g、党参 15 g、泽兰 12 g、川牛膝 12 g、肉桂 10 g、炙黄芪 25 g、桃仁 12 g、炒白术 25 g、红花 10 g，3 剂，水煎服，日一剂，来月经起服。

二诊 2012 年 9 月 26 日。末次月经 2012 年 9 月 25 日 ×5 天，现月经第 2 天。经量中，无下腹痛，有小血块，夹膜，腰酸不适，经前乳胀不明显。经期大便偏软，日行一次。平日自觉乏力，怕冷，手足心汗出。纳可，睡眠早醒。脉细弦，舌淡暗。处方：①育胞汤加减：菟丝子 15 g、女贞子 15 g、枸杞子 15 g、当归 12 g、熟地黄 15 g、续断 20 g、怀牛膝 12 g、紫河车 10 g、仙灵脾 10 g、阿胶 10 g、白术 25 g、苍术 15 g、炙黄芪 25 g、川芎 10 g、月季花 10 g、紫石英 15 g、茯苓 15 g。13 付，见拉丝白带停。②促排卵汤加减：菟丝子 15 g、当归 15 g、丹参 25 g、枸杞子 15 g、川续断 20 g、羌活 10 g、益母草 15 g、党参 15 g、怀牛膝 15 g、肉桂 10 g、仙灵脾 12 g、月季花 12 g、川芎 10 g、炙黄芪 25 g、白术 20 g，4 付，见拉丝白带服。③两固汤加减：熟地黄 15 g、枸杞子 15 g、菟丝子 15 g、覆盆子 12 g、山药 15 g、当归 15 g、川续断 20 g、淫羊藿 10 g、锁阳 10 g、怀牛膝 15 g、巴戟天 10 g、紫石英 15 g、炒杜仲 12 g、炙黄芪 25 g、党参 20 g、炒白术 25 g、阿胶 10 g（烊化）、补骨脂 15 g，14 付，月经来潮停。④养血调经汤：党参 15 g、莪术 15 g、丹参 15 g、益母草 15 g、当归 15 g、赤芍 15 g、川芎 10 g、熟地黄 15 g、泽兰 12 g、川牛膝 15 g、桃仁 10 g、红花 10 g、炒白术 25 g、肉桂 10 g、炙黄芪 25 g、小茴香 10 g，3 付，月经第一天起服。

三诊 2012 年 11 月 28 日。末次月经 2012 年 11 月 27 日，今月经第 2 天，量偏少，色红，无血块，偶有腰部酸痛，无痛经，经前乳房发胀。平素仍觉乏力、气短，手足心易出汗。大便溏，日行 1～2 次。2012 年 9 月 26 日（月经第 2 天）激素六项：PRL 21.24 ng/nl，FSH 8.22 mIU/ml，LH 4.14 mIU/ml，E_2 49 pg/nl，P 0.65 ng/nl。脉细弦滑，舌淡、中裂，有齿痕。处方：①养血调经汤：党参 15 g、莪术 15 g、丹参 15 g、益母草 15 g、当归 15 g、赤芍 15 g、川芎 10 g、熟地黄 15 g、泽兰 12 g、川牛膝 15 g、桃仁 10 g、红花 10 g、炒白术 25 g、肉桂 10 g、炙黄芪 25 g、小茴香 10 g、三棱 10 g，3 付，月经第 1 天起服。②育胞汤加减：菟丝子 15 g、女贞子 15 g、枸杞子 15 g、当归 12 g、熟地黄 15 g、续断 20 g、怀牛膝 12 g、紫河车 10 g、仙灵脾 10 g、阿胶 10 g、白术 25 g、苍术15 g、炙黄芪25 g、川芎10 g、月季花10 g、紫石英15 g、茯苓15 g、川椒10 g，12付，月经第4天起服，至见拉丝白带停。③促排卵汤加减：菟丝子15 g、当归15 g、丹参25 g、枸杞子15 g、川续断20 g、羌活10 g、益母草15 g、党参15 g、怀牛膝15 g、肉桂10 g、仙灵脾12 g、月季花12 g、川芎10 g、炙黄芪25 g、白术20 g，4付，见拉丝白带服。④两固汤加减：熟地黄15 g、枸杞子15 g、菟丝子15 g、覆盆子12 g、山药15 g、当归15 g、川续断20 g、淫羊藿10 g、锁阳10 g、怀牛膝15 g、巴戟天10 g、紫石英15 g、炒杜仲12 g、炙黄芪25 g、党参20 g、炒白术25 g、阿胶10 g（烊化）、补骨脂15 g，14付，月经来潮停药。

五诊　2013年1月17日。末次月经2012年11月27日，现停经51天，测尿妊娠试验（+）。2013年1月10日查血hCG 52 632 mIU/ml，P 25.1 ng/ml。患者自觉怕冷、恶心，无呕吐。大便溏，睡眠欠佳。偶有腰酸。舌淡，脉细滑。治法：滋补肝肾、固肾安胎。处方：菟丝子15 g、酒萸肉15 g、阿胶10 g（烊化）、川续断15 g、补骨脂15 g、熟地黄12 g、炙黄芪25 g、党参20 g、炒白术25 g、桑寄生30 g、炒白芍30 g、炙甘草10 g、炒杜仲12 g。

按语：患者平素工作压力大，作息无常，自觉情绪波动较大。二诊时查FSH 15.16 mIU/ml，LH 5.99 mIU/ml，E_2 96.07 pg/nl，符合卵巢功能低下诊断。结合患者舌脉，中医诊断为断绪、肝郁肾虚证。根据患者诸多伴症：腰酸明显，口干，双目干涩，睡眠欠佳，大便初头硬，后便稀，脉象弦细、尺弱，舌质暗红，多裂纹、舌苔薄黄，辨证为肝郁肾虚证，治疗宜疏肝柔肝、滋肾益阴。郭老认为，女子之肝郁往往兼有肝阴不足。肝为刚脏，体阴而用阳，肝阴不足，肝失濡养，肝气不得舒展。加之患者平素情志不畅，肝失疏泄，而成肝郁之证。患者既往胎停2次，数次胎停流产损伤肾中阴精，而致肾阴虚之证。予郭氏序贯疗法，一诊时予育胞汤加减。育胞汤重在调养肾阴，加用白芍、阿胶更助养阴之功，同时方中加入月季花，起到柔肝疏肝之效。二诊时患者诸症有所缓解，出现怕冷等阳虚之症。阴阳互根互用，阴虚日久，伤及肾阳，故加用紫石英、补骨脂温补肾阳，以成阳中求阴之功。三诊时患者复查激素六项，提示卵巢功能明显改善，至五诊，成功受孕。

—— 病例3 ——

患者，女，33岁，婚龄2年，编辑，2013年1月2日初诊。

主诉：痛经10年余，未避孕未孕2年，要求备孕调理。

病史：患者平素月经规律，3~4/28~32天，量少，色暗红，经血夹大量肉膜样组织，经行少腹刺痛，得温稍有缓解，伴肛门坠痛，经期怕冷，后背发冷。经前乳房不胀。末次月经2012年12月22日。刻下症：喜食冷饮，纳食一般，大便稀，睡眠佳，怕冷明显，口干。脉象沉弦细、舌质暗，舌边瘀点，舌苔薄白。

既往史：体健。

婚育史：月经初潮11岁，周期3~4/28~32天，末次月经2012年12月22日，量少，色暗，夹肉膜样物，有痛经。

辅助检查：2012年12月24日（北京协和医院，月经第3天）激素六项：T 0.94 ng/nl，PRL 11.99 ng/nl，FSH 12.4 mIU/ml，LH 2.81 mIU/ml，E$_2$ 56.02 pg/nl，P 0.34 ng/nl。妇科检查：外阴发育正常，阴道畅，左侧壁有触痛结节；宫颈正常大小，轻度糜烂；子宫后位，质中，活动度差。双侧附件增厚，骶韧带增厚，触痛（＋）。

西医诊断：不孕症，子宫内膜异位症。

中医诊断：全不产，经行腹痛。

辨证：肾虚血瘀证。

治法：补肾填精、温肾活血。

处方：①育胞汤加减：菟丝子15 g、女贞子15 g、枸杞子15 g、当归15 g、熟地黄15 g、黄精15 g、党参15 g、益母草15 g、川续断20 g、怀牛膝15 g、紫河车10 g、仙灵脾10 g、川芎10 g、阿胶10 g（烊化）、炙黄芪25 g、川椒10 g、桂枝10 g、没药10 g、莪术10 g、三棱15 g，13付，日1付，见拉丝白带后停。②促排卵汤加减：菟丝子15 g、当归15 g、丹参25 g、枸杞子15 g、川续断20 g、羌活10 g、益母草15 g、党参15 g、怀牛膝15 g、肉桂10 g、仙灵脾10 g、川芎10 g、月季花12 g、炙黄芪25 g，4付，见拉丝白带起服。③两固汤加减：熟地黄15 g、枸杞子15 g、菟丝子15g、覆盆子12 g、山药15 g、当归15 g、川续断20 g、淫羊藿10 g、锁阳10 g、怀牛膝15 g、巴戟天10 g、炒杜仲10 g、紫石英10 g、党参20 g、炒白术25 g、炙黄芪25 g、阿胶10 g（烊化）、补骨脂15 g，14付，月经来潮后停药。④养血调经汤加减：党参15 g、莪术15 g、丹参15 g、益母草15 g、当归15 g、赤芍15 g、川芎10 g、肉桂10 g、桃仁12 g、红花12 g、三棱15 g、炙黄芪25 g、小茴香10 g、炒白术25 g、没药10 g，月经来潮1~3天服。

二诊 2013年2月5日。末次月经2013年1月27日，现月经第10天。经量较前稍多，痛经较前减轻，仍有小血块夹膜，怕冷缓解，纳眠可，大便偏稀。脉细弦，舌淡暗、苔薄白。处方：①菟丝子 15 g、女贞子 15 g、枸杞子 15 g、当归 15 g、熟地黄 15 g、黄精 15 g、党参 15 g、益母草 15 g、川续断 20 g、怀牛膝 15 g、紫河车 10 g、仙灵脾 10 g、川芎 10 g、阿胶 10 g（烊化）、炙黄芪 25 g、川椒 10 g、桂枝 10 g、没药 10 g、莪术 10 g、三棱 15 g，13 付，日 1 付，见拉丝白带后停。②促排卵汤加减：菟丝子 15 g、当归 15 g、丹参 25 g、枸杞子 15 g、川续断 20 g、羌活 10 g、益母草 15 g、党参 15 g、怀牛膝 15 g、仙灵脾 10 g、川芎 10 g、炙黄芪 25 g，4 付，见拉丝白带起服。③两固汤加减：熟地黄 15 g、枸杞子 15 g、菟丝子 15 g、覆盆子 12 g、山药 15 g、当归 15 g、川续断 20 g、淫羊藿 10 g、锁阳 10 g、怀牛膝 15 g、巴戟天 10 g、炒杜仲 10 g、党参 20 g、炒白术 25 g、炙黄芪 25 g、阿胶 10 g（烊化）、补骨脂 15 g，14 付，月经来潮后停药。

三诊 2013 年 2 月 27 日，末次月经 2013 年 1 月 27 日。2013 年 2 月 21 日，停经 26 天，查 hCG 247.17 mIU/ml，P 23.3 ng/ml。2013 年 2 月 23 日，停经 28 天，查 P 24.1 ng/ml。2013 年 2 月 26 日，停经 31 天，查 hCG 1672 mIU/ml，P 24.9 ng/ml。刻下症：下腹不适，自觉阴道有水样物流出，乳房稍胀，大便偏干，脉弦滑，舌淡暗。治法：固肾养血安胎。处方：菟丝子 20 g、炙黄芪 25 g、党参 20 g、山药 15 g、川续断 15 g、桑寄生 20 g、炙甘草 10 g、炒白芍 20 g、苎麻根 12 g、阿胶 10 g（烊化）、炒杜仲 12 g、生白术 25 g、山萸肉 15 g、枸杞子 15 g。14 付，水煎服。嘱腹痛著时随诊，建议休息 2 周。

四诊 2013 年 3 月 13 日。孕 46 天，2013 年 3 月 3 日超声提示宫内孕囊 1.3 cm × 0.6 cm，未见胎芽，未见胎心管搏动。提示宫内早孕。2013 年 3 月 8 日查 hCG 36 522 mIU/ml，P 30.1 ng/ml。刻下症：偶感恶心，大便偏干，喜睡，怕冷。处方：菟丝子 15 g、酒萸肉 15 g、阿胶 10 g（烊化）、川续断 15 g、补骨脂 15 g、熟地黄 12 g、炙黄芪 25 g、党参 20 g、炒白术 25 g、桑寄生 30 g、炒白芍 30 g、炙甘草 10 g、炒杜仲 12 g、茯苓 15 g。14 付，水煎服。

五诊 2013 年 4 月 3 日。孕 67 天，2013 年 3 月 18 日查超声：宫腔内可见妊娠囊，大小 4.7 cm×2.4 cm×1.7 cm，妊娠囊内可见胎芽，长 1.3 cm，胎心搏动可见。刻下症：偶有恶心、呕吐，纳差，寐安。脉滑，舌淡，边有齿痕。处方：菟丝子 20 g、炙黄芪 25 g、党参 20 g、炒山药 15 g、川续断 15 g、桑寄生 20 g、炙甘草 10 g、炒白芍 20 g、苎麻根 12 g、阿胶 10 g（烊化）、炒杜仲 12 g、炒白术 25 g、枸杞子 15 g、茯苓 15 g、砂仁 5 g。

按语：患者平素痛经明显，经行少腹刺痛，且经血夹膜样组织，结合舌脉，不难辨证为肾虚血瘀之证。激素六项提示 T 0.94 ng/nl，PRL 11.99 ng/nl，FSH 12.4 mIU/ml，LH 2.81 mIU/ml，E_2 56.02 pg/nl，P 0.34 ng/nl，符合卵巢功能低下诊断。同时妇科检查提示骶韧带、阴道侧壁有触痛结节，考虑诊断为子宫内膜异位症。瘀血阻滞胞宫、经络，不通则痛；瘀血客于胞宫，而致胞宫失于濡养；瘀血日久，阻碍新血生成，而兼血虚之证。治以补肾、活血、养血之法。血得温则行，且该患者存在怕冷等阳虚之症，故在补肾活血的同时不忘温补肾阳。运用郭氏序贯疗法，在育胞汤中加入三棱、莪术等活血破瘀之品，通补兼施。

—— **病例 4** ——

患者，女，34 岁，婚龄 9 年，职员，2012 年 10 月 10 日初诊。

主诉：未避孕未孕 2 年，要求备孕调理。

病史：患者 2005 年顺产 1 次，2010 年 5 月底因胚胎停育（孕 8[+] 周）行无痛清宫术，现未避孕未孕 2 年，既往月经尚规律，时有提前，7/25～29 天。末次月经 2012 年 9 月 13 日。量适中，色红，有血块及肉膜组织，伴经行腹痛，腰酸冷，平素怕冷，大便溏薄，小便清冷，乏力体倦。脉沉细弱，舌淡苔白，边有齿痕。腰腹触之欠温。

既往史：体健。

婚育史：月经初潮 13 岁，周期 7/25～29 天，末次月经 2012 年 9 月 13 日，量适中，色红，有血块及肉膜组织，伴经行腹痛，腰酸冷。G_4P_0，2003、2004 年各人流 1 次，2005 年顺产 1 次，2012 年因胚胎停育清宫 1 次。

辅助检查：2012 年 8 月 15 日（东直门医院，月经第 2 天）激素六项：T 0.79 ng/nl，PRL 10.67 ng/nl，FSH 16.8 mIU/ml，LH 4.52 mIU/ml，E_2 83 pg/nl，P 0.56 ng/nl。

西医诊断：不孕症。

中医诊断：断绪，经行腹痛。

辨证：脾肾阳虚证。

治法：温补脾肾。

处方：①养血调经汤加减：党参 15 g、莪术 15 g、丹参 15 g、益母草 15 g、当归 15 g、赤芍 15 g、川芎 10 g、熟地黄 15 g、泽兰 12 g、川牛膝 15 g、肉桂 10 g、桃仁 10 g、红花 10 g、炙黄芪 15 g、白术 25 g、三棱 15 g、没药 10 g。3 付，月经 1～3 天服。②育胞汤加减：菟丝子 15 g、女贞子 15 g、枸杞子 15 g、当归 15 g、熟地黄 15 g、黄精 15 g、党参 15 g、益母草 15 g、川续断 20 g、怀牛膝 15 g、紫河车 10 g、

仙灵脾 10 g、川芎 10 g、炙黄芪 25 g、白术 25 g、山萸肉 12 g、川椒 10 g。13 付，月经第 4 天起服。③两固汤加减：熟地黄 15 g、枸杞子 15 g、菟丝子 15 g、覆盆子 12 g、山药 15 g、当归 15 g、川续断 20 g、淫羊藿 10 g、锁阳 10 g、怀牛膝 15 g、巴戟天 10 g、紫石英 15 g、炒杜仲 15 g、党参 20 g、白术 25 g、炙黄芪 25 g、山萸肉 12 g、阿胶 10 g，14 付，接②方服用，至下次月经停。

〔二诊〕2012 年 11 月 28 日。末次月经 2012 年 11 月 9 日，现月经第 19 天。经量较前增多，腰膝冷痛较前缓解，有肉膜样物，大便稀溏，口腔溃疡多发，纳眠可，脉沉细略数，舌淡尖红，苔薄白。处方：熟地黄 15 g、菟丝子 15 g、川牛膝 15 g、肉桂 1 g、黑附子 1 g、当归 15 g、黄芪 15 g、代赭石 15 g、枸杞子 15 g、川楝子 3 g、沙参 10 g、炒白术 25 g、党参 15 g、山萸肉 15 g，7 付，每周黑附子、肉桂各加 1 g。

〔三诊〕2013 年 2 月 20 日。末次月经 2013 年 1 月 13 日，量中，色红，伴下腹不适。现停经 38 天。家中自测尿妊娠试验阳性。今日查 hCG 239.18 mIU/ml，P 32.59 ng/ml。现无腹痛及阴道流血、流液。稍有怕冷，伴恶心，大便不干，睡眠一般。处方：两固汤加减。熟地黄 15 g、枸杞子 15 g、菟丝子 15 g、覆盆子 12 g、山药 15 g、当归 15 g、川续断 20 g、淫羊藿 10 g、锁阳 10 g、怀牛膝 15 g、巴戟天 10 g、紫石英 15 g、炒杜仲 15 g、党参 20 g、白术 25 g、炙黄芪 25 g、山萸肉 12 g、阿胶 10 g、炙甘草 10 g。7 付，水煎服。

〔四诊〕2013 年 2 月 27 日。孕 45 天，今日复查 E_2 766 pg/ml，P 18.53 ng/ml，hCG 722.39 mIU/ml。刻下症：阴道少量褐色分泌物，自觉恶心，乏力嗜睡，怕冷，舌淡苔白，脉细滑。处方：菟丝子 15 g、酒萸肉 15 g、阿胶 10 g（烊化）、山药 15 g、川续断 15 g、补骨脂 15 g、熟地黄 12 g、炙黄芪 25 g、党参 20 g、炒白术 25 g、桑寄生 30 g、炒白芍 20 g、苎麻根 20 g、苏叶 10 g、炙甘草 10 g、炒杜仲 12 g。14 付，水煎服。

〔五诊〕2013 年 3 月 13 日。孕 58 天，2013 年 3 月 18 日查超声：宫腔内可见妊娠囊，大小 6.0 cm × 3.3 cm，妊娠囊内可见胎芽，长 2.3 cm，胎心搏动可见。刻下症：仍有恶心、呕吐，纳差，怕冷，时有下腹坠痛，无阴道出血。处方：菟丝子 15 g、酒萸肉 15 g、阿胶 10 g（烊化）、山药 15 g、川续断 15 g、补骨脂 15 g、熟地黄 12 g、炙黄芪 25 g、党参 20 g、炒白术 25 g、桑寄生 30 g、炒白芍 20 g、竹茹 10 g、苏叶 10 g、炙甘草 10 g、炒杜仲 12 g。14 付，水煎服。

按语：患者平素怕冷、便溏，腰腹部触之欠温，脉沉细弱、舌淡苔白，综合诸症，可辨证为脾肾阳虚之症。患者既往顺产 1 次，清宫 3 次，数次流产导致肾中精气不足。肾虚日久，累及肾阳。阳性主动，动则生变。卵子的发育和排卵均需依靠肾中阳气的推动之力，肾阳不足，胞宫不温，寒冷之地，不生寸草。肾中之阳为元阳，肾阳不足，则累及脾阳，而成脾肾阳虚之症。郭老治疗上注重温补脾肾之阳，加用紫石英、补骨脂、黄精、仙灵脾等温补脾肾之品。二诊时患者口腔溃疡多发。在日常诊疗中，常常可见服用温阳药物后虚火上炎而致溃疡发作之症。郭老认为，此应归结为阳虚之故。阳虚而虚阳外越，加之服用温阳之品，而症状愈重。二诊时加用肉桂、附子引火归源，引热下行，辅以滋阴之品。至三诊，患者诸症皆有好转，成功受孕，但仍有怕冷之症，故在滋阴养血补肾基础上亦注重顾护肾阳。两固汤重在温补肾阳，故在两固汤基础上辅以温补肾阳之品，多选用平补之品，而忌肉桂等大辛大热之品。

（王必勤　包晓霞　杨绚如　郭婧）

四、李东的诊治经验

（一）学术观点

卵巢功能低下又称早发型卵巢功能不全（premature ovarian insufficiency，POI），是指女性 40 岁之前出现卵巢的内分泌功能丧失，表现为闭经或月经稀发，并伴有促性腺激素升高及雌激素降低。POI 与很多潜在的远期并发症密切相关，包括不孕、神经认知障碍以及寿命缩短等，影响患病女性的心理健康及生活质量。

1. 肾虚是 POI 的根本病机

李东教授多年以来一直专注于中医药辅助生殖的研究，在中药治疗 POI 方面积累了丰富的经验，形成了独特的思维模式和用药特色。李东教授认为 POI 的发病与冲任虚损及肝、脾、肾三脏功能失调密切相关，治法当以补肾调冲为主，兼以调肝疏肝、健脾养血为辅。临症时虽多种病机相互关联、错综复杂，但总与肾的功能异常密切关联。肾为先天之本、五脏六腑之根，藏真阴与元阳，其所藏先天之精是人体生命活动的原动力。肾又为冲任之本，胞络维系于斯，天癸的产生、成熟终是肾气旺盛的结果。《傅青主女科》云："经水出诸肾……肾气本虚，何能盈满而化经水外泄。"《医学正传》云：

"月经全借肾水施化，肾水既乏，则经血日已干枯。"因此，天癸的至与竭、冲任的盛与通、月经的行与止无不由肾气盛衰主宰，因此，肾虚乃 POI 病机之关键。

2．重视疏肝解郁、补养气血

李东教授认为现代生活节奏加快，女性的社会压力逐年增大，再加上自身争强好胜的性格，均会影响肝调畅气机、调节情志的功能，是造成卵巢功能低下发病率升高的诱因。肝藏血，主升发、疏泄，喜条达而恶抑郁，能畅达气机，调节情志。一方面，促进脾胃的运化，使之不断地化生营血，使血化生有源；另一方面，使调畅气机，气血平和，冲任顺畅，月事以时。情志失调，肝失调畅，肝气郁结，木郁克土，损伤脾胃，中焦升降失衡，运化失常，营血化源不足，血海空虚，胞宫胞脉失养，则月经稀发甚至闭经。肝失疏泄，不能藏血，肝血不足，阴虚阳亢，日久化火，郁火灼阴，冲脉无血下注，则血海空虚，亦可发展为月经稀发、闭经及卵巢功能低下。肝与 POI 的关系非常密切，肝、肾为子母之脏，乙癸同源，两者阴液相互资生。肝阴充足，则下藏于肾；肾阴旺盛，则上滋肝木，故有"肝肾同源"之说。肾藏精，肝藏血，精血同源而互生，同为月经的物质基础。肝主疏泄，肾主闭藏，一开一合，共同调节胞宫，使藏泻有序，月事如常。所以养血填精、滋补肝肾首当其冲，使肾精充足，血海得养，胞宫满溢，月经来潮。

脾胃为后天之本，气血生化之源，先天肾水亦依赖后天水谷精微之滋养，为月经提供物质基础。故张景岳在《景岳全书·经不调》曰："调经之要，贵在补脾胃以资血之源。"《万氏女科》曰："妇人女子闭经不行其候有三：乃脾胃损伤，饮食减少，气耗血枯而不行。"故若脾胃久虚，气血亏少，不能下注养胞，肾精无所生，肾气无所化，天癸无所养，冲任不足，经血无源，致经水难生，血海不充，终致月经停闭不行。

（二）辨证施治

1．肝肾阴虚、气血不足

肾阴不足，精血亏少，则月经后错、量少甚至闭经；腰为肾之府，肾虚失养，则腰酸腿软；肾阴亏虚，虚火上炎，心肾不交，则两颧潮红、烘热汗出、烦躁失眠；肾虚肝郁，故心情抑郁或烦躁易怒；阴液不足，任带空虚，带下乏源，则带下甚少或全无，阴道干涩；脾胃虚弱，气虚化源不足，则月经量少、色淡，面色萎黄，神疲乏力，气短懒言；脉象细弦带数，舌质偏红，舌苔少，或舌淡胖。

2. 补肾调周、序贯治疗

在滋补肝肾、调养气血的基础上，根据月经周期的变化，联合补肾调周法，顺应阴阳气血之盈亏变化，以恢复正常月经周期、恢复排卵。月经后期以补肝肾、滋阴养血为主，以助卵泡的发育和子宫内膜的生长，使血海盈满，为排卵行经奠定基础；经间期以补肾助阳、行气活血为主，以促进排卵；经前期以补肾温阳养血为主，以促进黄体功能；行经期以活血化瘀为主，兼顾滋阴养血、祛瘀生新，重在祛瘀，使月经顺利来潮，为卵泡和子宫内膜的生长做好准备。

3. 辨证论治、不拘一格

李东教授临床中遵循卵巢功能低下总的病机、治则，但又不拘于一端，随机应变、灵活化裁，以辨证论治为根本，从患者个体出发选择最为适合的方药。

（三）用药特点

1. 基本方

李东教授从肝肾阴虚、气血不足的病机出发，选定六味地黄丸合四物汤为主方，补肾养血，调补冲任。药物组成：熟地黄15 g、山药20 g、山茱萸15 g、牡丹皮10 g、茯苓15 g、泽泻10 g、川芎10 g、当归10 g、白芍10 g、女贞子15 g、墨旱莲10 g。方中六味地黄丸滋补肝肾，兼以清虚热泻湿浊，以熟地黄、山茱萸、山药温补肺、脾、肾三脏之阴，配伍泽泻利湿泻浊、茯苓淡渗脾湿、牡丹皮清泄虚热之三泻；而四物汤补血调经，以熟地黄、白芍阴柔补血之品（血中血药），与辛香之当归、川芎（血中气药）相配，动静相宜，补血而不滞，行血而不伤血，以补血调经，女贞子、墨旱莲滋补肝肾之阴。全方补肾养血、滋养肝肾，重在补肾，同时配合补肾调周法，建立月经周期，根据所处周期加减用药。

2. 加减变化

兼肝郁者，合逍遥散、丹栀逍遥散及柴胡疏肝散等；兼气虚者，加黄芪、党参、白术；兼心火亢盛者，加莲子心、淡竹叶。

（四）典型病例

—— 病例 **1** ——

患者，女，33岁，2019年7月23日初诊。

主诉：月经稀发7个月余。

病史：患者7个月前胚胎停育清宫术后出现月经稀发，前次月经2018年12月20日，末次月经2019年7月21日，量少色暗，无痛经。刻下症：月经稀发，腰酸乏力，白发增多，纳眠可，大便稀，1~2日一行。舌暗红，苔白略厚，脉沉弱。

既往史：体健。

辅助检查：女性激素（2019年5月7日北医三院）：FSH 89.9 mIU/ml，LH 37.3 mIU/ml，E_2 ＜73.4 pmol/L。

中医诊断：月经不调。

辨证：肝肾阴虚、气血不足证。

西医诊断：卵巢功能低下。

治法：补肾养血。

处方：六味地黄丸合四物汤加减。熟地黄15 g、山药20 g、山萸肉15 g、茯苓30 g、炒白术15 g、当归10 g、川芎10 g、白芍10 g、赤芍10 g、生黄芪30 g、枸杞子15 g、茺蔚子10 g、川续断15 g、桑寄生20 g、益母草20 g、川牛膝15 g、陈皮10 g、肉桂5 g，14剂。

二诊〉2019年8月20日。服药后本周可见白带较前增多，无阴痒、色黄等不适，月经未来潮，乏力、腰酸较前减轻，纳眠可，受凉则大便稀，舌脉同前。前方继用，加红花10 g、泽兰叶15 g、姜炭6 g。

三诊〉2019年9月19日。末次月经2019年9月1日，量中色红，经期10天，大便稀略好转，1~2日一行。女性激素（2019年9月3日当地医院）：FSH 21.3 mIU/ml，LH 11.0 mIU/ml，E_2 240 pmol/L。前方去牛膝、红花、泽兰叶，加丹参15 g、香附12 g、党参15 g、肉桂3 g。

方解：本例为肝肾阴虚、气血不足证。李东教授认为肝肾阴虚、气血不足为卵巢功能低下的病机，肝肾阴虚，精血亏少；脾胃虚弱，运化无力，先、后天不得滋养，血海不充，故而月经稀发，量少色暗，腰酸乏力，头发早白。予六味地黄丸合四物汤加减治疗，方中以熟地黄、山萸肉、山药温补肺、脾、肾三脏之阴，配伍泽泻利湿泻浊、茯苓淡渗脾湿、牡丹皮清泄虚热之三泻，白芍敛阴柔肝，当归、川芎养血活血，黄芪、当归益气养血，枸杞子、川续断、桑寄生补肾填精。在治疗基本病机的基础上，充分体现了补肾调周的治疗思想。经前加用益母草、泽兰叶、红花、川牛膝等活血之品引血下行、祛瘀生新，氤氲期补肾助阳，加用肉桂、鹿角霜、肉苁蓉等药物，补而不燥、不峻。

病例 2

患者，女，29岁，2019年6月3日初诊。

主诉：月经不调9个月。

病史：患者9个月前无明显诱因出现闭经，2018年9月1日行经，此后月经一直未来潮，就诊于当地医院，诊断为卵巢早衰，予"克龄蒙"口服维持月经。刻下症：末次月经2019年5月1日，量中色红，无痛经，多梦眠差，腰酸尿频，大便干，1~2日一行。舌尖红，少苔，脉沉细。

既往史：体健。

辅助检查：女性激素（2018年10月15日当地医院）：FSH 54.6 mIU/ml，LH 12 mIU/ml，E_2 113 pmol/L。

中医诊断：月经不调。

辨证：阴虚火旺证。

西医诊断：卵巢早衰。

治法：滋阴补肾、兼清虚热。

处方：六味地黄丸合四物汤加减。熟地黄15 g、山药20 g、山萸肉15 g、茯苓15 g、女贞子15 g、墨旱莲15 g、地骨皮15 g、菟丝子20 g、枸杞子15 g、北沙参20 g、麦冬15 g、当归15 g、覆盆子15 g、白芍20 g、炙甘草6 g、芡实米15 g、茯神20 g、生地黄15 g，14剂。

二诊（2019年11月5日）：服药后月经来潮3次，末次月经2019年8月17日，前次月经2019年7月6日，量中色红，无痛经，已停服克龄蒙4个月。睡眠及二便均好转，目前白带不多，舌脉同前。前方继用，去地骨皮、芡实米，加丹参15 g、香附10 g、鹿角霜15 g、肉苁蓉20 g。

方解：本病例为阴虚火旺证。肝肾不足，虚火内炎，煎灼阴液，故经闭不行、舌红少苔、腰酸尿频。方中六味地黄丸、四物汤补肝肾、养阴血，枸杞子、北沙参、麦冬、覆盆子养阴生津、填精，阴液充则血海满盈。生地黄、女贞子、墨旱莲、地骨皮养阴清热。

—— **病例3** ——

患者，女，31岁，2018年12月4日初诊。

主诉：月经先期2年余。

病史：患者未避孕3年未孕，目前于北医三院生殖中心行IVF-ET治疗，移植鲜胚1次未成，无冻胚。近2年月经先期，周期21天，经期7~9天，量中色红，因卵巢功能低下寻求中医治疗。刻下症：末次月经2018年11月14日，量中色红，轻度痛经，双目干涩，多梦早醒，难再入睡，纳食可，大便偏干，一日一行。舌尖红、苔白腻，脉沉细。

中医诊断：月经不调。

辨证：心肾两亏、阴虚火扰证。

西医诊断：卵巢功能低下。

治法：滋阴清热、养血安神。

处方：天王补心丹合杞菊地黄丸加减。柏子仁15g、炒酸枣仁30g、麦冬15g、天冬10g、干生地黄10g、当归10g、党参15g、丹参15g、玄参10g、桔梗15g、制远志15g、茯神20g、石斛10g、枸杞子15g、菊花10g、熟地黄15g、山萸肉15g、陈皮10g，14剂。

前方加减治疗6诊3个月后，月经周期恢复至25~28天，睡眠及大便的不适症状改善，返回生殖中心继续治疗。

方解：本病例为心肾两亏、阴虚火扰证。该患者月经先期，试管取卵量少，移植未成，均为卵巢功能低下的表现，且该患者受睡眠不佳的困扰，多梦早醒、舌红脉沉、双目干涩，虚火扰神之症明显，在滋阴补肾的基础上合入天王补心丹滋阴养血、清热安神，调整阴阳，安定心神，阴阳偏颇恢复，心神得养，则月经周期恢复，主症明显改善。

—— **病例4** ——

患者王某，女，39岁，2022年4月28日初诊。

主诉：月经提前1周。

现病史：既往月经规律，周期 5/30 天。前次月经 2022 年 3 月 21 日，末次月经 2022 年 4 月 14 日，提前 1 周月经来潮，量、色可，无血块，无痛经。偶有腰酸、乏力，无潮热、盗汗等症状。睡眠可，二便调。舌淡红，苔薄黄、微腻，脉沉。

既往史：否认高血压、糖尿病等家族遗传性疾病；否认手术史；否认药物过敏史。

婚育史：患者 13 岁初潮，月经规律，周期 5/30 天。

辅助检查（2022 年 4 月 26 日）：AMH ＜ 0.06 ng/ml。性激素六项：E_2 67 pmol/L，FSH 43.3 mIU/ml，LH 17.2 mIU/ml。

西医诊断：卵巢功能低下。

中医诊断：月经先期（肾虚证）。

治疗：补肾养血调经。

处方：熟地黄 20 g、当归 10 g、川芎 6 g、炒白芍 10 g、酒女贞子 15 g、墨旱莲 10 g、覆盆子 15 g、炙甘草 6 g、黄芪 15 g、生杜仲 10 g、续断 10 g、牡丹皮 6 g、黄芩 6 g、白术 10 g、陈皮 6 g。14 剂，水煎服，分 2 次服。

二诊（2022 年 6 月 16 日）：患者服药后一般状况良好，未诉不适，其间口服地屈孕酮片。末次月经 2022 年 5 月 30 日，行经一周，量色可。纳差，眠可，二便调。舌淡红、苔薄白，脉沉。复查激素水平（2022 年 6 月 1 日）：AMH 0.38 ng/ml，性激素六项：E_2 172 pmol/l，FSH 14.6 mIU/ml，LH 4.54 mIU/ml。

处方：熟地黄 30 g、当归 10 g、川芎 6 g、炒白芍 10 g、酒女贞子 15 g、墨旱莲 10 g、覆盆子 15 g、黄芪 24 g、生杜仲 10 g、续断 10 g、牡丹皮 9 g、黄芩 6 g、白术 15 g、陈皮 6 g、焦麦芽 10 g。14 剂水煎服，分 2 次服。地屈孕酮片，口服，1 片（10 mg）/日。

按语：结合本病患者症状，中医辨证为肾虚证，治以补肾养血调经。方以四物汤养血为基。妇人以血为本、以血为用，气血调和，则胞宫按时满溢，月经以时下；肾藏精、主生殖，精藏于肾，依赖于肾的贮藏作用和固摄作用发挥其主月经的生理功能。肾气虚，则无力推动气血运行。方中酒女贞子、墨旱莲、覆盆子、生杜仲、续断补益肾精；牡丹皮活血化瘀，为治疗月经病要药；脾胃为"后天之本"，方中白术、陈皮补气健脾，祛湿化痰，增强健脾之功；患者舌苔微黄腻，加入黄芩清热燥湿，炙甘草调和诸药。诸药合用，补肾与养血并重，气血兼顾，攻补兼施。治疗后患者性激素水平明显改善。

—— 病例 5 ——

患者，女，38 岁，2022 年 2 月 14 日初诊。

主诉：确诊卵巢早衰 2 年。

现病史：患者 2 年前确诊卵巢早衰，需服用雌二醇＋地屈孕酮片维持月经。患者既往月经规律，周期 5～6/27～30 天，近 2 年月经不规律，3～4/60～90 天，月经量少。末次月经 2022 年 2 月 10 日，量少，无血块，无痛经，经期头痛、盗汗。患者平素潮热、汗出明显，自觉烦躁，纳可，眠差。颜面部可见暗斑。二便调。舌淡、略胖，苔薄白腻，脉沉略弦。

既往史：否认高血压、糖尿病等家族遗传性疾病，否认手术史，否认药物过敏史，有子宫内膜异位症病史。

婚育史：患者 13 岁初潮，月经规律，周期 5～6/27～30 天。

辅助检查（2021 年 11 月 26 日）：女性激素六项：$E_2 < 55$ pmol/L，FSH 94.72 IU/ml，LH 34.20 IU/ml。

西医诊断：卵巢早衰。

中医诊断：月经后期（肾虚证）。

治疗：补肾养血。

处方：菟丝子 30 g、枸杞子 10 g、酒女贞子 15 g、墨旱莲 10 g、熟地黄 20 g、当归 10 g、川芎 6 g、白芍 10 g、补骨脂 15 g、淫羊藿 10 g、生杜仲 15 g、炙甘草 6 g、黄芩 10 g、茯神 30 g。14 剂水煎服，分 2 次服。

2022 年 3 月、4 月、5 月三次复诊抄方，方药基本不变。

四诊（2022 年 6 月 17 日）：患者用药后无不适。末次月经 2022 年 3 月 27 日，量少，无血块，无痛经。无明显潮热、盗汗，纳眠可，二便调。舌淡略胖，苔薄白腻，脉沉略弦。复查激素水平（2022 年 6 月 14 日）：E_2 591.35 pmol/L，FSH 11.94 IU/ml，LH 7.89 IU/ml。处方：菟丝子 30 g、枸杞子 10 g、酒女贞子 15 g、墨旱莲 10 g、熟地黄 20 g、川芎 6 g、白芍 15 g、补骨脂 15 g、炙甘草 6 g、黄芩 10 g、陈皮 6 g、当归 10 g、茯神 30 g。14 剂水煎服，分 2 次服。

按语：方中菟丝子为君药，补益肝肾；枸杞子、酒女贞子、墨旱莲、补骨脂、淫羊藿、生杜仲为臣药，增强君药补益肝肾之效；四物汤（熟地黄、当归、川芎、白芍）养血活血，黄芩清热燥湿，茯神宁心安神，均为佐药；炙甘草为使药，调和诸药，以达药效。患者用药 4 个月左右后复查，E_2 591.35 pmol/L，FSH 降至 11.94 IU/ml，说明本方既能改善性激素水平，又能促进卵巢功能恢复。

—— **病例 6** ——

患者王某，女，39岁，2022年5月10日初诊。

主诉：诊断卵巢储备功能减退2年。

现病史：患者2020年于某院生殖中心胚胎移植22周后因染色体异常而停止妊娠，2022年5月于某院生殖中心行长方案，取卵4枚，无可移植胚胎。既往月经规律，周期5/30天。末次月经2022年4月29日，行经6天，量少、色淡，无血块，无痛经。患者平素久坐，工作压力较大，睡眠差，凌晨3:00易醒，多梦。纳可，二便调。舌淡红、苔薄白，脉沉。

既往史：否认高血压、糖尿病等家族遗传性疾病，否认手术史，否认药物过敏史及不良妊娠史。

婚育史：患者13岁初潮，月经规律，周期5~6/27~30天，备孕中。

辅助检查：2021年9月：AMH 0.79 ng/ml。2022年4月13日：E_2 616 pmol/L，LH 0.42 mIU/ml，P 0.79 nmol/L。2022年4月17日：E_2 1540 pmol/L，LH 0.52 mIU/ml，P 0.86 nmol/L。

西医诊断：卵巢储备功能减退。

中医诊断：月经不调（肝肾亏虚证）。

治疗：滋补肝肾。

处方：熟地黄24 g、酒山茱萸15 g、山药10 g、牡丹皮9 g、茯苓15 g、当归12 g、川芎6 g、白芍12 g、防风10 g、菟丝子15 g、枸杞子10 g、桂枝3 g、丹参10 g、石菖蒲10 g、合欢花10 g。14剂水煎服，分2次服。

二诊（2022年5月29日）：患者用药后无不适。末次月经2022年4月29日，行经6天，量少，色淡，无血块，无痛经。患者久坐时间较长，工作压力大。晚23点之前入睡，眠差，凌晨3:00易醒，多梦。纳可，二便调。舌淡红、苔薄白，脉沉。处方：熟地黄24 g、酒山茱萸15 g、山药10 g、牡丹皮9 g、茯苓15 g、当归12 g、川芎6 g、白芍12 g、菟丝子15 g、枸杞子10 g、桂枝3 g、丹参10 g、合欢花10 g、玫瑰花6 g。14剂水煎服，分2次服。

三诊（2022年6月20日）：患者用药后无不适。末次月经2022年6月2日，行经5天，量可，无血块，无痛经。患者近期纳可，眠浅多梦，小便调，大便可，日一行，不成形。舌淡红、苔薄白，脉沉。2022年5月30日复查激素水平，示AMH 1.08 ng/ml。

处方：熟地黄 24 g、酒山茱萸 15 g、山药 10 g、牡丹皮 9 g、茯神 15 g、当归 12 g、川芎 6 g、白芍 12 g、菟丝子 15 g、枸杞子 10 g、桂枝 3 g、丹参 10 g、合欢花 10 g、玫瑰花 10 g、牡蛎（先煎）6 g、通草 6 g。14 剂水煎服，分 2 次服。

按语：本患者未到"七七"之年，提前出现"任脉虚，太冲脉衰少，天癸竭，地道不通，故形坏而无子"的情况，表现为卵巢功能减退，从而导致生殖障碍。本病辨证为肝肾亏虚证，治以滋补肝肾、调经助孕。"肾者，主蛰，封藏之本，精之处也。"月经的至与竭、胎孕的成与败均与肾气盛衰密切相关，故中医强调调经安胎以补肾为本，治疗不孕症以温养肾气、填精益血为主。方用六味地黄汤和四物汤加减，方中熟地黄、山药、山茱萸、菟丝子、枸杞子补益肝肾，同时有助孕功效；肝肾亏虚，致精血不足，则发为月经量少，方中川芎、当归、熟地黄、白芍补血活血；茯苓渗湿利水，牡丹皮清虚热，牡丹参活血调经；风类药物防风胜湿，防本方中补药过多而致滋腻脾胃；患者平素久坐，工作压力较大，气血运行不畅，故加用少量桂枝甘温通经脉，再佐以解郁安神之合欢花缓解睡眠障碍，石菖蒲豁痰醒神。诸药共奏滋补肝肾、养血活血之功。二诊、三诊方中去防风、石菖蒲，加玫瑰花、通草，增强疏肝行气解郁之功；牡蛎潜阳补阴、重镇安神。患者服药后身体状况较前明显改善，嘱其汤药用完后口服红花逍遥片疏肝理气活血，予血府逐瘀口服液活血化瘀调经，并嘱其保持早睡早起的生活习惯，减少久坐时间。

患者用药 1 个月后复查激素水平，示 AMH 1.08 ng/ml，卵巢储备功能减退症状显著缓解。2022 年 6 月 28 日，随访 AMH 1.47 ng/ml，示卵巢功能改善较佳。

治疗前后患者指标变化情况见表 2-1。

表 2-1　治疗前后患者指标的变化

指标	治疗前	治疗后
AMH（ng/ml）	0.79	1.47
LH（mIU/ml）	0.42	0.52
E_2（pmol/L）	616	1540
P（nmol/L）	0.79	0.86

—— **病例 7** ——

患者，女，37 岁，2021 年 7 月 15 日初诊。

主诉：月经先期 1 年。

现病史：患者1年前出现月经先期，5~6/25天，量、色可，无血块，无痛经。患者既往月经规律，周期5~6/27~30天。末次月经2021年6月30日，量、色可，无血块，无痛经。患者平素23点休息，偶有熬夜，纳眠可。二便调。舌淡偏胖，苔白微腻，脉浮缓。

既往史：否认高血压、糖尿病等家族遗传性疾病，否认手术史，否认药物过敏史。有垂体微腺瘤及高催乳素血症病史，口服佰莫停治疗。

婚育史：患者13岁初潮，月经规律，周期5~6/27~30天。

辅助检查：2021年2月4日：FSH 10.5 mIU/ml，LH 17.1 mIU/ml，AMH 1.02 ng/ml。2021年6月9日：E$_2$ 346 pmol/l，FSH 6.25 mIU/ml，LH 2.4 mIU/ml，AMH 0.41 ng/ml。

西医诊断：卵巢储备功能减退。

中医诊断：月经先期（脾虚气陷证）。

治疗：补中益气、升阳举陷。

处方：生黄芪30 g、生白术20 g、陈皮6 g、柴胡6 g、升麻6 g、太子参10 g、炙甘草9 g、当归10 g、桂枝6 g、大枣24 g、生姜片10 g、菟丝子30 g、淫羊藿10 g。7剂水煎服，分2次服。

二诊 （2021年7月27日）：患者用药后无不适，乏力、疲倦感好转。末次月经2021年7月25日，量、色可，无血块，无痛经。二便调。舌质淡红，舌苔白腻，脉沉。2021年7月15日复查，示AMH 0.51 ng/ml。处方：生黄芪30 g、生白术30 g、陈皮6 g、柴胡6 g、升麻6 g、太子参10 g、炙甘草9 g、当归10 g、桂枝6 g、大枣24 g、生姜片10 g、菟丝子30 g、补骨脂15 g、黄芩6 g。14剂水煎服，分2次服。

三诊 （2021年8月31日）：患者用药后无不适，乏力、疲倦感好转。末次月经2021年8月19日，量、色可，无血块，无痛经。小便可，大便干。舌尖红、苔白腻，脉沉。处方：生黄芪30 g、生白术30 g、陈皮6 g、柴胡6 g、升麻6 g、太子参10 g、炙甘草9 g、当归10 g、桂枝3 g、生姜片10 g、菟丝子15 g、黄芩6 g、墨旱莲10 g、女贞子15 g。14剂水煎服，分2次服。

四诊 （2021年12月17日）：患者于2021年11月6日行清宫术。末次月经2021年12月10日，行经6天，量、色可。纳眠可，二便调。舌淡红，苔薄白，脉沉。2021年10月17日查hCG>1351.00 IU/L，T-βhCG 19 993.00 IU/L。处方：生白术30 g、陈皮6 g、升麻6 g、太子参10 g、炙甘草6 g、当归10 g、桂枝6 g、菟丝子15 g、墨旱莲10 g、酒女贞子15 g、黄芪15 g、炒麦芽10 g、炙淫羊藿

10 g。14 剂水煎服，分 2 次服。

五诊（2021 年 12 月 31 日）：患者用药后无不适。末次月经 2021 年 12 月 10 日，行经 6 天，量、色可。纳眠可，二便调。舌淡红，苔薄白，脉沉。处方：生白术 30 g、陈皮 6 g、升麻 6 g、太子参 10 g、炙甘草 6 g、当归 10 g、桂枝 3 g、菟丝子 30 g、墨旱莲 10 g、酒女贞子 15 g、黄芪 15 g、炙淫羊藿 10 g、苍术 15 g。14 剂水煎服，分 2 次服。

六诊（2022 年 1 月 14 日）：患者用药后无不适。末次月经 2022 年 1 月 9 日，月经量较前增多，色可，有血块，痛经明显。患者近期工作压力较大。纳眠尚可，二便调。舌边尖红，苔薄白腻，脉沉。处方：生白术 30 g、陈皮 6 g、升麻 6 g、太子参 10 g、炙甘草 6 g、当归 10 g、桂枝 3 g、菟丝子 30 g、墨旱莲 10 g、酒女贞子 15 g、黄芪 15 g、仙鹤草 15 g、茯苓 30 g、苍术 15 g。14 剂水煎服，分 2 次服。

七诊（2022 年 1 月 28 日）：患者用药后无不适。末次月经 2022 年 1 月 9 日，月经量较前增多，色可，有血块，痛经明显。纳眠可，二便调。舌淡胖、苔薄白，脉沉缓。处方：生白术 30 g、陈皮 6 g、升麻 6 g、太子参 10 g、炙甘草 6 g、当归 10 g、桂枝 6 g、菟丝子 15 g、酒女贞子 15 g、黄芪 15 g、炒麦芽 10 g、淫羊藿 10 g、覆盆子 15 g、补骨脂 15 g。14 剂水煎服，分 2 次服。

八诊（2022 年 2 月 18 日）：患者用药后无不适。末次月经 2022 年 2 月 4 日，量、色可，无血块，无痛经。患者春节期间熬夜较多，睡眠质量尚可。二便调。舌边尖红，苔薄白、微腻，脉沉滑。2021 年 7 月 15 日复查激素水平，AMH 0.51 ng/ml。2022 年 2 月 9 日：E_2 360 pmol/L，FSH 5.48 mIU/ml，LH 4.58 mIU/ml，AMH 1.12 ng/ml。处方：生白术 30 g、陈皮 6 g、升麻 6 g、太子参 10 g、炙甘草 6 g、当归 10 g、桂枝 6 g、菟丝子 30 g、酒女贞子 15 g、黄芪 15 g、炙淫羊藿 10 g、覆盆子 15 g、茯苓 30 g、苍术 15 g。14 剂水煎服，分 2 次服。

按语：本例患者诊断明确，辨证为脾虚气陷证，方用补中益气汤加减。此方出自李东垣《脾胃论》。李氏指出："惟当以辛甘温之剂，补其中而升其阳，甘寒以泻其火则愈。"方中黄芪补中气、固表气，太子参补益元气，炙甘草补中焦脾胃之气。中医认为免疫为"气"之功能，故方中"黄芪补表气、人参补里气、炙甘草补中气"。三药共用，补一身之气，补中予升麻、柴胡之升提，终达到补益中气、升提下陷之气的疗效；菟丝子、淫羊藿补益肝肾，再佐以白术健脾补气，"补后天以养先天"；当归补血活血，使血液化生有源；再加以少量升麻、柴胡，以助益气之品升提下陷之中气；

佐以桂枝温通经脉、调和营卫，大枣、生姜片补益脾胃。

二诊、三诊方中去淫羊藿，加补骨脂、墨旱莲10 g、女贞子，增强补益肝肾之功，以助孕育胎儿。患者舌尖红，加黄芩清肺胃热，养血安胎。患者小产后去柴胡，加麦芽疏肝行气，加淫羊藿增强补肾阳的功效。五诊、六诊、七诊、八诊中去黄芩，加茯苓、苍术增强健脾祛湿之功用，加仙鹤草收敛止血，覆盆子、淫羊藿补肾助孕。患者经过治疗后，症状明显改善。

今年2月患者就诊，复查女性激素六项：E_2 360 pmol/L，FSH 5.48 mIU/ml，LH 4.58 mIU/ml，AMH 1.12 ng/ml。各指标的理化水平均明显好转，治疗效果佳。

治疗前后患者指标变化情况见表2-2。

表2-2　治疗前后患者指标的变化

指标	治疗前	治疗后
AMH（ng/ml）	0.41	1.12
LH（mIU/ml）	2.4	4.58
FSH（mIU/ml）	6.25	5.48
E_2（pmol/L）	346	360

—— 病例 8 ——

患者，女，41岁，2021年11月12日初诊。

主诉： 确诊卵巢储备功能减退2年。

现病史： 患者2年前确诊卵巢储备功能减退，既往有复发性流产，不良妊娠史3次。末次月经2021年11月9日，行经第4天，量、色可，无血块，无痛经。患者情绪焦虑，偶有盗汗、口干，纳眠可，二便调。舌淡红、苔薄白，脉沉。

既往史： 否认高血压、糖尿病等家族遗传性疾病，否认手术史，否认药物过敏史。有复发性流产病史。

婚育史： 患者13岁初潮，月经规律，周期5～6/27～30天。备孕中。

辅助检查： 2020年12月17日：E_2 217 pmol/L，FSH 5.23 mIU/ml，LH 2.22 mIU/ml，T ＜ 0.69 nmol/L，P 1.95 nmol/L。雄烯二酮9.24 nmol/L，PRL 12.30 ng/ml，AMH 1.04 ng/ml。2021年10月7日：AMH 0.45 ng/ml。2021年10月20日：E_2 248 pmol/L，FSH 5.74 mIU/ml，LH 1.59 mIU/ml，P 1.21 nmol/L。2021年10月24日：E_2

935 pmol/L，LH 0.66 mIU/ml，P 1.01 nmol/L。2021 年 10 月 28 日：E$_2$ 3825 pmol/L，LH 3.34 mIU/ml，P 1.58 nmol/L。

西医诊断：卵巢储备功能减退。

中医诊断：月经后期（肝郁肾虚证）。

治疗：疏肝补肾。

处方：熟地黄 15 g、当归 10 g、川芎 6 g、白芍 10 g、酒女贞子 15 g、覆盆子 15 g、墨旱莲 10 g、陈皮 6 g、酒黄精 15 g、巴戟天 10 g、黄柏 6 g、知母 6 g。7 剂水煎服，分 2 次服。

二诊（2021 年 11 月 26 日）：患者用药后无不适，继续用药。纳眠可，二便调。舌淡红、苔薄白，脉沉。处方：熟地黄 15 g、当归 10 g、川芎 6 g、白芍 10 g、酒女贞子 15 g、覆盆子 15 g、墨旱莲 10 g、陈皮 6 g、酒黄精 15 g、百合 10 g、麦冬 10 g、巴戟天 10 g。14 剂水煎服，分 2 次服。血府逐瘀口服液，口服，每次 20 ml，每日 3 次。桂枝茯苓胶囊，口服，每次 3 粒，每日 3 次。

三诊（2022 年 1 月 24 日）：患者用药后无不适，继续用药。末次月经 2022 年 1 月 1 日，行经 5 天，量、色可，无血块，无痛经。患者纳眠可，二便调。舌淡红、苔薄白，脉沉。处方：熟地黄 15 g、当归 10 g、川芎 6 g、白芍 10 g、酒女贞子 15 g、覆盆子 15 g、墨旱莲 10 g、陈皮 6 g、酒黄精 15 g、菟丝子 30 g、枸杞子 10 g、巴戟天 10 g。14 剂水煎服，分 2 次服。

四诊（2022 年 2 月 20 日）：患者于 2022 年 2 月 13 日在某院生殖中心行鲜胚胎移植术，目前无不适，继续用药。纳眠可，二便调。舌淡红，苔白厚腻，脉沉。2022 年 1 月 24 日复查，AMH 0.97 ng/ml。2022 年 1 月 25 日复查，E$_2$ 239 pmol/L，LH 2.76 mIU/ml，P 13.20 nmol/L，T ＜ 0.69 nmol/L，PRL 12.30 ng/ml。2022 年 1 月 29 日复查，E$_2$ 178 pmol/L，LH 2.94 mIU/ml，FSH 6.80 mIU/ml，P 1.32 nmol/L。2022 年 2 月 2 日复查，E$_2$ 626 pmol/L，LH 1.65 mIU/ml，P 1.09 nmol/L。2022 年 2 月 7 日复查，E$_2$ 3962 pmol/L，LH 6.02 mIU/ml，P 1.72 nmol/L。2022 年 2 月 8 日复查，E$_2$ 5840 pmol/L，LH 9.53 mIU/ml，P 1.76 nmol/L。2022 年 2 月 7 日复查，E$_2$ 5301 pmol/L，LH 1.25 mIU/ml，P 1.73 nmol/L。处方：菟丝子 15 g、枸杞子 10 g、桑寄生 20 g、川续断 10 g、生杜仲 15 g、熟地黄 15 g、当归 10 g、白芍 10 g、紫苏叶 6 g、黄芩 6 g。14 剂水煎服，分 2 次服。

按语：本例患者诊断明确，辨证为肝郁肾虚证，治以疏肝补肾、调经助孕。中医素有"冲为血海、任主胞胎"之说。肾为天癸之源、冲任之本，肾虚则"冲不盛、任不通"、

"玄府"郁闭，胞宫胞脉无以濡养，肾—天癸—冲任—胞宫生殖轴功能失调。方用川芎、当归、熟地黄、白芍补血活血，使血液化生有源，酒女贞子、覆盆子、墨旱莲补益肝肾，以助孕育胎儿；患者素体阴虚，潮热、口干，予黄柏与知母合用，以滋阴降火；百合、麦冬养阴生津；酒黄精平补肺、脾、肾，以提高机体免疫力。为防止补益药物滋腻脾胃，方中加入少量陈皮健脾祛湿。结合患者多次流产病史，情绪焦虑，故加用辛行苦泄之北柴胡以疏肝解郁；二诊、三诊中去百合、麦冬，加巴戟天、枸杞子，增强补益肾阳之功；四诊以补肾助孕为治则，方中菟丝子、枸杞子、桑寄生、川续断、生杜仲、熟地黄、当归、白芍、紫苏叶、黄芩既可补益肝肾，又有养血安胎之功效。全方合用，可补益肾精、养血疏肝、充调冲脉，起到补肾解郁调冲的功效。肾主封藏，肝主疏泄，一开一合，共同调节气血，冲脉、血海藏泻有序，经候如常，任带通达，阴阳转化正常，故可有子。

用药调理2个月左右后，患者AMH升高，为0.97 ng/ml，表示卵巢功能明显改善。

治疗前后患者指标变化情况见表2-3。

表2-3 治疗前后患者指标的变化

指标	治疗前	治疗后
AMH（ng/ml）	0.45	0.97
LH（mIU/ml）	0.66	1.25
FSH（mIU/ml）	5.74	5.48
E_2（pmol/L）	935	5301
P（nmol/L）	1.01	1.73

（病例4-8为北医三院辛喜艳主任医案）

（五）传承要点

1. 造成卵巢功能减退的主要原因有肾水亏虚、血海不充、经血难行，同时与肝郁气滞、脾虚血少相关，根据主要病机，辨证施治，给予针对性的治疗。

2. 辨病、辨体与辨证相结合，以滋养肝肾、活血调经为基本大法，体质偏颇明显者优先调整体质，有助于提高治疗效果。

3．卵巢功能减退者用药滋腻、碍胃类药物偏多，处方中应兼顾健脾消导，中焦健运，则后天气血生化有源。遇性情急躁、焦虑担忧者，除以药物治疗外，需进行情志疏导，指导患者认识疾病，减轻对疾病的恐惧心理。

（张浩琳　辛喜艳　孙荣妍）

五、北医三院特色诊疗

随着生育年龄的后延，卵巢储备功能减退对生育的不良影响愈加严重。2016年中国高龄妊娠女性人口占比已升高至31%，提示高龄女性生育需求的增加，尤其自2021年6月起，随着国家"三孩政策"的落实，有生育需求高龄女性的比例将会进一步升高。北医三院作为国家妇产疾病临床医学研究中心，有助孕需求的卵巢功能低下患者所占比例必然也将明显增加。因此，为了适应社会发展，满足卵巢功能低下女性的生育需求，我院中医科联合妇产科及生殖医学中心，开展了卵巢储备功能减退多学科诊疗门诊，以此集合多学科团队的力量。其中，中医科主要负责卵巢储备功能减退的中医药治疗、情绪管理及指导患者生活方式的改善；生殖医学科主要负责卵巢储备功能减退的西医诊断及治疗；妇产科负责协同生殖医学科进行西医诊断及治疗，对于有生育需求的患者，可以提供后续孕期及产后管理。对于没有生育需求的患者，妇产科的治疗及生活指导可以有效地改善患者的生活质量。门诊成立不到半年，已为众多患者提供了个性化、规范化、连续性的诊疗方案。

（一）补肾调血法 IVF-ET 前后序贯治疗

补肾调血法 IVF-ET 前后序贯治疗可改善卵巢储备功能减退患者的卵巢功能及 IVF-ET 结局，是我中心多年来临床诊疗和试验验证形成的中西医结合治疗方案。本方案共分成两个阶段。

第一阶段：拟行移植前3个月开始给予中药补肾养血活血方，序贯治疗调理月经及改善卵巢储备功能。进入超促排卵周期后，月经第5天继续使用补肾调血中药治疗，以二至丸合四物汤加减（女贞子15 g、墨旱莲12 g、枸杞子15 g、菟丝子20 g、熟地黄20 g、当归 10 g、白芍 12 g、生山药 20 g 等），再根据 B 超监测的卵泡发育和子宫内膜生长情况，改用温肾调血中药，以二仙促孕汤合四物汤加减（仙茅 10 g、仙灵脾 15 g、巴戟天 15 g、菟丝子 20 g、紫石英 15 g、熟地黄 20 g、当归 15 g、川芎 10 g 等），服至移植当日。

第二阶段：移植后，改用补肾调血安胎中药，以寿胎丸合四物汤加减（菟丝子 15 g、桑寄生 15 g、川续断 10 g、阿胶 9 g、熟地黄 15 g、当归 10 g、白芍 12 g 等），一直服药至移植后第 14 天，测定血清 hCG 值，血值大于 30IU 者即为生化妊娠。此类患者继续服用中药至 30 天，胚胎移植后 30 天行 B 超监测，计算临床妊娠率。

（二）针灸治疗

1．针刺
主穴：三阴交、归来、中极、关元、气海、血海、子宫。

配穴：肾虚血亏证，配太溪、肾俞、肝俞、足三里。

肾虚肝郁证：配肝俞、肾俞、太冲。

脾肾阳虚证：配腰阳关、肾俞、命门、脾俞、中脘。

阴虚血燥证：配曲池、太溪、足三里。

2．艾灸
（1）艾条灸：选双侧足三里、脾俞、肾俞、中极、关元、气海。

（2）温盒灸：将艾灸盒放于下腹部（气海、关元、中极），每次艾灸约 20 min。
上述不孕（卵巢储备功能减退）各证型除阴虚血燥以外，均可应用灸法。

3．耳穴
取肾、肝、脾、子宫、卵巢、内分泌、交感、皮质下等穴。每次依据辨证选择 3~5 个穴位，适用于该病各证型患者。

4．皮肤针
在下腹部脾经、肝经、任脉、腹股沟以及下肢足三阴经循行处轻轻叩刺操作，注意以局部皮肤潮红为度。

（三）典型病例

—— 病例 1 ——

患者刘某，26 岁，已婚，双方性生活正常，未避孕未孕 4 年。完善相关检查后，提示患者 AMH 含量低下，卵巢功能减退、输卵管通而不畅。患者曾行 IVF，成胚胎一个，可见胎囊、胎心，但 11 周时胎心停止。经针刺治疗活血通经、疏肝养血，AMH 由 0.81 ng/ml 升高至 1.36 ng/ml，卵巢功能得到了明显改善。此后，患者于 2021 年 12 月 21 日再次行 IVF，顺利移植胚胎 1 枚，胚胎发育正常。

患者刘某，女，26 岁，已婚，2019 年 2 月 18 日初诊。

主诉：婚后未避孕未孕 2 年。

现病史：患者结婚后性生活正常，未避孕未孕 2 年。

既往史：否认其他疾病史、家族性遗传病史，否认药物过敏史。

月经及婚育史：初潮 13 岁，周期 5/29 天，经量中等，无痛经，末次月经 2020 年 1 月 11 日，初婚年龄 24 岁，原发性不孕症，G_0P_0。

专科检查：无异常。

辅助检查：B 超检查示子宫后位，宫颈长 2.6 cm，子宫体 3.8 cm×3.8 cm×3.8 cm，子宫内膜厚 0.8 cm，右侧卵巢 2.7 cm×1.1 cm，可探及 2~3 个卵泡，左侧卵巢 3.5 cm×2.0 cm，可探及 3~4 个卵泡，可探及黄体。

诊断：输卵管因素致不孕症，卵巢储备功能减退。

2020 年 1 月行 IVF，成胚胎 1 个，妊娠囊内见胎芽，胎心搏动可见，11 周胎心停。

二诊 2020 年 11 月 24 日。IVF-ET 1 次，取卵 4 枚，成胚胎 1 个，见胎心、胎芽，11 周见胎停。末次月经 2020 年 11 月 9 日。舌红，苔薄，黄、少津，脉细数。

诊断：月经不调。证型：气阴两虚，冲任不固。嘱以中药和针灸治疗，养阴清热，补肾活血。处方：麒麟丸，口服，6 g，每日 2 次。巴戟天 15 g、菟丝子 30 g、肉苁蓉 12 g、川续断 30 g、炒白术 15 g、茯苓 15 g、柴胡 10 g、当归 10 g、赤芍 10 g、丹参 12 g、鸡血藤 25 g、佛手 15 g、桑葚 15 g、女贞子 20 g、墨旱莲 20 g、肉桂 5 g、黑附子 5 g。

三诊 2020 年 12 月 7 日。月经延后，舌暗红、苔薄白，脉弦缓。诊断：月经后期。

辨证：气滞血瘀。诊疗：特殊穴位针刺。处方：巴戟天 15 g、菟丝子 30 g、肉苁蓉 12 g、川续断 15 g、炒白术 20 g、茯苓 20 g、柴胡 10 g、当归 10 g、赤芍 10 g、丹参 12 g、鸡血藤 25 g、泽兰叶 10 g、金樱子 10 g、生杜仲 10 g、怀牛膝 6 g、益母草 10 g、桃仁 10 g、五灵脂 10 g、乌药 10 g、枳实 10 g。

四诊 2021 年 2 月 9 日。前症复诊，舌红苔黄，脉细数。

辅助检查：AMH 1.36 ng/ml，B 超检查示子宫后位，宫颈长 2.6cm，子宫体大小 4.1 cm×4.0 cm×3.5 cm，子宫内膜厚 0.6 cm，右侧卵巢 4.1 cm×2.6 cm，卵泡探及不满意，内可探及两个无回声，大者 2.1 cm×1.4 cm，另可探及 2.2 cm×1.6 cm 欠均质低回声。左侧卵巢大小 2.8 cm×1.5 cm，可探及 0.2～0.9 cm 卵泡 2～3 个，内可探及 1.3 cm×0.9 cm 无回声，另可探及 2 个欠均质低回声，大者 1.1 cm×0.8 cm，均未探及明显血流信号。诊断：月经不调。辨证：阴虚内热。处方：坤灵丸，口服，每次 15 丸，每日 2 次。安坤颗粒，口服，每次 1 袋，每日 3 次。地屈孕酮片（达芙通），口服，每次 10 mg，每日 2 次。

此后患者数次就诊，治法同前。予针刺治疗及中药，化瘀养血，补肾益气，疏肝解郁，以调经和改善卵巢功能。

复诊：2021 年 12 月 16 日。因不孕不育、输卵管因素、卵巢储备功能减退，要求 IVF 助孕。末次月经 2021 年 12 月 6 日。专科检查无异常。辅助检查示子宫及双侧附件未见异常。于 2021 年 12 月 21 日行 IVF-ET，移植胚胎 1 枚。胚胎成功着床，发育正常。

按语：该患者虽然因不孕就诊，但 AMH 已低于 0.81 ng/ml，符合卵巢储备功能减退诊断标准，并且患者还存在输卵管通而不畅。因此，中医认为该患者的特点是肾虚血虚血瘀，肾虚为主导，血虚为基础，基本病机是肾气不足、肾精亏耗。治疗上始终以化瘀养血、补肾益气、疏肝解郁为法。巴戟天、菟丝子、肉苁蓉、肉桂、黑附子补肾阳，桑葚、女贞子、墨旱莲补肾阴。阴阳双补，贯彻"善补阳者，必阴中求阳，则阳得阴助而生化无穷；善补阴者，则阳中求阴，则阴得阳升而泉源不竭"的思想。当归、鸡血藤养血活血，佐以柴胡、佛手理气健脾，寓通于补，补以通之。女子以肝为先天，肝气舒畅，配合针刺治疗，肾中阴精阳气再次得充，天癸化生有源，冲任经脉得健，则可生殖正常。经过治疗，患者血清 AMH 水平得以提高，最后成功移植。

———— **病例2** ————

王某，女，已婚，38 岁，2022 年 4 月 23 日初诊。

主诉：月经量少，未避孕未孕 4 年。

病史：既往月经规律，周期 3～4/24～25 天，经量少，痛经。末次月经 2022 年 4 月 7 日。现有情绪焦虑、抑郁，悲伤喜哭，周身乏力困重，睡眠欠佳，入睡困难，眠浅易醒。纳欠佳，小便黄，大便黏，不成形。舌苔黄、厚腻，脉细滑。

既往史：曾口服中药饮片治疗。

婚育史：已婚，未避孕未孕 2 年。

辅助检查：2022 年 5 月激素水平检查，FSH 15.41 mIU/ml，LH 6.54 mIU/ml，E_2 31.50 pg/ml，AMH 0.82 ng/ml。2022 年 6 月 B 超检查，示子宫 5.2 cm×5.1 cm×4.1 cm，子宫内膜厚 1.4 cm。

中医诊断：不孕症。

辨证：气虚血瘀、湿阻冲任。

治法：清热利湿、养血活血。

针刺处方及方解：取中脘、气海、关元、中极、归来（双）、肾俞（双）、丰隆（双）、次髎（双）、血海（双）、三阴交（双）、太溪（双）。3 次 / 周。中脘健脾化痰，气海、关元补益元气以行气祛湿，肾俞调补肾气、通利腰脊，丰隆行气化痰，次髎补益下焦、强腰补肾，血海化血为气、运化脾血，三阴交活血调经、益气健脾、培补肝肾，太溪滋阴补肾、调理冲任。

二诊 2022 年 6 月 21 日。末次月经 2022 年 6 月 2 日，经前基础体温呈不典型双相。舌薄黄，脉细滑，大便成形，周身乏力较前好转。处方：继续前针刺处方。

三诊 2022 年 8 月 1 日。末次月经 2022 年 7 月 25 日，经前基础体温呈不典型双相。现基础体温有上升。舌淡红，苔薄白，脉滑。2022 年 7 月 27 日激素水平检查，示 FSH 5.98 IU/L，LH 6.39 IU/L，E_2 90 pmol/L，T 0.95 nmol/L，AMH 1.23 ng/ml。于我院生殖中心行 IVF-ET 移植，移植后予针刺处方：百会、印堂、中脘、气海、中极、足三里（双）、地机（双）、三阴交（双）、神阙。

2022 年 8 月 25 日，查 β-hCG 621.38 mIU/ml。后于 2023 年 8 月随访，患者顺产一健康男婴。

（李东 辛喜艳 张浩琳 樊瑞文）

参考文献

[1] 王洋，李蓉. 卵巢储备功能减退患者助孕治疗策略 [J]. 实用妇产科杂志，2021，37（10）：734-736.

[2] 王韫琪，李兆萍，向丽娟. 温经汤对寒凝血瘀型卵巢储备功能减退中医证候及卵巢功能的影响 [J]. 中华中医药学刊，2023，41（06）：217-220.

[3] 刘阳，付蓓，肖清丰. 基于"治未病"思想的肾虚肝郁型卵巢储备功能减退的防治 [J]. 时珍国医国药，2018，29（5）：1165-1167.

[4] 滕秀香. 首都国医名师柴嵩岩女性月经生理理论及"肾之四最"之学术思想 [J]. 中华中医药杂志，2014，29（11）：3397-3399.

[5] 滕秀香，李宏田，佟庆，等. 柴嵩岩辨证治疗卵巢早衰中药方剂数据挖掘研究 [J]. 中华中医药杂志，2015，30（10）：3709-3712.

[6] 滕秀香. 柴嵩岩辨证治疗卵巢早衰经验 [J]. 中国中医药信息杂志，2011，18（11）：92-93+107.

[7] PASTORE L M, CHRISTIANSON M S, STELLING J, et al. Reproductive ovarian testing and the alhabet soup of diagnosis: DOR, POI, POF, POR, and FOR[J]. J Assist Reprod Genet, 2018, 35 (1): 17-23.

[8] 严如根，刘恭雪，曹焕泽，等. 卵巢储备功能减退的中西医病因学研究 [J]. 中国中医基础医学杂志，2022，28（08）：1367-1372.

[9] 张帆，王必勤，韩琳，等. 郭志强崇阳学术观点在妇科疾病中的应用 [J]. 中医杂志，2019，60（8）：644-647.

[10] 高仙维，归雯佳，李盛楠，等. 浅探《傅青主女科》调经论治特点及应用 [J]. 中华中医药杂志，2022，37（6）：3076-3079.

[11] 郑婧，邸莘芳，丁霞，等. 郭志强顾护阳气调经用药经验 [J]. 中医杂志，2020，61（3）：201-203.

[12] 王娜娜，王必勤. 郭志强中医调周序贯疗法治疗妇科疑难病经验 [J]. 中华中医药杂志，2018，33（8）：3429-3432.

[13] 吕美琪，相珊，连方. 免疫型早发性卵巢功能不全的中西医诊疗进展 [J/OL]. 中国中西医结合杂志：1-5.

[14] 黎欣韵，李方远，张琦，等. 中医药治疗早发性卵巢功能不全的作用机制研究进展 [J]. 中国中医基础医学杂志，2023，29（1）：169-173.

[15] 冯晓玲，李力，曲凡，等. 早发性卵巢功能不全中西医结合诊疗指南 [J]. 中医杂志，2022，63（12）：1193-1198.

第三章

复发性流产

一、概　述

流产（abortion）是指经过超声学证实宫内妊娠周数少于 28 周，胎儿体重低于 1000 g 而中断者。复发性流产（recurrent spontaneous abortion，RSA）是与同一配偶连续发生 2 次及以上在妊娠 28 周之前的妊娠丢失，包括生化妊娠（2022 年《复发性流产病因检查专家共识》）。其病因复杂，缺乏特异性的临床表现，故诊治有一定难度，且部分治疗措施尚存在争议。

（一）诊断标准及演变

目前世界上对 RSA 的定义各国尚不相同，2012 年美国生殖医学分会定义 RSA 为 2 次及 2 次以上失败的临床妊娠，明确排除生化妊娠，未强调连续流产。中国 2016 年发布的《复发性流产诊治的专家共识》定义为 3 次或 3 次以上妊娠 28 周前的胎儿丢失，同时提出连续发生 2 次流产即应重视并予评估，因其再次出现流产的风险与 3 次者相近。2017 年欧洲指南定义是连续 3 次及以上妊娠 20 周前的自然流产，强调了流产的连续性。其中，自然流产必须是经过超声学或组织学证实的宫内临床妊娠，生化妊娠和输卵管流产不列入计算。

（二）发病率及危害

RSA 在育龄夫妇中的发生率约为 3%，其复发风险随着流产次数及女性生育年龄的增加而上升。流行病学研究表明，连续 2 次自然流产后再次流产的发生风险约为 29%，3 次自然流产后约为 33%，4 次自然流产后约为 42%，严重影响患者的身心健康。

（三）中医对复发性流产的认识

1．病名

中医学把妊娠 12 周之内发生的胚胎自然丢失定义为"堕胎"，而在妊娠超过 12 周且在 28 周之内，此时胎儿虽然已成形，但是仍发生自然流产者，定义为"小产"。"滑胎"则是指连续发生 3 次或以上的堕胎或者小产，亦称"数堕胎""屡孕屡堕"。早在隋时医书《诸病源候论·妇人妊娠诸侯上》就提出滑胎的病理基础是"若血气虚损，子脏为风冷所居，则气血不足，故不能养胎，所以致胎数堕"。《备急千金要方·妇人方上》则第一次提出"治妊娠数堕胎方"，如"葱白汤""旋复花汤"等。滑胎作为一个独立疾病名称，首见于清代叶天士的《叶氏女科证治·滑胎》。

2．病因、病机

历代医家认为滑胎的病因主要分为胎元因素和母体因素。隋代巢元方早在《诸病源候论·妊娠病诸候》中就已经提出"其母有疾以动胎"和"胎有不牢固以病母"的观点。胎元不固是由于母体和胎元的异常所导致。

（1）胎元因素：因父母先天禀赋不足，两精结合，但禀赋薄弱，受精后胎气不足，不能成实。《景岳全书·妇人规》指出："父气薄弱，胎不能全受而血之漏者"。又或者是孕后跌扑损伤、被毒物或外邪所伤、情志不舒，导致胎儿元气不固，亦会引起滑胎，若因胎儿自身缺陷，胎儿多不能正常形成发育而容易殒堕。

（2）母体因素：因母亲先天素体虚弱，肾精不足；或因后天房事不节，损伤肾气，或由于气血不足，或因热邪伤胎，或因癥瘕，或因受孕后罹患其他疾病，损伤冲任，以致胎元不固。

①肾虚：肾为先天之本，贮藏精气，主生殖。母体素体虚弱，先天肾精肾气不足，或后天房事不节，或由于惊恐伤肾，损伤肾气，肾中精气不足，导致冲任不固，冲任两脉无法固摄胎元，以致胎漏、胎动不安，重者屡孕屡堕，也就形成滑胎。《女科经纶·引女科集略》就强调指出："女之肾脉系于胎，是母之真气，子之所赖也，若肾气亏损，便不能固摄胎元。"

②气血虚弱：脾阳虚弱，气血不足，或饮食、思虑伤脾，无法正常化生气血，或大

病久病损伤脾气，耗气伤血，就会出现气血两虚，冲任不足，不能统摄气血，气血无法载胎养胎，以致胎孕下堕。明代万全就指出："脾胃虚弱不能管束其胎，气血素衰不能滋养其胎。"

③血热：母亲平素阳盛，或孕后压力剧增，肝郁化火，或过食辛辣助阳之品，或阴津亏虚致内热，或外感邪热，血与痰浊搏结，久而形成癥瘕郁于胞宫，导致孕后冲任不通，血不归经，血不能入胞宫，胎失摄养；或孕后行动倒仆，跌仆闪挫，或登高持重，或劳力过度，使瘀血阻滞胞宫，损伤冲任，血不能下聚养胎，而致滑胎。《诸病源候论》谓："行动倒仆，或从高堕下，伤损包络，致血下动胎。"

（四）治疗

1. 辨证论治

中医的辨证论治可分为孕前调理与孕后保胎两个阶段。

（1）孕前调理

以补肾养血、改善子宫内膜容受性、改善卵子质量为主。

①肾气虚证

主要证候： 屡孕屡堕，甚或应期而堕，腰膝酸软，夜尿频多，经色淡暗，头晕耳鸣，性欲淡漠；舌淡，苔薄白，脉沉弱。

证候分析： 肾气素虚，冲任不固，难于系胎，故屡孕屡堕，甚或应期而堕；腰为肾之府，肾虚外府失荣，故腰酸；肾虚膀胱失约，故夜尿频多；肾为冲任之本，胞系于肾，肾虚而冲任失固，系胎无力，故孕后出现阴道少量流血，色淡暗，小腹坠痛不适；气虚火衰，阳不化血，则经血色淡暗；肾虚髓海不充，脑失所养，故头晕耳鸣；肾气虚衰，不能充养下焦，则性欲淡漠；舌淡、苔薄白、脉沉尺弱均为肾虚之候。

治法： 补肾益气、调固冲任。

方药： 毓麟珠。

②肾虚血瘀证

主要证候： 屡孕屡堕，甚或应期而堕，腰膝酸软，经血色暗，有血块；小腹疼痛或刺痛拒按；舌质紫暗，或有瘀斑、瘀点，苔薄白，脉沉涩。

证候分析： 反复流产易损伤肾气，肾气虚不能运行气血，导致瘀血阻于胞宫，冲任不通，瘀血不去，新血不生，无以养胎，故屡孕屡堕，甚或应期而堕；腰为肾之府，瘀血阻滞经脉，肾之外府失荣，故腰酸；瘀血结于胞宫，故小腹疼痛拒按；瘀血阻于冲任胞宫，血行受阻，新血不循常道，瘀血下行，则经色暗，有血块；舌质紫暗，或有瘀斑、瘀点，苔薄白、脉沉涩均为肾虚血瘀之征。

治法：补益肾气、化瘀养血。

方药：右归丸。

③气血虚弱证

主要证候：屡孕屡堕，神疲乏力，面色苍白或萎黄，舌淡，苔薄白，脉细弱。

证候分析：反复流产致气血损伤，气虚则不能提摄胎元，血虚则滋养不周，则屡孕屡堕；气虚则阳气不布，故神疲乏力，面色苍白或萎黄；舌淡、苔薄白、脉细弱均为气血虚弱之征。

治法：健脾补肾、固气养血。

方药：八珍汤。

④阴虚血热证

主要证候：屡孕屡堕，甚或应期而堕，口干咽燥，手足心热，舌红，少苔，脉细数。

证候分析：禀赋不足或多产伤肾，以致肾阴偏虚，虚火偏甚，下扰冲任胞宫，则屡孕屡堕，甚或应期而堕；邪热伤津，则口干咽燥；虚火扰心，则手足心热；舌红少苔、脉细数均为阴虚血热之象。

治法：滋肾养阴、清热凉血。

方药：保阴煎。

⑤脾肾两虚证

主要证候：屡孕屡堕，甚或应期而堕，腰膝酸软，下腹坠胀；神疲肢倦，夜尿频多，纳呆便溏；舌质淡，边有齿痕，苔薄白，脉沉弱。

证候分析：肾主藏精，为先天之本；脾主运化，为后天之本。肾气亏虚不能固胎，脾气虚弱不能承载，则屡孕屡堕，甚或应期而堕；腰为肾之府，肾虚外府失荣，则腰酸；脾气虚升举无力，气虚日久化为气滞，则小腹坠胀；脾阳虚，则纳呆便溏；脾肾不足，气血精液生化受制，脏腑四肢缺乏滋养，则神疲肢倦；肾虚膀胱失约，故夜尿频多；舌质淡、边有齿痕、苔薄白、脉沉弱均为脾肾两虚之象。

治法：补肾固冲、健脾益气。

方药：寿胎丸合四君子汤。

（2）孕后保胎

①肾虚型

主要证候：妊娠期阴道少量出血，色淡暗，腰酸、腹痛、下坠，或曾屡孕屡堕，头晕耳鸣，夜尿多，眼眶暗黑或有面部暗斑，舌淡暗，苔白，脉沉细、滑尺脉弱。

证候分析： 肾为冲任之本，胞系于肾，肾虚而冲任失固，系胞无力，故孕后出现阴道少量流血，小腹坠痛不适；腰为肾之外府，外府失荣，故腰酸；肾气素虚，冲任不固，难于系胎，故屡孕屡堕；肾虚髓海不充，脑失所养，故头晕耳鸣；肾虚膀胱失约，故夜尿多；肾主水，其色黑，则见血色淡暗，眼眶暗黑或有面部暗斑；舌淡暗、苔白、脉沉细、滑尺脉弱均为肾虚之候。

治法： 补肾健脾、益气安胎。

方药： 寿胎丸。

②血热证

主要证候： 妊娠期阴道少量出血，色鲜红或深红，质稠，或腰酸，口苦咽干，心烦不安，便结溺黄，舌红，苔黄，脉滑数。

证候分析： 热扰冲任，迫血妄行，冲任不固，血海不宁，故妊娠期间阴道流血；热邪煎熬津液，则色鲜红或深红，质稠；热扰心神，故心烦不安；热伤阴津，故口苦咽干、便结溺黄；舌红、苔黄、脉滑数均为血热之征。

治法： 滋阴清热、养血安胎。

方药： 保阴煎。

③气血虚弱

主要证候： 妊娠期阴道少量出血，色淡红，质清稀。或小腹空坠而痛、腰酸，面色㿠白，心悸气短，神疲乏力，舌淡，苔薄白，脉细弱、略滑。

证候分析： 气虚胎失所载，血虚胎失所养，气血虚弱，冲任失养，胎气不固，故妊娠期间阴道少量流血；气虚阳弱，血失温运，则经血色淡，质清稀；气虚升举无力，血虚胞脉失养，故小腹空坠疼痛；气血虚弱，不能化精滋肾，故腰酸；气虚阳气不布，故神疲乏力，心悸气短，面色㿠白；舌质淡、苔薄白、脉细滑均为气血虚弱之征。

治法： 补气养血、固肾安胎。

方药： 胎元饮。

④血瘀证

主要证候： 妊娠期阴道少量出血，色淡暗，腰酸、腹痛、下坠，或曾屡孕屡堕，头晕耳鸣，夜尿多，眼眶暗黑或有面部暗斑，舌淡暗，苔白，脉沉细，滑尺脉弱。

证候分析： 素有瘀血，阻滞胞宫，孕后胎体渐长，阻滞更甚，不通则痛，癥瘕损伤冲任，故腰酸、腹痛下坠；血瘀络阻，血不循经，故孕后阴道少量流血，色暗红；胞宫胞脉瘀滞，下焦瘀血，气血失和，难以上荣头面五官，则头晕耳鸣；瘀血；瘀血不去，新血不生，下焦肾气虚衰，则夜尿多，眼眶暗黑或有面部暗斑；舌暗红或有瘀斑、苔白、脉弦滑或沉弦均为血瘀之征。

治法： 化瘀养血、固肾安胎。

方药： 桂枝茯苓丸。

2．针灸治疗

针灸对人体具有多层次、多途径、多靶点调控作用。针灸治疗复发性流产有 2000 余年的历史，《黄帝内经》《神灸经纶》《针灸资生经》《针灸甲乙经》等书籍都记载过一些针刺治疗复发性流产的疗法。《素问·奇病论篇》中有"胞络者，系于肾"。胞宫的功能与肾有密切联系，胎儿的妊养依赖于肾，同时胎儿的正常发育必须依靠气血的濡养。脾为后天之本，气血化生之源，冲为血海，任主胞胎，只有脾肾气足、冲任调和，胎儿才能正常发育。足阳明胃经为多气多血之经。《景岳全书》言："由阳明水谷之所化生，而阳明胃气又为冲脉之本也。"《针灸甲乙经》记载："绝子灸脐中，令有子。""女子绝子，虾血在内不下，关元主之。"临床上针灸治疗复发性流产也多取足少阴肾经、足太阴脾经、任脉、冲脉、足阳明胃经经穴。根据妊娠时间和临床症状选择不同穴位。

现代学者认为针灸疗法通过刺激穴位，调节机体经络、脏腑功能等，从而达到防治疾病的作用。现代研究发现针灸在调节内分泌、免疫、降低血栓形成风险等方面具有积极功能，可以通过改善患者的子宫内膜容受性、调节机体免疫功能等方面来提高妊娠成功率。补肾通络针灸疗法能够有效地调节机体的免疫功能，提高妊娠成功率。

3．穴位贴敷疗法

穴位贴敷通过药物贴于皮肤，刺激体表与穴位，在诸多妇科疾病的治疗中疗效确切。有研究提示针灸与药物联合治疗可以有效调节复发性流产患者机体的免疫功能，提高抗心磷脂抗体转阴率以及血清激素水平，降低血小板聚集率，从而改善妊娠状态。

4．耳穴治疗、艾灸疗法

耳穴与经络、脏腑有着密切的关系，通过刺激相应穴位可调节脏腑功能，运行气血，从而防治疾病。近年来越来越多的国内外研究提示耳穴贴压（心、肝、肾、盆腔等）对不孕症有明确疗效。有学者通过温针疗法治疗复发性流产，针刺足三里可健脾和胃，针刺关元可培元固本，针刺外关可通经解肌、抑制宫缩并预防流产，针刺公孙可养血调胞，配以艾灸可助阳以升阳举陷。与单用中药或西药阿司匹林相比，艾灸三阴交配合活血清热为主，兼以益肾、补气、疏肝等中药，能提高复发性流产患者的妊娠成功率，提高机体免疫力，从而改善患者的妊娠状态。

（五）西医的认识

对于复发性流产患者而言，很多人并不是单一因素导致的胚胎发育异常，可能同时存在多种因素。反复的流产给育龄期妇女及家庭带来严重影响。尽管目前已经掌握了一些常见原因，并且通过精准的针对性治疗取得一些成效，但是仍然有 40%～60% 的患者原因不明。

1．一般风险因素

年龄不仅是不孕症的独立危险因素，也是导致复发性流产的独立危险因素，且两者之间呈正相关。随着年龄的增大，流产概率升高。在大于 40 岁的高龄女性中流产的发生概率高达 50%。高龄妇女的卵巢储备功能减退，从而导致卵子数量减少，质量下降，为数不多的卵母细胞非整倍体率增加。这些原因都可能导致受精后胚胎质量异常，进而引发复发性流产。研究发现肥胖也与复发性流产的风险增加相关。一直以来肥胖备受生殖医生的关注。有研究表明肥胖增加了流产的风险，并且来源于父亲或者母亲的肥胖均会增加流产的概率。生活节奏加快、压力增加、环境因素和饮食习惯都与复发性流产风险增加有关。

2．遗传因素

在复发性流产患者中遗传因素占 4%～5%。本病存在的染色体异常包括夫妇双方的染色体结构和数目异常及胚胎染色体异常。有研究示复发性流产中夫妇双方染色体异常的发生率高达 31.37%，其中染色体结构异常最常见的为染色体相互易位及罗氏易位等。在复发性流产夫妇中，至少一方有染色体结构异常的概率为 2%～5%。染色体数目异常主要有非整倍体、多倍体和嵌合体等。夫妻一方或双方有单一的常染色体非整倍体异常的胎儿常存活，而较多的常染色体非整倍体异常会导致流产。胚胎染色体异常可导致约 50% 的妊娠发生早期流产，在复发性流产患者中其发生率为 25%～32%。导致胚胎染色体异常的原因及机制尚不清楚，超过 35 岁的孕妇随年龄增加胚胎染色体异常率明显升高，因此高龄是胚胎染色体异常的重要诱因。此外，环境因素也可能与复发性流产的遗传因素有关。虽然环境因素本身并不是遗传因素，但它们可能与基因相互作用，从而增加流产的风险。例如，一些研究表明，孕妇暴露在环境中的化学物质，如某些有机污染物和重金属，可能与基因突变相互作用，导致胚胎的发育异常，从而增加流产的风险。

3. 解剖学因素

许多研究表明子宫畸形与复发性流产相关，其发生的概率也与子宫畸形的类型和程度相关。先前的研究指出由子宫畸形引起的复发性流产发生率为 1.8% ～ 37.6%，其中纵隔子宫的患病率最高。对于子宫畸形如纵隔子宫、双角子宫患者的治疗方法及是否能够改善临床妊娠结局仍存在一些争议。有些学者认为对子宫畸形的患者行矫正手术后并不能改善其妊娠结局，对于因子宫畸形导致反复流产的人群手术是否能够预防流产仍需要进一步研究。此外，子宫肌瘤如为较大的肌壁间肌瘤、浆膜下肌瘤或黏膜下肌瘤等，会导致复发性流产，其原因可能是由于宫腔形态发生改变，不利于受精卵着床和生长发育。

4. 抗磷脂综合征

抗磷脂综合征（antiphospholipid syndrome，APS）是一种由抗磷脂抗体（antiphospholipid antibody，APL）引起的自身免疫性疾病，常导致习惯性流产或死胎。复发性流产患者APL 检测阳性率为 15%。APL 可能导致胎盘微血栓的形成和梗死。大型荟萃分析显示复发性流产患者的 APS 发病率为 15% ～ 20%。APS 的发病机制尚未完全阐明，遗传和感染因素可能起到一定作用，但其遗传易感性尚未完全确立。APS 的诊断标准包括临床表现［复发性流产病史、胎儿丢失、静脉和（或）动脉血栓形成］和实验室检测（中度及以上的 APL 滴度至少 2 次间隔 12 周反复检测升高），两者均不可或缺。目前 APS可被定义为"主要原因"，但应排除系统性红斑狼疮、类风湿关节炎、干燥综合征、糖尿病、恶性肿瘤（妇科相关）、口服避孕药和感染性疾病（梅毒、HIV）等其他疾病。研究人员发现 APL 引起妊娠失败可能与遗传性血小板增多症以及系统性血栓性疾病如深静脉血栓形成和肺栓塞有关。此外，子宫胎盘血栓形成导致胎盘梗死，从而引起晚期胎儿丢失和其他产科并发症。遗传性血小板减少性紫癜在复发性流产病因学中发挥的作用仍然存在争议，两者之间的因果关联仍需要进一步的临床研究证明，其不确定性对于治疗而言是一个巨大的挑战。

5．内分泌因素

有 8%～12% 的内分泌功能紊乱会导致复发性流产发生，引起复发性流产的内分泌因素包括黄体功能不全、糖尿病、甲状腺功能异常、多囊卵巢综合征（PCOS）、高催乳素血症（PRL）等。在不明原因复发性流产（unexplained recurrent spontaneous abortion，URSA）中，有 35%～40% 的患者存在血浆黄体酮水平低，黄体功能不全、黄体早期水平低可致子宫内膜无法及时转换，以及胎儿发育不良，从而发生复发性流产。在受孕和胚胎形成时期，高血糖会增加自然流产和先天性畸形的概率。若血糖控制不良，患者的流产率可高达 15%～30%。抗甲状腺抗体阳性是否能够增加复发性流产的发生风险目前仍没有定论。有研究表明，抗甲状腺抗体在甲状腺功能正常的复发性流产患者中并不会影响其妊娠结局。高催乳素血症也与复发性流产的发生密切相关，但是其机制尚未明确。PCOS 作为生育期妇女常见的一种内分泌及代谢性疾病，其与复发性流产的关系仍有争议且机制尚不清楚，可能与肥胖、胰岛素水平及功能异常、子宫内膜容受性差、促黄体生成素（LH）及雄激素增加有关。此外，关于高胰岛素血症，已经在 PCOS 中论述，胰岛素抵抗和高雄激素血症与流产和复发性流产的关系均与复发性流产的风险增加有关，但其具体的影响机制仍需要进一步探索。

6．其他免疫相关因素和免疫细胞的作用

尽管现阶段已对复发性流产的病因进行了广泛的流行病学调查，但仍不明确。其中同种免疫因素占据重要地位，其致病的作用机制尚不明朗。在对复发性流产发生的免疫学基础的研究中，免疫细胞的功能及改变受到了越来越多学者的关注。有研究发现，正常妊娠早期较非妊娠期外周血 Treg 细胞数量增加，自然流产较人工流产蜕膜组织 Treg 显著降低，由此可见复发性流产发生与 Treg 数量减少或功能下降有关系。自然杀伤（natural kill，NK）细胞在复发性流产患者发病的免疫学基础中研究得较多。NK 细胞参与机体的先天性免疫过程，存在于胚胎种植时期以及孕早期内膜的子宫 NK 细胞（uNK）和外周血 NK 细胞（pNK）在功能上和表型上不尽相同。在正常妊娠中，uNK 细胞具有有限的细胞毒性，可表达免疫调节性细胞因子，在滋养细胞侵入和血管生成中起作用，而 pNK 细胞数量明显减少，这可能有利于正常妊娠的进展。与此同时，pNK 细胞数量的减少与 Th2 活性增强密切相关，其细胞毒性降低，有利于成功妊娠的维持，但此结论尚存争议。NK 细胞（pNK 和 uNK 细胞）与不明原因的复发性流产的发病机制之间的关联依旧未完全明确。Th1 / Th2 平衡是成功妊娠的关键。当母胎免疫界面 Th1 活性占主导时可能与复发性流产的发生相关。然而，当 Th2 阳性和 Th2 淋巴细胞反应占优势时，也可能对胚胎发育造成不良影响。同时，妊娠期 Th2 在滋养层细

胞中免疫效力的抑制状态失调，可能导致滋养细胞在母胎界面活性增加，参与复发性流产的发生。巨噬细胞分为 M1 和 M2 亚型，其中 M1 型巨噬细胞主要分泌促炎因子，会促进流产的发生；M2 型巨噬细胞主要分泌抑炎因子，有利于正常妊娠的维持。有研究表明，巨噬细胞出现异常可导致妊娠滋养层细胞迁移和侵袭不足，滋养层细胞的上皮间充质转化（epithelial mesenchymal transition，EMT）受到抑制而导致复发性流产。

（张浩琳　周平　祝雨田　丘维钰）

二、柴嵩岩的诊治经验

（一）学术观点

针对与女性月经与生殖生理密切相关的三大要素——血海、胞宫、胎元，柴嵩岩创立了"水库论""土地论""种子论"之"妇人三论"学术思想。

1. "水库论"

柴嵩岩将阴血、血海之于女性生殖功能的作用喻之以"水库"与库中"水"与"鱼"的关系。以"水库"喻冲任血海，以库中之"水"喻阴血，以库中之"鱼"喻胎元。则"水库""水""鱼"的关系被描述为：水库为蓄水之用，水满当泄。藏蓄、满盈、溢泻是一个积累的量变过程。库中水少或无水，应蓄水，方可期待有鱼；若库中无水而强行放水，必致水库干涸。对治疗过程而言，"水库"蓄"水"之过程，即阴血调养、血海填充的过程；血海按期充盈，"水库"有"水"，继而阴极转阳，满极而溢，则有规律月经；阴血盈盛，孕育成熟优质之卵子如"水中有鱼"，方有受精之可能，方有孕育、滋养胎元之基础。正像库中之"鱼"无水不可活，"水"浅或"水"少，"鱼"或可渐大，但"鱼"之长养必受限。

2. "土地论"

柴嵩岩将胞宫及其内部、外部环境之于女性生殖功能的作用，喻之以"土地"上"土壤质地""乱石杂草"与土地上期待收获"庄稼"之关系。以"土地"喻女性之胞宫，以"土壤质地"喻胞宫条件之优良，以土地上的"乱石杂草"喻子宫、内膜、输卵管或卵巢存在之病灶，以土地上能生长出之"庄稼"喻宫中之胎儿。如此，"土地论"之含义，即在肥沃的土地上才能生长出茂盛的庄稼；在乱石杂草丛生之贫瘠的土地上种庄稼，定难以收获。临证不孕，治法就如同农民对土地辛勤、不断地耕耘，改善土壤的环境，方可期待收获庄稼。故不孕不育的治疗，其过程不可急于求成，应该根据辨证，首先调理脏腑气血之阴阳，使气血调畅，阴平阳秘，卵巢排卵正常，输卵管通畅，子宫内膜受容性良好，方谈及备孕之可能。

3．"种子论"

柴嵩岩描述卵子、胎元与胎儿之关系，如同植物之"种子"与"花"的关系。以"花"喻腹中之胎儿，以花之"种子"喻卵子及胎元。"种子"质量不好，"花"终难盛开。凡胚胎停育或复发性流产者，或与此同理。父母之精气不足，两精相搏虽结合，但禀赋薄弱，卵子或精子质量不佳，进而受精卵先天缺陷，终不能成实。治疗时需先通过气血之调养，以改善卵子之质量为要。临证通过基础体温监测，判断患者近期卵巢功能及卵子质量，调整治则，遣方用药。

（二）辨证施治

1．复发性流产的治疗原则

阴血是胎元养育之本。素体阴血不足或后天阴血耗伤亏损，致胎元失养。对此类既往已有胎停育史的患者，应嘱患者切勿急于计划下次妊娠。先予冲任气血的调养，结合基础体温监测排卵。蓄"水"待其满，"水"足再养"鱼"。此时治法、用药可与闭经相参。对既往有胎萎不长史的患者，以早期治疗为佳，治法以健脾补肾、养血育胎为主，补益气血，以挽救"鱼"苗于涸塘之中。

2．子宫、内膜或输卵管、卵巢存在病灶的患者

以调理气血为首要，期待改善卵巢功能，恢复宫内环境，增加子宫内膜的受容性，给胎儿准备良好的生长环境。如同开荒"盐碱地"，需先去除土地上的乱石杂草，耪地使土地松软，再适量施加肥料，种子方能在土壤中吸取足够之营养，生根发芽，苗壮成长。

3．卵巢储备功能减退、卵子质量差的患者

即使借助辅助生殖技术，获得卵子之数量、成胚及囊胚发育也会出现问题，致妊娠成功概率降低。若见基础体温双相不够典型，血清 FSH 大于 20 IU/L，则不建议急于备孕或人工促排卵，应首先在辨证的基础上积极调养肝肾、顾护冲任，致胞宫气血调畅，功能恢复，增加可获取优质卵子的概率，最终收获成功妊娠。

（三）用药特点

1．卵巢储备功能减退者

对此类患者应强调顾护肾精，调养肝肾阴血。常药用熟地黄、菟丝子、川续断、杜仲、女贞子、墨旱莲、制首乌、枸杞子、山萸肉、桑葚子及白芍等。

据脉判断阴血受损程度及相应养阴用药经验：脉见沉细，无滑象，提示血海受损严重，以阿胶珠、制首乌、当归、熟地黄、女贞子、墨旱莲、石斛、天冬、枸杞子等滋阴养血；经过治疗，脉象由沉细逐渐见滑象，提示血海渐复，可酌情加大活血药之比例，常药用桃仁、益母草、丹参、苏木、茜草、川芎等，以期因势利导，致"水满则溢"。血海恢复过程相对较长，治疗时切不可急功近利。

2．迫切要求怀孕者

对此类患者应并不一概施以补肾之法。依辨证不同，夹湿者治法清热利湿，药用车前子、茵陈、扁豆、生薏米；气机不畅者治法调理气机，药用桔梗、浙贝母、桂枝；兼夹肝郁者疏肝理气，药用夏枯草、合欢皮、川楝子、郁金、白梅花一众；夹热者清解血热，药用金银花、生甘草、连翘、黄芩之品。柴嵩岩喻，诸治法皆似农民"耪地"，去除土地上的"乱石杂草"，改良土壤质地，以期达到改善胞宫内外环境之目的。

（四）典型病例

—— 病例 1 ——

患者，女，36 岁，已婚，2015 年 9 月 12 日初诊。

主诉：胎停育 2 次。

病史：既往月经周期 35～50 天一行，经期 6 天，经量中等。末次月经 2015 年 8 月 20 日，经期 6 天，经量中等，无痛经。舌肥暗红，脉细滑。

婚育史：结婚 9 年，怀孕 2 次，未产。2012 年 5 月孕 9 周胚胎停育行清宫术，2015 年 7 月 9 日孕 11 周胚胎停育行清宫术。

中医诊断：滑胎。

辨证：阴虚内热、冲任不固。

治法：滋阴清热、养血益肾。

处方及方解：北沙参 12 g、金银花 10 g、牡丹皮 10 g、青蒿 6 g、生甘草 5 g、地骨皮 10 g、知母 10 g、茯苓 10 g、芦根 12 g、百合 10 g、益母草 10 g、菟丝子 15 g、茵陈 10 g。20 剂。君以北沙参、金银花滋阴清热。臣以青蒿、生甘草、地骨皮、茵陈清虚热，知母、芦根、百合滋肺胃之阴。佐以牡丹皮、益母草通利痰浊之瘀滞，菟丝子健脾补肾，茯苓健脾渗湿。

二诊 2017 年 3 月 21 日。末次月经 2017 年 3 月 8 日，经前基础体温呈单相。药后睡眠、面色、大便诸症好转。舌暗、苔剥脱，脉沉弦滑。处方：阿胶珠 12 g、北沙参 12 g、荷叶 10 g、砂仁 5 g、枸杞子 15 g、当归 10 g、月季花 6 g、杜仲 10 g、菟丝子 15 g、丹参 10 g、茯苓 10 g、百合 10 g、冬瓜皮 15 g、泽兰 10 g。7 剂。

三诊 2015 年 11 月 21 日。末次月经 2015 年 11 月 8 日。舌暗、舌体胖大，脉沉滑。2015 年 10 月 20 日行宫腔镜检查，提示宫腔粘连。处方：太子参 12 g、当归 10 g、川芎 5 g、香附 10 g、广木香 3 g、荔枝核 10 g、川续断 15 g、枳壳 10 g、夏枯草 10 g、浙贝母 10 g、茯苓 10 g、桂枝 2 g、白芍 10 g、丹参 10 g。20 剂。

四诊 2015 年 12 月 19 日。末次月经 2015 年 12 月 15 日，经前基础体温呈不典型双相。予激素替代治疗 1 个周期。纳可，眠欠安，二便调。舌暗，舌体胖大，苔白，脉细滑。处方：阿胶珠 12 g、远志 5 g、白术 10 g、桂枝 2 g、当归 10 g、丝瓜络 15 g、砂仁 3 g、川续断 15 g、菟丝子 15 g、金银花 12 g、茯苓 10 g、桔梗 10 g、浙贝母 10 g。20 剂。

五诊 2016 年 1 月 23 日。末次月经 2015 年 1 月 21 日，经前基础体温呈不典型双相。现面部有痤疮。舌淡暗、舌体胖大，苔白，脉沉滑。处方：生牡蛎 15 g、地骨皮 10 g、砂仁 5 g、陈皮 10 g、茜草炭 10 g、枸杞子 15 g、月季花 6 g、柴胡 3 g、白术 10 g、莲子心 3 g、桑叶 10 g、菊花 10 g、佩兰 3 g、地丁 10 g。20 剂。

六诊 2016年2月27日。末次月经2016年1月21日，经前基础体温呈不典型双相。现基础体温有典型上升。舌红、舌体胖大，脉细滑。处方：菟丝子15 g、茯苓10 g、白术10 g、墨旱莲15 g、金银花12 g、当归10 g、茵陈12 g、月季花6 g、莲子心3 g、藕节15 g、熟地黄10 g、枳壳10 g、杜仲10 g。20剂。

七诊 2016年4月2日。末次月经2016年3月1日。行克罗米芬诱导排卵，现基础体温典型上升，本周期计划人工授精（IUI）。舌肥暗，脉细滑。处方：墨旱莲15 g、当归10 g、川芎5 g、月季花5 g、女贞子15 g、丝瓜络15 g、桃仁10 g、百合12 g、白术10 g、杜仲10 g、鱼腥草15 g、大、小蓟各10 g、益母草10 g。7剂。

八诊 2016年4月16日。已孕（IUI后）。基础体温稳定。无阴道出血，时感下腹疼痛。末次月经2016年3月1日。2016年4月15日查：β-hCG 412.63 mIU/ml。舌淡暗，脉细滑。处方：覆盆子10 g、太子参12 g、枸杞子15 g、苎麻根10 g、侧柏炭15 g、菟丝子15 g、山药15 g、白术10 g、荷叶10 g、茯苓10 g、佩兰3 g。7剂。

按语：该患者既往有不良孕史2次，均在妊娠早期胚胎停育而行清宫术，后行IUI受孕。怀孕不久即出现阴道出血等先兆流产症状。患者素体阴虚内热，热扰冲任、胞宫，致胎元不固，屡孕屡堕。辨证阴虚内热、冲任不固，治法滋阴清热、养血益肾。首诊及以后数诊皆治以滋阴清热、养血益肾之法。以北沙参、金银花滋阴清热。佐青蒿、生甘草、地骨皮、茵陈清虚热；知母、芦根、百合滋肺胃之阴，达补肺启肾之效。以牡丹皮、益母草通利痰浊之瘀滞，菟丝子健脾补肾，茯苓健脾渗湿。妊娠后，治法健脾补肾、清热安胎，使胎元稳固。

—— **病例2** ——

患者，女，已婚，38岁，2014年6月28日初诊。

主诉：不良孕史3次。

病史：14岁月经初潮，周期25天一行，经期5天，经量中等，无痛经。末次月经2014年6月28日，末前次月经2014年6月2日。现眠欠安，余无特殊不适，二便调。舌淡，脉细滑数。

既往史：2011年行宫、腹腔镜联合检查，示盆腔粘连、子宫腺肌病，术后双输卵管通畅。

婚育史：2008 年 6 月孕 2 个月胚胎停育，自然流产，未行清宫术。2012 年 8 月生化妊娠。2013 年行 IVF-ET，取卵 1 个，配成 1 个，移植，2014 年 2 月孕 20 周，胚胎停育，查染色体异常（47，XX+16）。

辅助检查：2013 年 11 月 13 日（月经第 2 天）激素水平检查：FSH 15.02 mIU/ml，LH 4.00 mIU/ml，E_2 129.25 pg/ml，PRL 46.68 ng/ml，T 0.30 ng/ml。2013 年 10 月 7 日 B 超检查：子宫三径 6.1 cm × 5.3 cm × 4.5 cm，宫颈长 3.2 cm，子宫内膜厚 0.71 cm。子宫肌瘤 3~4 个，较大者 1.2 cm × 0.8 cm。左侧卵巢 3.3 cm × 2.4 cm，右侧卵巢 3.0 cm × 1.7 cm。

中医诊断：滑胎。

辨证：脾肾不足、冲任不固。

治法：健脾补肾、养血固冲。

处方及方解：生牡蛎 20 g、何首乌 10 g、太子参 15 g、枸杞子 15 g、覆盆子 15 g、白术 10 g、山药 15 g、夏枯草 12 g、桃仁 10 g、桂圆肉 10 g、当归 10 g、益母草 10 g、百合 12 g、杜仲 10 g。20 剂。君以枸杞子、覆盆子、何首乌、生牡蛎滋补肾之阴。臣以太子参、山药、白术培补中土，以后天滋养先天；桂圆肉、百合助君药养阴；当归、桃仁、益母草活血。少佐杜仲阳中求阴。

〔二诊〕2014 年 8 月 2 日。前日激素水平检查：FSH 20.65 mIU/ml，LH 6.37 mIU/ml，E_2 5.8 pg/ml。舌淡，脉细滑。处方：枸杞子 15 g、太子参 12 g、茵陈 10 g、白术 10 g、茯苓 10 g、月季花 6 g、桂圆肉 5 g、冬瓜皮 15 g、广木香 3 g、杜仲 10 g、川芎 5 g、地骨皮 10 g。20 剂。

〔三诊〕2014 年 9 月 20 日。末次月经 2014 年 9 月 16 日（停妈富隆后）。2014 年 8 月 22 日至 9 月 16 日行 IVF 周期。舌淡，脉沉滑。处方：当归 10 g、太子参 12 g、枸杞子 10 g、女贞子 15 g、白术 10 g、月季花 6 g、夏枯草 10 g、益母草 10 g、鱼腥草 10 g、川续断 15 g、桑寄生 15 g。7 剂。

〔四诊〕2014 年 12 月 6 日。末次月经 2014 年 12 月 4 日。2014 年 11 月口服绿纳芬 300 U qd×8 天。舌淡肥，脉细滑。处方：太子参 12 g、蛇床子 3 g、阿胶珠 12 g、桂圆肉 10 g、白术 10 g、川续断 15 g、茯苓 10 g、杜仲 10 g、桂枝 3 g、月季花 6 g、茵陈 12 g、桑寄生 15 g。20 剂。

〔五诊〕2015 年 2 月 7 日。末次月经 2015 年 1 月 21 日，经前基础体温呈不典型双相，现基础体温呈低温相。舌淡暗，脉细滑数。处方：太子参 12 g、夏枯草 12 g、桂圆肉 12 g、川续断 15 g、熟地黄 10 g、当归 10 g、茵陈 12 g、茯苓 10 g、郁金 6 g、白术 10 g、阿胶珠 12 g、菟丝子 15 g、杜仲 10 g、川芎 5 g。20 剂。

> **六诊** 2015 年 3 月 7 日。末次月经 2015 年 2 月 19 日，经前基础体温呈不典型双相。舌嫩暗，脉沉滑数。处方：阿胶珠 12 g、川芎 5 g、广木香 3 g、丝瓜络 15 g、冬瓜皮 30 g、芦根 12 g、陈皮 6 g、杜仲 10 g、菟丝子 20 g、乌药 6 g、玉蝴蝶 3 g、浙贝母 10 g、三棱 10 g。20 剂。

> **七诊** 2015 年 4 月 18 日。末次月经 2015 年 4 月 11 日，末前次月经 2015 年 3 月 17 日，经前基础体温呈不典型双相。舌淡，脉细滑。处方：车前子 10 g、阿胶珠 12 g、桂圆肉 12 g、太子参 12 g、当归 10 g、川芎 5 g、枳壳 10 g、茵陈 12 g、茯苓 10 g、月季花 6 g、大腹皮 10 g、生甘草 6 g、香附 10 g、白术 10 g、桑寄生 15 g。7 剂。

> **八诊** 2015 年 6 月 6 日。末次月经 2015 年 6 月 4 日，末前次月经 2015 年 5 月 7 日，经前基础体温呈近典型双相。舌暗，脉沉滑。处方：当归 10 g、桂圆肉 12 g、熟地黄 10 g、枳壳 10 g、蛇床子 3 g、白术 10 g、茯苓 10 g、墨旱莲 12 g、阿胶珠 12 g、杜仲 10 g、女贞子 15 g。20 剂。

> **九诊** 2015 年 8 月 1 日。末次月经 2015 年 6 月 30 日。2015 年 7 月 14 日移植（自然周期取卵）。2015 年 7 月 29 日激素水平检查：hCG 768.74 mIU/ml，P 74.0 ng/ml，E_2 944.7 pg/ml。舌肥暗，脉沉滑稍数。处方：菟丝子 15 g、黄芩炭 10 g、荷叶 10 g、茯苓 10 g、苎麻根 10 g、芦根 10 g、侧柏炭 15 g、白术 10 g、椿根皮 6 g、莲须 5 g、陈皮 6 g、覆盆子 15 g。14 剂。

> **十诊** 2015 年 8 月 5 日。末次月经 2015 年 6 月 30 日，现基础体温稳定。无腹痛及阴道出血。舌暗、苔白干，脉沉滑，左脉沉滑有力。2015 年 8 月 5 日激素水平检查：hCG 21 872.00 mIU/ml，P > 40.00 ng/ml，E_2 817.33 pg/ml。处方：覆盆子 12 g、枸杞子 15 g、白术 10 g、苎麻根 10 g、莲须 5 g、侧柏炭 15 g、椿根皮 5 g、菟丝子 15 g、玉竹 10 g、地骨皮 10 g。14 剂。

按语：患者年逾五七，阳明脉渐衰，冲任渐亏；既往多次流产病史，提示肾气不盛，故见胎元不固；既往多次流产史致精血暗耗、脾肾亏虚、冲任失养。首诊见舌淡，脉细滑，辨证脾肾不足、冲任不固。首诊方以枸杞子、覆盆子、何首乌、生牡蛎滋补肾之阴，少佐杜仲，阳中求阴。太子参、山药、白术培补中土，以后天滋养先天；桂圆肉、百合助君药养阴血；当归、桃仁、益母草活血，使动静结合。二、三诊继以补肾健脾为法，另少佐茵陈、木香，清中焦湿热，理中焦气滞，佐制桂圆肉等益阴药物滋腻之性。四诊方少佐蛇床子、桂枝等温通血脉，促进血液运行，促进自发排卵。六诊时值排卵前期，舌暗，提示夹杂血瘀之证，六诊用方较五诊方加强理气活血通经脉之力，一则活血祛瘀滞，二则促进排卵。九诊时患者经自然周期取卵受孕。孕后舌肥暗，脉沉滑稍数，提示脾肾不足，湿蕴化热。治法补肾健脾、清热安胎。以菟丝子、白术、茯苓健脾补肾安胎同时，少佐椿根皮、莲须、黄芩炭、椿根皮清热安胎，防气血下聚胞中养胎，胎元过热，扰动血海。十诊时患者基础体温稳定，激素水平正常，脉沉滑，左脉有力，提示冲任渐固。舌苔干，考虑气血下聚养胎，胎热熏蒸而上炎，中焦胃阴不足，少佐芦根滋胃阴。

—— 病例 **3** ——

患者，女，42岁，已婚，2013年12月21日初诊。

主诉：不良孕史3次。

病史：12岁月经初潮，周期27~30天一行，经期5天，经量中等，无痛经。现无不适。大便2~3日一行，不干。舌肥暗，脉细滑。

婚育史：既往3次不良孕史。2008年8月孕30天左右自然流产后行清宫术。2010年2月孕40天时无胎心，胚胎停育，清宫。2013年11月孕40天左右时有胎芽，无胎心。2011年剖宫产一女，7个月时因神经母细胞瘤夭折。

辅助检查：2012年8月4日（月经第3天）激素水平检查：FSH 5.60 mIU/ml，LH 4.40 mIU/ml，E_2 28.41 pg/ml，T 0.254 ng/ml。

中医诊断：滑胎。

辨证：脾肾不足、胎元失养。

治法：健脾补肾、清热安胎。

处方及方解：太子参12 g、川芎5 g、茯苓皮12 g、白术10 g、生甘草6 g、金银花12 g、川续断15 g、菟丝子20 g、杜仲10 g、桔梗10 g、夏枯草12 g、郁金6 g、绿萼梅6 g、桃仁10 g、益母草10 g。20剂。君以太子参健脾益气，菟丝子补肾益精。臣以白术、杜仲、川续断助君药健脾益肾。佐以生甘草、夏枯草清热，茯苓皮健脾利水。使以绿萼梅疏肝解郁，桔梗生宣肺气，郁金、月季花活血行气，川芎、桃仁、益母草活血调经。

二诊 2014年3月8日。末次月经2014年2月25日，经前基础体温呈不典型双相。舌苔白，脉细滑。2014年2月26日激素水平检查：FSH 6.73 mIU/ml，LH 3.52 mIU/ml，E_2 43.21 pg/ml。处方：北沙参20 g、玉竹10 g、郁金6 g、阿胶珠 12 g、当归 10 g、川芎 5 g、何首乌 12 g、荷叶 10 g、鱼腥草 15 g、浙贝母 10 g、女贞子 15 g、金银花 12 g、香附 10 g、菟丝子 15 g、佩兰 3 g、川续断 15 g。40 剂。

三诊> 2014 年 4 月 12 日。末次月经 2014 年 3 月 25 日，经前基础体温呈不典型双相，现基础体温有典型上升。近日感冒、咳嗽，眠差较前好转。舌肥暗、苔白厚、唇暗，脉细滑。处方：冬瓜皮 20 g、生麦芽 12 g、茵陈 10 g、白扁豆 10 g、茯苓皮 10 g、浙贝母 10 g、郁金 6 g、枸杞子 15 g、桃仁 10 g、菟丝子 20 g、夏枯草 12 g、川续断 15 g、瞿麦 6 g、槐花 6 g。40 剂。

四诊> 2014 年 5 月 24 日。末次月经 2014 年 5 月 21 日，经前基础体温呈不典型双相。末前次月经 2014 年 4 月 23 日。舌苔白腻，脉细滑。处方：太子参 12 g、砂仁 3 g、荷叶 10 g、生甘草 5 g、茯苓 10 g、茵陈 12 g、菟丝子 15 g、当归 10 g、青蒿 6 g、地骨皮 10 g、月季花 6 g、白芍 10 g、墨旱莲 15 g、莲须 5 g。40 剂。

五诊> 2014 年 7 月 19 日。末次月经 2014 年 7 月 16 日，末前次月经 2014 年 6 月 19 日，经前基础体温呈近典型双相。舌淡，脉细滑。处方：枸杞子 15 g、墨旱莲 12 g、制首乌 10 g、丝瓜络 10 g、月季花 6 g、当归 10 g、茯苓 10 g、白术 10 g、杜仲 10 g、川芎 5 g、泽兰 10 g、合欢皮 10 g、百合 10 g、车前子 10 g。20 剂。

六诊> 2014 年 8 月 10 日。末次月经 2014 年 7 月 16 日，基础体温上升 12 天，今日下降。今日自查尿 hCG（-）。舌淡暗，脉细滑。处方：太子参 12 g、当归 10 g、墨旱莲 10 g、侧柏炭 10 g、川芎 5 g、地骨皮 10 g、枸杞子 15 g、百合 10 g、茯苓 10 g、益母草 10 g、土茯苓 10 g、瞿麦 6 g、金银花 10 g。20 剂。嘱检查血 hCG，如证实妊娠，改服下方：覆盆子 10 g、侧柏炭 10 g、苎麻根 6 g、莲子心 3 g、茯苓 10 g、百合 10 g、青蒿 6 g、墨旱莲 12 g、芦根 10 g、椿根皮 6 g、菟丝子 15 g。7 剂。

七诊> 2014 年 9 月 13 日。末次月经 2014 年 8 月 17 日，现基础体温上升 6 天。舌暗，脉细滑。处方：阿胶珠 12 g、当归 10 g、远志 5 g、三棱 10 g、月季花 6 g、白术 10 g、杜仲 10 g、菟丝子 15 g、丝瓜络 15 g、合欢皮 10 g、车前子 10 g、路路通 10 g、益母草 12 g、茵陈 10 g、香附 10 g。20 剂。

八诊> 2014 年 11 月 1 日。末次月经 2014 年 10 月 20 日，末前次月经 2014 年 9 月 19 日，经前基础体温呈近典型双相。舌暗红，脉细滑。处方：阿胶珠 12 g、益母草 12 g、墨旱莲 15 g、月季花 6 g、女贞子 15 g、柴胡 5 g、白芍 10 g、玉竹 10 g、川芎 6 g、夏枯草 12 g、桃仁 10 g、杜仲 10 g、合欢皮 10 g、丝瓜络

15 g、菟丝子 15 g、车前子 10 g、百合 10 g。20 剂。

九诊 2014 年 12 月 13 日。末次月经 2014 年 11 月 26 日，经量中，经前基础体温呈不典型双相。末前次月经 2014 年 10 月 20 日。二便调。舌肥暗、苔黄，脉沉细滑。处方：柴胡 5 g、当归 10 g、茵陈 10 g、泽泻 10 g、桂枝 2 g、川芎 5 g、猪苓 5 g、浙贝母 10 g、益母草 12 g、夏枯草 12 g、桃仁 10 g、郁金 6 g、菟丝子 15 g、杜仲 10 g。20 剂。

十诊 2015 年 1 月 31 日。末次月经 2015 年 1 月 30 日，经前基础体温呈不典型双相。舌淡暗，脉细滑。处方：太子参 12 g、白术 10 g、茵陈 12 g、阿胶珠 12 g、枸杞子 15 g、当归 10 g、川续断 15 g、桃仁 10 g、茯苓 10 g、合欢皮 10 g、蛇床子 3 g、益母草 12 g、菟丝子 15 g。20 剂。

十一诊 2015 年 4 月 4 日。末次月经 2015 年 3 月 2 日，近日基础体温呈双相波动。2015 年 2 月 1 日月经第 3 天激素水平检查：FSH 6.2 mIU/ml，LH 3.7 mIU/ml，E_2 43.7 pg/ml。舌暗、苔黄，脉细滑。处方：阿胶珠 15 g、黄芩 6 g、茵陈 10 g、白扁豆 10 g、菟丝子 15 g、大腹皮 10 g、丝瓜络 15 g、枳壳 10 g、莱菔子 10 g、月季花 6 g、槐花 5 g、丹参 10 g。20 剂。

十二诊 2015 年 6 月 13 日。末次月经 2015 年 6 月 8 日，经前基础体温呈近典型双相。末前次月经 2015 年 5 月 11 日。舌苔黄，脉细滑。处方：阿胶珠 12 g、枳壳 10 g、佩兰 3 g、远志 5 g、黄芩 6 g、川续断 15 g、丝瓜络 15 g、月季花 6 g、菟丝子 15 g、桑寄生 15 g、陈皮 6 g、女贞子 15 g、杜仲 10 g。20 剂。

十三诊 2015 年 8 月 15 日。末次月经 2015 年 7 月 7 日，经前基础体温呈不典型双相。现基础体温呈近典型双相，已下降，月经未至。舌肥暗、苔薄白，脉细滑。处方：北沙参 20 g、当归 10 g、茵陈 10 g、地骨皮 10 g、玉竹 10 g、女贞子 15 g、夏枯草 12 g、桃仁 10 g、荷叶 10 g、川续断 15 g、阿胶珠 12 g、石斛 10 g、益母草 12 g、桑寄生 15 g。20 剂。

十四诊 2015 年 10 月 24 日。末次月经 2015 年 10 月 19 日，经前基础体温呈不典型双相。末前次月经 2015 年 9 月 20 日（生化妊娠）。舌暗，脉细滑。处方：菟丝子 15 g、白术 10 g、桃仁 10 g、益母草 12 g、桂枝 3 g、泽泻 10 g、石斛 10 g、炒白芍 10 g、冬瓜皮 15 g、杜仲 10 g、川续断 15 g、茯苓 10 g、月季花 6 g、生甘草 6 g、北沙参 15 g、浙贝母 10 g。30 剂。

十五诊 2016 年 1 月 9 日。末次月经 2015 年 12 月 14 日，经前基础体温呈不典型双相。现基础体温典型上升。舌淡，脉细滑。处方：枸杞子 15 g、白术 10 g、墨旱莲 15 g、益母草 10 g、当归 10 g、川芎 5 g、郁金 6 g、夏枯草 12 g、桃仁 10 g、柴胡 5 g、阿胶珠 12 g。20 剂。

十六诊 2016 年 9 月 24 日。2016 年 8 月 31 日移植冻胚 2 个，9 月 13 日激素水平检查：hCG 442.80 mIU/ml，E_2 722.50 pg/ml，P 35.70 ng/ml。现阴道有少量血性分泌物。舌淡暗、苔黄，脉沉滑。处方：覆盆子 15 g、侧柏炭 15 g、黄芩 5 g、白术 10 g、荷叶 10 g、菟丝子 15 g、青蒿 6 g、茯苓 10 g、苎麻根 10 g、椿根皮 5 g、莲须 6 g、地骨皮 6 g。14 剂。

十七诊 2016 年 10 月 8 日。冻胚移植后已孕 7 周余。2016 年 10 月 1 日 B 超检查：胎囊 1.8 cm×1.1 cm，胎芽 0.5 cm，可见胎心。现无腹痛及阴道出血。恶心，大便不畅。处方：覆盆子 15 g、侧柏炭 15 g、苎麻根 10 g、竹茹 6 g、墨旱莲 15 g、北沙参 20 g、莲须 5 g、玉竹 10 g、菟丝子 15 g、生甘草 6 g、茯苓 10 g。14 剂。

按语：患者因多次不良孕史就诊。患者妊娠时已过五七，肾气渐衰；加之多次生产及流产病史，气血暗耗，脾肾亏虚，冲任失养，进而又致冲任不固，胎元失养。患者舌肥，提示脾虚，水液运化失常；舌暗，提示气血运行不畅。综合病史及舌脉，辨证脾肾不足，首诊治法健脾补肾。以太子参健脾益气，菟丝子补肾益精；白术、杜仲、川续断助君药健脾益肾；生甘草、夏枯草清热，防补益之药过温热而伤及肾阴；茯苓皮健脾利水；绿萼梅疏肝解郁，使肝气调达；桔梗升宣肺气，使周身之气运行畅通；郁金、月季花活血行气；川芎、桃仁、益母草活血调经。气血调达，则肾气得充，脾气得健。二诊时月经刚净，治宜培补肾阴。酌加何首乌、女贞子、阿胶滋养阴血；另加北沙参、玉竹、浙贝母补肺阴，以滋肾水。三诊时可见舌肥暗、苔白厚，提示脾虚较前加重，湿浊内生。考虑可能与二诊方滋阴补肾用药有关。三诊方减前方培补肾阴之味，酌加冬瓜皮、生麦芽、白扁豆、茵陈健脾利湿化浊。以后诸诊皆遵健脾补肾疏肝活血之法，据月经周期及症状调整用药。守方近 3 年，患者于 2016 年 9 月移植冻胚后成功受孕。舌淡暗，脉沉滑，阴道少量出血，仍辨证脾肾不足，治法健脾补肾、清热安胎。以覆盆子、菟丝子补肾固冲安胎；白术、茯苓、荷叶健脾安胎化湿浊；黄芩、苎麻根、侧柏炭清热安胎止血；青蒿、地骨皮清血海伏热，防经血下注聚养胎元致伏热内生，动血伤胎。

病例 4 ———

患者，女，39 岁，已婚，2013 年 3 月 2 日初诊。

主诉：胚胎停育 3 次。

病史：13 岁月经初潮，周期 28 天一行，经期 3~4 天，经量偏少。末次月经 2013 年 2 月 14 日。曾服补佳乐 3 个月，现停激素治疗 1 个月。带下少，性交疼痛。纳可，大便调。舌瘦暗、齿痕，脉细滑无力。

婚育史：结婚 6 年，2009 年孕 5 月时发现胎儿畸形，引产。2010 年 4 月、2011 年 5 月、2012 年 3 月先后 3 次孕 2 个月左右胚胎停育，均行清宫手术。

辅助检查：2013 年 1 月激素水平检查：FSH 4.10 mIU/ml，LH 2.40 mIU/mL，E_2 15.20 pg/ml。2012 年 B 超检查：子宫三径 4.6 cm × 4.1 cm × 3.3 cm，子宫内膜厚 0.5 cm。

中医诊断：滑胎。

辨证：肝肾阴虚、兼有内热。

治法：养阴清热。

处方及方解：北沙参 15 g、地骨皮 10 g、阿胶珠 12 g、莲子心 3 g、桔梗 10 g、仙鹤草 15 g、白芍 10 g、苦丁茶 3 g、茅根 15 g、金银花 12 g、墨旱莲 15 g、百合 12 g、荷叶 10 g、女贞子 15 g。14 剂。君以何首乌、女贞子滋补肾阴。臣以杜仲补益肝肾，当归养血活血，冬瓜皮、大腹皮、茵陈、茯苓皮、槐花、桑白皮众药健脾祛湿通络；佐以金银花、生甘草清解血分余热；泽兰、桃仁、郁金活血祛瘀。

二诊 2013 年 5 月 11 日。末次月经 2013 年 5 月 8 日，经前基础体温呈不典型双相。末前次月经 2013 年 4 月 10 日。舌暗，脉细滑。处方：覆盆子 15 g、白术 10 g、川续断 15 g、菟丝子 15 g、阿胶珠 12 g、荷叶 10 g、蛇床子 3 g、茵陈 12 g、月季花 6 g、何首乌 10 g、墨旱莲 15 g、生牡蛎 20 g、桂圆肉 12 g、香附 10 g、地骨皮 10 g、太子参 12 g。20 剂。

三诊 2013 年 7 月 6 日。末次月经 2013 年 7 月 3 日，经前基础体温呈不典型双相。舌绛，脉细滑。处方：冬瓜皮 15 g、月季花 6 g、桃仁 10 g、茜草 12 g、茵陈 12 g、荷叶 10 g、女贞子 15 g、菟丝子 15 g、白术 10 g、夏枯草 12 g、蛇床子 3 g、阿胶珠 12 g、熟地黄 10 g、金银花 12 g、桑寄生 10 g。20 剂。

四诊 2013 年 9 月 28 日。末次月经 2013 年 9 月 27 日，末前次月经 2013 年 8 月 27 日，经前基础体温均呈双相。舌质嫩，脉细滑。处方：冬瓜皮 15 g、生薏米 15 g、荔枝核 10 g、桃仁 10 g、杜仲 10 g、女贞子 15 g、车前子 10 g、乌药 6 g、桂圆肉 12 g、当归 10 g、泽兰 10 g、蛇床子 3 g、菟丝子 15 g、陈皮 6 g、香附 10 g。20 剂。

五诊 2013年12月21日。末次月经2013年12月16日，经前基础体温呈不典型双相。末前次月经2013年11月20日。舌暗、质嫩，脉沉弦滑。2013年7月31日激素水平检查：FSH 5.20 mIU/ml，LH 2.20 mIU/ml，E_2 39.30 pg/ml。处方：覆盆子15 g、菟丝子15 g、车前子10 g、三棱10 g、当归10 g、远志6 g、香附10 g、郁金6 g、太子参12 g、生甘草5 g、月季花6 g、大腹皮10 g、桃仁10 g、玉竹10 g、地骨皮10 g、女贞子15 g。20剂。

六诊 2014年4月12日。末次月经2014年4月5日，经前基础体温呈不典型双相。末前次月经2014年3月9日。舌暗、质嫩，脉细。处方：车前子10 g、丝瓜络15 g、荷梗10 g、茜草12 g、路路通10 g、当归10 g、首乌10 g、夏枯草12 g、浙贝母10 g、月季花6 g、桃仁10 g、杜仲10 g、菟丝子15 g、三棱10 g、白术10 g、香附10 g。20剂。

七诊 2014年6月7日。末次月经2014年5月3日。现基础体温上升后平稳。左下部时感腹阵痛。2014年6月3日激素水平检查：P 13.97 ng/ml，E_2 143.00 pg/ml，hCG 921.32 mIU/ml。2014年6月6日激素水平检查：P 30.43 ng/ml，hCG 3189.0 mIU/ml。处方：覆盆子15 g、竹茹6 g、苎麻根10 g、百合12 g、侧柏炭15 g、莲须5 g、白术10 g、茯苓皮10 g、生甘草5 g、金银花12 g、北沙参15 g、桑白皮10 g、菟丝子15 g、枸杞子15 g。20剂。

八诊 2014年6月28日。孕54天复诊。家属代述：末次月经2014年5月3日。现基础体温上升后稳定。时有褐色分泌物，无腹痛。舌暗红，舌体胖大，苔白干。2014年6月26日激素水平检查：P 34.01 ng/ml，hCG 70 485.00 mIU/ml。处方：覆盆子15 g、黄芩炭10 g、玉竹10 g、椿根皮6 g、墨旱莲15 g、荷叶10 g、莲子心3 g、侧柏炭15 g、百合12 g、苎麻根10 g、地榆炭10 g、菟丝子15 g。20剂。

九诊 2014年7月19日。孕75天复诊。家属代述：一般情况良好。末次月经2014年5月3日。2014年7月17日B超检查：头臀长3.6 cm（10周4天）。处方：冬瓜皮12 g、覆盆子12 g、桑白皮10 g、苎麻根10 g、茯苓皮10 g、菟丝子15 g、荷叶10 g、竹茹6 g、桔梗10 g、百合10 g、北沙参12 g、泽泻10 g、侧柏炭12 g。20剂。

十诊 2014年8月23日。孕15周复诊。家属代述：基础体温稳定，呕吐明显。B超提示正常。处方：覆盆子15 g、山药15 g、白术10 g、苎麻根10 g、枸杞子15 g、茯苓10 g、侧柏炭15 g、竹茹6 g、地骨皮10 g、墨旱莲15 g、菟丝子15 g。20剂。

十一诊 2014 年 11 月 1 日。孕 26 周。诊断妊娠高血压综合征（简称妊高征），血压 180/110 mmHg；尿蛋白（++），肾功能正常；头痛、头晕。处方：菊花 12 g、百合 12 g、莲子心 3 g、苎麻根 10 g、茵陈 12 g、椿根皮 5 g、侧柏炭 15 g、墨旱莲 15 g、地榆炭 10 g、玉竹 10 g、青蒿 6 g。7 剂。

按语：患者既往多次胚胎停育，提示肾气不盛，气血不能下聚胞宫以养胎；年逾五七，阳明脉渐衰，冲任渐亏；频繁清宫亦致精血暗耗，肝肾亏虚，冲任失养。首诊可见带下少，性交疼痛，舌瘦暗，辨证肝肾阴虚内热。首诊方以何首乌、女贞子滋养阴血，杜仲补益肝肾，当归养血活血；舌有齿痕，提示脾虚运化不利而生水湿，以冬瓜皮、大腹皮、茵陈、茯苓皮、槐花、桑白皮健脾祛湿通络；金银花、生甘草清解血分余热；泽兰、桃仁、郁金活血祛瘀。二诊时值经后期，以覆盆子、菟丝子、蛇床子温补肾阳，促进卵泡生长；阿胶珠、桂圆肉、首乌养血滋阴；白术健脾益气，使气血生化有源；长期服用滋补药易致湿浊内生，以荷叶、茵陈祛湿化浊。此后大抵沿用前法治疗，少佐行气之品，一则防滋阴养血药滋腻碍胃，二则行气以助行血。七诊时患者妊娠，治法益肾安胎。妊娠后血聚胞宫以养胎，阴血益虚、胞脉失养，故见下腹疼痛。以覆盆子、苎麻根、菟丝子、枸杞子补肾，北沙参、百合滋阴润肺，白术健脾以助气血生化，竹茹、莲须、侧柏炭清热凉血，金银花、生甘草清热，茯苓皮、桑白皮利水消肿。十一诊时患妊高征。素体阴虚，孕后血聚养胎，阴虚愈不足，阴不潜阳，肝阳上亢，扰动清窍，故头晕、头痛。以菊花平抑肝阳、清肝明目，百合、玉竹、墨旱莲滋补肾阴，青蒿清热。

（五）传承要点

柴嵩岩"水库论""土地论""种子论"学术思想，表达了女性生殖环节中各要素——阴血、血海、胞宫、孕卵、胎元之间的相互关系，表达了各要素病理改变对女性生殖功能的影响。

（滕秀香　郭婧　刘丹）

三、郭志强的诊治经验

（一）学术观点

在中医中，复发性流产属于"滑胎""屡孕屡堕"或"数堕胎"等范畴，具有反复发作、胚胎应期而堕的特点。《傅青主女科·妊娠》云："夫胞脉虽系于带脉，而带脉实关于脾肾，脾肾亏损则带脉无力，胞胎即无以胜任矣。"肾为先天之本，主生殖，胎脉亦系于肾。脾为后天之本，气血生化之源，胎气系于脾。郭老认为屡孕屡堕之因，总以脾肾、气血亏虚为主，并强调妇女"阴常不足，阳亦常虚"，再次妊娠前要"预培其损"，使"男精壮，女经调"；妊娠后注重阳气，以补肾健脾、益气养血、固胎安胎为法保胎治疗，切忌使用黄芩之类寒凉药物。

1．复发性流产的发生与女性肾气最为密切

《灵枢·经脉》指出："人始生，先成精，精成而脑髓生。"而人的先天之精受之于父母，正如《灵枢·天年篇》所云："以母为基，以父为楯。"人的体质特征和强弱与先天禀赋有关，禀赋优则体健，禀赋差则体弱。肾藏先天之精，主人体生殖发育，肾中精气的盛衰主宰着人体的生长发育及生殖功能的成熟和衰退。肾气盛，天癸至，是月经来潮、孕育胚胎的基础。《医学衷中参西录》亦指出："男女生育，皆赖肾气做强，肾旺自能荫胎，肾气盛则胎元固，自无滑胎之虑。"《女科经纶·引女科集略》又曰："女子肾脏系于胎，是母之真气，子所系也，若肾气亏损，便不能固摄胎元。"肾虚则冲任不固，无以滋养胎元，胎失系载而屡孕屡堕。因此，郭老认为，肾为先天之本，主藏精气，为五脏之根，是生命活动的动力。肾中精气旺盛，则生命力强；肾中精气亏虚，则胎元不固。今时之妇人，或先天禀赋不足，或孕后不节房事、操劳过度，均可导致肾气不足，屡孕屡堕。

2．脾胃为气血生化之源，养胎载胎

郭老认为，脾胃为气血生化之源，后天之本，与妇女经、孕、产、乳有密切关系。肾为先天之本，能孕育胚胎。脾为中土，司中气，主运化水谷精微，为后天之本，气血生化之源，可以滋养先天，胎脉系于脾，又脾"五行属土，土爱稼穑""万物土中生，万物土中灭"，喻指脾土具有生化、承载、受纳等作用。脾胃健则气血足，血海盈满，经候如常，胎元得固。母体素体脾虚，或思虑过度，或饮食不节，脾胃受损，中气虚怯，气陷而不举，气虚血亏，冲任失养，从而不能养胎护胎，以致滑胎。《女科指

要·霍乱》曰："脾胃俱困，血气并伤，不能护养其胎，胎必因之而堕。"因此，郭老特别强调脾胃在养胎载胎中的作用。

3."阴常不足，阳亦常虚"

现代女性工作和学习压力大，生活起居不规律，熬夜加班已成常态，往往耗损阴精；加之从小不论冬夏喜食生冷，穿衣暴露，在空调房里恣意直吹，节食减肥，失治误治等，常常戕伐人体之阳气。且妇人多瘀，瘀久常阻遏阳气，阳气失布，久而生寒者，亦常见之。又阴阳互根互生，妇人经、孕、产、乳数伤于血，阴常不足，阴损及阳，致阳气不足。郭老临诊时，妇人多有手足欠温，腰腹部清冷，大便溏薄，皆为阳虚之症。阳虚阴寒内盛，胞宫失于温煦，虚寒内生，胎元失于温养，则每每堕之。所谓"寒冰之地，不生草木；重阴之渊，不长鱼龙"。

4.孕前"预培其损"，使"男精壮，女经调"

夫妇双方要精壮经调，方能成孕。胎元失健，多由父母先天之精亏气虚所致。如果夫妇先天精气有一方不足，两精虽相合，但先天禀赋不足，以致胚胎不能成形或成形易夭，故而发生屡孕屡坠。郭老师治疗本病，以预培其损为治疗原则，重视男女同调，在女性未受孕之前积极查找流产病因，监测基础体温，进行相关检查，以排除内分泌及免疫等引起流产的因素。对于女方原因导致的流产，可先行中药调理，待患者身体状况恢复健康后再促其受孕。除了女方因素外，郭老认为男方因素也不可忽略，男方精液中白细胞过多导致精液成分发生变异，影响精子活动力或形态学的变异，往往是导致不育或女方流产的重要因素，不可不查。临诊时要重视男精壮否，应对男性进行精液常规检查。针对男性炎症、精子畸形率高等问题，采用中药治疗达到正常后才可以怀孕。

因此，对于双方因素共同导致的复发性流产，郭老师则提倡男女同调，主张"男益其精，女调其经"，采用中药治疗的方式使男精壮、女经调，从根本上减少复发性流产的发生。

5.孕后保胎注重扶阳，切忌寒凉

郭老师强调阳气对胚胎发育非常重要，认为孕后保胎应注重扶阳，切忌寒凉。郭师常说："农民种地还需要量地温，南方水稻一年可以三季，而北方水稻一年只有一季，土地寒凉，优质的种子种下去也很难生根发芽。"郭师认为孕后保胎与农民种地是一个道理。若阳气虚弱，不能温煦子宫、冲任胞络，子宫虚冷，则易损伤胎元阳气，导致胎儿发育不良而易堕。另外，郭师认为妊娠初期胚胎稚嫩，其生长发育更需要阳气的推动和温煦，认为"有一分阳气，便有一分生机"，因此强调从妊娠之始至分娩的过程必须要注重扶阳，用药重视补肾健脾，偏于温阳。郭师认为在保胎期间应慎重用药，切忌寒凉。正如张景岳在《妇人规》中提出："安胎之方，不可执……若谓白术、黄芩乃安胎之圣药，执而用之，鲜不误矣。"郭老认为在保胎时期若妄用黄芩施治，苦寒直折，伤及阳气，则会导致胎动不安甚至堕胎，而且妊娠早期（孕 12 周内）是胎儿生长发育的活跃期，最容易受到药物的影响，此期也是临床保胎的关键期，用药应偏于温阳，慎用或者不用黄芩之类的寒凉药。

（二）辨证施治方法和诊疗技术

1. 辨证施治

本病主要以滑胎伴随全身症状作为辨证要点，依据检查结果，排除女方非药物所能起效的因素及男方因素，针对不同病因辨证论治。治疗本病当以预防为主，防治结合。孕前应补肾健脾、益气养血、清热凉血、活血化瘀、调理冲任，而孕后当积极保胎，治疗时间应当超过既往小产、堕胎的时间 2 周以上，千万不可等到发生先兆流产再进行诊疗。让患者重视"预培其损"及孕后坚持保胎治疗的必要性。

（1）肾虚证

①肾阳虚证

主症：堕胎或小产连续发生 3 次或 3 次以上。

次症：平素腰膝酸软、头晕耳鸣、肢冷畏寒、大便溏稀、小便清长、夜尿频多。

舌脉：舌淡苔薄，脉沉迟或弱。

治法：温补肾阳、固冲安胎。

方药：肾气丸加减（《金匮要略》）。生地黄 24 g、山药 12 g、山茱萸 12 g、茯苓 9 g、泽泻 9 g、牡丹皮 9 g、桂枝 3 g、炮附子 3 g。

②肾阴虚证

主症：屡孕屡堕。

次症：腰膝酸软，甚则足跟痛，头晕耳鸣、五心烦热、潮热汗出、入睡困难、大便干结。

舌脉：舌红苔少、脉弦细。

治法：滋益肾阴、固冲安胎。

方药： 育阴汤加减（《百灵妇科》）。熟地黄10g、山茱肉10g、山药10g、白芍12g、阿胶10g、川续断10g、桑寄生10g、杜仲10g、龟板12g、乌贼骨12g、生牡蛎12g。

③肾气不足证

主症： 屡孕屡堕。

次症： 腰膝酸软、头晕耳鸣、夜尿频多、面色晦暗。

舌脉： 舌淡、苔薄白，脉沉细弱滑。

治法： 补益肾气、固冲安胎。

方药： 补肾固冲丸加减（《中医学新编》）。菟丝子10g、川续断10g、巴戟天10g、杜仲10g、当归10g、党参12g、熟地黄12g、白术12g、砂仁12g、鹿角霜15g、枸杞子15g、阿胶9g、大枣9g。

（2）脾虚证

主症： 屡孕屡堕。

次症： 气短懒言、神疲肢倦、纳呆腹胀、大便溏薄、面色萎黄。

舌脉： 舌体胖大，淡红苔白，边有齿痕，脉细弱。

治法： 健脾益气、固冲安胎。

方药： 所以载丸加减（《女科要旨》）。白术30g、人参10g、茯苓20g、桑寄生30g、杜仲20g、大枣10枚。

（3）气血亏虚证

主症： 堕胎或小产连续发生3次或3次以上。

次症： 神疲乏力、头晕目眩、面色㿠白、心悸气短、肌肤不润。

舌脉： 舌质淡红、苔薄白，脉细弱无力。

治法： 益气养血、固冲安胎。

方药： 泰山磐石散加减（《景岳全书》）。人参3g、黄芪6g、白术6g、炙甘草2g、当归3g、川芎2g、白芍3g、熟地黄3g、川续断3g、糯米6g、黄芩3g、砂仁1.5g。

（4）血热妄行证

主症： 屡孕屡堕。

次症： 患者孕后阴道出血，色深红，质稠，面赤唇红，口干舌燥，大便秘结，小便黄溺。

舌脉： 舌红苔黄、脉弦滑数。

治法： 清热滋肾、凉血安胎。

方药： 保阴煎加减（《景岳全书》）。生地黄9g、熟地黄9g、白芍9g、山药9g、川续断9g、黄芩9g、黄柏9g、甘草6g。

（5）癥瘕血瘀证

主症：屡孕屡堕。

次症：面部暗斑、肌肤甲错、口唇紫暗，平素有癥瘕积聚病史。

舌脉：舌质暗红，舌有瘀斑或有瘀点，脉弦滑或沉弦涩。

治法：消癥化瘀、益肾安胎。

方药：桂枝茯苓丸加减（《金匮要略》）。桂枝、茯苓、牡丹皮、桃仁、赤芍各10 g。

2．诊疗技术

（1）以治未病为治疗原则：复发性流产的临床特点是每次流产多发生在同一妊娠月份，以连续性、应期而下和自然性为特点。屡孕屡堕，难成正产。受孕之后再来治疗，很难取得良效。正如《素问·四气调神大论》所云："夫病已成而后药之，乱已成而后治之，譬犹渴而穿井，斗而铸锥，不亦晚呼？"郭老在《黄帝内经》治未病思想的指导下，在患者未受孕之前查找流产病因，针对患者的发病原因及体质因素等问题，先行用中药调理，待患者身体状况健康后再促其受孕，往往取得良好收效。

（2）种子当先调经：《傅青主女科》云"夫经本于肾""经水出诸于肾"，而肾为生殖之本。女子月经调，是受孕的基础。郭老非常注重调理月经，不仅调理周期，还注重调色、调量以及兼夹症状。郭老的调周法是顺应妇女月经周期演化规律，结合时相节律，以肾—天癸—冲任—胞宫轴为核心，进行周期节律诱导来调整月经周期。其特点是以郭氏中药序贯疗法为基本方，治疗有序而无期。在调经的同时祛除病邪，促进康复，增强体质，为备孕做准备。

（3）男女同调，改善父母体质：《灵枢·决气》云："两神相搏，合而成形。"在男女发育成熟后，两精相合，构成胎孕。夫妇双方要精壮经调，方能成孕。正如《女科正宗》所云："男精壮而女经调，有子之道也。"如果夫妇先天精气有一方不足，均可导致胎元不足。现代医学认为胚胎是由男性精子和女性卵子受精后形成，男性配子构成胚胎基因组成分的一半。而复发性流产的反复发生，往往也有一部分是男性因素所致，因此，郭老在调理女性的同时也很注重调理男性，使男精壮、女经调，从根本上降低复发性流产的发生率。

（4）受孕后及时保胎：复发性流产屡孕屡堕，以及试管婴儿术不成功，往往数伤于血，而致女性阴血亏虚，试管培育孕卵虽发育良好，而胚胎移植屡屡失败，或胚胎移植成功而孕早期又停育者，多属黄体功能不健，阳气不足所致。妊娠初期胚胎依赖阳气温煦以生，依赖阴血滋润以养，脾肾虚则不能载胎、护胎，精血亏则不能荫胎、养胎。因此，孕后要及时保胎治疗。既要注重滋阴养血，也要注重培护脾肾阳气，辨证用药，尽量慎用或者不用有毒、寒凉类的药物。但如果病情需要，也不必过于拘泥，建议保胎治疗期要超过以往堕胎、小产之孕周。

（三）用药特点

郭老根据复发性流产的病因、病机特点，孕前用药注重种子当先调经，并运用中药序贯疗法以调经促孕；受孕后应积极保胎，以补脾益肾固胎为要；然安胎则强调慎用寒凉药。

1．种子当先调经

郭老调经顺应妇女月经周期阴阳消长规律，结合现代医学研究，进行周期节律诱导来调整月经周期。其特点是调经促孕，有序而无期。在调经的同时可祛除病邪，促进康复，增强体质，为备孕做准备。

（1）行经期：养血调经汤（党参、莪术、丹参、当归、赤芍、川芎等）。该方为郭老在温经汤的基础上加减化裁为养血调经汤，以养血活血、祛瘀生新为主。若腰腹冷痛，酌加熟附子、肉桂、乌药、小茴香等；若大便溏泄，加炒白术、茯苓。

（2）经后期：育胞汤（菟丝子、女贞子、枸杞子、当归、熟地黄、黄精、党参等）。该方以六味地黄丸、五子衍宗丸、四物汤、二至丸为基础，促进卵泡发育功能，补养肾中之精，滋肝肾之阴，充养冲任之气血。带下量少、口干咽燥属阴虚者，加麦冬、沙参、地骨皮；畏寒肢冷、性欲淡漠属阳虚者，加锁阳、淫羊藿；气短乏力、倦怠懒言属气虚者，加黄芪、白术；心烦易怒、胸胁胀痛属气滞者，加玫瑰花、柴胡、白芍。

（3）经间期：促排卵汤（菟丝子、当归、丹参、枸杞子、川续断、羌活等）。方中以滋补肝肾为主，佐以温阳活血促进阴阳转化，以促进卵子发育成熟，并使其顺利排出。

（4）经前期：两固汤（熟地黄、覆盆子、枸杞子、川续断、牛膝、菟丝子、炙淫羊藿等）。《景岳全书·妇人归》说："补脾胃以资血之源，养肾气以安血之室""胎脉系于肾，胎气系于脾"，故治以温补脾肾而固其本。本方既能调经，又可以养胎安胎。若腰腹以下清冷者，酌加熟附子、川花椒、炒杜仲、肉桂等；若大便干燥、秘结者，加肉苁蓉、火麻仁；夜尿频多者，加益智仁。

2．保胎以补脾益肾为要

郭老认为治疗复发性流产当以补脾益肾为要，常用寿胎丸为基础方加味治疗。寿胎丸中以菟丝子为君药，补肾固精、平补阴阳，"肾旺自能荫胎也"；桑寄生、川续断补肝肾、强筋骨，"能强壮胎气"；阿胶滋阴养血益精，使胎元得以滋养。补肾安胎的基础上予以胎元饮加减为辅，以补后天之气血，方中以白术健脾益气安胎，丹溪称"白术为安胎之圣药"，然而白术虽善安胎，其性燥而气闭，阴虚者不可独用，气滞者可酌用，若便溏，可改用炒白术；党参、山药、黄芪补中益气，使得"气旺则胎牢"；杜仲补肝肾、强筋骨，肾旺则胎固，若胎漏下血，可改用杜仲炭；炙甘草调和诸药、益气和中，配以白芍缓急止痛，而使胎安；苎麻根凉血止血，以制其妄动之虚火。纵观全方，先、后天并重，阴阳并补，使气血坚固，胎元得以温养而能发育至足月。

3．安胎慎用寒凉药

郭老认为安胎、养胎需慎用寒凉药物，有一分阳气便有一分生机。复发性流产发生在孕 28 周之前，此时胎元尚小，正需阳气之固护，若用药过于寒凉，则易损伤阳气，折损胎元之阳，以致胎儿陨堕，如"夫寒冰之地，不生草木；重阴之渊，不长鱼龙"。此外，妊娠中期孕妇处于阴血偏虚、阳气偏亢的状态，正所谓"胎前一盆火"，然而此"火"并非实火，而是虚火，属于阴血不足所致虚热。若见其热象，妄投寒凉清热之剂，则易伤阳气，而致流产。正如景岳在《妇人归》提及"……盖凡今之胎妇，气实者少，气虚者多。气虚则阳虚，而再用黄芩，有即受其损而病者……阴损胎元，暗残母气……奈今人不能察理，但以'圣药'二字，认为胎家必用之药，无论人之阴阳强弱，凡属安胎，无不用之，其害盖不少矣……"如前所述，对"黄芩乃安胎圣药"这一说法应客观评价，胎元不固的常见原因为肾虚不固，补肾为安胎之大法，因此郭老认为临证重在辨证，用药时许多斟酌，不可循规蹈矩而盲用之。若在不得已用时，可采用"有故无损亦无损"和"衰其大半而止"的用药原则，故临床常用麦冬、沙参、生地等滋阴育液降火而安胎。

（四）典型病例

—— 病例 **1** ——

患者，40 岁，婚龄 10 年，职员，2013 年 5 月 29 日初诊。

主诉：胚胎停育 4 次，求子。

病史：平素月经规律，13 岁月经初潮，3～4/26～30 天，量中，色鲜红，有血块，夹膜，无痛经，经期便溏。末次月经 2013 年 5 月 24 日。丈夫精液常规正常。刻下症：基础体温升高 12 天，基准低，小腹凉，经行 4 天，量多，色鲜红，夹血块及膜，乳房胀痛，大便稀溏，手足凉，腹胀，食欲不佳，舌淡胖，边有齿痕。

婚育史：G_5P_0。既往 2009 年孕 6^+ 周自然流产 2 次，2012 年 1 月孕 4^+ 周自然流产 1 次，2013 年 2 月孕 6^+ 周自然流产 1 次，均未行清宫手术。

中医诊断：滑胎。

辨证：脾肾阳虚证。

治法：温肾补脾、调经促孕。

处方：①育胞汤加减：菟丝子 15 g、女贞子 15 g、枸杞子 15 g、当归 15 g、熟地黄 15 g、黄精 15 g、党参 15 g、益母草 15 g、川续断 20 g、怀牛膝 15 g、紫河车 10 g、仙灵脾 12 g、炙黄芪 25 g、阿胶 10 g（烊）、川椒 10 g、炒白术 25 g、山茱萸 12 g、黑附子 10 g、紫石英 15 g、姜厚朴 10 g、石菖蒲 8 g，13 剂，服至见透明拉丝白带停。②促排卵汤加减：菟丝子 15 g、当归 15 g、丹参 25 g、枸杞子 15 g、川续断 20 g、羌活 10 g、益母草 15 g、党参 15 g、怀牛膝 15 g、仙灵脾 12 g、川芎 12 g、月季花 12 g、炙黄芪 25 g、川椒 10 g、黑附子 10 g、炒白术 25 g，4 剂，见透明拉丝白带后开始服用。③两固汤加减：熟地黄 15 g、枸杞子 15 g、菟丝子 15 g、覆盆子 12 g、山药 15 g、当归 15 g、川续断 20 g、淫羊藿 10 g、锁阳 10 g、怀牛膝 15 g、巴戟天 10 g、紫石英 15 g、炒白术 30 g、阿胶 10 g、炙黄芪 25 g、炒杜仲 12 g、肉桂 10 g、焦三仙 10 g、补骨脂 15 g、姜厚朴 10 g、石菖蒲 8 g，14 剂，服至来月经停药。④养血调经汤加减：党参 15 g、莪术 15 g、丹参 15 g、益母草 15 g、当归 15 g、赤芍 15 g、川芎 10 g、熟地黄 15 g、泽兰 12 g、川牛膝 15 g、肉桂 10 g、桃仁 12 g、红花 12 g、三棱 15 g、炒白术 25 g、黑附子 10 g、炙黄芪 25 g、刘寄奴 15 g、生山楂 15 g，3 剂，月经 1~3 天服用。

嘱患者测量基础体温。

二诊 2013 年 7 月 2 日。末次月经 6 月 21 日，基础体温升高 8 天，经期 3~4 天，量多，大血块，夹膜，无乳房胀痛，手足凉缓解，腰腹无痛，腹胀，大便稀薄，脉细滑、略弦，舌苔黄。处方：①一诊两固汤加姜厚朴 10 g、荜澄茄 12 g，14 剂。②一诊养血调经汤，3 剂。③一诊育胞汤加荜澄茄 12 g，13 剂。④一诊促排卵汤，4 剂。4 方服法同前。

三诊 2013 年 7 月 10 日。近期受凉，偶少腹痛，伴自汗，脉细缓，舌红苔白，余症同前。处方：①一诊育胞汤改炙黄芪为生黄芪 25 g，加防风 4 g，13 剂。②一诊促排卵汤 4 剂。③一诊两固汤加山茱萸 12 g，14 剂。④一诊养血调经汤 3 剂。4 方服法同前。此后，以补肾健脾为基本法，中药序贯治疗以调经促孕，间断调理 1 年后患者试孕。

四诊 2015 年 5 月 6 日患者就诊。末次月经 2015 年 4 月 8 日，监测 4 月 19 日排卵，基础体温升高 17 天，乳房稍胀，腰腹无不适，带下正常，纳眠、二便正常，脉细滑。治法：固肾健脾安胎。处方：菟丝子 20 g、炒川续断 30 g、阿胶 10 g、桑寄生 30 g、炙黄芪 20 g、党参 20 g、炒白芍 30 g、炙甘草 10 g、炒杜仲 12 g、苎麻根 12 g、山药 15 g、生白术 20 g、葛根 12 g、枸杞子 15 g、山茱萸 12 g，14 剂。6 月 3 日 B 超提示宫内胎芽 1.5 cm，见心管搏动。保胎处方同前。随诊保胎治疗至孕 10 周。后电话随访，患者于 2016 年 1 月 6 日足月剖宫产一健康女婴，母女平安。

按语：此患者因胚胎停育 4 次就诊，肾气不固，则屡孕屡堕。肾阳虚弱、脾阳不振，则见黄体期基础体温偏低，手足、腰腹凉，便溏，舌淡胖、边有齿痕。临床辨证为滑胎（脾肾阳虚）。治法应温补脾肾。方药以中药序贯治疗，在月经四期基本方上加用温肾健脾药物，黑附子、川椒温补肾阳，紫石英温肾暖宫，仙灵脾补肾助阳止泻，炙黄芪、炒白术健脾燥湿，月经期加刘寄奴、肉桂、益母草等温经活血。患者脾失健运，则腹胀不消、不欲饮食，故加厚朴、石菖蒲、焦三仙等。厚朴下气宽中、止腹胀满，石菖蒲化湿开胃，焦三仙健脾消食，共助脾胃运化。二诊时阳虚症状减，仍腹胀，在一诊方基础上加厚朴、荜澄茄温中下气。三诊患者受凉后自汗、少腹痛，在一诊基础上改用生黄芪，加防风，取玉屏风散之意，以益气固表止汗。此后均以调经促孕配合温肾健脾治疗。其间患者腹凉、畏寒、基础体温及舌脉均有改善。间断调理后尝试备孕，在受孕成功后立即换为固肾健脾安胎法行积极保胎治疗，选用自拟方补肾健脾安胎，用健脾益气之炙黄芪、党参、白术等，加以枸杞子、白芍、阿胶等补血养胎，同时以山茱萸益肾固精，炒杜仲补肾安胎，苎麻根清热凉血安胎，预防冲任不固之下血等。郭师认为如果出现胎元不安，应绝对卧床休息，严禁房事，积极保胎治疗，在胎儿发育比较稳定的时候才可以停药。患者孕后未有不适，最终顺利得子。

—— **病例 2** ——

患者，35 岁，婚龄 12 年，职员，2007 年 7 月 24 日初诊。

主诉：胚胎停育 3 次，求子。

病史：第一次妊娠自然流产不全行清宫术（孕周不详）。第二胎孕 7$^+$ 周，因胚胎停育行清宫术，术后曾大出血。第三次妊娠为 2002 年，孕 7$^+$ 周因胚胎停育行清宫术。平素月经规律，14 岁月经初潮，5～6/30 天，近 5 年经量减少一半，色红，有血块，夹膜，经前乳房胀，小腹隐痛，喜暖，经期便溏。脉细滑，舌苔白腻。

辅助检查：2004 年子宫输卵管造影示双侧输卵管盘曲、团绕，通而不畅，左侧输卵管伞端积水。

婚育史：G_3P_0。

中医诊断：滑胎、癥瘕。

辨证：脾肾阳虚、寒湿瘀结。

治法：温肾补脾、化瘀消癥。

处方：①育胞汤加减：枸杞子 15 g、当归 15 g、川续断 20 g、仙灵脾 10 g、炒白术 20 g、党参 15 g、益母草 12 g、何首乌 15 g、黄精 15 g、柴胡 10 g、白芍 15 g，12 剂，月经 4 天起服。②两固汤加减：枸杞子 15 g、怀牛膝 15 g、补骨脂 15 g、覆盆子 12 g、山药 15 g、当归 15 g、何首乌 15 g、党参 15 g、川续断 20 g、锁阳 10 g、炒白术 25 g，14 剂，服至来月经停药。③养血调经汤加减：丹参 15 g、当归 15 g、熟地黄 15 g、赤芍 15 g、川芎 10 g、益母草 15 g、党参 15 g、泽兰 12 g、莪术 15 g、桃仁 10 g、红花 10 g，3 剂，月经 1～3 天服用。④化瘀宁坤液灌肠：醋三棱 15 g、醋莪术 15 g、桃仁 12 g、赤芍 12 g、红藤 25 g、牡丹皮 15 g、炙没药 10 g、烫水蛭 10 g、虎杖 10 g、酒大黄 10 g、昆布 15 g、败酱草 20 g、桂枝 10 g、连翘 15 g、黑附子 10 g，浓煎 100 ml 灌肠，日一次，经期停。

三诊　2008 年 6 月 3 日。因故停药 7 个月。末次月经 5 月 11 日，量稍少，色鲜红，有血块夹膜，经前乳房胀，少腹隐痛，经期畏寒，带下少，性交时阴道干涩，脉细弱，舌淡苔白。B 超监测有小卵泡排卵。处方：①淫羊藿 10 g、当归 15 g、丹参 20 g、羌活 10 g、益母草 15 g、熟地黄 15 g、党参 15 g、何首乌 15 g、枸杞子 15 g、川续断 20 g、泽兰 12 g、川芎 10 g，5 剂。②一诊两固汤加炙黄芪 15 g，14 剂，经行停。③一诊养血调经汤，月经第 1—3 天服用。④一诊育胞汤，12 剂，月经第 4 天起服。

六诊　2008 年 9 月 23 日电话就诊。末次月经 8 月 20 日，高温期 13 天，高度佳，经行 3 天净，现高温相 20 天，乳房胀，早早孕试验阳性。故予补肾健脾安胎治疗。

随访：2009 年 5 月 15 日足月产一男婴，体重 3.3kg，身长 50cm。

按语：患者初诊之时，已胚胎停育 3 次，既往双侧输卵管通而不畅，左侧输卵管伞段积水。根据患者诸多伴症：近5年经量减少一半，色红，有血块，夹膜，经前乳房胀，小腹隐痛，喜暖，经期便溏，脉细滑，舌苔白腻，辨证为滑胎、癥瘕（脾肾阳虚、寒湿瘀结）。患者屡孕屡堕，是先、后天脾肾不足所致，而反复堕胎又更伤脾肾。肾阳亏虚，不能温煦脾阳，则见经期便溏。阳虚寒湿瘀阻胞脉，日久成癥，冲任不通，则输卵管阻塞，小腹冷痛喜暖。阳虚寒凝、瘀血不化，则经血夹块。治法应温肾补脾、化瘀消癥。以中药序贯疗法补益脾肾，同时结合化瘀宁坤液灌肠调节冲任、胞脉气血运行，共同辅助受孕。患者就诊时正值卵泡期，先用育胞汤加味，黄体期予两固汤加减，经期予养血调经汤，共奏补肾健脾、调经促孕之效。化瘀宁坤液保留灌肠可温经散寒、化瘀利湿，以疏通胞络。三诊时B超提示排卵不利，系排卵期阴阳转化不利所致，应加大滋阴养血、温阳助孕之力，给予当归、何首乌、枸杞子、熟地黄等加强滋阴，阴盛则阳转有力，又加丹参、羌活、益母草等活血促排卵，余继予中药序贯疗法。六诊时患者已成功受孕，予补肾健脾安胎治疗，2009年5月15日足月产一男婴。

—— 病例3 ——

患者，36岁，婚龄11年，职员，2009年11月4日初诊。

主诉：胎停育3次，求子。

病史：第一次妊娠胚胎停育行清宫术，第二胎2007年6月孕11周时因难免流产行清宫术，第三次妊娠2008年孕7周时因胚胎停育行清宫术。平素月经规律，14岁月经初潮，5~6/30~34天，量中，色鲜红，有血块，夹膜，腹胀，偶有乳房胀，无痛经，经期便溏。末次月经2009年10月27日。素嗜冷饮，脉细弱，舌淡边齿痕。

中医诊断：滑胎。

辨证：脾肾阳虚、胞宫虚寒。

治法：温肾补脾、助阳促孕。

处方：①育胞汤加减：菟丝子15g、女贞子15g、枸杞子15g、当归15g、熟地黄15g、川续断20g、仙灵脾10g、炙黄芪15g、炒白术20g，12剂，服至见透明拉丝白带停。②两固汤加减：枸杞子15g、菟丝子15g、覆盆子12g、山药15g、当归15g、党参15g、川续断20g、淫羊藿10g、炒白术20g、炙黄芪15g、炒杜仲12g，14剂，服至来月经停药。③养血调经汤加减：莪术15g、丹参15g、当归15g、赤芍15g、川芎10g、熟地黄15g、川牛膝15g、肉桂10g、桃仁10g、红花10g，3剂，月经1~3天服用。嘱患者测量基础体温。

二诊 2009 年 12 月 2 日，末次月经 11 月 25 日，6 天净，基础体温升高 11 天，经量中，色鲜红、夹膜，腰腹凉，大便稀薄，脉细弱，舌淡。处方：①一诊育胞汤加肉桂 10 g、川芎 10 g，12 剂。②一诊两固汤加炒白术 20 g，14 剂，经行停。③一诊养血调经汤加三棱 12 g，月经 1~3 天服用。

五诊 2010 年 2 月 10 日，末次月经 2 月 6 日，基础体温呈双相，高温相 12 天，高度佳。

八诊 2010 年 8 月 4 日，末次月经 2010 年 6 月 30 日，现腰腹无不适，乳房胀，7 月 30 日查血 hCG 358 IU/L，脉细滑，舌淡。予补肾健脾安胎治疗。

随访：2011 年 3 月 10 日告知现在已经妊娠 36 周，产前检查未见异常。追访，足月产一男婴。

按语：患者初诊之时已胚胎停育 3 次，根据患者诸多伴症：黄体期基础体温偏低，手足、腰腹凉、便溏、舌淡胖、边有齿痕，辨证为滑胎（脾肾阳虚、胞宫虚寒），治疗应温补脾肾、助阳促孕。患者就诊时正值卵泡期，先用育胞汤加味，黄体期予两固汤加减，经期予养血调经汤，三方在补肾的基础上加入温脾的药物。二诊时患者基础体温已改善，但仍有阳虚症状，加大温补脾肾力度。继予中药序贯疗法。八诊时患者已成功受孕，予补肾健脾治疗，慎用寒凉药物，不可伤及胎元。

—— 病例 4 ——

患者，26 岁，婚龄 4 年，职员，2015 年 11 月 18 日初诊。

主诉：胚胎停育 1 次，生化妊娠 1 次，求子。

病史：2013 年 4 月孕 3 个月时胚胎停育后清宫，2015 年 7 月生化妊娠一次，既往月经规律，5/26~28 天，量较清宫前少约 1/3，色暗红，有血块，偶痛经，腰酸，腰腹凉，经前乳房胀痛。末次月经 11 月 1 日，5 天净。平素小腹胀，怕冷，足凉，有冷汗，大便干。舌胖、边有齿痕，脉细弦滑。

中医诊断：滑胎。

辨证：脾肾阳虚。

治法：温肾补脾、温阳助孕。

处方：①两固汤加减：枸杞子 15 g、菟丝子 15 g、熟地黄 15 g、怀牛膝 15 g、补骨脂 15 g、覆盆子 12 g、山药 15 g、当归 15 g、肉苁蓉 15 g、巴戟天 10 g、阿胶 10 g（烊）、红芪 20 g、川续断 20 g、锁阳 10 g、生白术 30 g，14 剂，服至来月经停药。

②养血调经汤加减：当归15 g、熟地黄15 g、赤芍15 g、川芎10 g、益母草15 g、党参15 g、泽兰12 g、莪术15 g、肉桂10 g、炙黄芪20 g、桃仁12 g、红花12 g、三棱15 g、炒白术30 g、小茴香10 g、生山楂15 g，3剂，月经1～3天服用。③育胞汤加减：菟丝子15 g、女贞子15 g、当归15 g、熟地黄15 g、黄精15 g、党参15 g、益母草15 g、川续断20 g、牛膝15 g、紫河车10 g、仙灵脾12 g、红芪20 g、阿胶10 g（烊）、生白术30 g、肉苁蓉15 g、川椒10 g、川芎10 g，13剂，月经4天起服。

〔四诊〕2016年4月13日。末次月经3月18日，量中，色暗，有小血块，经期第一天下腹坠胀痛，时有腰酸，怕冷，乳胀好转，房事后腰酸痛。纳可，便溏。现基础体温升高14天，均高于正常，波动大，乳房胀1周。舌胖、有齿痕，苔薄白，脉细滑。处方：①一诊养血调经汤加鸡血藤20 g，3剂，月经1～3天服用。②一诊育胞汤加肉桂10 g，14付。③一诊两固汤，易生白术为炒白术25 g，加肉桂10 g，14剂，服至来月经停药。

〔八诊〕2016年11月23日。末次月经10月22日，5天净。11月20日测早孕试纸（+），晨起恶心、反酸、胃痛、眠差、腰酸。舌胖大，边有齿痕，脉滑。予补肾健脾保胎治疗。处方：桑寄生30 g、菟丝子20 g、炒川续断30 g、阿胶10 g（烊）、炒山药20 g、炒白芍30 g、炙甘草10 g、炒白术30 g、党参20 g、炙黄芪20 g、炒杜仲12 g、枸杞子15 g、山茱萸12 g，14付。后继予保胎方加减治疗至孕10周。后电话随访，于2017年7月30日顺产一子，母子平安。

按语：患者有不良孕史2次，根据患者诸多伴症：月经量少，有血块，偶痛经、腰酸、腰腹凉，经前乳房胀痛，平素小腹胀、怕冷、足凉、有冷汗、大便干、舌胖、边有齿痕，脉细弦滑，辨证为滑胎（脾肾阳虚）。患者既往胎停清宫，伤及肾气，日久累及肾阴、肾阳。肾阳偏虚，失于温煦，故腰腹凉、怕冷；肾阴虚血海不充，则月经量少。治疗宜温肾补脾、温阳助孕。予郭氏中药序贯疗法处方用药。就诊时正值黄体期，予两固汤加减温补肾阳、固本调经，使冲任血海按时充盈。经期予养血调经汤活血化瘀、祛瘀生新。经后期处于阴长阶段，应用育胞汤加味，着重培补肾中之阴。加入温阳药物，可培补肾中之阴阳。四诊时患者黄体期基础体温改善，仍存在便溏、怕冷等阳虚症状，加用肉桂温经助阳，易生白术为炒白术，以增强健脾之力，余继予中药序贯疗法。八诊时患者已成功受孕。针对患者既往有胚胎停育病史，应补肾健脾安胎治疗，予寿胎丸加减补益肾气，顾护胞胎治疗至孕10周。

（李军　包晓霞　陈明　程欣惠　郭丽璇）

四、许润三的诊治经验

（一）学术观点

1．复发性流产

中医将复发性流产归为"滑胎""数堕胎""屡孕屡堕"范畴。历代医家对滑胎论述诸多，并积累了很多宝贵经验。早在隋代《诸病源候论》即提出"妊娠属堕胎候"专论，为后世医家奠定了认识本病的理论基础。宋代《女科百问》首次提出滑胎的临床特点为应期而下，并认识到补肾安胎是防治滑胎的关键。

中医分析妊娠机制是以肾藏精，为先天之本。脾为气血生化之源，为后天之本。肾以系胞，气以载胎，血以养胎，冲为血海，任主胞胎。若肾气不固、脾气虚弱、气血不足，或血海蕴热、胞脉瘀滞、跌扑闪挫，均可导致冲任损伤、胎元不固，导致堕胎或滑胎。

2．胚胎反复着床失败（recurrent implantation failure，RIF）

许润三教授认为，子宫内膜容受阶段处于黄体前期，结合中医学女性的生理特点，此时机体为"阳长"阶段，因而治疗时当顺其势，以"助阳"为主。因"女子以血为本"，因此，助阳的同时要兼顾补血。另外，千金一科用药不宜大辛大燥，助阳之品当温补和缓更为妥帖。补血之余当防止血瘀形成，因此"行气活血"尤为重要，只有脉络中无瘀无阻，气血运行顺畅，才能行妊养之功。

3．固护胎元

（1）初潮年龄越早，治愈率越高：许润三教授认为，女性初潮年龄越早，代表其肾气充足，冲任功能健全，肾精肾气充足，故而对于固护胞胎成功率越高。反之，患者初潮年龄较迟，则说明其先天肾气欠足，保胎治疗一般成功率较低。

（2）基础体温下降，多为流产之兆：通过基础体温的监测多能判断患者的黄体功能，以此来推断孕激素的情况。基础体温偏低的患者提示黄体功能不全、孕激素不足，难以维持胚胎的早期发育。此外，许润三教授发现，体温偏高的患者多有头晕、脉搏滑数等阴虚血热的征象；体温偏低的患者往往出现舌淡、苔水白、脉滑数无力以及尿频、小腹坠胀等脾肾阳虚的症状。这是因为肾为冲任之本，脾为气血生化之源，胚胎靠精血养，靠肾气固护，因而保胎治疗多以补肾健脾为要。

（3）孕前调理，中药保胎：许润三教授临床观察发现，确定宫内妊娠有流产征象的患者，口服药物 7 剂以上，保胎治疗成功率会相应提高，并且出血次数少、出血量小的患者疗效更为显著。此外，对于复发性流产的患者，建议其妊娠前半年可例行孕前检查并配合中药调理，以培补生殖之本。

（4）早期干预，及时治疗：对于有复发性流产病史的患者早期干预亦是提高妊娠成功率的重要方面。既往有流产史、辅助生殖反复着床失败的患者更应当防患于未然，重视妊娠结局，提前进行保胎治疗。

（5）中西医结合：具有复发性流产、反复着床失败病史的患者，一旦妊娠，需及时借助西医辅助检查，即查血 hCG、孕酮及进行 B 超检查等，对胚胎质量和孕酮等进行严密、及时的监测，以评估妊娠条件。尤其对于孕酮不足的患者，应当及时予以补充，必要时可口服或肌注黄体酮，以提高成功率。

（二）辨证施治

1. 妊娠前

（1）肾虚血瘀

病史： 患者有自然流产史或平素患者月经量少，腰酸明显。

病因、病机： 患者常因先天肾精不足或后天损耗，导致肾精不足。肾为先天之本，藏精、主生殖。《怡堂散记》云："肾者，主受五脏六腑之精而藏之……肾实藏而司其输泄，输泄以时，则五脏六腑之精相续不绝……满而后溢，生生之道。"子宫妊养之力下降，故而影响胚胎着床，并见月经量减少。肾为先天之本，藏精气而主生殖，故而肾精不足则导致滑胎。《景岳全书》云："妇人肾以系胎，而腰为肾府，故胎孕之妇，最虑腰痛，痛而堕胎，不可不防。"

临床表现： 月经量少，腰酸明显，月经可见血块。舌暗、苔薄白，脉弦细。

治法： 补肾活血化瘀。

基本方： 仙茅 6 g、淫羊藿 10 g、菟丝子 30 g、熟地黄 10 g、川续断 30 g、紫河车 10 g、柴胡 10 g、当归 10 g、白芍 10 g、鸡血藤 25 g、益母草 20 g、羌活 6 g。

方解： 此方为许润三教授经验方，是调冲方。本方以补肾药为君、臣，仙茅、淫羊藿为君，可温肾阳、补肾精，助命门而调冲任。菟丝子、紫河车、川续断、熟地黄共为臣药。菟丝子系温和之品，能温补三阴，可填髓益精、滋血化生之源。《本草经疏》云："人胞乃补阴阳两虚之药，有反本还元之功。"历代医家将紫河车誉为"血肉有情之品"，具补阳之功效。现代医学研究表明，因紫河车具有类雌激素作用，故而可促进子宫发育。川续断有补肝肾、行血脉、续筋骨的作用，此处可加强君药补肾之功效。熟地黄补血滋阴、益精填髓。四味臣药辅助君药，共奏补肾益精之功效。方中鸡血藤、益母草皆为活血化瘀通络之良药、二药相配，活血化瘀之功效尤著。当归、白芍、柴胡配伍，取逍遥散之义。以上五药共为佐药，化瘀之力甚强。方中加入羌活，通络之力锐增，可加助此方行气活血之效。上述诸药搭配，相辅相成，各行其效，各奏其功。

（2）肝郁肾虚

病史：患者情志不畅，伴腰酸明显。

病因、病机：患者常因婚久不孕而情志不舒，久之肝郁气滞，气行则血行，气滞而血瘀。血瘀日久，痹阻胞宫、胞脉，加之患者反复自然流产，虚耗肾精，日久胞宫失于润养，纳受及濡养精卵能力下降，导致着床后发育欠佳，胎堕难留。此外，胞宫失养，有碍子宫内膜生发，则见月经量减少。

临床表现：患者平素善太息，腰酸明显，平素情志不畅，出现经前乳胀，月经血块较多，部分患者可伴有胸胁胀痛、口苦等。舌暗、苔薄白，脉弦细。

治法：行气活血化瘀。

基本方：柴胡10g、当归10g、白芍10g、山茱萸10g、紫河车10g、鹿茸片3g、菟丝子50g、香附10g、益母草20g、西红花3g。

方解：此处以定经汤为基础进行加减。肾精是为人体生殖之要，方中选用山茱萸、紫河车、鹿茸片、菟丝子补肾之品，以补肾益精、养血和血，肾气盛、精血足，才能固养胎儿。全身之气机调畅、肝气顺达，才能使精血布散于胞宫之内。选用柴胡、香附、白芍疏肝柔肝之品以解郁行气，配合益母草、西红花旨在祛瘀生新，为受精卵着床做准备。此方促使精充血足、任通冲盛，提高胞宫妊养能力。

2．妊娠后——脾肾两虚

病史：停经，宫内妊娠，伴腰酸明显，或伴有阴道出血，血hCG阳性。既往有复发性流产或反复着床失败病史。

病因、病机：患者先天不足或后天损耗原因导致肾气亏虚。肾主生殖，肾虚则胎元难固，故而多次出现流产病史，或辅助生殖移植后胚胎无法着床，肾虚不固，因而患者妊娠后出现阴道出血、腰酸、下腹痛等先兆流产的症状。加之后天脾虚，亦会出现胎萎不长、胎元不健等。

临床表现：妊娠后腰酸、阴道出血、下腹痛。

治法：补肾健脾。

基本方：菟丝子 50 g、桑寄生 10 g、川续断 10 g、阿胶 10 g（烊化）、当归 20 g、生地黄 30 g、党参 20 g、山药 20 g、白芍 30 g、生甘草 10 g。

方解：此方源自寿胎丸加减。寿胎丸来自《医学衷中参西录》，全方由菟丝子、桑寄生、川续断、阿胶四味中药组成。方中，菟丝子培补肾气，川续断、桑寄生固冲任，阿胶补血止血。四药同用，共奏补肾养血、固肾安胎的功效。许润三教授适当加入党参、山药补脾益气，白芍、甘草缓急止痛。

许润三教授认为，既往有流产病史或胚胎反复着床失败的患者，妊娠初期就需谨慎、小心，提前就医，以防患于未然。治疗当以脾、肾二脏为主。此二者，一为先天之本，主人体生殖之功；二为后天之本，为人体气血生化之源，是妊养胞胎的物质保障。故而治疗重点当以此二脏为要。此外，还需结合患者的症状、体征，在补肾健脾的基础上对用药进行甄别和调整。

腰酸明显的患者，菟丝子可加至 100 g；腹痛明显的患者，白芍增至 25 g；血虚或者习惯性流产的患者，党参可用 30 ~ 100 g；妊娠后大便难，可加入肉苁蓉 10 g；小腹胀痛的患者，用制香附 10 g、苏梗 10 g；血分有热者，加黄柏 10 g、生地黄 10 g、苎麻根 10 g；出血时间较长者，加桑叶 10 g；胎滑有力、有胎热等者，不用党参、山药，加入黄芩、莲房炭 10 g。历代医家认为，黄芩、白术为安胎圣药。许润三教授则认为辨证是中医治疗疾病的基础，任何时候都不可不辨而用。如果辨证不当，一味人云亦云，必然疗效不佳。如果患者脾虚气血不足、便溏，此时可用白术，阴虚内热较重的妊娠患者选用黄芩效果更佳，但需注意，黄芩苦寒，易伤阴，故而用药需反复思量。

（三）用药特点

1. 补肾滋源充其实

肾为先天之本，为人类生殖之源。肾精乃是繁衍之本，肾精充沛，肾气冲盛，肾内阴阳平衡自洽，才能胎孕正常。责其缘由，反复着床失败的患者多由于胞宫妊养较差，因而用药多以补肾药物为主，紫河车、菟丝子、仙茅、淫羊藿、熟地黄、鹿茸片等均是许老常用的补肾之要药。

2. 疏肝解郁行气血

此类患者因生活经历所致，大多情志欠畅，多有肝郁气滞之征象，因而治疗时必须兼顾肝中郁滞之气，气行则血行，精血充沛并能濡养胞宫是治疗之要义。许润三教授多以逍遥散中要药柴胡、白芍、当归、香附以及郁金等为疏肝常用之品。

3．活血化瘀荡沉疴

胞宫瘀滞也是该病的重要病机之一，瘀留于胞宫，则阻碍受精卵的生长发育，故而导致多次着床失败。许润三教授多以益母草、鸡血藤、穿山甲、羌活等药物来活血化瘀，荡涤胞宫血瘀沉疴。胞宫瘀滞得解，则气血循行各得其道，胞脉通常，气血调达，胞宫得养，子宫内膜可生。

4．血肉有情滋其本

血肉有情之品指的是具有滋补肝肾、强壮筋骨、填精益血的动物药，而且这些动物像人类一样是有血、有肉、有感情的，所以称为"血肉有情之品"。许润三教授临床善用血肉有情之品。《山海经》云："有鸟焉……名曰青耕，可以御疫。"此后随着中医学的发展，药食同源、医食同源的理念逐渐深入人心。许润三教授认为万物生灵吸纳天地灵气、日月精华，故而具有较强的滋补强壮、填精益血的作用。许润三教授常用鹿角胶、鹿茸片、鹿茸腊片、紫河车及阿胶等滋补肝肾精血。

5．补肾健脾固其胎

复发性流产或胚胎反复自然着床失败的患者，妊娠以后都必须以中药进行胞胎治疗，此时治疗，需从脾、肾两脏论治。许润三教授认为，肾为先天之本，元气之根，受孕的首要条件是肾气旺盛。《傅青主女科》云："夫妇人受妊，本于肾气之旺也。"《医学衷中参西录》云："男女生育皆有赖于肾气作强……肾旺自能萌胎也。"其次，胚胎既然来源于父精母血，并种植于胞宫之内，胞宫在功能、经络循行上皆与肾休戚相关，因而胞胎的维系及妊养首先应当责之于肾气的盛衰。肾气旺盛、任脉亦盛，胞宫充盈，胞胎得养，胎儿乃成。故而妊娠以后需重点关注患者的肾气，治疗重点在于补肾养血、固肾安胎，此时常选用寿胎丸加减。在补肾的基础上，加入党参、山药、莲子等药物能够使全方益气生血，养胎固胎之功效更盛。寿胎丸源自《医学衷中参西录》，全方由菟丝子、桑寄生、川续断、阿胶四味中药组成。方中，菟丝子培补肾气，川续断、桑寄生固冲任，阿胶补血止血。四药同用，共奏补肾养血、固肾安胎的功效。许润三教授临床中体会到，寿胎丸的适应证一为肾虚，二为血虚，临床症状以先兆流产、腰酸、阴道不规则出血为主。此外，脾为后天气血生化之源，故而先兆流产除与肾虚密切相关以外，脾虚亦会导致流产的发生。脾虚，则胎失所养，亦容易导致流产。许老在先兆流产的治疗中亦多选用党参、山药补脾益气，并加入白芍、甘草缓急止痛，广泛用于各种流产疾病的治疗，尤其在习惯性流产的治疗方面，取得了较为满意的疗效。

6．常用药物

（1）熟地黄：熟地黄，甘、微温，有养血补虚、滋补肝肾、填精益髓的功效，可治疗肝肾不足、精血亏损所导致的习惯性流产，此处需注意，因其滋腻性较强，为防止其碍胃，常常配伍砂仁、陈皮。

（2）菟丝子：菟丝子，味甘、性温，可同时滋补肾中之阴阳，尤其长于固冲安胎。此药是许润三教授治疗先兆流产最为常用的药物之一，用量为 50～100 g。

（3）阿胶：阿胶味甘苦平、平肝肾、补阴血，具有良好的止血功效，常用于崩漏、胎漏，胃肠功能欠佳者宜使用阿胶珠。

（4）白术：白术，味甘、苦，性温，具有健脾燥湿的功效，具有安胎的功效，治疗脾胃气虚、胎气不固所导致的妊娠腹痛、胎动不安时，多与党参、黄芪配伍使用。

（5）苎麻根：苎麻根甘、凉，长于凉血止血安胎，是治疗血热胎漏下血、胎动不安的佳品。

（6）杜仲、川续断：杜仲甘温，川续断辛甘苦温。两药相合，具有补肝肾、调冲任、安胎元的功效。尤其擅长治疗肝肾亏虚、冲任不固之胎漏下血，胎动不安及滑胎。

（7）人参、党参、太子参：此三药均有益气健脾的功效，人参益气功效最强，温煦助阳，一定程度上可增强黄体功能，提高孕酮指标；党参长于益气养血，用于因气血两虚导致的先兆流产、胎萎不长；太子参益气之力不及党参，但生津功效较强，补而不燥，是一种清补之品，保胎的同时还可用于治疗妊娠恶阻。

（四）典型病例

—— 病例 **1** ——

患者，女，39 岁，2018 年 6 月 20 日初诊。

主诉：婚后同居，未避孕未孕 6 年，IVP 失败 3 次。

现病史：2015 年 7 月输卵管造影提示左侧输卵管通畅，右侧输卵管通而不畅。2016 年 1 月行 IVF-ET，共取卵 8 枚，移植囊胚 2 枚，未着床。2016 年 10 月行冻融胚胎移植（FET），移植优质胚胎 3 枚，着床失败。2017 年 4 月再次行 FET，移植胚胎 2 枚，仍未着床。现存冻胚 1 枚。刻下症：月经周期第 20 天，偶有腰酸，乏力明显，情绪欠佳，善太息，眠差，纳少，二便调，舌暗、苔薄白，脉细。

既往史：否认高血压、糖尿病等家族遗传性疾病，否认手术史，否认药物过敏史。

婚育史：患者 13 岁初潮，月经 6～7/20 天，经量逐年减少，用护垫即可，色暗，血块（+），经前情绪波动明显，G_0P_0。

辅助检查：性激素及甲状腺功能检查均未见明显异常。B 超（月经周期第 14 天）示子宫内膜 0.7 cm，Gonen 分型符合 C 型内膜表现，Applebaum 分型属于 Ⅱ 型。

西医诊断：复发性流产、月经量少。

中医诊断：全无子、月经过少（肾虚血瘀证）。

治则：补肾活血化瘀。

处方：调冲方加减。具体方药：仙茅 6 g、淫羊藿 10 g、菟丝子 30 g、熟地黄 10 g、川续断 30 g、紫河车 10 g、柴胡 10 g、当归 10 g、白芍 10 g、鸡血藤 25 g、穿山甲 9 g、益母草 20 g、羌活 6 g、鹿血 2 g（冲服）、西红花 2 g（冲服）。30 剂，水煎，分 2 次服。

二诊 2018 年 8 月 5 日。月经周期第 5 天，患者用药后无不适，腰酸消失，情绪好转，本次月经量较前略有增多，色正，无血块，舌暗、苔薄白，脉弦。辅助检查：B 超（月经周期第 14 天）示子宫内膜 0.8 cm，Gonen 符合 C 型，Applebaum 属 Ⅰ 型。具体方药：仙茅 6 g、淫羊藿 10 g、菟丝子 30 g、熟地黄 10 g、川续断 30 g、紫河车 10 g、柴胡 10 g、当归 30 g、白芍 10 g、鸡血藤 25 g、穿山甲 9 g、益母草 20 g、阿胶珠 20 g、鹿血 2 g（冲服）、西红花 2 g（冲服）。30 剂，水煎，分 2 次服。

三诊 2018 年 11 月 13 日。患者用药后无不适，自行服用前方 90 剂，自诉用药后月经量较前明显增多，无痛经或血块，情绪畅达，无乏力、腰酸等不适，舌暗、苔薄白，脉略弦。今日为月经周期第 13 天。B 超提示子宫内膜厚 1.1 cm，Gonen 符合 A 型，Applebaum 属 Ⅰ 型，左侧卵巢卵泡大小 2.0 cm × 1.9 cm。给予寿胎丸加减：熟地黄 30 g、桑寄生 20 g、川续断 20 g、菟丝子 50 g、阿胶 10 g（烊化）、砂仁 5 g（后下）。10 剂，水煎服，分 2 次服，并指导患者同房。

四诊 2018 年 12 月 20 日。面告已孕，无阴道出血及下腹痛等不适。B 超检查可见胎芽、胎心。

按语：此患者婚久不孕，且多次取卵，反复行 IVF-ET，难免损耗肾中之精气。患者腰酸、月经量逐渐减少的临床症状，皆因肾精损耗所致。所谓"治病求本"，治疗重点当以补肾为主，滋肾精以培元，则子宫内膜化生得其源，可提高子宫内膜的容受性。用药的同时，考虑此类患者多因病久出现情志不畅，久则血瘀形成，故方中适当加入行气活血药物，以使全身气血畅达，胞宫、胞脉精血充盈，故而提高胚胎着床率。

—— 病例 2 ——

患者，女，39岁，2018年11月1日初诊。

主诉：婚后同居，未避孕未孕2年，IVF失败2次。

现病史：患者2017年3月输卵管造影检查提示双侧输卵管不通。2017年8月行IVF-ET，共取卵4枚，移植囊胚2枚，未着床。2018年2月行FET，移植冻胚2枚，再次着床失败。拟行中药调理后再行IVF-ET。刻下症：月经周期第28天，3天即净，情志不畅，偶有腰酸，经前乳胀明显，眠差，纳少，二便调，舌暗、苔薄白，脉细。

既往史：否认高血压、糖尿病等家族遗传性疾病，否认手术史，否认药物过敏史。

月经及婚育史：患者14岁初潮，月经3/30天，经量减少，色暗，血块（+），经前乳胀明显，G_0P_0。

辅助检查：性激素、甲状腺功能检查均未见明显异常。B超（月经周期第14天）示子宫内膜厚0.6 cm，Gonen分型符合C型内膜表现，Applebaum分型属Ⅲ型。

西医诊断：原发性不孕症、月经量少。

中医诊断：全无子、月经过少（肾虚肝郁）。

治则：补肾行气化瘀。

处方：许润三教授经验方。柴胡10 g、当归10 g、白芍10 g、山茱萸10 g、紫河车10 g、鹿茸片3 g、菟丝子50 g、香附10 g、益母草20 g、西红花3 g。30剂，水煎，分2次服。

> **二诊** 2018年9月。患者服药后一般状况良好，情绪明显好转，腰酸减轻，月经量未见明显改善。舌暗、苔薄白，脉细。前方加入仙灵脾15 g、沙苑子30 g，当归增至30 g。具体方药如下：柴胡10 g、仙灵脾15 g、当归30 g、白芍10 g、山茱萸10 g、紫河车10 g、鹿茸片3 g、菟丝子50 g、香附10 g、沙苑子30 g、

益母草 20 g、西红花 3 g。60 剂，水煎，分 2 次服。

三诊 2018 年 11 月。患者月经量较前明显增多，无腰酸，B 超（月经周期第 14 天）提示子宫内膜厚 0.9 cm，子宫内膜 Gonen 分型符合 B 型，Applebaum 分型属 I 型。患者诸症缓解明显，计划于 2019 年 1 月再次行 IVF-ET，嘱其继服前方 30 剂。

四诊 2019 年 2 月。患者于 2019 年 1 月 13 日行 IVF-ET，取卵 8 枚，移植受精卵 2 枚，患者移植前 B 超提示子宫内膜厚 1.0 cm，Gonen 分型符合 A 型，Applebaum 分型属 I 型，现患者移植后 20 天，hCG 阳性且翻倍较好，现遵生殖中心医嘱口服地屈孕酮，自诉偶有腰酸，余无不适。给予寿胎丸加减：熟地黄 30 g、桑寄生 20 g、川续断 20 g、党参 30 g、白芍 10 g、菟丝子 50 g、阿胶 10 g（烊化）、砂仁 5 g（后下）。14 剂，水煎服，分 2 次服。

按语：许润三教授认为，反复着床失败患者的情志因素也是影响 IVF 结局的重要因素之一。患者求医日久，难免情志欠畅，肝郁气滞明显，加之反复 IVF，多有肾精损耗，因而治疗当以疏肝补肾为主；柴胡、当归、白芍皆为逍遥散中要药，此处应用旨在疏肝解郁。此外，补肾药物（紫河车、山茱萸、菟丝子等）的加入旨在滋养肾中精气，以滋子宫内膜生化之源；益母草、西红花等活血药物在丰富子宫内膜血流的同时还可提高胚胎着床成功率。

—— **病例 3** ——

患者，女，36 岁，2018 年 4 月 8 日初诊。

主诉：停经 40 天，阴道出血 2 天。

现病史：患者停经 40 天，血 hCG 2805 mIU/ml，P 24 nmol/L。2 天前患者无明显诱因出现阴道少许出血，持续至今，色红，伴腰酸明显。患者有复发性流产病史，G_3P_0，均为自然流产。刻下症：阴道少许出血，腰酸明显，舌淡、苔薄白，脉沉细。

既往史：否认高血压、糖尿病等家族遗传性疾病，否认手术史，否认药物过敏史。

月经及婚育史：患者 12 岁初潮，月经 7/30 天，经量减少，色暗，伴有血块，末次月经 2018 年 2 月 28 日，G_3P_0。

辅助检查：血 hCG 2805 mIU/ml，P 24 nmol/L。

西医诊断：先兆流产。

中医诊断：胎漏。

中医辨证：肾虚不固。

处方：寿胎丸加减。桑寄生10g、菟丝子50g、川续断10g、当归20g、生白芍30g、熟地黄20g、阿胶10g、党参20g、生甘草6g。14剂，水煎服，分2次服。

二诊 患者服药后出血量减少，偶有点滴出血，腰酸减轻，舌淡、苔薄白，脉细。B超检查示胎芽1.3cm，可见胎心搏动。处方：桑寄生10g、菟丝子100g、川续断10g、山药10g、熟地黄20g、阿胶10g、党参20g、生甘草6g、鹿茸片3g。14剂，水煎服，分2次服。

该患者于2019年1月顺产一男婴，自诉服药30剂后，胚胎发育良好，其间再无阴道出血。

按语：患者既往有3次自然流产，再次妊娠后又出现阴道出血、腰酸等流产征象，治疗时当格外注意。许润三教授认为先兆流产的治疗重点需放在脾、肾二脏。肾为先天之本，主生殖，肾虚则胎元不固，因而方选寿胎丸。脾虚，则胎失所养，亦容易导致流产，因而加入党参、山药补脾益气，并加入白芍、甘草缓急止痛。

（五）传承要点

1. 随着辅助生殖技术的广泛应用，反复着床失败成为备受关注的疾病。许润三教授认为，此类疾病发病多责于肾虚、血瘀及肝郁三个方面，补肾滋源是治疗该病的基本宗旨。此外，临证需特别关注此类患者的情志因素，用药时也需要多考虑到因情志引起的气滞之症，因而需适当加入疏肝、调肝之药物。临床用药时需考虑到某一病因、病机引发的连锁效应，气滞之疾多会引发血瘀之象，因而需加入化瘀药物，以改善胞宫血瘀之症，同时可增加子宫内膜血流，以提高子宫内膜妊养胚胎的能力。

2. 复发性流产、反复着床失败的患者，再次妊娠后需尽早就医，以防患于未然。鉴于既往有不良孕产史，医生当提示患者尽早行胞胎治疗。治疗当以脾、肾二脏为重点，健脾补肾是该类患者的治疗基本大法，并在大法的基础上结合患者当下的症状、体征以及个人体质加减用药，且用药需持续7剂以上。用药期间可借助西医辅助检查手段，及时监测临床指标，动态掌握胚胎的发育情况，以明确患者的病情，并随时调整治疗方案，必要时可口服或肌注孕酮以增强疗效。

3. 在疾病的发生上，病因、病机常常较为复杂，遣方用药时需考虑多重因素，不可只考虑单一方面。医生临证之时除了精准辨证，遣方用药解决当下之证的同时，也需要深入考虑到这些病机可能引起的其他征象，全方位、多维度全面分析病因、病机再进行用药，可取得较好的临床疗效。

（刘宝琴 刘弘）

五、李东的诊治经验

（一）学术观点

李东教授与北医三院生殖中心联系密切，长期从事生殖领域研究，体外受精—胚胎移植（IVF-ET）患者常见的反复着床失败亦是临床常见现象。李东教授根据多年积累经验，总结出了 IVF-ET 反复着床失败的中医诊疗方案，改善了子宫内膜容受性并提高了临床妊娠率。

2012 年 Coughlan 等提出胚胎反复着床失败（repeated implantation failure，RIF）的广泛定义为：40 岁以下妇女 ≥ 3 个新鲜周期或冷冻周期中移植 ≥ 4 枚优质胚胎后仍未获得临床妊娠。现代医学认为反复胚胎种植失败的病因主要与子宫解剖结构、宫腔内环境、染色体异常、胚胎质量、免疫、血栓前状态等多个方面有关。中医学虽无 RIF 病名的记载，但可归属于胎漏、胎动不安、滑胎、屡孕屡堕等范畴。早在《金匮要略》中就有"妇人……有妊娠下血者"的相关记载；《脉经》中提出"胎漏""胎动不安""堕胎"的名称；《傅青主女科》创安奠二天汤以固胞胎之气，广述安胎八法；王清任重视去瘀安胎；《医学衷中参西录》以肾为主防治滑胎，"寿胎丸"一药沿用至今。

李东教授认为，RIF 可归因于胚胎因素和子宫因素两方面。胚胎方面，若父母精气不足，两精虽能相合，然禀赋薄弱，不能成胎；或胎不强健，着床不利；或胎有缺陷，优胜劣汰，则胚胎移植反复失败。子宫因素方面，肾虚、血瘀、气滞、痰湿等因素均可导致肾气不足，阴阳气血不和，胞脉不畅，冲任虚损，直接或间接影响胚胎着床。肾主生殖，主藏精气而系胞胎，为先天之本，亦为天癸之源、冲任之本。肾虚则冲任不固，发为胎漏、胎动不安。古今医家论治本病多重补肾，如《女科经纶·引女科集略》说："女之肾脉系于胎，是母之真气，子之所赖也，若肾气亏损，便不能固摄胎元。"《傅青主女科》曰："夫妇人受妊，本于肾气之旺也，肾旺是以摄精。"《医学衷中参西录》云："男女生育皆赖肾气作强，肾旺自能荫胎，肾气盛则胎元固，自无胎漏、胎动不安之虑。"女子又以血为本，经血充足，任通冲盛，则经调成孕，故肾气充盛，冲任通调是孕育的基本条件，而肾气不足、血海亏虚、冲任胞脉阻滞是不孕症的基本病机，故补肾和血是调经种子的根本大法。

（二）辨证施治方法和诊疗技术

1．辨证施治

李东教授认为，胚胎反复着床失败的关键病机为肾虚。其一，《黄帝内经》云"肾者主蛰，封藏之本，精之处也"，肾为先天之本，主封藏，为藏精之脏。其二，肾主生殖，为天癸之源，肾气旺盛，男精壮、女经调，两精相搏，合而成形，方为有子之道。其三，《傅青主女科》云"经水出诸肾"，肾精充盛，天癸依期而至，冲任调畅，才能广聚精血；肾气充盛，子宫藏泻有度，则血海满盈，才能下为精水，经调血盛才可种子。肾精不足，肾水匮乏，阳气不能施化，则冲任亏虚，故而反复移植难以成功。肾为阴阳水火之脏，可根据患者阴阳偏盛偏衰，分为肾阳亏虚型及肝肾阴虚型，治以补肾温阳或滋阴补肾。

同时，"女子以肝为先天"，肝藏血而主疏泄。若肝失条达、情志不畅，则冲任不充。冲任不充则胎孕不受，故在补肾的基础上注重疏肝解郁、条畅情志，治以补肾疏肝之法。

《张氏医通·妇人门》载："因瘀积胞门，子宫不净，或经闭不通，成崩中不止，寒热体虚而不孕者。"此类患者可因多种因素致瘀阻胞宫，气血失和，氤氲之时阴阳转化不利，难以摄精成孕，是以活血化瘀、祛瘀生新，则瘀血得化，胞宫清净，胞脉得通，肾精得充。

另有心脾两亏、痰湿阻络等证型，均可在补肾的基础上，相应使用健脾养心、化痰祛湿等法进行治疗。

2．周期疗法

RIF 的中医治疗主要以补肾养血活血贯穿始终，分阶段治疗，调理肾—天癸—冲任—胞宫轴，在不同的时期，运用中医药干预肾—天癸—冲任—胞宫轴，提高胚胎质量及改善子宫内膜容受性。进周前以调经为主，辨证施治，调节体质；补肾养血活血法贯穿辅助生殖技术的始终，进周取卵前以补肾养血为主，补肾填精、调养经血，以提高卵泡质量及促进子宫内膜生长为主。取卵期在补肾的基础上建议调肝疏泄、补肾温阳、疏肝活血、调理冲任，以促进卵子生长排泄；移植后以补肾固冲、安胎养胎为主，补益先后天，益气养血安胎。

3．专病专方

李东教授根据多年临床经验，总结出 IVF-ET 患者移植后应用的补肾安胎方，组成：熟地黄 15 g、山萸肉 15～20 g、生山药 15～20 g、茯苓 15 g、炒白术 15 g、菟丝子 20 g、女贞子 15 g、川续断 10 g、桑寄生 20 g、黄芩 10～12 g、生黄芪 15～25 g。兼有恶心者，加法半夏 9 g、苏梗 10 g、陈皮 10 g、紫苏叶 15 g；兼有血热者，生地黄 10 g 代替熟地黄 15 g，黄芩的量可以用至 12 g；气虚明显者，生黄芪的量可以用至 30 g；阴道出血者，加阿胶珠 15 g、杜仲炭 15 g、苎麻根 15 g；宫腔积血者，加茜草炭 15 g。

补肾安胎方化裁自寿胎丸，《医学衷中参西录》有云："胎在母腹，若果善吸其母之气化，自无下坠之虞。且男女生育，皆赖肾脏作强。菟丝大能补肾，肾旺自能荫胎也。寄生能养血、强筋骨，大能使胎气强壮，故《神农本草经》载其能安胎。续断亦补肾之药。……阿胶系驴皮所熬……最善伏藏血脉，滋阴补肾，故《神农本草经》亦载其能安胎也。至若气虚者，加人参以补气。大气陷者，加黄芪以升补大气。饮食减少者，加白术以健补脾胃。凉者，加补骨脂以助肾中之阳。热者，加生地黄以滋肾中之阴。临时斟酌适宜，用之无不效者。"

（三）用药特点

1．补肾而不燥

李东教授补肾擅用菟丝子、桑寄生、山药、山萸萸等药。菟丝子性平，阴阳双补，补而不峻，微温不燥，固冲任安胎。张锡纯谓："愚于千百味中药中，得一最善治流产之药，乃菟丝子是也。"桑寄生，其味苦甘，其气平和，不寒不热，能养血安胎气、补肾固胎，《本草求真》云其"为补肾补血要剂"。此两药能补肾固胎，肾旺自能荫胎。山药味甘、性平，入肺、脾、肾经，补脾胃、益肺肾，能补肾健脾，厚其土以镇藏。《药性论》言其"能令胎牢固，主怀妊漏血不止"。山萸萸酸、涩、微温，归肝、肾经，补益肝肾、涩精固脱。《雷公炮炙论》言："壮元气，秘精。"清代《本草新编》载："补阴之药未有不偏胜者也，惟山萸大补肝肾专而不杂，既无寒热之偏，又无阴阳之背，实为诸补阴之冠。"以上四药实乃补肾安胎首选之药。

2．健脾而助化源

黄芪，补气安胎之要药，《日华子本草》认为"黄芪助气壮筋骨，长肉补血，治产前后一切病"，又《本草正义》谓其"补益中土，温养脾胃，凡中气不振，脾土虚弱，清气下陷者最宜"。白术，味苦甘，性温，入脾经，除湿利水道，进食强脾胃。《医学衷中参西录》云："白术，性温而燥，气不香窜，味苦微甘微辛，善健脾胃，消痰水，止泄泻，治脾虚作胀，脾湿作渴，脾弱四肢运动无力，甚或作疼。与凉润药同用，又善补肺；与升散药同用，又善调肝；与镇安药同用，又善养心；与滋阴药同用，又善补肾。为其具土德之全，为后天资生之要药，故能于金、木、水、火四脏，皆能有所补益也。"茯苓，味淡微甘，性平，入肺、脾、小肠三经，主补脾气，利小便，止烦渴，定惊悸。以上诸药合用，共奏健脾益气、固摄胎元之功。

（四）典型病例

—— 病例 **1** ——

患者，女，31岁，2019年2月12日初诊。

主诉：发现宫腔积血1天。

现病史：IVF-ET移植第31天，B超监测示：①宫内孕，双胎（双绒毛膜双羊膜囊）；②宫腔积血可能；③子宫肌瘤。患者无腹痛、阴道出血等不适，偶有恶心，纳少，大便正常。舌暗红，苔白、厚略干，脉沉。

西医诊断：宫腔积血，孕 6^+ 周。

处方：补肾安胎方加减。熟地黄15 g、山茱萸15 g、生山药20 g、茯苓15 g、女贞子15 g、菟丝子20 g、川续断10 g、桑寄生20 g、黄芩15 g、炒白术15 g、陈皮10 g、炙甘草6 g、砂仁5 g（后下）、杜仲炭15 g、蒲公英15 g、茜草炭15 g、荷叶6 g。7剂。

> 二诊 2019年2月19日。移植第38天，复查妇科超声，未示宫腔积血，无腹痛、阴道出血等症，恶心、纳少，大便正常。舌暗红，苔白厚，脉沉。前方去茜草炭，加紫苏叶10 g。

> 三诊 2019年3月5日。患者未诉特殊不适，舌淡红，苔薄白，再拟前法。

按语：目前宫腔积血的具体成因尚不完全清楚，然其既可以为致病因素，又可为病理结果。部分先兆流产患者可因宫腔内出血未能及时排出而蓄积于宫腔内，并可逐渐增多，形成宫腔积血。一方面，宫腔积血可刺激子宫收缩而加重病情；另一方面，积血为细菌的良好培养基，可引起细菌逆行性感染，由此导致先兆流产保胎成功率不高，因此单纯西医保胎止血效果不佳，必须同时去除宫内积血。

中医认为宫腔积血是离经之血，即胞中瘀血。要去除宫腔积血，当活血化瘀。若有阴道流血，当止血安胎，但活血唯恐伤正碍胎，止血易有留瘀之弊，故在补肾健脾、固冲安胎的前下，使瘀去而正未伤，血止而瘀不留。

补肾安胎方中加入茜草炭凉血活血、化瘀止血，活血而不留瘀，此亦《黄帝内经》"有故无殒，亦无殒也"理论的具体运用。《医林纂要》记载："茜草，色赤入血分，泻肝则血藏不瘀，补心则血用而能行，收散则用而不费，故能剂血气之平，止妄行之血而祛瘀通经。"再加入黄芩清热凉血安胎，杜仲炭补肾固涩，白术、陈皮、炙甘草健运脾胃，使冲任气血充足，促瘀血吸收、新血归经，胎安而能正常发育。

──── **病例2** ────

患者，女，30岁，2018年8月20日初诊。

主诉：计划明日移植。

病史：患者有卵巢功能减退病史，计划明日移植，B超检查示子宫内膜1.2 cm，A型。刻下症：未诉特殊不适，纳眠可，大便调。舌边尖红，苔薄白，脉沉弱。

既往史：体健。

西医诊断：卵巢储备功能减退。

治法：补肾养血。

处方：补肾安胎方加减。熟地黄15 g、山茱萸15 g、生山药20 g、茯苓15 g、女贞子15 g、菟丝子20 g、川续断15 g、桑寄生20 g、黄芩12 g、炒白术15 g、枸杞子15 g、生黄芪15 g、鲜茅根30 g、覆盆子20 g、炙甘草6 g。7剂。

〔二诊〕2018年8月27日。移植第6天，阴道有少量暗色出血，无腹痛、腰酸等不适，纳眠可，二便调，舌脉同前。前方去枸杞子，加杜仲炭15 g、苎麻根15 g，止血安胎。

〔三诊〕2018年9月4日。移植第14天，血hCG 2717 mIU/ml，乳胀，阴道出血减少，大便稀，1~2次/日。前方川续断减至10 g，加砂仁5 g。

四诊 2018 年 9 月 11 日。移植第 21 天，血 hCG 23 503 mIU/ml，患者眠易醒，大便调。舌尖红，苔薄黄腻，脉沉。前方去鲜茅根，加莲子心 3 g。

四诊 2018 年 9 月 18 日。移植第 28 天，妇科超声提示宫腔内可见妊娠囊，囊内见胎芽，长径 0.5 cm，胎心搏动可见，结论为宫内孕，相当于 6 周 2 天。刻下症：恶心呕吐、厌食油腻，纳眠可，大便调。舌尖红，苔薄白，脉沉。前方加紫苏叶10 g、法半夏 6 g。

按语： 本患者因无法自然受孕而进行人工受精胚胎移植。考虑其本身肾气不足，难以受孕，肾气虚弱，则胎元不固，加之患者素有内热，热扰胎元，迫血妄行，故移植后出现阴道出血，色暗红而量少，肾虚而冲任不固，予补肾安胎、兼清内热。补肾安胎方以熟地黄、山茱萸、女贞子、当归、枸杞子养血滋阴、补益肝肾；菟丝子、川续断、桑寄生温宫暖肾、填精益髓、调补冲任、促孕安胎；白术健脾安胎；黄芩、白茅根清热除烦安胎。诸药配合，调补冲任，温肾安胎。

肾虚血热，而胎漏出血，加杜仲炭补肝肾止血，莲子心、苎麻根、棕榈炭清热收涩、止血安胎。

—— 病例 3 ——

患者储某，女，36 岁，2016 年 1 月 12 日初诊。

主诉： 流产后 10 年未孕。

病史： 13 岁月经初潮，3～4/30 天，量中、色鲜红，无痛经。25 岁结婚，曾受孕2 次，均自然流产。流产后 10 年至今未孕。2016 年 1 月 28 日阴道超声示子宫内膜厚9 mm，A 型。子宫内膜检查示未见明显血流信号。为求中药治疗配合 IVF-ET 提高活产率，遂来中医门诊求治。刻下症：腰膝酸软，时而作痛，手足心发热，口干咽燥，饮水后缓解，经常头晕，偶发耳鸣，形体消瘦，偶有精神萎靡，头发无光泽，睡眠可，大便畅，小便微黄，舌暗、苔薄黄，脉弦细。

西医诊断： 继发性不孕症。

中医诊断： 不孕症。

辨证： 肾阴虚证。

治法： 补益肾精、调理冲任，方用桃红四物汤加减与四物汤合二至丸加减。

处方： ①月经前：紫河车 10 g、熟地黄 15 g、当归 10 g、川芎 15 g、白芍 10 g、桃仁 6 g、红花 6 g、菟丝子 15 g、川牛膝 15 g、香附 10 g、益母草 15 g；②月经后：

熟地黄 15 g、当归 15 g、川芎 10 g、白芍 10 g、女贞子 15 g、墨旱莲 12 g、菟丝子 15 g、黄精 15 g、枸杞子 15 g、茯苓 15 g。

针刺方案：①月经前：关元、气海、子宫、血海（双）、三阴交（双）、太冲（双）、合谷（双）；②月经后：关元、气海、子宫、三阴交（双）、足三里（双）、太溪（双）。

六诊 2016 年 4 月 21 日。患者已接受三周期的中药与针刺治疗，并于 2016 年 4 月 7 日行胚胎解冻移植 2 个，血 β-hCG 为 3377 IU/L，生化妊娠。

七诊 2016 年 5 月 7 日。患者临床妊娠，移植后 30 天行阴道 B 超检查，可见妊娠囊 2 个。

按语：患者流产后不孕，属于继发性不孕症，刻下又以腰膝酸软、耳鸣为主症，当为冲任受损、肾精有缺。肾阴不足，无以制阳，则虚阳外越，导致手足心发热，口干咽燥，同时舌苔薄黄、脉弦细。处方以补肾阴为主，选用紫河车、熟地黄、菟丝子等填精补髓，使冲任得调，而能更好地接受胚胎，后成功妊娠。

——— 病例 4 ———

患者史某，女，29 岁，2016 年 1 月 20 日初诊。

主诉：婚后 3 年未孕。

病史：13 岁月经初潮，3~4/28 天，经量时多时少，色暗，无痛经。26 岁结婚，未有孕史，2014—2015 年取卵 3 次，于外院移植 2 次未成。2016 年 2 月 1 日查 AMH 1.21 ng/ml，LH 5.35 mIU/ml，FSH 15.0 mIU/ml。B 超检查双侧附件区未见明显包块，2016 年 2 月 22 日输卵管造影示双侧输卵管通畅，无阻塞，超声示子宫内膜厚 8 mm，A 型。为求中药治疗提高冻融胚胎移植的成功率，患者遂来中医门诊。刻下症：头晕耳鸣，易疲累，腰腿酸软，肛门偶有脱出，时有汗出，便溏，小便清长，无口干口苦，无颧红发热，睡眠可，舌淡嫩、少苔，脉沉。

西医诊断：原发性不孕症。

中医诊断：不孕症。

辨证：肾气虚证。

治法：益气补肾、温阳健脾，方用桃红四物汤加减与补中益气汤加减。

处方：①月经前：熟地黄 15 g、当归 10 g、川芎 15 g、白芍 10 g、桃仁 6 g、红

花 6 g、菟丝子 15 g、川牛膝 15 g、香附 10 g、益母草 15 g、黄芪 10 g、白术 10 g；②月经后：熟地黄 15 g、当归 10 g、川芎 15 g、白芍 10 g、黄芪 10 g、白术 10 g、升麻 5 g。

针刺方案：①月经前：关元、气海、子宫、八髎、三阴交（双）、太冲（双）、合谷（双）；②月经后：关元、气海、子宫、三阴交（双）、足三里（双）、太溪（双）。

五诊 2016 年 5 月 9 日。患者于 4 月 25 日接受胚胎解冻移植 2 个，患者已接受 4 周期的中药与针刺治疗，查血，示 β-hCG 4022 IU/L，E_2 1135 pmol/L，生化妊娠。

八诊 2016 年 6 月 2 日。B 超检查可见宫内妊娠囊。2017 年 1 月 3 日顺产。

按语：本病患者主症为月经量时少时多，头晕耳鸣，易疲劳，且有腰腿酸软、肛门偶有脱出、汗出、便溏、小便清长、舌淡嫩、少苔、脉沉等症，当辨为肾气虚证。肾气是生殖之本，先天之气由肾精转化而来，同时也受脾胃之滋养。若肾气不固，会有疲劳、便溏等症，故其病位除在肾之外还在脾，益气补肾时还应重视温阳健脾。原方加补中益气汤加减，使脾肾之气充沛，先后天均得滋养而后能孕。

—— 病例 5 ——

患者李某，女，33 岁，2016 年 3 月 16 日初诊。

主诉：流产后 3 年未孕。

病史：12 岁月经初潮，3～6/30 天，月经量少，色黑，有血块，周期常推迟。27 岁结婚，G_3P_1，末次流产时间为 2013 年 4 月，生化流产。2016 年 3 月 20 日检查，示 AMH 1.13 ng/ml，FSH 16.2 mIU/L。2016 年 3 月 25 日输卵管造影检查示右侧输卵管通畅，左侧输卵管堵塞。2014 年曾接受 3 周期的促排卵治疗，未孕。现来中医门诊，接受中药针刺辅助冻融周期胚胎移植治疗。刻下症：经期腰酸，痛经，少腹刺痛，口干，喜饮热水，偶有头部胀痛，易疲劳，便秘，小便正常，纳可，睡眠差，舌红苔薄，脉浮。

西医诊断：继发性不孕症。

中医诊断：不孕症。

辨证：气虚血瘀证。

治法：补气活血，方用桃红四物汤加减与四物汤合二至丸加减。

处方：①月经前：熟地黄 15 g、当归 10 g、川芎 15 g、白芍 10 g、人参 10 g、

白术 10 g、甘草 6 g、桃仁 6 g、红花 6 g、菟丝子 15 g、川牛膝 15 g、香附 10 g、益母草 15 g，14 剂，每日 1 剂；②月经后：熟地黄 15 g、当归 15 g、川芎 10 g、白芍 10 g、女贞子 15 g、墨旱莲 12 g、菟丝子 15 g、黄精 15 g、枸杞子 15 g、茯苓 15 g、黄芪 10 g，14 剂，每日 1 剂。

针刺方案：①月经前：关元、气海、子宫、足三里（双）、三阴交（双）、太冲（双）、合谷（双）；②月经后：关元、气海、子宫、三阴交（双）、足三里（双）、太溪（双）。

二诊 2016 年 3 月 21 日。患者服药后腹痛缓解，仍有口干、便秘的症状，原方加麦冬、玄参，针刺加天枢。

四诊 2016 年 4 月 13 日。患者改方后症状缓解，于 2016 年 3 月 29 日接受胚胎解冻移植 2 个，查 β-hCG 4125 IU/L，提示生化妊娠。

七诊 2016 年 5 月 10 日。B 超检查示宫内妊娠囊，临床妊娠，用中药保胎治疗。2017 年 1 月 9 日顺产。

按语：本例患者为既往生化妊娠后流产，其月经周期不调，月经量少、色黑，伴有痛经，且经输卵管造影示一侧堵塞，故可辨为有血瘀，同时考虑其刻下出现腰酸、易疲劳、苔薄脉浮等症，当辨为气虚血瘀证。其中气虚导致不能运血而瘀，血瘀致使气机不行而虚。两者互为因果，故治疗当从补气和活血两方面着手，方用桃红四物汤加减。患者一诊后口干、便秘未有改善，故加麦冬、玄参增补阴液，同时选用天枢穴以刺激胃肠蠕动，疗效显著。

---- **病例 6** ----

患者陆某，女，32 岁，2016 年 10 月 9 日初诊。

主诉：流产后 4 年未孕。

病史：患者 16 岁月经初潮，4～6/30 天，月经量多，色淡红，无血块，经前有腰酸冷痛。25 岁结婚，婚后正常性生活，孕 2 流产 2，末次流产时间为 2012 年 7 月，后未能妊娠。2016 年 5 月曾接受促排卵治疗，未能妊娠。2016 年 9 月 13 日为求体外授精 – 胚胎移植来我院生殖中心。2016 年 10 月 9 日辅助检查示 AMH 1.30 ng/ml，FSH 5.9 mIU/ml，LH 12.6 mIU/ml。阴道超声检查示子宫内膜厚 7 mm，输卵管造影检查无阻塞。患者体胖。刻下症：经期少腹隐痛，畏寒，喜热饮，夜间偶有盗汗，大便正常，小便清长，舌淡红、苔白腻，脉缓。

西医诊断：继发性不孕。

中医诊断：不孕症。

辨证：肾阳虚证。

治法：温煦肾阳，方用桃红四物汤加减合紫河车、补骨脂。

处方：①月经前：熟地黄15 g、当归10 g、川芎15 g、白芍10 g、桃仁6 g、红花6 g、菟丝子15 g、川牛膝15 g、香附10 g、益母草15 g、紫河车10 g、补骨脂6 g，14剂，每日1剂；②月经后：熟地黄15 g、当归15 g、川芎10 g、白芍10 g、女贞子15 g、墨旱莲12 g、菟丝子15 g、黄精15 g、枸杞子15 g、茯苓15 g，14剂，每日1剂。

针刺方案：①月经前：关元、气海、子宫、腰阳关、肾俞、三阴交（双）、太冲（双）、合谷（双）；②月经后：关元、气海、子宫、丰隆（双）、三阴交（双）、足三里（双）、太溪（双）。

三诊 2016年11月3日。舌红苔薄，经期隐痛缓解，去补骨脂。

五诊 2016年11月28日。患者于2016年11月14日接受2个胚胎解冻移植，查β-hCG 4423 mIU/ml，生化妊娠，用中药继续调理。

七诊 2016年12月27日。妇科彩超示宫内早孕，探及胎心搏动。

按语：本例患者为典型的肾阳虚证，经期少腹隐痛，为阳气不足，无以温煦胞脉，不荣而痛。同时，患者畏寒、喜热饮、小便清长，均提示机体阳虚，故治法以温煦肾阳为主。肾阳充沛，才能辅助津液气化。若肾阳不足，则无法调摄水液代谢，易聚而成痰湿之邪。本例患者体形较胖，痰湿凝聚于胞宫，则易导致精卵不能合于氤氲之气，久不能受孕。同时，患者有过2次流产史，亦大量耗散机体阳气，故应注意加用温煦肾阳的血肉有情之物。

（五）传承要点

1. 胚胎反复着床失败的关键病机为肾虚。根据患者的阴阳偏盛偏衰，分为肾阳亏虚型及肝肾阴虚型，治以补肾温阳或滋阴补肾；补肾的同时注意对兼证的辨识，疏肝解郁、活血化瘀、健脾养心、化痰祛湿等法灵活应用。

2. 胚胎反复着床失败的中医治疗主要以补肾养血活血贯穿始终，顺应气血变动，分阶段治疗。

3. 移植后专病专方，补肾安胎。

（孙荣妍　张浩琳）

六、北医三院特色诊疗

（一）概述

IVF-ET 成为治疗不孕症的有效手段，仍有 8%～10% 的患者经历反复着床失败（recurrent implantation failure，RIF）而未能成功妊娠。女性年龄＜40 岁，至少经过 3 次新鲜或者冻融胚胎移植周期，累计至少移植 4 枚优质胚胎而未能获得临床妊娠者即被定义为 RIF。RIF 不仅造成患者心情沮丧，带来经济上的困扰，也是临床医生工作中常见的棘手问题。中西医结合多学科团队治疗反复着床失败将为 RIF 患者提供个性化、规范化、连续性的诊疗方案。

北医三院中医科与妇产科、生殖医学中心已开展多年临床和科研合作，以北京市中西医结合生殖研究所为平台，在中药、针刺介入辅助生殖提高临床妊娠率方面积累了丰富的临床经验，获得不同干预方法的临床效果强度以及中药、针刺干预的有效时点，形成了较为成熟的治疗方法，将中药及针刺干预分为两个阶段进行，一是在超促排卵期间，二是在胚胎移植后着床阶段。我们发现在控制超排卵（controlled ovarian hyperstimulation，COH）周期，通过补肾养血活血中药和针刺与促性腺激素配合应用，可以提高卵子的质量和胚胎质量，增加取卵日子宫内膜厚度（10.84 mm vs 10.52 mm），提高正常受精率（58.5% vs 54.7%），提高优质胚胎率（51.9% vs 48.7%），降低取消周期发生率（5.1% vs 9.7%），并且可以提高生化妊娠率（51.0% vs 38.9%）和临床妊娠率（44.2% vs 34.8%）。通过协调机体的内分泌环境，改善子宫的容受性，降低 OHSS 的发生率，为辅助生殖技术的最终成功奠定基础。

补肾调血法 IVF-ET 前后序贯治疗改善反复着床失败患者的卵巢功能及 IVF-ET 结局是我中心多年来临床诊疗和试验验证形成的中西医结合治疗方案。

1．中药方案

（1）月经前方：桃红四物汤加减。熟地黄 15 g、当归 10 g、川芎 15 g、白芍 10 g、桃仁 6 g、红花 6 g、菟丝子 15 g、川牛膝 15 g、香附 10 g、益母草 15 g 等。

（2）月经后方：四物汤合二至丸加减。熟地黄 15 g、当归 15 g、川芎 10 g、白芍 10 g、女贞子 15 g、墨旱莲 12 g、菟丝子 15 g、黄精 15 g、枸杞子 15 g、茯苓 15 g 等。

（3）煎服方法：由药剂科统一制成质量可控的煎剂。采用汤剂，先将草药浸没至清水约 300 ml 中泡半小时。大火煮满后，再用文火煮 20 分钟，取头煎 200 ml，再加水 200 ml，煎煮 15 分钟，取二煎 150 ml，将两煎药和匀，分早晚 2 次服用，每日 1 剂。

（4）干预时间：月经前 1 周开始服药，至移植前 1 天，月经期不服药。最长干预 3 个月经周期。

2．针灸方案

（1）月经前针刺取穴：关元、气海、子宫、三阴交（双）、太冲（双）、合谷（双）。

（2）月经后针刺取穴：关元、气海、子宫、三阴交（双）、足三里（双）、太溪（双）。

（3）针刺工具和手法：采用环球牌一次性针灸针，直径 0.3 mm，所有穴位直刺，关元、气海、子宫、三阴交、足三里、太溪针刺 1~1.5 寸，太冲、合谷针刺 0.5~1 寸，均用平补平泻手法，得气后取关元、气海接电针，采用 G6805-1A 型电针仪，2 Hz 低频连续波。

（4）干预时间和周期：以解冻移植前 1~3 个月经周期的月经第 5 天开始。若该周期不能移植，则继续治疗，最长干预 3 个月经周期。

（李东　辛喜艳　张浩琳　李赛）

（二）典型病例

—— 病例 1 ——

患者廖某，33 岁，已婚，夫妻性生活正常。未避孕未孕 5 年。因男方患有弱精子症，故要求人工助孕，多次行 IVF-ET，移植胚胎反复着床失败。患者的子宫内膜容受性差，并患有慢性非特异性子宫内膜炎和宫颈息肉。经过 1 年的针刺治疗，提高子宫内膜容受性，改善妊娠环境，患者于 2021 年 7 月 12 日行 FET，成功移植胚胎 2 枚。胚胎成功着床，在子宫内发育正常。37 周后产足月新生儿一对。

患者廖某，33 岁，已婚，2020 年 9 月 13 日初诊。

主诉：婚后未避孕未孕 5 年。

现病史：男方患有弱精子症，要求助孕。

既往史：发现桥本甲状腺炎 1 年，内分泌科评估后认为无须用药。否认其他疾病史、药物过敏史及家族性遗传病史。

月经及婚育史：初潮 12 岁，周期 4/29 天，经量中等，无痛经，末次月经 2020 年 9 月 3 日，24 岁结婚，原发性不孕症，G_0P_0。

专科检查：无异常。

辅助检查：B 超示子宫及双侧附件未见异常。

诊断：不孕不育，男方弱精子症。于 2020 年 9 月 18 日行 IVF-ET，移植胚胎 2 枚。复查结果显示胚胎未着床。

二诊 2020 年 12 月 2 日。前症复诊，舌暗、有瘀斑，苔薄腻，脉细涩。

2020 年 11 月 9 日行输卵管造影检查，提示双侧输卵管通畅。宫腔镜病理提示子宫内膜呈增殖期改变，伴慢性非特异性子宫内膜炎及宫颈息肉。处理：可乐必妥 0.5 g，每日 1 次口服；替硝唑片 0.5 g，每日 1 次口服。拟于 2021 年 1 月 21 日行 IVF-ET，后因腹痛取消移植。

三诊 2021 年 4 月 1 日。前症复诊，舌淡暗，苔薄腻，脉细涩。专科检查无异常。

彩色阴道超声检查示子宫及双侧附件未见明显异常。2021 年 4 月 16 日行经阴道超声显像引导下卵巢穿刺取卵术，手术顺利。拟于 2021 年 4 月 19 日行 IVF-ET。遵医嘱，本周期取消移植，胚胎冻存。

此后患者数次就诊，证属肾虚血瘀、冲任失调，予中药及针灸治疗，调理冲任、调经、增厚内膜，从而改善子宫内膜容受性。其间月经周期改善，经量增多，末次月经 2021 年 6 月 25 日。患者于 2021 年 7 月 12 日行解冻体外受精胚胎子宫腔内移植术，移植胚胎 2 枚。

术后复诊：2021 年 8 月 9 日。FET 术后 28 天，无不适。

经阴道彩色多普勒超声检查示子宫后位，宫颈长 2.9 cm，子宫 5.6 cm×5.2 cm×4.8 cm，宫腔内可探及 2 个胎囊，一个 2.3 cm×0.9 cm×1.6 cm，内可见胎芽，胎心搏动可见；另一个 1.3 cm×1.2 cm×0.7 cm，内可见卵黄囊及点状胎芽，胎心搏动可见。

诊断：宫内孕、双胎（双绒毛膜双羊膜囊）。

产检：2022年3月5日。停经36^{+4}周，双下肢水肿1周。2021年7月12日移植2枚冻胚，成活2枚，预产期2022年4月1日。因移植前蛋白S偏低，予口服阿司匹林25 mg，每日1次，1个月，至移植日停药。移植后14天测血hCG阳性，停经8周后出现早孕反应，停经18周后自觉胎动，活跃至今，规律产检。早孕期超声检查提示双胎妊娠（双绒毛膜双羊膜囊）。1周前自觉双下肢水肿，1周内体重增长4 kg，无头晕、乏力、视物模糊、头痛、阴道出血或阴道流液等不适，自测血压均在正常范围。饮食、睡眠良好，二便正常，孕期体重增加22 kg。

专科检查：宫高37 cm，腹围108 cm，胎心率145～155次/分。

辅助检查：超声检查示宫腔内可探及两个胎儿，两个胎儿间可见膜样分隔。一个胎儿位于宫腔左下方，头位，另一个胎儿位于宫腔右上方，臀位。双侧附件未见明显异常。

诊断结论：宫内孕双胎（双绒毛膜双羊膜囊），一个胎儿相当于34^{+6}周，头位；另一个胎儿相当于35^{+6}，臀位。

患者宫内孕37周，于2022年3月22日在椎管麻醉下行子宫下端剖宫产术，产足月新生儿（大子、小女）。

按语：此患者反复着床失败的原因可能是其慢性非特异性子宫内膜炎，从而导致子宫内膜对胚胎的容受性降低。内膜容受性差的患者冲任失调，冲任胞脉、胞络不畅，针刺治疗以调理冲任为主。冲为太冲脉，任为任脉。任脉为"阴脉之海"，冲脉为"十二经脉之海"，与女子月经、胞胎及孕育功能相关。冲任失调即是它们的功能出现障碍，经过针刺治疗后，患者的子宫内膜厚度明显增加，月经周期改善，经量增多，子宫内膜炎未再复发，提示内膜下血流灌注增加，整体子宫内膜容受性得到改善，从而胚胎顺利着床，并顺利分娩。

—— 病例 2 ——

患者杨某，33岁，已婚，月经长期提前或延后，情绪差，易腰痛、腹痛。结婚4年，数次胚胎停育、生化妊娠，反复着床失败。患者坚持长期中药调理治疗，月经周期紊乱得到改善，经期疼痛、乏力有所减轻，在无西药治疗且无人工辅助的情况下，患者于2022年12月顺利自然怀孕。

患者杨某，33岁，已婚，2020年12月12日初诊。

主诉：月经延后 1 周。

现病史：结婚 4 年，夫妻性生活正常。2020 年 7 月胚胎停育 1 次，采取药物流产，超声检查未见胎芽、胎心，未行清宫术。舌暗苔薄，脉弦涩。

月经及婚育史：初潮 12 岁，周期 7/28 天，经量中，痛经轻。初婚年龄 29 岁，性生活正常，G_2P_0，2020 年 7 月早期胚胎停育 1 次。

既往史：否认传染病或慢性病病史，否认药物过敏史，否认外伤与手术史。

诊断：月经不调。

辨证：肝郁血瘀。

处方：桃仁 10 g、当归 12 g、败酱草 30 g、炒蒲黄 10 g、生甘草 6 g、川芎 10 g、益母草 10 g、醋五灵脂 10 g、姜碳 6 g、红藤 10 g、皂角刺 10 g、炒王不留行 10 g、北柴胡 7 g、赤芍 12 g、浙贝母 20 g、醋莪术 10 g、鸡血藤 30 g，14 剂，每日 1 剂。爱乐维（复合维生素片），口服，每次 1 片，每日 1 次。寒痛乐（寒痛乐慰剂），外用，每日 2 袋，每日 1 次。

二诊 2021 年 1 月 2 日。前症复诊，舌淡红、苔黄腻，脉细。末次月经 2020 年 12 月 8 日，平素易便秘。

诊断：月经紊乱。便秘。辨证：湿热、血虚。处方：红花逍遥片，口服，每次 4 片，每日 3 次。天紫红女金胶囊，口服每次 3 粒，每日 3 次。益母草冲剂（益母草颗粒），口服，每次 1 袋，每日 3 次。麒麟丸，口服，每次 6 克，每日 2 次。处方：菟丝子 30 g、枸杞子 12 g、酒女贞子 15 g、夜交藤 30 g、当归 12 g、熟地黄 10 g、党参 12 g、川续断 12 g、怀牛膝 7 g、败酱草 10 g、柏子仁 10 g、麸炒枳实 15 g、姜厚朴 9 g、制巴戟天 9 g、酒肉苁蓉 20 g。14 付，水煎服，分 2 次温服。

三诊 2020 年 7 月 8 日。月经量少，6 月 26 日血 hCG 77.14 mIU/ml。7 月 2 日 hCG 1.91 mIU/ml。末次月经 2022 年 6 月 30 日，偶尔有腰痛及小腹痛。舌红少苔，脉细数。

查体：身高 161 cm，体重 53 kg，血压 102/63 mmHg，脉搏 78 次/分。诊断：肾虚。辨证：肝肾阴虚。处方：覆盆子 15 g、枸杞子 15 g、沙苑子 30 g、生地黄 10 g、赤芍 12 g、当归 12 g、川芎 15 g、制鳖甲（醋鳖甲，先煎）20 g、鳖甲胶（烊化）4 g、鹿角霜（先煎）30 g、羌活 10 g、干益母草 10 g、盐补骨脂 15 g、菟丝子 30 g、川续断 20 g、熟地黄 10 g。14 剂，水煎服，分 2 次温服。杞菊地黄口服液，口服，每次 1 支，每日 2 次。舒肝解郁胶囊，口服，每次 4 粒，每日 2 次。

患者此后多次就诊，继续中药治疗，治法同前。

四诊 2022 年 11 月 19 日。乏力、劳累、月经提前。舌淡红、苔薄白，脉沉细。

诊断：月经不调。**辨证**：肝肾两虚。

处方：菟丝子 50 g、川续断 30 g、阿胶珠 10 g、桑寄生 30 g、生山药 15 g、麸炒白术 15 g、黄芪 20 g、熟地黄 10 g、盐补骨脂 15 g、党参片 12 g、丹参 10 g、黄芩 3 g，14 剂，水煎服，分 2 次温服。地屈孕酮片（达芙通），口服，每次 10 mg，每日 2 次。

患者于 2022 年 12 月怀孕，2022 年 12 月 3 日查 hCG 2436 mIU/ml。

按语：患者初诊之时，已胚胎停育 1 次、生化妊娠 1 次，当属自然流产范畴。患者既往月经紊乱，伴情绪差，故在治疗上以调经为先，为受孕创造条件。"肝经病，则月经不调"。肝主疏泄，调畅情志。脏腑气机调畅，方可月经正常。患者多次求孕未果，情绪焦虑，肝气郁结。多次孕堕，亦使气血瘀滞，影响冲任气血的正常运行，故配合桃仁、当归、炒蒲黄、川芎、益母草、五灵脂、炒王不留行、柴胡及鸡血藤等疏肝活血之品。二、三诊时患者的瘀血随气机畅达而得散，瘀去血虚，并且遗留湿热之邪，故以补肾之品与当归等养血活血药配伍，精血同补，肝肾同调，血虚得养。后期患者已无实邪，以肝肾阴虚为主，肾精亏虚，肝血耗散，则胞宫不满，故使用寿胎丸滋肝肾。冲任得健，自然无陨堕之虞。

—— 病例 3 ——

患者曹某，35 岁，已婚，2012 年早孕，人工流产后未避孕未孕 7 年，患有卵巢囊肿、多发性子宫肌瘤，男方患有弱精子症。2023 年再次行 IVF-ET，移植成功。移植后 ANA 阳性（2021 年开始行 IVF-ET 助孕，多次移植均未成功。移植后月经不规律，右卵点型 1：160），抗磷脂抗体阳性，阴道反复有褐色分泌物，有先兆流产症状。先予阿司匹林和肝素治疗，后阿司匹林减量至停用，用肝素持续治疗，获得了良好的保胎效果。

患者曹某，35 岁，已婚，2021 年 1 月 24 日初诊。

主诉：流产后未避孕未孕 4 年，要求 IVF-ET 助孕。

现病史：患者流产后未避孕未孕 4 年，性生活正常。男方患有重度少、弱精子症。IUI 失败史 4 次，双侧输卵管通畅。2020 年 8 月 28 日查 AMH 1.67 ng/ml。

既往史：否认传染病或慢性病病史，否认药物过敏史，否认外伤与手术史。

月经及婚育史：初潮 14 岁，周期 5/30 天，经量中等，无痛经，末次月经 2019 年 4 月 22 日。27 岁结婚，继发性不孕症，G_1P_0，2012 年因早孕人工流产 1 次。

查体：体温 37.0℃，脉搏 72 次 / 分，呼吸 20 次 / 分，血压 120/80 mmHg，状态良好。

辅助检查：妇科超声示子宫前位，大小 5.4 cm×4.5 cm×4.8 cm，子宫内膜厚 9 mm，左侧卵巢 2.4 cm×1.2 cm，有 4～5 个小卵泡，回声正常。右侧卵巢 2.3 cm×1.1 cm，有 2～3 个小卵泡，回声正常。

处理：于 2021 年 2 月 8 日行 IVF-ET，移植胚胎 2 枚，冻存胚胎 4 枚，生化妊娠。2021 年 6 月 18 日行 IVF-ET，移植胚胎 2 枚，未孕。

2021 年 7 月 20 日行 IVF-ET，移植胚胎 2 枚，未孕。

辅助检查：2021 年 8 月 28 日查 AMH 1.67 ng/ml，2021 年 8 月 22 日阴道超声检查示子宫前位，宫颈长 3.2 cm，子宫体 5.6 cm×6.4 cm×4.6 cm，子宫肌壁可见 2 个低回声结节，大的位于右前壁，约 2.9 cm×2.4 cm；小的位于左侧壁，约 1.4 cm×1.1 cm，周边均可探及环状血流信号，子宫内膜厚 0.9 cm，右侧卵巢 5.8 cm×4.9 cm，卵泡探及不满意，其内可探及无回声，大小 4.5 cm×4.1 cm。左侧卵巢 3.1 cm×1.7 cm，可探及 0.2～0.9 cm 大小的 4～5 个卵泡。诊断：多发性子宫肌瘤、右侧卵巢囊肿。

〔二诊〕2021 年 12 月 2 日。末次月经 2021 年 11 月 8 日，6～7/26～27 天，痛经，有血块，排卵期自觉小腹部胀满不适，月经前小腹部凉，双侧上臂凉，乏力、睡眠可、纳可，略腹泻。11 月 18 日行宫腔手术，提示 CD38（＋），同房指导 3 次，IUI 指导 4 次。

既往史：子宫肌瘤、人工流产术后。脉弦硬，舌红，略有齿痕。诊断：月经不调。辨证：血瘀、肝郁脾虚。

诊疗：特殊穴位针刺，温针灸治疗。

处方：北柴胡 10 g、麸炒枳实 10 g、丹参 20 g、甘草 10 g、土鳖虫 10 g、黄芪 30 g、赤芍 10 g、石见穿 10 g、三七粉 3 g、蜈蚣 2 条、麸炒白术 15 g、薄荷 6 g、泽兰 15 g。14 剂，水煎服，分 2 次服。红花逍遥片，口服，每次 4 片，每日 3 次。天紫红女金胶囊，口服，每次 3 粒，每日 3 次，连用 14 天。

〔三诊〕2022 年 10 月 16 日。主诉同前，要求 IVF-ET 助孕。辅助检查：2022 年 7 月 17 日 AMH 1.02 ng/ml，2022 年 6 月 16 日 AMH 1.04 ng/ml。妇科超声示子宫前位，大小 5.9 cm×5.4 cm×4.1 cm，子宫内膜厚 1 cm，多发肌瘤结节，最大者直径 2.3 cm。左侧卵巢 2.6 cm×1.7 cm，有 3～4 个小卵泡，回声正常，右侧卵巢 2.2 cm×1.8 cm，有 3～4 个小卵泡，回声正常。

处理：2022 年 12 月 6 日行 IVF-ET，移植胚胎 2 枚，未孕。术后 ANA 阳性，抗磷脂抗体阳性，有褐色分泌物。予阿司匹林 50 mg，继续服低分子肝素 6000 IU，每日 1 次。

2023 年 1 月 6 日行 IVF-ET，移植胚胎 1 枚。

2023 年 1 月 27 日 T-B hCG ＞1425.00 mIU/L，超声检查示宫腔内可见妊娠囊。

诊断：宫内早孕。

四诊 2023 年 2 月 14 日。停经 8^{+2} 周，近 3 周反复有少量阴道褐色分泌物。昨日有少量阴道血性分泌物，偶有腹胀，无腹痛。4 天前超声检查见胎芽及胎心。于 2023 年 1 月 6 日植入鲜胚 1 枚，孕 6^{+3} 周彩超提示宫内孕 6^{+5} 周，多发性子宫肌瘤（大者 4.3 cm×3.5 cm）。予地屈孕酮、黄体酮、芬玛通保胎。2022 年 12 月 ANA 阳性（斑点型 1∶160），抗磷脂抗体阳性，予阿司匹林 50 mg（已停药），低分子肝素 6000 IU 每日 1 次，至今。

身高 170 cm，体重 65 kg，血压 109/62 mmHg，脉搏 77 次/分。辅助检查：ALT 48 U/L，血红蛋白 125 g/L，血小板 234×10^9/L，C 反应蛋白 0.29 mg/dl，TSH 3.95 mIU/ml。

诊断：孕 8 周，G$_2$P$_0$，高龄初产，先兆流产，抗磷脂抗体阳性。处理：地屈孕酮早晚各 1 片。服低分子肝素 6000 IU，每日 1 次（交代利弊风险，出血时停肝素）。优乐甲（50/75 μg），控制甲状腺功能。

之后数次产检情况稳定，处理同前。

按语：该患者初诊时已有屡次反复着床失败病史，但原因未明，加之患者高龄，该病例给我们的启示是针药结合治疗同样适用于高龄备孕患者。对于高龄女性，平素有痛经，伴血块及情绪焦虑，虽然针药结合不能逆转其气血渐虚、冲任渐涸的状态，但是可以改善冲任气血运行，使情绪调畅、胞宫得养，宫腔环境适合妊娠，则胚胎种植有望。

（李东　辛喜艳　张浩琳　李赛　杨姝涵　丘维钰）

参考文献

[1] 张曾玲，杨正望.《妇人规》辨证论治特色探析 [J]. 中国医药导报，2007（36）：132-133.

[2] Bhattchary S, Townend J Bhattacharya S. Recurrent miscarriage: are three miscarriages one too many? Analysis of a Scottish population—based database of 151021 pregnancies. European Journal of obstetrics Gynecology and reproductive Biology 150, 24-27.

[3] Li T C, Makris M, Tomsu M, et al. Recurrent miscarriage: aetiology, management and prognosis. Human reproduction update, 463-481.

第四章

盆腔炎性疾病后遗症

一、概　述

　　女性内生殖器官及其周围结缔组织、盆腔腹膜发生的慢性炎症性病变称为慢性盆腔炎。慢性盆腔炎可能由于急性盆腔炎未能彻底治愈，或患者体质虚弱，病程迁延不愈所致，常可无急性发病史，起病缓慢，病情反复、顽固不愈。常可分为慢性输卵管炎、输卵管积水、输卵管卵巢炎、输卵管卵巢囊肿及慢性盆腔结缔组织炎。

（一）临床表现

　　近几年美国疾病控制和预防中心（CDC）认为"慢性盆腔炎"的术语并不恰当，所谓的慢性盆腔炎再次发作，实际上是又一次盆腔炎发作，故提出了"盆腔炎性疾病后遗症"（sequelae of pelvic inflammatory disease，SPID）概念。主要病变为组织破坏、广泛粘连、增生及瘢痕形成。主要症状为：①慢性盆腔痛（腹胀、腹痛和腰痛）；②不孕症及异位妊娠，发生率为 20%～30%；③月经异常：经量增多、月经失调及不规则出血；④全身症状：低热、疲倦及神经衰弱；⑤体征：子宫增大、压痛，宫旁触到条索状输卵管，或宫旁肿物、宫旁组织片状增厚。

（二）发病率及危害

　　盆腔炎性疾病后遗症作为妇科常见病和多发病，发病人群以性活跃期妇女居多。近些年来，盆腔炎性疾病后遗症在我国的发病率呈上升趋势。病情缠绵反复，经久难愈，增加了患者的经济负担，影响家庭和谐，并使患者承受了巨大的生理痛苦和心理压力。

盆腔炎性疾病后遗症已经不仅仅是一个医学问题，更上升为一个社会学问题，已经引起了世界医学界的重视。

（三）中医对盆腔炎性疾病后遗症的认识

1．病名

中医古籍中没有"盆腔炎性疾病后遗症"病名的记载，《金匮要略·妇人杂病脉症并治》中所述的"妇人中风，七八日续来寒热……此为热入血室"是关于其临床症状的最早记载。根据中医古籍记载的相关类似症状，又可将本病归属于"癥瘕""带下病""痛经""月经不调""不孕"等范畴。

2．病因、病机

《三因极一病证方论》对本病的记载为："多因经脉失于将理，产蓐不善调护，内作七情，外感六淫，阴阳劳逸，饮食生冷，遂致营卫不输，新陈干忤，随经败浊，淋露凝滞，为癥为瘕。"《景岳全书·妇人规》记载："瘀血留滞作癥，惟妇人有之，其证则或由经期，或由产后，凡内伤生冷，或外受风寒，或恚怒伤肝，气逆而血留，或忧思伤脾，气虚而血滞，或积劳积弱，气弱而不行，总由血动之时，余血未净，而一有所逆，则留滞，日积而渐以成癥矣。"现代中医学从虚实两个方面分析其病因。实者冲任阻滞，胞脉失畅，不通则痛；虚者冲任虚衰，胞脉失养，不荣则痛。寒、热、湿、瘀、郁、虚是当代医家普遍认同的盆腔炎性疾病后遗症的六大致病因素。

（1）寒邪：《素问·举痛论》中记载："寒气上及少腹，……故腹痛引阴股。"寒为阴邪，其性收引凝滞，易伤阳气。寒邪侵袭女性盆腔部位，血脉受寒，凝滞收引，瘀积成块，阻塞经络，气血运行不畅，不通则痛，故腹痛难忍。张景岳、吴谦总结了前人对"妇人腹痛"致病因素的理解，并在此基础上拓宽了对该病的认识。他们认为女性本为阴柔之物，阳常不足，阴常有余。妇女平常冒雨涉水、外感风寒、内伤生冷，都容易感受寒邪而致病，而在经期产后，血室大开，正气减退，胞脉空虚，虚损未复之时感受寒邪，等于开门迎寇。病邪长驱直入，直达胞宫、胞脉，留淫不去，故此时感病最易留祸病根。或急性期过用寒凉之品，损伤脾肾之阳；或发怒伤肝，或思虑伤脾，或气逆、气虚，不能推动血行，停留为瘀；或久病致虚、脾肾阳虚、正气不足，再加上寒邪易伤阳气，使脾肾阳气更虚，正虚邪实，邪从寒化，冲任气血受阻，脏腑经络失于温煦，进而发为本病。寒邪客于胞宫、胞脉是导致本病的重要因素。

（2）热邪：《温病条辨》曰："为热邪陷入……，胸腹少腹，必有牵引作痛拒按者。"热邪具有伤津耗气、生风动血的特点。热邪侵客于营血分，血与热相搏结，热与湿相氤氲，导致湿、热、瘀三者互结作贼，是盆腔炎性疾病后遗症的发病机制之一。热为阳邪，邪分内外。表虚易感风、寒、暑、湿、燥、火六淫。六气皆从火化，化为火热，外热直入血室，结于冲任、胞宫，成为致病因素。若患者素体阳盛、阴虚、瘀或郁怒于内，均可变生为内热。"热盛肉腐"，发为本病。湿性重浊黏滞，导致气机受阻。若湿与热互结，更增其黏滞之性，阻久成瘀，冲任胞脉受湿热壅阻，日久发为本病。湿热蕴结盆腔，导致局部气血运行不畅，日久发生病理改变，形成盆腔包块等。

（3）湿邪：湿邪属于体内水液代偿失衡的一种表现。《素问·太阴阳明论》记载："伤于湿者，下先受之。"概因湿为阴邪，湿性重着、黏滞，易阻碍气机，再者湿性趋下，盆腔位置正处于下焦，属于三焦中的最低位，因此，湿邪容易在盆腔部位流连氤氲，变化无穷。胞宫位于盆腔内，故易被湿邪牵连，出现月事不按时下、带下异常、久不受孕等症状。瘀血和气滞均可影响水液的正常输布代谢，使水湿停聚为患。傅青主认为："夫带下俱是湿症。"湿邪可分为内湿、外湿、寒湿和湿热。内湿由虚而致，体内水液总量正常，但因脾虚运化乏力，故肾阳虚气化不足。正常水湿过度停聚，可变成异常的水饮；正气不足，抗邪乏力，湿邪外侵，成为外湿致病；湿从寒化则为寒湿，湿从热化则为湿热。无论是外湿、内湿、寒湿或湿热，均易客冲任、胞宫，造成阻滞经络，不通则痛，出现盆腔部位疼痛。可见湿邪是本病的基本致病因素。

（4）瘀邪：瘀邪是较为特别的病因，是致病因素的同时也是病理产物，互因互果，相互错杂，相互影响。瘀停积体内，久久不散，易于阻碍气机，导致局部或全身的气血运行不畅。"血瘀必兼气滞"。气滞也可致血瘀，造成恶性循环，加重病情。瘀血为血液运行失常的病理产物，已不具有对机体濡养滋润的作用，反而影响血脉运行，阻滞于其他脏腑。脏腑失于濡养，生机受阻，可导致新的病变发生。"瘀血不去，新血不生。"瘀血阻瘀脉道，影响新血生成，新血生成而瘀血自除，这揭示了瘀血和新血之间的辨证关系。

《景岳全书·妇人规》曰："瘀血留滞作癥。"瘀邪停留，阻塞冲任、胞宫，瘀结于少腹之中，气血运行不流利，或阻塞不通，不通则痛，故出现下腹和腰骶疼痛、经行腹痛等实证表现。若瘀积日久，更可结成癥瘕。或欲求不满，情志不遂，抑郁愠怒，肝气疏泄失职，肝郁气滞，气血停留，运行不佳，则形成瘀血。或素体羸弱，虚劳损耗，正气不足，气血无法正常运行而停为瘀血。《妇科玉尺》云："妇人积聚之病，虽属多端，而究其实，皆血之所为。"由此可见，"血瘀"是导致盆腔炎性疾病后遗症的重要致病因素。

（5）郁邪：肝气疏泄失职、气滞不畅以及冲任、胞宫失调是导致本病的一个不可轻视的因素。现代女性肩负社会、工作、家庭等多重角色，若再患本病，缠绵难愈，易致情志抑郁，闷闷少乐，肝失条达，肝气郁结，气机不畅，气阻络痹，形成瘀血，脉络不通，不通则痛。再者，肝经环绕阴器，达小腹，故郁郁寡欢之人会出现小腹疼痛。肝属木，脾属土，肝木克脾土，脾主运化，运化失常则内湿从生。肝郁乘脾，脾失健运，生成湿邪，湿邪挟寒挟热，流注冲任、胞宫，或肝郁化热，湿热下注胞宫，均是导致本病不可忽视的因素。

（6）正虚："邪之所凑，其气必虚。"一种疾病病程长、难痊愈，除了与病邪强盛相关外，人体正气的虚实盛衰才是最根本的原因。正气存内，邪不可干。本病多反复发作，经久不愈。在从数月到数十年的漫长病程中，正气早已消耗殆尽，邪亦根深蒂固。久病必虚，在正虚邪未退的情况下，培本固元、扶助人体正气成为最首要的诊疗方案。

综上所述，盆腔炎性疾病后遗症的主要致病因素为寒、热、湿、瘀、郁、虚六种邪气，但这六个因素并不是独立致病的，它们之间相互影响，互为因果，杂至为病。由于经期、产后、人流等各种原因导致胞宫、脉胞空虚，在气血耗伤、虚损未复之时，收引凝滞的寒邪、伤津耗气和生风动血的热邪以及重浊黏腻的湿邪就会伺机而入。寒、热、湿、郁、虚都会直接或间接地形成瘀血，瘀积于胞宫、胞脉，使气机运行不利，日久易致本病。同时，寒、热、湿、瘀、郁会进一步耗伤正气，使病程长，经久难愈。

（四）中医治疗

本病的治疗原则为：① 以中药治疗为主，内服外治相结合；② 针对不孕症患者，多需中西医结合，辅助生殖技术协助受孕。

1. 辨证论治

临床上，盆腔炎性疾病后遗症主要有湿热瘀结证、寒湿瘀滞证及肾虚血瘀证等证型，治疗上常通过失笑散、少腹逐瘀汤、桂枝茯苓丸加减，小腹痛较甚者加炒元胡、乌药行气止痛；湿盛带下量多、舌苔厚腻者加茯苓、苡仁、泽泻、泽兰、苍术健脾利湿；胸胁乳房胀痛者加郁金、川楝子、青皮疏肝理气止痛；带下色黄、量多、味臭者加茵陈、土茯苓、车前子、蒲公英清热利湿止带。

2．中药外治法

（1）直肠给药

①中药灌肠或直肠滴注推荐方药：败酱草、三棱、莪术、桃仁、穿山甲、荔枝核、橘核、大血藤、延胡索，随证加减。上药水煎取液，以适宜温度保留灌肠。可选用结肠透析机或电脑大肠灌注仪灌肠。

②直肠纳药康如消炎栓等。

（2）中药外敷：下腹或腰骶部。

①中药封包外敷。推荐方药：败酱草、大血藤、丹参、赤芍、乳香、没药、透骨草、苍术、白芷、三棱、莪术、细辛。随证加减。

②中药药渣外敷。辨证口服中药两煎后同药渣外敷。

③中药研粉调敷。推荐方药：败酱草、大血藤、丹参、赤芍、乳香、没药、透骨草、苍术、白芷、三棱、莪术、细辛。随证加减。

④中药穴位敷贴。推荐方药：三七、血竭、蒲黄、白芷、沉香、羌活。可根据证型酌情加减，研末或制成丸剂，贴敷于三阴交、气海、神阙、血海、归来、子宫、太冲、关元等穴位。

3．中药离子导入

推荐方药：大血藤、丹参、赤芍、乳香、没药、红花、三棱、莪术、延胡索、透骨草、苍术、白芷、川芎。随证加减。上述药物亦可应用经皮给药治疗仪进行治疗。

4．中药熏蒸治疗

推荐方药：败酱草、大血藤、丹参、赤芍、乳香、没药、透骨草、苍术、白芷、三棱、莪术、细辛。随证加减。

5．针灸治疗

关元、中极、足三里、三阴交，每次2~3穴。

根据病情和证型，选择应用艾灸、温盒灸、雷火灸等疗法，可应用多功能艾灸仪治疗。

6．物理治疗

根据病情和证型，选择应用盆腔炎治疗仪、微波治疗仪、光子治疗仪等。

（五）西医的认识

盆腔炎性疾病后遗症是盆腔炎性疾病没有得到及时、正确的处理，使病程迁延，出现慢性盆腔痛、不孕症等一系列后遗症。现在许多学者已发现免疫病理损伤是本病的主要病理变化，表现为盆腔器官及结缔组织发生水肿、粘连、瘢痕纤维化等。患者存在全身及局部免疫功能的紊乱及抵抗力低下。因此，提高全身及盆腔区域免疫功能，维持炎症反应与免疫反应的相对平衡，改善组织损伤和纤维化形成，才能收到满意的疗效。

盆腔炎性疾病后遗症通常具备慢性炎性病变的几大病理特征：纤维结缔组织、血管及上皮细胞等明显增生，组织破坏，在病灶内以淋巴细胞、单核细胞浸润为主，并存在单核-巨噬细胞吞噬功能的激活等。作为盆腔炎性疾病后遗症典型的临床表现之一，国内外对于其发病机制的研究已经取得了一定的进展。盆腔炎性疾病后遗症与机体反应状态和感染病原体的特征密切相关，其发病机制涉及免疫功能异常、病原体持续性或复发性感染、性激素水平异常、血管新生、血液流变学异常及微生物代谢紊乱影响等诸多因素，但对其确切的发病机制仍缺乏明确定论。大量研究证据表明盆腔炎性疾病后遗症可能是免疫机制紊乱、病原体、长期反复发作的精神心理应激等多病因协同作用而发病，而各种因素之间的具体关联机制也有待进一步探究。目前西医对盆腔炎性疾病后遗症的治疗手段较局限，主要根据临床表现、病原体及各种发病机制假说采用抗生素疗法、物理疗法、手术、免疫疗法、心理疏导及健康宣教等进行治疗，对本病各种临床症状有一定的缓解和控制作用。但当今日益严峻的抗生素耐药问题仍未取得明显突破，同时，抗生素治疗方案仍不能彻底修复反复感染后生殖道组织的损伤，其对于盆腔炎性疾病后遗症的整体疗效仍需要在将来获得更多高质量的临床研究证据后加以进一步验证。

（祝雨田　张浩琳　张家诚）

二、郭志强的诊治经验

（一）学术观点

根据目前对盆腔炎性疾病后遗症的认识，其发病原因主要有盆腔炎性疾病未得到及时、正确的诊治或患者体质虚弱，造成病程迁延。临床主要表现为下腹部疼痛，甚至痛连腰骶，多在劳累、性交后以及月经前后加重，同时会出现带下增多、月经不调，甚至不孕。妇科检查可触及局部的病变，如粘连、包块、压痛、子宫体活动度下降及压痛等。

急性盆腔炎发病急骤，病因以热、毒为多，盆腔炎性疾病后遗症由急性盆腔炎发展而来。在盆腔炎性疾病后遗症的临床表现中有局部疼痛、压痛，此多为实证、热证，但其又病程日久，多在劳累后发病，又显示出虚症的表现。因此，一般认为盆腔炎性疾病后遗症的病因、病机多为虚实夹杂，是妇科疾病中难治病之一。对于盆腔炎性疾病后遗症病机的认识，郭老亦强调本病为虚实夹杂之症，以正虚为本，寒湿瘀阻为标。

1．阳气不足为发病的本因

郭老认为女子有"阳亦常虚"的生理特点。"正气存内，邪不可干。"（《黄帝内经·素问》）正气是人体正常的生理功能和抗病康复的能力，是疾病发生的内因，在疾病的发生中起主导作用。正气不足，则易感受外邪，寒、湿、热等六淫邪气入侵后，正气无力祛邪则病发。人之阴阳互根互生。阴阳平衡，则正气充足身健；阴阳失调，则病从内生。"阳化气，阴成形。"（《黄帝内经·素问》）人之体温、活力、五官和五脏功能活动等属阳；躯体、筋肉、体液、肌肤皮毛、脏腑器官等为有形之物，属阴。张介宾在《大宝论》中论道，"阴以阳为主""生化之权，皆由阳气"，认为阳气功能为主导。根据现代医学对盆腔炎性疾病后遗症的认识，其主要的病理表现为组织破坏、广泛粘连、增生与瘢痕形成，均为有形之征，可谓属阴。属阴之病，则阳气不足，赖以阳化，因此在治疗中治标之时不忘温通阳气以化有形之征，使病灶去，病症消。

2．血瘀是其致病因素，也基本病理改变

急性盆腔炎的主要病因为外邪侵入。外邪凝滞血脉，血脉瘀阻，继而导致疾病迁延不愈，形成盆腔炎性疾病后遗症。血行瘀阻，结于冲任胞脉，故见少腹疼痛，经期加重；胞络闭阻，则出现不孕。

巢元方在《诸病源候论·瘀血候》中论到血瘀："此或月经痞涩不通，或产后余秽未尽，因而乘风取凉，为风冷所乘，血得冷则结成瘀也。血瘀在内，则时时体热面黄，瘀久不消，则变成积聚癥瘕也。"在此论述中，有"月经痞涩不通""产后余秽未尽"在先，加以"乘风取凉"风冷之侵袭，导致"血得冷而结成瘀"。这是血瘀形成的因素之一。另外，患者素有情志不畅、气机郁滞，进而导致血行受阻而致血瘀；亦有湿浊内阻于胞宫冲任，日久痰浊内生，痰湿阻碍气血运行，气血阻则瘀血内生。不同的病因、病程发展均导致血瘀的形成，进而导致盆腔炎性疾病后遗症的发生。

血瘀作为发病的基本病理改变，也是致病因素，在盆腔炎性疾病后遗症的发生、发展中发挥着重要的作用。但无论发病在血瘀之前还是之后，虚证都作为发病的本因存在。

目前各医家论及盆腔炎性疾病后遗症时都认为该类患者中多有肾虚血瘀，但论及患者之虚，郭老更为强调阳气不足。目前广大女性多不慎衣着，饮食上多食寒凉，寒邪初伤表，日久则伤阳，造成阳气不足。进而，阳气不足则寒从中生，阳气不抵外寒湿邪，又或津液运行不畅，造成湿从内生，则寒湿凝结。寒湿凝结于内，加之阳气不足，血液运行乏源，则瘀血内生，从而发病。

3．寒湿凝滞是其发病的重要环节

"女子阴常不足，阳亦常虚"是郭老在几十年的临床中总结出的当代女性病理生理特点。虽然在盆腔炎性疾病后遗症患者中，有由于热毒湿邪未尽加之本虚而致，但因"阳亦常虚"的特点，患者中多有少腹冷痛、带下量多清稀、腰腹不温者，证属寒湿。《时病论》中也论道："须知寒湿之病，患于阳虚寒体之者为多。"论寒凝之来源，多为发病时失治以及患者平素阳气不足，下焦失于温煦，水湿不化造成寒湿内结，抑或不抵寒湿侵袭而致病。

寒湿之邪侵袭冲任、胞宫，与气血相搏结，血行不畅，则小腹冷痛。寒湿凝滞，故经行错后量少。寒湿伤及阳气，下焦失温，故腰骶冷痛、宫寒不孕。湿注下焦，故带下量多清稀。

"伤湿又兼寒，名曰寒湿。"（《时病论》）寒为阴邪，有寒凉、凝滞、收引之性。寒凉易伤阳气，易阻滞气血，亦可导致腠理、经络、筋脉收缩拘急。湿亦为阴邪，有重浊、黏滞、趋下的特点。湿邪亦损阳气，阻遏气机，易于侵袭阴位，且导致病程缠绵难愈合。"血以温升为性"，其"性温和而辛散""实则直升，虚则遏陷，升则流畅，陷则凝瘀"（清·黄元御《四圣心源》）。寒湿凝滞，则血不得温升，从而凝瘀，导致疾病发生。

在门诊，盆腔炎性疾病后遗症患者多有久居潮湿之所的病史，往往具有腰腹欠温、怕冷（下肢尤甚）、手足冰冷等症状，经期常伴有痛经，得温痛减，带下清冷。此均为一派寒象。故郭老认为"寒湿"为本病的重要致病环节，寒湿阻滞，血瘀乃生。予温阳化湿的治法，往往可收到不错的疗效。

郭老在对盆腔炎性疾病后遗症的认识中着重强调瘀血、阳气不足、寒湿凝滞，三者从疾病发生的根本到关键环节相互影响、相互促进，共同导致了疾病的发生。郭老从患者的临床症状、病史的观察询问中总结出以上观点，结合了当代女性的生活习性所导致的生理病理特点和疾病的基本病因、病机特点，在临床的应用中，在此基础上结合患者的具体情况为疾病的诊治提供准确信息。

（二）辨证施治方法和诊疗技术

根据盆腔炎性疾病后遗症的病因、病机特点，将其分为湿热瘀结、寒湿瘀结、气滞血瘀、痰湿瘀阻四种证型。由急性盆腔炎发展成为慢性盆腔炎的早期，余热未尽，湿热气血搏结于下焦；素体阳气不足，失于温煦，水湿不化，寒湿内结，或寒湿之邪侵袭，邪气、寒、湿瘀搏结；抑或情志不遂，气滞郁结，气滞则血不行，气血凝滞于冲任胞脉；湿浊内阻于胞宫冲任，日久则痰浊内生，痰湿阻碍气血运行，气血阻则瘀血内生，与痰湿搏结；由此，冲任胞宫被阻，局部气血不通则疼痛；胞宫被阻，气血不得充盈，则月经失调、不孕。郭老根据多年临床经验，认为在盆腔炎性疾病后遗症的患者中，患者并不完全符合某一证型，多为寒热、虚实夹杂，临床当辨识，在辨清主证的基础上适当加减，并在用药中随时不忘顾护脾胃。

1. 辨证施治（分型）

（1）湿热瘀结

主症： 少腹、小腹疼痛，腰骶酸痛，经行加重，带盛色黄。

次症： 带下秽臭或经行发热，或月经失调，或少腹灼痛。

舌脉： 舌质正常，苔薄黄，或薄腻，脉弦滑。

治法： 清热利湿、活血化瘀。

方剂： 银翘红藤汤（《妇科疾病中医诊疗》）。金银花15g、连翘15g、红藤15g、三棱9g、莪术9g、黄芩10g、生薏米20g、牡丹皮12g、片姜黄9g、狗脊12g、赤芍12g、川楝子9g。

（2）寒湿瘀结

主症： 少腹冷痛，腰骶坠痛，遇寒加重，经行痛增，带下量多、色白质稀。

次症： 经行延迟或经行前后阴道不时滴滴下血，或久不孕育，或性交痛，性欲淡漠。

舌脉： 舌质淡、苔薄白，脉沉细弦。

治法： 温经活血、除湿止带。

方剂： 温经化瘀汤（《妇科疾病中医诊疗》）。桂枝9g、三棱9g、莪术9g、细辛3g、赤芍12g、牡丹皮12g、昆布12g、水蛭3g、没药6g、茯苓15g、牛膝9g。

（3）气滞血瘀

主症：少腹胀痛，腰酸坠胀，带下量多、色白，经前乳房、腰胁胀痛，少腹胀痛。心烦易怒，久不孕育。

次症：月经失调，或经闭不行，或痛经甚，经血血块多。

舌脉：舌质暗、苔薄白，脉弦或弦涩。

治法：疏肝理气、活血化瘀。

方剂：调肝宁坤汤（《妇科疾病中医诊疗》）。醋柴胡9g、枳壳9g、槟榔9g、三棱9g、莪术9g、桃仁9g、红花9g、鬼箭羽9g、穿山甲（代）6g、白术12g、茯苓15g。

（4）痰湿瘀阻

主症：形体肥胖，带下量多、色白、黏稠，月经量少。

次症：或有闭经不止，腰腹疼痛，经行加重。妇科检查可见盆腔炎性包块并有压痛，或有输卵管阻塞，经期便溏。

舌脉：舌质淡，苔白滑或白腻，脉细滑。

治法：燥湿化痰、行气活血。

方剂：化瘀通痹汤（《妇科疾病中医诊疗》）。苍术9g、白术12g、贝母9g、茯苓15g、海浮石15g、昆布12g、赤芍12g、穿山甲（代）6g、皂角刺9g、牡丹皮12g、水蛭3g、牛膝9g。

2. 特色诊疗

盆腔炎性疾病后遗症的治疗并非几剂药即愈，因此，除口服药物外，为了顾护脾胃以及促进身体恢复，除了辨证施方，郭老根据盆腔炎性疾病后遗症的疾病特点，在临床上强调使用"化瘀宁坤液"保留灌肠、"宁坤散"外敷以及针灸治疗，将口服与外治法联合使用，以减轻患者的痛苦，并尽量缩短疗程，以减轻对脾胃的损伤。

（1）中药保留灌肠：所谓保留灌肠，即为将熬好的中药通过一次性灌肠器，将药液自肛门注入直肠并在直肠中停留，从而发挥药效。按照郭老临床上对患者的要求，保留的时间越长越好，能够过夜为佳。常用化瘀宁坤液药物，组成：水蛭、附子、桂枝、三棱、莪术、赤芍、牡丹皮、没药、昆布、槟榔、败酱草、虎杖、红藤等。

（2）中药热敷：中药热敷是中医外治法中较为常用的方法，使用范围广泛，用于多种疾病，多用于外科疾病。郭老将中药热敷应用在盆腔炎性疾病后遗症的治疗上，常用宁坤散。组成：透骨草、三棱、莪术、赤芍、牡丹皮、昆布、红藤、水蛭、桂枝及皂角刺。热敷的部位以脐中神阙穴为主。

（3）针灸治疗：郭老在临床上根据患者的病情，亦会在口服中药的基础上予以针灸治疗，多以中极、关元、气海、维胞为主穴，配上肾俞、上髎、中髎、次髎等。对于寒湿瘀结者，配以灸法，选穴以气海、关元等。根据患者的具体情况可予隔姜灸、隔盐灸或隔附子灸。

（4）中药离子导入：除外中药热敷，亦可将宁坤散利用中药离子导入仪进行导入治疗。中药离子导入疗法是对中药热敷法的改善。通过将直流电施加于涂有药液的电极板上，使药物离子透入人体穴位或患部，从而获得药物导入与穴位刺激的双重治疗效应。药物经仪器导入，可使局部穴位具有温热感，加速药物吸收，且仪器操作简单，对于盆腔炎性疾病后遗症的长期治疗很有帮助。刘英杰通过予 32 例盆腔炎性疾病后遗症患者中药离子导入仪治疗，临床治愈 13 例，显效 10 例，好转 6 例。

（三）用药特点

根据对盆腔炎性疾病后遗症病因、病机的认识，郭老在盆腔炎性疾病后遗症的治疗中在顾本的基础上常用活血化瘀、温经通络并加以清热除湿等药物。

1．活血化瘀

活血化瘀药多味辛温，辛能行血，温而促血畅行。郭老在盆腔炎性疾病后遗症的治疗中多用活血化瘀药，常用药物有三棱、莪术、水蛭等破血消癥药，以针对盆腔炎性疾病后遗症所造成的血瘀重症及癥瘕。

三棱味苦平，主行气行血，为血中气药（《雷公炮制药性论》）。李时珍认为其"能破气散结"；莪术，辛、微温，入足厥阴肝经，可破滞攻坚、化结行瘀（《玉楸药解》）。张锡纯在《医学衷中参西录》中论到三棱、莪术："性皆微温，为化瘀血之要药。以治男子痃癖，女子癥瘕，月闭不通，性非猛烈而建功甚速""性近和平，而以治女子瘀血，虽坚如铁石，亦能徐徐消除"。两药均为破血消癥之要药，为郭老在临床中常用的活血化瘀药，能够消癥结、去瘀血。

水蛭，味咸，平，主逐恶血，瘀血月闭。破血瘀，积聚，无子，利水道（《神农本草经》）。张锡纯论到水蛭："善入血分""善破血""但破瘀血而不伤新血""善破冲任中之瘀""专入血分"，可以认为水蛭是破血逐瘀但不伤血的要药。

盆腔炎性疾病后遗症患者多病程日久，患者在使用此类药物时，必不忘加以补药辅佐，使瘀血去时有新血生，亦有不伤其气血之用。

2．温经通络

针对寒凝血瘀所导致的经脉阻滞、疼痛等，郭老常用附子、桂枝等温经通络药，外用或内服，根据患者的具体情况选择。

附子，辛、热、有毒，有回阳救逆、散寒止痛、补火助阳、散寒止痛的作用，为阳中之阳。李中梓在《雷公炮制药性解》中论到附子"为阳中之阳，其性浮而不沉，其用走而不息"。朱震亨认为附子"走而不守"（《丹溪心法》）。汪昂在《本草备药》论及附子"其用走而不守，通行十二经，无所不至"。叶天士论及附子化瘀消癥之功"癥坚积聚血瘕者，凡物阳则轻松，阴则坚实，坚者皆寒凝而血滞之症也；附子热可软坚，辛可散结，温可行滞也"，认为附子之散结止痛消癥等功用均归功于其大辛大热之性。郭老在盆腔炎性疾病后遗症中使用附子，取其辛散、走而不守之性，在助阳的同时达活血化瘀、消癥止痛之功。

桂枝，味辛温，有发汗解表、温经通阳的功效。黄元御在《长沙药解》中论到桂枝："走经络而达营郁""舒筋脉之急挛""极止痛楚，通经络而开痹塞，甚去湿寒"。郭老在盆腔炎性疾病后遗症的治疗中使用桂枝温经通阳、通络止痛。

在具体的使用中，当注意附子的剂量与使用方法。

3．清热除湿

盆腔炎性疾病后遗症由急性盆腔炎发展而来，余热未尽，湿热气血搏结，因此在盆腔炎性疾病后遗症的治疗中，配以清热祛湿药亦是必须。常用的有赤芍、牡丹皮、败酱草、虎杖等。

赤芍、牡丹皮、败酱草、红藤均有清热凉血、祛瘀止痛之功。虎杖清热利湿、解毒、活血定痛。陶弘景在《本草经集注》中记载虎杖"主通利月水，破留血癥结"。郭老以虎杖清热祛湿、活血止通，收效甚佳。

郭志强、刘英杰收集 298 例盆腔炎性疾病后遗症患者，并予温经、活血、化瘀、散结治疗，通过监测治疗后盆腔血流变化、全血黏度、血浆黏度、红细胞聚集指数及红细胞刚性指数。结果显示，此治法能够改善盆腔炎性疾病后遗症患者的盆腔血流，改善血液流变，提高供氧，并促进炎症吸收。

盆腔炎性疾病后遗症患者常见输卵管阻塞，这也往往是引起不孕症的重要因素。郭志强教授团队对盆腔炎性疾病后遗症引起输卵管阻塞的 50 例患者进行温经活血、通阳散结治疗。结果显示对于输卵管通畅度其治愈率为 9.89%，总有效率为 40.66%。由于盆腔炎性疾病后遗症会造成盆腔内组织的粘连、缺血缺氧，故卵巢功能亦会受到影响。通过改善盆腔血供，对于卵巢功能亦有所改善。

（四）典型病例

—— 病例 1 ——

患者，女，44岁，2008年12月11日初诊。

主诉：间断下腹疼痛9年余，未避孕未孕8年。

病史：患者9年前人工流产后出现下腹间断疼痛，月经量减少，行经时间缩短，月经周期延长。外院诊断为"慢性盆腔炎""子宫颈炎"，具体治疗不详。患者下腹痛不减，并逐渐出现下肢肿胀、少尿。刻下症：下腹偶有疼痛，腹胀，身体发沉，下肢水肿，纳眠可，尿少，带下一般。

既往史：9年前人工流产一次。有子宫肌瘤病史，发现时间不详。

婚育史：末次月经12月5日×3天。27岁结婚，初潮15岁，G_2P_1，9年前人工流产一次。自人工流产后月经由7/30天变为3/30~45天，经量减少，未避孕未孕8年。

辅助检查：2008年11月17日B超：子宫4.2 cm×5.2 cm×3.9 cm，肌层不均，宫底外突结节约2.6 cm×2.2 cm×2.2 cm，宫颈前唇结节2.0 cm×2.0 cm×1.8 cm，子宫内膜厚0.6 cm。

2008年11月11日市妇产医院内诊：双侧附件增厚，压痛（++）。

中医四诊：面白，下肢水肿，舌淡，齿痕深，脉缓。

中医诊断：盆腔炎性疾病后遗症。

辨证：痰湿瘀阻。

治法：燥湿化痰、行气活血。

处方：桂枝茯苓丸加减。桂枝10 g、桃仁12 g、三棱15 g、莪术15 g、当归15 g、赤芍15 g、牡丹皮15 g、水蛭10 g、益母草15 g、昆布15 g、没药10 g、鳖甲12 g、夏枯草10 g、连翘15 g、生黄芪15 g、川牛膝15 g。28付，水煎服，分2次服。

二诊 2009年1月22日。患者传真诉：服前方5天后诸症均减轻，腹胀、身体发沉均消失，停药4天后症状复现。处方：12月11日方加白术20 g。28付，水煎服，分2次服。

三诊 2009年2月26日。末次月经2月22日×4天，量多2天，色鲜红，血块少，月经畅。尿量较前增多，下肢水肿较前减轻。带下一般，性交痛。脉缓，舌淡，齿痕深。处方：12月11日方去夏枯草，加白术20 g、茯苓15 g。28付，水煎服，分2次服。

按语：患者流产后胞门未闭，正气未复，感受外邪，与冲任气血相搏结，阻滞气血，导致瘀血内结于冲任胞脉，缠绵难愈，发展为盆腔炎性疾病后遗症。冲任胞宫被阻，气血不得充盈，则月经失调。"血不利则为水"，气血瘀阻，致津液运行障碍，蓄积成水，泛溢肌肤而成水肿。《金匮要略》云："经水前断，后病水，名曰血分，此病难治。"治疗以通经为主，佐以利水。郭老认为"女子阴常不足，阳亦常虚"是当代女子常见的病理生理特点，瘀血、水湿停聚，耗伤阳气，而瘀血、水湿停聚日久，亦在局部郁而化热，形成寒热并存、虚实夹杂的病理特点，故用药上以活血化瘀为主，温经通阳为辅，佐以清热散结、益气利水。该患者病程日久，耗伤气血，大量活血化瘀药亦有害血之嫌，故佐以黄芪，使祛瘀而不伤正。生黄芪亦有利水散湿之效，一药多用。

二诊时诉服上药 5 天后诸症均减轻，腹胀、身体发沉消失，停药 4 天后症状复现。病强而药少则复发，前方服 1 个月已有效果，瘀血日久，缠绵难愈，故继用前方活血通经。水湿痰浊既是气血瘀阻产生的病理产物，也可作为病理因素损伤阳气。白术味苦、性甘温，有通阳健脾、燥湿利水之效。此处加用白术，一可健脾固本，脾为后天之本，气血生化有源，旧血去，新血有原料化生，祛邪扶正；二可通阳利水，逐皮间水湿，温经复阳，外症水病则消。

三诊时月经量增多，尿量增多，下肢水肿减轻，表示瘀血内结之症好转。夏枯草味辛、苦、性寒，可散结泻热。现患者瘀血内结之症好转，则去掉该药，防止过用苦寒辛散之药而伤阳。盆腔炎性疾病后遗症患者常病程日久，缠绵难愈，故加白术、茯苓，补而不留瘀，扶正不助邪。

—— **病例2** ——

患者，女，24 岁，婚龄 2 年，2013 年 7 月 4 日初诊。

主诉：未避孕未孕 2 年。

现病史：患者平素月经规律，13 岁月经初潮，周期 30 天，经期 7 天，量中，色鲜红，无血块，经前乳房不胀，经行第一天有少腹痛。大便成形，次数较平时增多。排卵期可见透明拉丝白带。近 2 年未避孕，婚后性生活正常，至今未孕。平素喜冷饮。末次月经 2013 年 6 月 19 日，7 天净，量中、色鲜红，无血块。经行第 1 天少腹疼痛，自觉寒凉，热敷后好转。刻下症：小腹及腰部自觉发凉，怕冷，纳眠可，大便日一行，质软偏稀，小便较频，带下量较多，色白清稀。脉象沉细，舌淡、苔白滑，边有齿痕。

辅助检查：2013 年 6 月 29 日输卵管造影示左侧输卵管迂曲团绕，通而不畅；右侧输卵管团绕，通而不畅。监测卵泡发育不良：0.8～0.9 cm 后消失。查体：乳晕周围无长毛，溢乳（−），溢液（−），乳腺发育一般，腹中线无长毛。妇科检查：子宫后倾，细长、偏小，右侧附件增厚、压痛（＋），左侧附件增厚、压痛（＋＋），牵拉痛（＋＋＋）。

婚育史：G_0P_0。

中医诊断：全不产，盆腔炎性疾病后遗症。

辨证：寒湿瘀结。

治法：温里散寒、健脾祛湿。

处方：①两固汤加减：熟地黄 15 g、枸杞子 15 g、菟丝子 15 g、覆盆子 12 g、山药 15 g、当归 15 g、川续断 20 g、淫羊藿 10 g、锁阳 10 g、怀牛膝 15 g、巴戟天 10 g、炒杜仲 12 g、紫石英 15 g、炒白术 20 g、党参 20 g、补骨脂 15 g、阿胶（烊化）10 g、炙黄芪 20 g。14 付，水煎服，日一剂，月经来潮停服。

②养血调经汤加减：党参 15 g、莪术 15 g、丹参 15 g、益母草 15 g、当归 15 g、赤芍 15 g、川芎 10 g、熟地黄 15 g、泽兰 12 g、川牛膝 15 g、肉桂 10 g、炙黄芪 25 g、桃仁 12 g、红花 12 g、白术 20 g、小茴香 10 g、三棱 12 g、刘寄奴 15 g。3 付，水煎服，日一剂，经期 1～3 天服。

③育胞汤加减：菟丝子 15 g、女贞子 15 g、枸杞子 15 g、当归 15 g、熟地黄 15 g、黄精 15 g、党参 15 g、益母草 15 g、川续断 20 g、怀牛膝 15 g、紫河车 10 g、仙灵脾 12 g、川芎 10 g、川椒 10 g、紫石英 15 g、炙黄芪 25 g、黑附子 10 g。12 付，水煎服，日一剂，见透明拉丝白带停服。

④促排卵汤加减：菟丝子 15 g、当归 15 g、丹参 25 g、枸杞子 15 g、川续断 20 g、羌活 10 g、益母草 15 g、党参 15 g、怀牛膝 15 g、肉桂 10 g、仙灵脾 12 g、川芎 12 g、月季花 12 g、炙黄芪 25 g、川椒 10 g。4 付，水煎服，日一剂，见透明拉丝白带起服。

⑤化瘀宁坤液 25 瓶：菟丝子 15 g、当归 15 g、丹参 25 g、枸杞子 15 g、川续断 20 g、羌活 10 g、益母草 15 g、党参 15 g、怀牛膝 15 g，保留灌肠。

嘱患者测量基础体温及女性激素六项。

二诊 2013 年 9 月 10 日。月经未行，基础体温呈单相，近见透明白带，未见拉丝，余参前。脉沉细，舌淡、苔白，边有齿痕。2013 年 8 月 26 日 B 超见子宫

5.0 cm×3.5 cm×4.6 cm，质均，子宫内膜厚 1.0 cm，左侧卵巢 2.6 cm×2.1 cm，右侧卵巢 2.7 cm×1.9 cm。

处方：先予③方加肉桂 10 g，生白术改为炒白术 30 g，12 付，水煎服，日一剂，见透明拉丝白带停服。再予④方加川椒 10 g，4 付，水煎服，日一剂，见透明拉丝白带起服。再予①方加阿胶（烊化）10 g，14 付，水煎服，日一剂，月经来潮停服。再予②方改白术 25 g，3 付，水煎服，日一剂，经期 1~3 天服。外用灌肠改以下方药：三棱 15 g、莪术 15 g、桃仁 12 g、没药 10 g、赤芍 15 g、牡丹皮 15 g、红藤 20 g、败酱草 20 g、虎杖 15 g、大黄 10 g、昆布 15 g、水蛭 10 g、䗪虫 15 g、黑附子 10 g、桂枝 10 g、连翘 15 g、路路通 10 g。14 付。

三诊 2013 年 11 月 12 日。末次月经 2013 年 9 月 25 日，经行 4 天，量偏少，鲜红，无块，乳不胀。第一天小腹疼痛较前明显好转，自觉不凉，便溏，小便调，带下量正常，昨日见拉丝白带。2013 年 11 月 10 日 B 超见子宫 4.3 cm×3.1 cm×3.6 cm，质均，子宫内膜厚 0.5 cm，右侧卵巢 2.9 cm×1.9 cm，内可见较大无回声，1.7 cm×1.2 cm，左侧卵巢 3.4 cm ×1.6 cm。脉弦滑，舌红、苔薄白。妇科检查：外阴（−），阴道（−），宫颈光滑，子宫后倾，稍小、质软，活动度欠佳，双侧附件触诊不满意，骶韧带增粗、触痛（−）。

处方：继予③方去紫石英，加黑附子 10 g，20 付，水煎服，日一剂，后予④方加川椒 10 g，水煎服，日一剂，见透明拉丝白带起服，后予①方加阿胶（烊化）10 g、炙黄芪 20 g，14 付，水煎服，日一剂，月经来潮停服，后予②方加刘寄奴 15 g，3 付，水煎服，日一剂，经期 1~3 天服。予⑤化瘀宁坤液保留灌肠。

按语：患者初诊时以婚后经久不孕为主诉，同时伴有经期小腹疼痛，结合妇科检查情况，符合中医全不产及盆腔炎性疾病后遗症的诊断。患者平素喜食寒凉之品，日久伤及脾胃阳气，脾胃运化水湿功能失调，日久寒湿潴留体内。寒湿为阴邪，易于趋下而伤及胞脉。血为寒湿所凝，冲任阻滞，血行不畅，故下腹冷痛或刺痛，腰骶冷痛；冲任阻滞，带脉失约，故带下量多；寒湿伤阳，气血不畅，故形寒肢冷，大便溏泄，婚久不孕。舌质淡暗、苔白、脉沉细均为寒湿瘀滞之象。故诊为寒湿瘀结证，治以温里散寒、健脾祛湿，辅以调补冲任，运用郭氏序贯疗法调节肾—天癸—冲任—胞宫轴，使其恢复正常功能，并在此基础上加入大量温肾阳药物，温肾水以暖脾土，调整脾胃功能，恢复其转输能力，使寒湿散除，气血运化流畅，瘀结自去。

二诊患者仍诉症状未见明显好转，此为病重药轻之故，患者病程日久，非一时之功可完全去除，故加大温里散寒药物剂量，同时恐日久成瘀，故灌肠大量使用活血化瘀药物，使局部气血畅行。

三诊患者自诉经期小腹冷痛明显减轻，带下量已回归正常，同时 B 超检查示优势卵泡，较初诊时疼痛明显好转，触痛结节也减少，故嘱托患者继用序贯疗法调理冲任气血，二诊灌肠时使用大剂量活血化瘀药物已经基本达到目的，继续使用恐伤气血，但盆腔炎病程缠绵，易于复发，故嘱患者灌肠药物改回化瘀宁坤药液维持治疗。

── **病例 3** ──

患者，女，32 岁，婚龄 4 年，2013 年 4 月 18 日初诊。

主诉：结婚 4 年，未避孕未孕 3 年。

病史：患者有盆腔炎性疾病后遗症病史 3 年余。末次月经 2013 年 3 月 23 日，量、色同前，前次月经 2013 年 2 月 26 日，量、色同前。刻下症：下腹隐痛，腰酸，带下量偏少，色白，无异味，晨起尿频，尿色可，大便 4～5 日一行，初干后软，纳眠可，手脚、腰腹怕冷。脉沉细，舌一般。平素月经规律，初潮 15 岁，2～3/28 天，量少，鲜红，有夹膜，经前乳房胀，腰酸，痛经（＋），可忍，小腹怕冷，大便偏稀，经期手脚心偶有灼热。平素带下少、干涩。

辅助检查：2013 年 4 月 1 日行输卵管造影术，示宫腔小，右侧输卵管未显示，左侧输卵管上举、迂曲，远端积液，通而不畅，造影剂如珠样溢出。

婚育史：G_1P_0。

中医诊断：断绪。

辨证：寒凝血瘀证。

治法：滋肾养肝、暖宫祛瘀。

处方：①两固汤加减：熟地黄 15 g、枸杞子 15 g、菟丝子 15 g、覆盆子 12 g、山药 15 g、当归 15 g、川续断 20 g、淫羊藿 10 g、锁阳 10 g、怀牛膝 15 g、巴戟天 10 g、紫石英 15 g、炒杜仲 12 g、党参 20 g、阿胶 10 g、生白术 25 g、肉苁蓉 15 g、炙黄芪 25 g、补骨脂 15 g。14 付，日一剂，经行停。

②养血调经汤加减：党参 15 g、莪术 15 g、丹参 15 g、益母草 15 g、当归 15 g、赤芍 15 g、川芎 10 g、熟地黄 15 g、泽兰 12 g、川牛膝 15 g、肉桂 10 g、炙黄芪 25 g、桃仁 12 g、红花 12 g、生白术 25 g、小茴香 10 g。3 付，日一剂，经期 1～3 天服。

③育胞汤加减：菟丝子 15 g、女贞子 15 g、枸杞子 15 g、当归 15 g、熟地黄

15 g、黄精 15 g、党参 15 g、益母草 15 g、川续断 20 g、怀牛膝 15 g、紫河车 10 g、仙灵脾 10 g、川芎 10 g、生白术 25 g、肉苁蓉 15 g、阿胶 10 g、炙黄芪 25 g、紫石英 15 g。13 付，日一剂，基础体温升高停。

④化瘀宁坤液加减：三棱 15 g、莪术 15 g、桃仁 12 g、赤芍 15 g、红藤 25 g、牡丹皮 15 g、没药 10 g、水蛭 10 g、虎杖 15 g、大黄 10 g、昆布 15 g、败酱草 20 g、桂枝 10 g、连翘 10 g。14 付，保留灌肠，经行停，基础体温升高超过 14 天停。嘱测基础体温、性激素六项及做 B 超检查。

二诊 2013 年 5 月 30 日。末次月经 2013 年 5 月 21 日 ×2 天，量较平素减少 1/2，无血块及痛经，行经前乳头稍痒，基础体温呈单相，行经时腹凉，大便较前转佳，1 次/日，变软，阴道干涩减轻，舌淡，微有齿痕，苔薄白，脉细滑。2013 年 4 月 25 日做 B 超检查，子宫 5.2 cm×4.7 cm×3.8 cm，子宫内膜 0.4 cm，宫颈可见多个无回声，较大者 0.4 cm×0.4 cm，右侧卵巢 3.1 cm×1.5 cm，左侧卵巢 3.3 cm×1.8 cm。4 月 22 日（月经第 3 天）性激素检查：346.8 mIU/L，FSH 7.5 mIU/ml，LH 7.9 mIU/ml，E_2 74.6 nmol/L，T 0.29 nmol/L，P 0.8 nmol/L。

处方：方一：4 月 18 日③方加川椒 10 g，13 付；方二：再予以促排卵汤加减，菟丝子 15 g、当归 15 g、丹参 25 g、枸杞子 15 g、川续断 20 g、羌活 10 g、益母草 15 g、党参 15 g、怀牛膝 15 g、肉桂 10 g、仙灵脾 12 g、炙黄芪 25 g、月季花 12 g、川芎 12 g，4 付；方三：4 月 18 日①方加肉桂 10 g，改炒白术 25 g；方四：4 月 18 日②方改炒白术 25 g；方五：继续用化瘀宁坤液。14 付，保留灌肠，经行停。

三诊 2013 年 7 月 4 日。末次月经 6 月 15 日，5 天净，量偏少，鲜红，有血块，无夹膜，便软或稀，乳头痛，腰腹无苦，溲调，带下一般。舌淡、苔滑，脉滑略弦，眼干涩。基础体温呈双相，高温期欠佳，腰腹凉，现基础体温升高 8 天，乳房不胀。内诊：外阴（-），阴道（-），宫颈充血，子宫左偏，正常大小，不规律，活动度欠佳，左侧附件增厚、粘连，牵拉痛（+），右侧稍厚，骶韧带增粗，触痛（+）。处方：方一，4 月 18 日①方去肉苁蓉，改炒白术 25 g，加肉桂 10 g，14 付，经行停；方二，4 月 18 日②方改炒白术 25 g，加刘寄奴 15 g；方三，4 月 18 日③方去肉苁蓉，加川椒 10 g，14 付；方四，5 月 30 日②方 4 付；方五，继续用化瘀宁坤液。

四诊 2013 年 7 月 18 日。末次月经 6 月 15 日，7 月 17 日查 P 140.20 mmol/L，β-hCG 4956，现乳胀，小腹坠、隐痛，腰部无不适，带下增多、透明，脉细滑。处方：菟丝子20 g、炒川续断20 g、山药15 g、桑寄生20 g、炙黄芪25 g、党参20 g、炒白芍20 g、炙甘草10 g、当归身12 g、阿胶10 g、苎麻根12 g、炒杜仲12 g、白术25 g、枸杞15 g、山药12 g。14付。

按语： 患者初诊之时，G_1P_0，近3年未避孕未孕，有盆腔炎性疾病后遗症病史3年余。2013年4月1日行输卵管造影术，示宫腔小，右侧输卵管未显示，左侧输卵管上举、迂曲，远端积液，通而不畅，造影剂如珠样溢出。三诊时妇科检查提示宫颈充血，子宫左偏，正常大小，活动度欠佳，左侧附件增厚、粘连，牵拉痛（＋），右侧稍厚，骶韧带增粗，触痛（＋）。平时觉下腹隐痛、腰酸、轻微痛经，符合继发性不孕症、盆腔炎性疾病后遗症的诊断。结合舌脉，中医诊断为断绪（寒凝血瘀证）。根据患者诸多伴症：下腹隐痛、腰酸、带下量偏少。色白，无异味，大便4~5日一行，初干后软，手脚、腰腹怕冷，平素月经量少，夹膜，经前乳房胀，腰酸，轻微痛经，小腹怕冷，大便偏稀，经期手脚心偶有灼热，脉沉细，辨证为寒凝血瘀证，治疗宜滋肾养肝、暖宫祛瘀。予郭氏中药序贯疗法处方用药。患者就诊时正值经后期，先用两固汤加味，温补脾肾、固本调经，可使冲任血海按时充盈，亦可防止经期大量活血化瘀而伤阴耗气，禀阳中求阴，使阴得阳升而泉源不竭之意。至经期予养血调经汤加味以养血活血、暖宫祛瘀。再予育胞汤滋补肝肾、固本培元，促进卵泡生成。并予中药保留灌肠，活血化瘀、温经通络，以改善盆腔炎症。二诊时患者大便较前转佳，1次/日，变软，阴道干涩减轻，提示脾肾之精较前充盛。遵序贯疗法"有序无期"之意，继予中药序贯疗法。患者仍有阳虚之症，育胞汤和两固汤在初诊基础上加入川椒及肉桂以温肾助阳。因患者基础体温呈单相，提示可能未排卵，予促排卵汤加减促阴阳转化。三诊时患者腰腹无苦，基础体温呈双相，高温期欠佳，继用前方，稍作加减。四诊时辅助检查提示早孕，治疗原则以补肾健脾、养血安胎为主，方以寿胎丸合胎元饮加减。

—— 病例4 ——

患者，女，35岁，婚龄7年，2011年2月10日初诊。

主诉： 腹痛反复发作4年余。

病史： 患者既往月经规律，初潮18岁，经期7天，周期28天，G_1P_1，末次妊娠2006年，哺乳4个月。患者4年余前无明显诱因出现腹痛，反复发作至今。末次月经2011年1月20日×7天，量少，色鲜红，大血块多，经期小腹坠胀痛，经前乳胀痛。

刻下症：小腹疼痛剧烈，腰腹坠，食欲不振，偶恶心、口苦，大便1次/天，成形，持续灌肠2年余，尿频、尿短，夜尿2~3次/夜，白带量多，无外阴瘙痒。脉象细缓，舌体胖、边有齿痕，舌质淡。

中医诊断：妇人腹痛。

辨证：痰湿瘀阻证。

治法：燥湿化痰、行气活血。

处方：①人参健脾丸，30丸，早晚各一丸。②毕澄茄120g，分20次，开水浸泡，兑丸药。③化瘀宁坤液加减：熟附子10g、桂枝10g、三棱15g、莪术15g、小茴香10g、水蛭10g、当归15g、赤芍15g、益母草15g、没药10g、川芎10g、虻虫6g、生黄芪15g、连翘15g、桃仁12g、泽兰12g，21剂，浓煎，保留灌肠，日一剂，来月经停。

二诊 2011年3月3日。少腹痛时重，带下一般，腰不痛，末次月经2011年2月15日×10天，经行前后滴沥下血3~4天，多血块、夹膜，便溏。脉弦滑，舌体胖。处方：①熟附子10g、肉桂10g、桃仁12g、当归15g、生蒲黄10g、五灵脂10g、元胡10g、没药10g、益母草15g、小茴香10g、干姜8g、乌药10g、泽兰12g、红藤20g、白术25g，14剂，水煎服，日一剂，早晚分服。②持续保留灌肠。

三诊 2011年3月17日。用药后腰腹痛明显减轻，带下减少，末次月经2011年3月17日，经前乳房未痛，腰腹痛，便溏。脉细缓，舌胖。处方：①养血调经汤加减：莪术15g、丹参15g、益母草15g、当归15g、赤芍15g、川芎10g、熟地黄15g、泽兰12g、川牛膝15g、肉桂10g、炒白术25g、生蒲黄10g、五灵脂10g、小茴香10g，3剂，水煎服，日一剂，早晚分服，经行1~3天服用。②2011年3月3日方加赤芍15g、牡丹皮15g，15剂，水煎服，日一剂，早晚分服，经量多时不用。③持续保留灌肠。

按语：患者腹痛反复发作4年余，初诊时小腹疼痛剧烈，腰腹坠，伴白带量多，考虑盆腔炎性疾病后遗症，中医诊断为妇人腹痛。根据患者伴见证：食欲不振、恶心、口苦、尿频、尿短，结合舌脉，辨证为痰湿瘀阻，治以燥湿化痰、行气活血。初予毕澄茄兑人参健脾丸口服，共奏健脾燥湿、理气和胃之效。除外口服药物，予化瘀宁坤液加减保留灌肠以温通经脉、活血化瘀，让药液直达病所，促进病灶局部的气血运行。二诊时患者症状较前有所好转，舌、脉提示患者脾胃渐和、痰湿渐消，治以温补脾肾、固本调经为主，兼以行气、利水、清热、健脾为辅，标本兼治。熟附子、肉桂、小茴香、干姜补火助阳、温中散寒；桃仁、当归、生蒲黄、五灵脂、元胡、没药、益母草、乌药、泽兰、红藤活血化瘀、行气止痛；白术益气健脾、燥湿利水。继续予中药保留灌肠。三诊时患者症状明显缓解，就诊时正值经行期，先用养血调经汤加减养血活血调经，至经后期继续予3月3日方加赤芍、牡丹皮，以加强活血养血之效。郭老认为盆腔炎性疾病后遗症的基本病机以脾肾阳气不足为本，寒凝血瘀为标。阳不化气，痰湿之邪内生；寒瘀阻滞胞脉，气血运行不畅。本例患者所表现出痰湿之象较明显，故治以温阳散寒为主，燥湿化痰、行气活血为辅，通过温补脾肾之阳，达到散寒瘀、祛痰湿之效，中药口服与保留灌肠相结合，标本兼治。

（王必勤　陈怡瑾　黎雅倩　刘依雯　高敏　巫美平）

三、许润三的诊治经验

（一）学术观点

许润三教授认为盆腔炎性疾病后遗症与女子胞宫、胞脉密切相关，主要涉及脏腑为肝、脾、肾。许老认为病邪经阴户侵袭并壅遏于胞宫、胞脉时，势必使胞脉之气血运行受阻，进而瘀滞不通，最终导致"瘀血"的产生，不通则痛。此外，许润三教授认为妇人腹痛虽多为冲任瘀证，但病程日久、反复发作、迁延不愈，多耗伤气血。气血不足，则冲任失于濡养或温煦，不荣则痛；气虚则运血无力，瘀滞难消，余邪难去，病程缠绵不愈。因此，许润三教授认为"不通则痛"和"不荣则痛"是慢性炎性疾病后遗症的关键中医病机。

许润三教授认为痛证虽多为瘀证，但单纯的活血化瘀效果不佳，原因在于慢性炎性疾病后遗症多具有"病程较长、反复发作"的特点，多耗散气血，血行迟滞而致痛。许老认为血属阴，赖气推动，故温药有助于推动血行、消散瘀血，因此，确立"温经活血化瘀"为慢性炎性疾病后遗症的主要治则。同时，许老强调应该遵循中医辨证论治的理论，根据患者病程长短、体质虚实强弱、病邪之寒热盛衰，在温经化瘀血的基础上辨证施治。实证者，从瘀论治，攻中有守，采用理气活血、祛湿化瘀、温经散寒等方法；虚证者，从虚论治，采用补虚行滞、温通化瘀等方法。

慢性炎性疾病后遗症往往病程较长、反复发作、缠绵难愈，多呈现虚实夹杂等复杂情况，治疗时间较长，一般 3 个月为一疗程。许润三教授主张采用综合疗法，多途径给药，即通过辨证确立中药口服处方，同时非经期配合中药灌肠、中药外敷等，外用药物多选择气味俱厚、温经通络之丹参、透骨草、乳香、没药、红花、皂角刺、桂枝等，起到温通散结、活血化瘀之效果。中药外治法的优点是药物局部渗透能够直达病所，又能避免长期口服活血中药对脾胃的损伤。

许润三教授在临床辨证中提出"腹痛拒按属实，喜按属虚"并非尽然的观点。腹痛拒按属实，喜按属虚，此为常理。然而，临床中有很多病例，尽管经血不畅、内有瘀滞，却往往喜按喜温。因揉按可促使瘀血排出，温热可使经血通畅，通则不痛。因此，辨虚实不能一概以喜温喜按定论，应该结合经血排出后腹痛是否减轻来分虚实。此外，素体虚弱、气虚无力血行而血滞作痛者多拒按，此为夹虚夹实证，不可单纯辨为实证而一味攻逐。更有少数患者同时出现喜按又拒按的现象，此常见于两种情况：一种为轻按则缓，重按则痛，多属夹寒夹瘀，寒轻瘀重；另一种为轻按则痛，重按反缓，多属兼瘀兼虚，瘀少虚甚。

慢性炎性疾病后遗症不仅是盆腔和周围组织障碍的表现，也直接导致许多器官的功能障碍，使患者多伴有抑郁、焦虑、食欲不振、逃避行为，严重者多伴有悲观厌世的情绪。许润三教授认为焦虑、抑郁等可以影响疼痛的感受，尤其是焦虑，可以削弱患者对疼痛的耐受性，从而夸大自身的疼痛程度。因此，许老提倡在诊治慢性炎性疾病后遗症患者的过程中，药物联合心理干预整体化治疗是十分必要的，切勿完全跟着患者的自身感受去评估疼痛程度。许老认为慢性炎性疾病后遗症患者多经历了较长时间的临床诊治，辗转多科都不能明确诊断，只能对症处理，导致病程多迁延难愈，使患者的焦虑和疼痛互为因果，造成恶性循环。许老面对慢性炎性疾病后遗症伴有焦虑的患者，常建立心理干预，具体如下：①建立可信赖的医患关系，耐心倾听患者的诉说，从中抓住主要矛盾，对症下药；②劝说患者放松心情，切勿胡思乱想，有意识地培养和增强患者战胜疾病的信心，从而缓解焦虑；③督促患者采取合理的营养，进行适当的体育锻炼和休息；④如果焦虑、抑郁明显，不能缓解，可借助心理科室协助诊疗。

（二）辨证施治和外治法

1．辨证施治

（1）气滞血瘀证

病史：平素多情绪起伏波动明显，容易处于烦躁、激动或低落状态。

病因、病机： 情志因素最易导致气血失调和肝失疏泄。七情内伤，脏器不宣，则肝气郁结，气机不畅，气滞则血瘀，冲任、胞宫脉络不通而致盆腔疼痛。

临床表现： 以下腹胀痛为主；伴有情志抑郁、善太息、易烦躁，两胁胀痛，乳房胀痛，月经不畅，有血块，色暗，或不孕。舌暗红或有瘀点，苔薄白，脉弦细。妇科检查未扪及明显包块。

治法： 理气活血、化瘀止痛。

基本方： 四逆散加味。具体组方：柴胡、枳实、赤芍、生甘草、三棱、莪术、当归、生黄芪等。

方解： 四逆散出自《伤寒论》，由柴胡、枳实、赤芍、甘草组成，用于治疗少阴枢机不利，阳气不得宣达的四肢厥冷证。方中柴胡、枳实疏肝解郁、调达气机，行气而散瘀结；芍药入肝走血分，有活血化瘀之效；甘草能行足厥阴、阳明二经污浊之血，消肿导毒。许润三教授剖析四逆散组成，认为其包括"枳实芍药散"和"芍药甘草汤"两个方剂。前者在《金匮要略》里用于治疗"产后腹痛，烦满不得卧之证"；后者出于《伤寒论》，具有柔肝舒筋、缓解止痛之效。许老根据女性阴常不足而阳常有余的生理特点，以及慢性炎性疾病后遗症"瘀血阻滞冲任胞脉"的主要病机，将四逆散加味用于治疗气滞血瘀型慢性炎性疾病后遗症患者。

（2）湿瘀互结证

病史： 经期、产后摄生不慎，或素体脾胃虚弱，或宫腔、盆腔手术史。

病因、病机： 湿性凝滞，患部重着，病情缠绵。许老认为若机体脾气虚弱，输布津液功能下降，致水湿痰浊在体内蓄积停滞，气血不畅而致盆腔疼痛；若经行、产后，血室正开，余邪未尽，正气未复，湿热之邪内侵，阻滞气血，导致湿热瘀血内结于冲任、胞宫，缠绵日久，亦致盆腔疼痛。

临床表现： 以下腹钝痛为主；伴有下腹坠胀感，带下量多、色黄、质稠，平素嗜吃肥甘厚腻食物。舌淡暗、苔白腻，脉细弱。

治法： 祛湿活血、化瘀止痛。

基本方： 薏苡附子败酱散加味。具体组方：生薏米、附子、败酱草、丹参、当归、三七粉、莪术等。

方解： 薏苡附子败酱散出自《金匮要略》，原治肠内痈脓。方中生薏米利湿排脓，并辅以败酱草逐瘀消肿。附子温经祛湿、散寒止痛。许润三教授古方新用，认为不仅可用于治疗肠痈等外科疾病，只要抓住"湿瘀互结"的病机，随证加减，也可用于治疗女子慢性炎性疾病后遗症。许老临床中常加丹参、当归以养血活血，促瘀消散，三七、莪术以活血止痛；湿邪明显者，则加清利湿热之蒲公英；若痛证明显，则加全蝎、蜈蚣。

若瘀久化热，症见低热起伏，下腹胀痛或坠痛，痛及腰骶，带下量多、色黄，舌质暗，或有瘀斑、瘀点，苔黄腻，脉弦滑。治疗以清热利湿、祛瘀散结为主，可选用许润三教授经验用方"解毒活血汤"加减，常用药物为：连翘10g、葛根10g、桃仁10g、红花10g、赤芍12g、当归10g、柴胡10g、枳壳10g、生甘草6g、生薏米30g、黄柏6g。若有盆腔包块，可加三棱10g、莪术10g以消癥散结。

（3）寒凝血瘀证

病史：平素喜生冷食物，经期、产后感受寒邪，或素体肾阳不足。

病因、病机：寒性收引，主凝滞，易使气血阻滞不通。许老认为若机体阳气虚衰，命火不足，或阴寒之气不散，机体失于温煦而出现血脉收缩、血流迟滞的现象，从而导致盆腔疼痛；同时，若机体感受外寒，寒邪侵入冲任、子宫，血凝瘀滞而致盆腔疼痛。

临床表现：以下腹冷痛为主，得温痛减；伴有面色青白，形寒肢冷，带下量多、色白、清稀，月经后期、量少、色暗，或不孕。舌淡暗、苔白，脉沉紧。妇科检查多可扪及包块。

治法：温经散寒、消癥散结止痛。

基本方：桂枝茯苓丸加味。具体组方：桂枝、茯苓、赤芍、牡丹皮、桃仁、川芎、当归、生黄芪、小茴香、威灵仙等。

方解：桂枝茯苓丸出自《金匮要略·妇人篇》。该方由桂枝、茯苓、牡丹皮、桃仁、赤芍组成，全方以活血化瘀、缓消癥块之效用于妇人瘀阻胞宫证。方中桂枝辛甘而温，温通血脉，以行瘀滞，为君药；桃仁活血化瘀，助桂枝以化瘀消癥，为臣药；牡丹皮、赤芍既可活血以散瘀，又可清退瘀久所化之热；茯苓渗湿祛痰，以助消癥之功，扶助正气。许润三教授认为桂枝性属温燥，方剂偏温，临床中适用于虚寒或感受寒邪者。许老在临床应用中加入当归、川芎以行气活血，生黄芪以扶正气；若寒象明显，加小茴香、黑顺片；若兼有妇科包块（子宫肌瘤、腺肌病、卵巢囊肿），加三棱、莪术以增强活血消癥作用；若腰痛明显，加川续断、狗脊以补肾强腰。

（4）气虚血瘀证

病史：多病程缠绵、反复发作，或存在机体自身正气不足。

病因、病机：盆腔疼痛反复发作，病程日久，则耗伤气血，气虚而无力推动血行，故瘀血内结，不通而痛。

临床表现：以下腹隐痛、腰腹空坠为主，伴有腰膝酸软、疲乏无力、面色㿠白。舌淡暗，或边有瘀点，苔薄白，脉沉细。

治法：益气养血、化瘀止痛。

基本方：黄芪建中汤加味。具体组方：生黄芪、桂枝、白芍、赤芍、饴糖、炙甘草、丹参、生姜、大枣、三棱、莪术等。

方解：黄芪建中汤出自《金匮要略·血痹虚劳病脉证并治》。该方由黄芪、桂枝、白芍、生姜、甘草、大枣、饴糖组成，全方以调和为主，缓急补虚，温通心脉。7味药包括5个方剂，其中桂枝汤调和营卫；黄芪桂枝五物汤益气养血通络，治疗血痹；芍药甘草汤缓解止痛；桂枝甘草汤温通心阳；小建中汤补虚，调和营卫。全方以调和为主、缓急补虚、温通血脉。许润三教授认为临床应用中若无饴糖，可选用蜂蜜替代；治疗虚中夹实慢性炎性疾病后遗症时，常加赤芍以祛瘀行滞止痛，三棱、莪术以行气活血、化瘀止痛。

2. 外治法

（1）中药灌肠：许润三教授根据多年临证经验，总结了针对盆腔炎性疾病后遗症的灌肠处方，分别为：灌肠1号方（具体组成：虎杖、三棱、莪术、皂角刺、蒲公英等），临床应用于湿热症状明显的患者，如下腹钝痛、阴道分泌物多、舌苔黄腻等；灌肠2号方（具体组成：艾叶、细辛、透骨草、桂枝、威灵仙、三棱、莪术等），临床应用于寒象明显的患者，如下腹冷痛、四肢冰凉及平素怕冷等；灌肠3号方（具体组成：丹参、荔枝核、橘核、川芎、莪术等），临床应用于多有结节或包块的患者，如子宫腺肌病及子宫内膜异位症患者。

（2）中药热敷：许润三教授总结了针对盆腔炎性疾病后遗症的外敷方，具体组成：三棱、莪术、透骨草、桂枝、苏木、乳香、没药、败酱草、当归、赤芍等。

（3）中药足浴：足浴疗法是通过水的温热作用，借助药液熏洗，使药物分子透过皮肤微循环进入血液循环，可疏通腠理、透达筋骨，从而改善血液循环，起到治疗作用。许润三教授总结了针对盆腔炎性疾病后遗症的中药足浴方，具体组成为：红花、花椒、当归、艾叶、细辛、透骨草和桂枝等。

（4）中药离子导入：许润三教授总结了针对盆腔炎性疾病后遗症的中药离子导入方，具体组成：肉桂、丁香、透骨草、皂角刺、细辛等。

（三）用药特点

许润三教授选方首推仲景方，方剂组成多短小精悍，反对用药一味攻逐；强调攻中有守、行必兼固之意，恐活血药过度耗伤气血。现将常用经方和常用药物归纳如下：

1．妇科经方新用

许润三教授临床诊疗盆腔炎性疾病后遗症患者多选用经方，除频次较高的桂枝茯苓丸、四逆散、薏苡附子败酱散、黄芪建中汤之外，还有许多其他方剂的随证应用，具体如下：

（1）理中汤：理中汤出自《伤寒论》，由人参、干姜、炙甘草、白术组成。全方共4味药，以温中祛寒、补气健脾之效治疗中焦虚寒、自利不渴、呕吐腹痛、不欲饮食等。方中以干姜为君，温中焦脾胃而祛里寒；人参大补元气，为臣药；白术健脾燥湿，炙甘草益气和中，共为佐使。许润三教授常将此方应用于妇人腹痛而脾胃虚寒的患者。许老认为若脾胃运化失职，则会影响药物的吸收，不能取得良好的治疗效果。因此，如果慢性炎性疾病后遗症患者诉自觉腹部寒凉，同时伴有疼痛，则先以"理中汤"温胃散寒，振奋脾胃功能。常在原方基础上加桂枝、威灵仙以温经通络，当归、香附以养血调气。

（2）当归芍药散：当归芍药散出自《金匮要略》，由当归、白芍、茯苓、白术、泽泻、川芎组成。全方共6味药，以养血调肝、健脾利湿之效治疗妇人妊娠或经期肝脾两虚、腹中拘急、绵绵作痛者。方中重用白芍，以养血柔肝、缓急止痛，为君药。川芎活血祛瘀，泽泻利水渗湿。两药合用，助君药疏血郁、利水邪，共为臣药。当归养血活血，助白芍补血，以调肝血不足，助川芎以治瘀血阻络。白术、茯苓益气健脾，加强渗湿之效。许润三教授常将此方用于妇人腹痛绵绵而脾胃湿阻的患者。许老认为此方利水渗湿效果好。如果慢性炎性疾病后遗症患者诉小腹疼痛程度轻，多为绵绵隐痛，同时自觉纳食欠佳、小便不利、甚则下肢有水肿，则选用"当归芍药散"调和肝脾而利湿。若带下清稀，量多，常在原方基础上加泽兰以利水；若气郁胁胀，则加柴胡、枳实以疏肝理气。

（3）补阳还五汤：补阳还五汤出自《医林改错》，由生黄芪、当归尾、赤芍、地龙、红花、川芎、桃仁组成，全方共7味药，以补气、活血、通络之效，治疗半身不遂、口角歪斜的中风后遗症。本方重用生黄芪，以补脾气之气，气旺促血行，祛瘀而不伤正，为君药；配以当归尾活血养血，为臣药；川芎、赤芍、桃仁、红花助当归尾祛瘀，地龙通经活络，均为使药。许润三教授认为此方重用生黄芪，可用于正气亏虚、瘀血阻络之妇科痛证。临证中若患者久病体虚，痛证依旧明显者，可选用补阳还五汤。同时，许老认为此方治疗女性腹股沟处疼痛效果明显。常在原方基础上加血肉有情走窜之品，如蜈蚣、水蛭、土鳖虫等，合地龙以入络搜邪、通经活络。

（4）温经汤：温经汤出自《金匮要略》，由吴茱萸、当归、赤芍、川芎、人参、桂枝、阿胶、牡丹皮、生姜、甘草、半夏、麦冬组成。全方以温经散寒、祛瘀养血之效治疗漏下不止、月经不调、少腹里急、腹满等。方中吴茱萸、桂枝温经散寒、通利血脉，为君药；当归、川芎、赤芍活血化瘀、养血调经，牡丹皮祛瘀通经，共为臣药；阿胶、麦冬养阴润燥而退虚热，人参、甘草益气健脾，半夏通降胃气而散结，生姜温胃，共为佐药。许润三教授认为此方为温经散寒和养血祛瘀并用，使血得温则行，血行则瘀消，故临床中常用于冲任虚寒、瘀血阻滞的妇人腹痛。若疼痛严重，加莪术、三七粉以增强活血散结止痛之效。

（5）七厘散（外用）：七厘散出自《良方集腋》，由血竭、麝香、冰片、乳香、没药、红花、朱砂、儿茶组成。全方以活血散瘀、止痛止血之效治疗跌打损伤、筋断骨折之瘀血肿痛，是外敷、内服的伤科常用药物。许润三教授取其祛瘀止痛之效，用于妇人腹痛。若患者诉阴道疼痛，可将七厘散粉末涂于阴道内，效果明显；若患者诉盆腔疼痛，可以此方用于灌肠，起到局部治疗的效果。

2. 常用药物特点

（1）多用温药及苦辛甘之品：血得温则行，温性药物具有温通作用，即通利血脉、消除瘀滞。同时，不少药物如黄芪、白术、当归等温甘之品具有温补作用，可扶正气而祛邪。总结许老的临床处方，我们发现药物多以苦、辛为主。辛味能散、能行，苦味能降、能泄。两者同用，具有辛开苦降、散结通利之效，气行血畅，通而不痛。

①黄芪：许老认为生黄芪在补气同时具有行滞之效，在大队活血化瘀消癥药中加生黄芪补气行滞，以减轻久用药物而耗伤气血的副作用。常规药量为 30～50 g。

②当归：明代李中梓谓其能引诸血各归其所经，故名"当归"。许老认为当归既能活血，又可养血。多与生黄芪相配伍。许老认为二药合用，养血活血，最宜于血虚夹瘀证。常规剂量为 6～10 g。若患者有腹痛，多属气滞血瘀，则与制香附相伍，一可活血化瘀，二可行气活血，有相辅相成之妙。

（2）多用活血药和补虚药：从功效角度分析，许老在处方用药中多选用活血化瘀之品，常见药物包括赤芍、三七、丹参、三棱、莪术、桃仁、川芎等，同时还有一些温通血脉之品，如桂枝、威灵仙、续断等，从而体现治疗慢性炎性疾病后遗症时对"温通"和"化瘀"的重视。同时，处方中一些补益类药物也是高频出现，如黄芪、甘草、白术具有益气之效；丹参、白芍、当归具有养血之功；茯苓可健脾，续断可温补肝肾、通利经脉。活血药和补虚药同用，体现了许老"攻中有守"的用药思路。

①三七粉：有活血化瘀、止血止痛、消除粘连的功效。许老常配用三七粉治疗瘀血

内阻的各种痛证。常规剂量为 3~6 g 冲服。

②丹参：许老遵循"一味丹参散，功同四物汤"之说，认为丹参能祛瘀生新而不伤正，故常用于瘀滞腹痛。又因丹参性偏寒凉，故对血热瘀滞者更宜。常规剂量为 30 g。

③三棱、莪术：两者既入血分，又入为气分，均属破血消癥药，多相须为用。许老常以两者用于气滞血瘀所致痛证，常规剂量为三棱 15 g、莪术 30 g。许老认为三棱碍胃，若患者脾胃功能不好，则单用莪术。

④桂枝、威灵仙：桂枝辛散温通，具有温通经脉、散寒止痛之效；威灵仙辛散走窜，具有宣通经络止痛之功。许老常将两药作为药对，用于临床中盆腔痛伴有盆腔粘连的患者，常规剂量为桂枝 15 g、威灵仙 30 g。

（3）善用虫类药物：许润三教授认为虫类药物有善钻能通的特性，故临床中针对有组织粘连、瘢痕形成的慢性炎性疾病后遗症患者，多选用具有破血消癥、通络散结的虫类药物，如水蛭、穿山甲、蜈蚣、土鳖虫、全蝎等。但有些虫类药具有一定的毒性，所以用量不宜过大，用时不宜过长。许老运用虫类药一般连用不超过 3 周，停用 1 周后可复用。如果长期服用，要定期（每半年）检查肝、肾功能。

①穿山甲：常与路路通相须，两者均为疏通之要药。穿山甲通络疏滞，专能行散，并可引诸药入血脉，达病所；路路通能通十二经，有行气活血通络之效。两药配伍，共奏祛瘀血、通经络的作用。许老认为两药的疏通效果极佳，多用于瘀滞明显者，常规剂量为穿山甲 10 g、路路通 30 g。

②水蛭：本品咸苦入血，破血逐瘀能力强。许老取其逐瘀之效，临床中多用于兼有癥瘕积聚者，常规剂量为 6~10 g。

③全蝎、蜈蚣：两者均有散结、通络、止痛之功效。许老认为两药配伍有协同增效作用，故临床中用于盆腔疼痛程度明显者，常规剂量全蝎 10 g、蜈蚣 5 条。

（4）不拒药物毒性：许老临床用药强调稳、准、狠，一些有毒性的药物也常应用于慢性炎性疾病后遗症患者，如马钱子、蛇床子等。马钱子有大毒，具有散结消肿、通络止痛的功效。许老针对下腹剧痛且难缓解的患者，常加服马钱子 0.3 g 冲服，但考虑其毒性，不宜久服，多以 3~5 天为一个疗程。蛇床子有消毒作用，具有杀虫止痒、燥湿祛风、温肾壮阳的功效。许老取其杀虫、燥湿之效。若临证中患者阴道分泌物多，阴道炎反复发作，多加服蛇床子 3~9 g。

（四）典型病例

—— 病例 1 ——

患者，女，29 岁，2018 年 9 月 27 日初诊。

主诉：下腹痛伴腰骶酸痛 2 年，加重 2 个月。

现病史：患者 2 年前行人工流产术，术后出现小腹疼痛，为隐痛，带下量多色黄，有异味。阴式 B 超提示盆腔积液范围为 3.0 cm×1.8 cm。当地医院诊为"盆腔炎"，予康妇消炎栓、妇乐片治疗，症状稍缓解，但仍有间断性下腹痛发作。半年前患者受寒后腹痛加重，4 次 / 日，得温痛减，伴有四肢冰凉，带下量多、质清稀。现为进一步治疗于门诊求诊。刻下症：小腹冷痛，拒按，连及腰骶部，纳眠可、小便调，大便偏干。舌暗苔薄，脉沉细。

既往史：否认高血压、糖尿病等家族遗传病病史，否认手术史，否认药物过敏史。

婚育史：12 岁初潮，月经 7/24～26 天，经量少、色红，有少量血块，伴有经前小腹痛，可耐受，无须用止痛药物。末次月经 2018 年 9 月 15 日。G_1P_0，人工流产 1 次，未避孕未怀孕 1 年半，配偶精液常规正常，现有生育要求。

辅助检查：妇科检查示外阴、阴道无异常；宫颈光滑，无抬举痛；子宫前位，活动可，轻压痛；双侧附件触及增厚，均有压痛；清洁度 Ⅱ 度，未见滴虫或念珠菌，BV（－）。

西医诊断：盆腔炎性疾病后遗症——慢性盆腔痛、继发性不孕症。

中医诊断：妇人腹痛（寒凝血瘀证）、断绪（寒凝血瘀证）。

治则：温经散寒、化瘀止痛。

处方：桂枝茯苓丸加味。

具体方药：桂枝 10 g、茯苓 20 g、丹参 30 g、桃仁 10 g、赤芍 10 g、生黄芪 30 g、川续断 30 g、三七粉 4 g、蒲公英 30 g、三棱 15 g、莪术 30 g。共 14 剂，水煎服，早晚温服。

【二诊】2018 年 10 月 12 日，口服中药 2 周。患者下腹胀痛有缓解，劳累后加重，发作频次减少，白带不多，纳眠可、二便调，舌暗，脉沉细，末次月经 2018 年 10 月 9 日，周期 24 天，经量少、色红，有少量血块，轻度痛经。许老认为患者白带量减少，提示湿邪已除，但腹痛仍持续，考虑其病程迁延，故加强活血之力。前方去蒲公英，加水蛭 10 g。共 14 剂。

三诊 2018 年 10 月 26 日。患者下腹胀痛缓解明显，伴有腰骶部酸痛，白带不多，纳眠可，二便调。许老认为患者腹痛已缓解，仍有腰酸，故前方去水蛭、三棱破血耗气之品，加桑寄生 15 g，菟丝子 30 g 以补肾填精。共 14 剂。

四诊 2019 年 11 月 10 日。患者治疗 6 周后，腹痛基本痊愈，现有生育要求。激素六项：E_2 163.11 pg/ml，FSH 5.02 mIU/ml，LH 1.59 mIU/ml。患者既往月经提前，考虑现有生育要求，故中药方调整如下：柴胡 10 g、当归 10 g、川芎 10 g、山茱萸 10 g、紫河车 10 g、丹参 30 g、三七粉 3 g、鸡血藤 30 g、莪术 30 g、益母草 20 g。继服 14 剂。经量较前增多，月经周期 28 天。后连续服用 2 个月，患者怀孕。

按语：患者病起于人工流产后，冲任气血受损，运行无力，导致瘀血阻滞胞宫，不通则痛，故而出现下腹痛反复发作。又因感寒，寒邪入侵而加重病情反复，伴有四肢冰冷、带下清冷和量多等寒象，故而采用温经散寒、化瘀止痛之桂枝茯苓丸加三棱、莪术等破血药，佐以生黄芪益气，药物与症状相互对应，故腹痛渐平。腹痛缓解后，加用菟丝子、桑寄生等补肾填精。患者有生育要求，故腹痛痊愈后改用补肾、调冲任之许老经验方——"调冲方"，用药 2 个月后得孕而果。

---- **病例2** ----

患者，女，41 岁，2019 年 6 月 14 日初诊。

主诉：右下腹胀痛 1 年余，未避孕未孕 1 年。

现病史：患者 1 年前无明显诱因出现下腹痛，右侧明显，活动后加重，外院诊断为"盆腔炎"，予妇科千金片、桂枝茯苓丸治疗，效果不佳，遂于门诊就诊。刻下症：右下腹隐痛，伴有酸胀不适，劳累或情绪波动后加重；白带量多、色黄、无异味；平素情绪波动明显，易焦虑，纳可，多梦，二便调，舌淡、苔薄白，脉弦细。

既往史：否认高血压、糖尿病等家族遗传病史，否认手术史，否认药物过敏史。

婚育史：14 岁月经初潮，6/30～35 天，经量中、色红，有少量血块，末次月经 2019 年 5 月 24 日，伴有经前乳房胀痛。G_3P_2，人工流产 1 次，顺产 2 子。现欲要三胎。

辅助检查：2019 年 6 月 10 日盆腔彩超示子宫及双侧附件均无异常。妇科检查示外阴、阴道无异常，宫颈轻度糜烂，子宫及双侧附件均未触及增厚和压痛。清洁度Ⅱ度，未见滴虫或念珠菌。

　　西医诊断：盆腔炎性疾病后遗症——慢性盆腔痛。

　　中医诊断：妇人腹痛（气滞血瘀证）。

　　治则：理气活血、化瘀通络。

　　处方：四逆散加味。

　　具体方药：柴胡 10 g、枳实 10 g、赤芍 10 g、生甘草 10 g、丹参 30 g、三七粉 3 g、三棱 10 g、莪术 30 g、生黄芪 30 g。共 14 剂，早晚温服。

二诊 2019 年 6 月 28 日。服药后下腹痛缓解，近 1 周出现下腹两侧牵扯样痛，有坠胀感，纳眠可，二便调，舌淡、苔薄白，脉细。许老认为患者下腹牵扯样痛提示盆腔有粘连，故加大通络力量，前方加西红花 3 g、桂枝 30 g、威灵仙 15 g、路路通 10 g。共 14 剂，早晚温服。

三诊 2019 年 7 月 12 日。服药后下腹痛缓解明显，两侧腹股沟处牵扯样痛仍存在，情绪焦虑，纳眠可、二便调，舌淡、苔薄白，脉细。许老认为患者下腹正中疼痛已缓解，现病位在双侧腹股沟处，故改方"补阳还五汤加减"。具体方药：赤芍 20 g、当归尾 20 g、川芎 20 g、桃仁 10 g、西红花 3 g、生黄芪 30 g、地龙 10 g、莪术 30 g、生麻黄 10 g。共 14 剂，早晚温服。

四诊 2019 年 8 月 2 日。腹痛、双侧腹股沟处牵扯样痛均缓解，未诉其他不适。许老认为效不更方，故继服前方 1 个月，同时嘱其注意休息、调畅情志。

五诊 2019 年 9 月 5 日。腹痛未反复，痊愈。后期随访，患者 AMH 及性激素水平改善，备孕中。

　　按语：患者主因"下腹胀痛 1 年"就诊，中医诊断为妇人腹痛。患者病起于劳累、情绪波动后，肝失疏泄、气血失调，从而导致气血运行受阻，蓄血留瘀，气滞血瘀于冲任，不通则痛。患者下腹胀痛、平素焦虑、舌质暗、脉弦均为气滞血瘀之象，而瘀血日久亦会损伤气血。纵观脉症，病位在冲任胞脉，病性为实，中医辨证为气滞血瘀症，故治疗拟用理气活血、化瘀通络之四逆散加味。其中，三棱、莪术为破血之品，丹参、三七增加活血之效，佐以生黄芪扶正益气。腹痛缓解后，患者牵扯感明显，许老认为仍有盆腔粘连，故原方加临床常用通络对药"桂枝—威灵仙"以活血通经络。治疗 2 个周期后，腹痛无，仍诉"腹股沟处有牵扯样胀痛"，故根据病位选择补阳还五汤治疗，2 周期后痊愈。许老认为妇人腹痛，若病位在"腹股沟"处，一般首选"补阳还五汤"作为主方，效果显著。

—— 病例 3 ——

李某，27 岁，2019 年 3 月 6 日初诊。

主诉：下腹痛 2 年。

现病史：患者 2 年前无诱因出现下腹部疼痛，坠胀感明显，连及腰骶部。外院盆腔彩超提示"子宫腺肌病、巧囊可能"，予散结镇痛、定坤丹中成药口服，效果欠佳，遂于门诊就诊。刻下症：下腹坠痛，连及腰骶部，有腰酸，纳眠可，大便偏干，舌暗苔薄，脉沉细。

既往史：否认高血压、糖尿病等家族遗传病病史，否认手术史，否认药物过敏史。

婚育史：13 岁月经初潮，4/26～28 天，经量偏少，色淡红，有血块，伴痛经明显，严重时口服止痛片。末次月经 2019 年 2 月 25 日，今为月经周期第 10 天。G_0P_0，未婚，有性生活史。

辅助检查：盆腔彩超示子宫大小 5 cm×6 cm×6 cm，子宫肌层回声不均，可见点线状强回声；左侧卵巢可见一不均回声，大小 3.8 cm×4.0 cm，内有细密光点；右侧卵巢未见异常。

西医诊断：子宫腺肌病致慢性炎性疾病后遗症、巧克力卵巢囊肿致慢性炎性疾病后遗症。

中医诊断：妇人腹痛（肾虚血瘀证）、经行腹痛（肾虚血瘀证）。

治则：化瘀止痛，佐以补肾益气。

处方：经验用方"内异煎"。

具体方药：水蛭 10 g、三七粉 3 g、急性子 10 g、泽兰 10 g、生黄芪 30 g、黄柏 10 g、莪术 30 g。共 7 剂，早晚温服。

二诊 2019 年 3 月 14 日。下腹痛仍持续发作，劳累后有加重。前方加入全蝎 10 g、蜈蚣 5 条以散结镇痛，夏枯草 10 g、生牡蛎 25 g、贝母 10 g 以软坚散结。共 14 剂，早晚温服。

三诊 2019 年 4 月 1 日。服药后腹痛明显缓解，基本无发作。但痛经仍明显，经期第 1—3 天严重，伴有恶心。许老认为患者平素腹痛已缓解，现为周期性经期腹痛，故治疗需分阶段用药，即非经期软坚散结、化瘀消癥，经前期及经期化瘀止痛。非经期处方：玄参 10 g、贝母 10 g、生牡蛎 25 g、三棱 30 g、莪术 15 g、海藻 10 g、昆布 10 g、夏枯草 10 g、鸡内金 10 g。经前 1 周及经期处方：水蛭 10 g、三七粉 3 g、急性子 10 g、泽兰 10 g、生黄芪 30 g、黄柏 10 g、当归 10 g。连续服用 3 个月经周期。

四诊 2019 年 7 月 22 日。患者腹痛及痛经明显缓解，现痛经可耐受。

按语：许老治疗此类患者虽以活血化瘀法贯穿始终，但活血不忘扶正，根据患者的年龄、体质、症状、异位位置等，因人而异、选方用药，避免一味攻伐所带来的副作用。患者病起于子宫腺肌病和巧克力囊肿，主因"下腹及腰骶部酸痛"就诊，中医诊断为妇人腹痛。根据舌脉、月经特点，中医辨证为肾虚血瘀证，故以活血止痛、佐以补肾益气之经验用方"内异煎"，同时加入镇痛效果明显之全蝎、蜈蚣，软坚散结之夏枯草、生牡蛎、贝母。腹痛缓解后，采用分周期巩固治疗。许老认为针对病程较长、体质偏弱患者，若一直攻逐，难以使结节吸收消散，反易耗伤气血，故非经期以软坚散结为主，以消瘰丸为主方软化结节；月经前期和经期以活血化瘀止痛为主。经治疗 3 个周期后，患者症状明显改善。

—— **病例 4** ——

患者，女，35 岁，2018 年 12 月 3 日初诊。

主诉：下腹部间断隐痛 1 年余，计划妊娠。

现病史：患者 1 年前因腹痛、发热于外院行盆腔脓肿手术，术中发现盆腔粘连严重，术后腹痛仍间断发作。患者平素劳累或受凉后腹痛加重，发作频次增加，现反复发作，遂来就诊。刻下症：下腹部隐痛，伴有腰骶酸痛、乏力气短，白带量少、色白，无异味，纳食欠佳，眠可，小便调、大便偏溏。舌淡暗、苔薄白，脉沉细。

既往史：否认高血压、糖尿病等家族遗传病病史；2017 年做过腹腔镜下盆腔脓肿术＋盆腔粘连松解术；否认药物过敏史。

婚育史：13 岁月经初潮，7/28 天，经量偏少，色淡红，有少量血块，末次月经 2018 年 11 月 24 日，伴有经前腰酸明显。G_1P_1，剖宫产 1 女，备孕中。

辅助检查：2018 年 12 月 3 日盆腔彩超示子宫及双侧附件均无异常。妇科检查：外阴、阴道无异常，宫颈轻度糜烂，双侧附件可触及增厚。清洁度Ⅱ度，未见滴虫或念珠菌，细菌（－）。

西医诊断：盆腔粘连致慢性炎性疾病后遗症。

中医诊断：妇人腹痛（气虚血瘀证）。

治则：益气活血、化瘀止痛。

处方：黄芪建中汤加减。

具体方药：生黄芪 30 g、桂枝 30 g、白芍 30 g、赤芍 30 g、丹参 30 g、炙甘草 10 g、生姜 3 片、大枣 20 g、三七粉 3 g、威灵仙 15 g、莪术 30 g。共 14 剂，早晚温服。

二诊 2018 年 12 月 20 日。患者月经来潮，末次月经 2018 年 12 月 20 日，经量偏少，经前 3 天腰酸、乏力明显。服药 14 剂后下腹痛有缓解，仍有气短乏力，大便偏稀，2~3 次/日。许老认为患者病程缠绵，耗散气血，故气虚证明显，强调守正的重要性，故前方去破血耗气之莪术，加通络之路路通 15 g；考虑患者目前处于经期，加养血活血之当归 10 g；纳差、大便溏，仍有脾虚证，故加炒白术 30 g，生黄芪改为 50 g。共 14 剂，早晚温服。

三诊 2019 年 1 月 5 日。服药 28 剂后下腹痛较前明显改善，活动时自觉有牵扯感，无明显气短乏力。近日因工作紧张而压力大，余无不适。许老认为患者腹痛已改善，说明方药对症，仍继续以黄芪建中汤为基础方，前方加一味香附 10 g 解郁。活动时有牵扯感，说明盆腔粘连严重，增加中药灌肠方协助治疗，具体方药：三棱 20 g、莪术 20 g、皂角刺 30 g、细辛 3 g、透骨草 30 g、赤芍 30 g、蒲公英 30 g。每晚临睡前灌肠 200 ml，保留至次日凌晨。灌肠药的药渣可用来热敷下腹部 30 分钟。口服中药及灌肠中药各 14 剂。

四诊 2019 年 1 月 20 日。下腹痛偶在劳累后发作，较前明显缓解，精力充沛，纳可，大便成形，无其他不适。许老认为患者病程较长，效不更方，继续口服中药和中药灌肠巩固治疗 2 个月经周期。

2019 年 4 月电话随访，盆腔疼痛痊愈，无复发。

按语：患者病起于盆腔脓肿术后，主因"下腹部间断隐痛 1 年"就诊，中医诊断为妇人腹痛。患者下腹痛间断发作，持续 1 年，病程较长，久病则耗伤气血；同时伴有腰骶酸痛、乏力气短等不适，结合舌脉，中医辨证为气虚血瘀证。考虑患者正气已虚，虽仍有瘀阻胞宫，但此时不宜攻邪，故予黄芪建中汤加威灵仙、当归、路路通、三七粉以益气活血、和中止痛。同时，考虑患者盆腔粘连明显，加用中药灌肠以增加通络力量。治疗 2 周期后，患者身体逐渐复原，面色红润，下腹痛发作明显减少，不影响正常生活。开始备孕。

—— 病例 5 ——

患者，女，32 岁，2019 年 2 月 15 日初诊。

主诉：下腹坠痛1年，加重10天。

现病史：患者2018年3月行人工流产，术后出现右下腹痛，查盆腔彩超提示盆腔积液，妇科检查有子宫压痛，诊断为盆腔炎，予左氧氟沙星静脉点滴5天、口服妇乐片1周，后下腹痛有缓解，仍反复发作，可耐受。10天前无诱因下腹痛加重，为坠痛，伴有阴道分泌物多、色黄，有异味，自觉腹部有灼热感，纳食欠佳，眠可，大便偏黏，小便调，舌质偏暗、苔黄腻，脉细弱。

既往史：否认高血压、糖尿病等家族遗传病病史，否认手术史，否认药物过敏史。

月经及婚育史：12岁月经初潮，7/35天，经量中、色暗红，有血块，末次月经2019年1月30日。G_1P_0，人工流产1次，备孕中。

辅助检查：2019年2月6日盆腔彩超示子宫及双侧附件均无异常，盆腔积液最大深度2.5 cm。妇科检查：外阴、阴道无异常，宫颈光滑，右侧附件可触及增厚，有轻压痛。清洁度Ⅱ度，未见滴虫、念珠菌，细菌（－）。

西医诊断：盆腔炎性疾病后遗症——慢性盆腔疼痛。

中医诊断：妇人腹痛（湿瘀互结证）。

治则：祛湿活血、化瘀止痛。

处方：薏苡附子败酱散加味。

具体方药：生薏米50 g、黑顺片10 g、败酱草30 g、当归10 g、丹参30 g、三七粉3 g、全蝎10 g、蜈蚣5条。共7剂，早晚温服。

二诊 2019年3月5日。下腹痛程度缓解，阴道分泌物偏多、色黄，有异味，晨起口干口苦，余未诉不适。许老观其面色晦暗，现有腹痛，白带量无减少，考虑湿热蕴结明显，故用龙胆泻肝汤以清利肝胆湿热，具体处方：龙胆草6 g、栀子5 g、黄芩10 g、柴胡10 g、生地黄30 g、车前子10 g、泽泻10 g、黄柏10 g、鱼腥草30 g。共10剂，早晚温服。

三诊 2019年3月12日。患者诉腹痛明显缓解，偶有发作，阴道分泌物正常，纳眠可，二便调。许老认为湿热之邪已去，但下腹痛反复发作1年余，故予巩固治疗，取当归芍药散以养血调肝、健脾利湿。具体处方：当归10 g、白芍15 g、茯苓25 g、炒白术25 g、泽泻20 g、川芎10 g、益母草10 g。共14剂，早晚温服。

四诊 2019年3月31日。患者未诉特殊不适，继服前方，之后下腹痛无复发。

按语：患者起因人工流产后，主因"下腹坠痛1年，加重10天"就诊，中医诊断为妇人腹痛。患者人工流产术后，血室正开，湿热之邪内侵，阻滞气血，导致湿热瘀血内结于冲任、胞宫，不通则痛。患者除下腹坠痛外，伴有白带色黄、量多，腹部灼热感。结合舌脉，中医辨证为湿热互结证，故先加强清热利湿之效，选用薏苡附子败酱散加味治疗，方中加全蝎、蜈蚣以化瘀止痛。1周后，患者腹痛缓解，仍有口干口苦、白带量多。许老考虑为肝胆湿热蕴结，故改用龙胆泻肝汤以清利湿热。2周后，腹痛明显缓解，考虑患者病情反复、病程较长，故以养血调肝、健脾利湿之当归芍药散巩固治疗。四个周期后，患者痊愈，无特殊不适。继续备孕。

（五）传承要点

1．从瘀论治慢性炎性疾病后遗症

许润三教授认为慢性炎性疾病后遗症的关键病机是"瘀血阻滞冲任胞宫胞脉"，故提出"温经活血化瘀"为治疗法则。同时，许老强调应该遵循中医辨证论治的理论，根据患者病程长短、体质虚实强弱、病邪之寒热盛衰，在温经化瘀血基础上辨证施治。

2．方证结合，善用经方治疗慢性炎性疾病后遗症

根据多年临床经验，许润三教授认为慢性盆腔痛主要分为四个证型，分别为寒凝血瘀证、气滞血瘀证、湿瘀互结证和气虚血瘀证。根据患者的临床表现，选方用药不同：若患者以下腹冷痛为主，伴有四肢冰冷等寒象，许老多选用桂枝茯苓丸加味以温经散寒、化瘀止痛；若患者以下腹胀痛为主，伴有情绪波动明显、乳房胀痛等气滞症状，许老多选用四逆散加味，以理气活血、化瘀止痛；若患者以下腹坠痛、钝痛为主，伴有灼热感、白带色黄、量多等湿热症状，许老多选用薏苡附子败酱散加味，以清利湿热、化瘀止痛；若患者病程较长，以下腹隐痛为主，伴有气短乏力、腰酸明显等气虚症状，许老多以黄芪建中汤加味以益气养血、化瘀止痛。

3．药物配伍以活血和补虚药为主

许润三教授在治疗慢性盆腔痛时强调攻中有守、行必兼固之意，恐活血药过度耗伤气血，故在增加化瘀通络力量的同时，多佐以扶正益气之品。即选用三棱、莪术、水蛭等加强活血力量的同时，勿忘加当归、白芍等以养血，黄芪以益气。

（六）疗效评价的系统研究或临床基础研究

1．基于数据挖掘系统，总结许润三教授临证中针对子宫内膜异位症和盆腔炎所致慢性盆腔痛的用药规律

（1）子宫内膜异位症相关的慢性炎性疾病后遗症：采用回顾性研究方法，收集2010年1月至2018年4月就诊于中日友好医院中医妇科许润三教授门诊患者的病历处方，采用中医传承辅助平台录入数据。结果发现，许老临床中以温性药居多，比例占53.7%，五味方面前三位为苦、甘、辛味，使用的高频药物为当归、三七粉、生黄芪、赤芍、莪术和水蛭。通过药物梳理，发现许老以补益、活血化瘀、消癥散结为治法，用药以补益和活血化瘀并重，善用血肉之品和虫类药物，最高频的药物组合为生黄芪和三七粉。

（2）盆腔炎性疾病后遗症相关的慢性炎性疾病后遗症：采用回顾性研究，收集了2014年1月1日至2017年12月31日在中日友好医院中医妇科病房住院并经许润三教授诊治的住院患者处方资料274份，采用网络学分析许老治疗盆腔炎性疾病后遗症相关慢性炎性疾病后遗症患者的用药和处方规律。结果发现：许老临床中选用温性（44%）、辛苦药物居多，核心药物为赤芍、三七、黄芪、丹参、莪术、甘草、桂枝、水蛭、茯苓、赤芍、穿山甲、路路通等，使用最多的基础方为温经活血、化瘀止痛的"桂枝茯苓丸"和理气解郁的"四逆散"。通过药物梳理，我们发现许老从"瘀"和"结"角度论治盆腔炎性疾病相关的慢性炎性疾病后遗症，以理气活血、通络逐瘀、兼顾益气补虚为基本治法。

2．许老经验用方"内异煎"相关的临床基础研究

内异煎，又名益坤抑痛平，主要组成为生黄芪30 g、何首乌20 g、急性子10 g、三七粉3 g、水蛭10 g、泽兰10 g、黄柏10 g。①动物实验：以口服枸橼酸他莫昔芬的方法建立小鼠子宫腺肌病模型，采用免疫蛋白印迹法检测各组小鼠子宫内膜中神经生长因子（nerve growth factor，NGF）及其受体P75的表达，结果表明内异煎通过降低NGF受体P75的蛋白表达水平来达到缓解腺肌病疼痛的目的。②临床研究：采用前瞻性随机对照研究，选取2013年7月至2014年12月门诊腺肌病痛经患者68例，随机分为内异煎治疗组和安慰剂对照组，治疗3个月经周期后，观察和比较两组的VAS疼痛评分、中医证候变化等，结果表明内异煎可以改善子宫腺肌病的疼痛程度和持续时间，治疗过程中无不良反应。

（许琳）

四、李东的诊治经验

（一）学术观点

李东教授认为盆腔炎性疾病后遗症的主要病因为湿、热、寒三邪内侵，加上自身正气不足，难以驱邪外出，外邪留滞冲任胞脉，搏结成瘀，阻滞胞脉气血运行，不通则痛；邪恋日久，正气愈虚，故病情顽固，缠绵难愈。本病以湿、瘀、虚为基本病机，以湿热、寒湿、瘀阻为主要表现，为标；以肾气不足、脾虚不运为本。

患者由于多种原因导致湿邪内侵，湿为阴邪，留滞冲任胞脉，或湿郁日久易化热，湿热阻滞胞宫、胞络，气血运行不畅而成瘀滞，湿热瘀血阻滞经络，不通则痛，形成该病；亦有素体阳虚寒盛，寒湿凝滞胞脉，寒凝则血瘀，酿成痛症；患病日久，迁延不愈，失治误治，而成寒热错杂之证。患者久病，迁延难愈，可见烦躁、抑郁等情绪变化，肝主条达、恶抑郁，肝气郁结，疏泄失常，一者影响脾胃运化功能，气血生化乏源，不能荣养胞宫，气虚无以行血，血行不畅而成瘀，脾虚不能运化水湿，导致湿邪留恋；二者气滞则血瘀，更加重体内之瘀结。经云"邪之所凑，其气必虚"，正气不足，毒邪侵袭，正气不能抗邪外出，导致毒邪留而不去，与瘀血相搏结，阻滞冲任胞宫，气血运行不畅而发病。若长期用苦寒清热之剂攻逐祛邪，脾、肾两脏阳气虚损，寒自内生，血得寒则凝，血凝涩不流而成瘀。慢性炎性疾病后遗症患者久病多瘀，多虚实夹杂，病机多为脾肾不足，湿热或寒湿瘀阻，胞脉不通。

（二）辨证施治方法和诊疗技术

1．湿热蕴结

经期、产后血室正开，湿热毒邪内侵，阻滞气机，湿热日久，与瘀血内结，阻滞络脉，不通则痛，发为疼痛，或湿热毒邪下注，久客胞宫、胞脉。胞脉系于肾，腰为肾之府，故痛连腰骶。常见下腹灼热坠痛、腰酸腰痛、白带色黄、黏稠量多、迁延难愈、舌红苔黄腻等症。李东教授常用薏苡红藤败酱散加减治疗。

2．寒湿凝结

素体阳虚，下焦失于温煦，阳不化气，则凝为湿邪，或寒湿内侵，直中脉络、胞中，与瘀血、浊液相搏结，滞于脉络，耗伤阳气，致虚实夹杂；或为急性期过用苦寒清热之品，导致阳虚邪恋而成。临床症见腹痛腰酸、冷痛绵绵、遇寒加重、白带清稀、反复发作、舌淡胖、苔白腻等症。李东教授常选用温经汤加减，或在薏苡红藤败酱散基础上加入温经通络之品进行治疗。

3．湿瘀互结

七情内伤，肝气郁结，或外感湿浊之邪，余毒不清，滞留于冲任胞宫，致使气机不畅，瘀血内停，湿瘀互结，脉络不通而发病。症见久病不愈、腰腹刺痛、夜间加重、白带量多、舌紫暗或有瘀点、瘀斑等症。李东教授常选用桂枝茯苓丸、复元活血汤加减治疗。

（三）用药特点

1．注重补肾健脾扶正

《黄帝内经》有云："正气内存，邪不可干。"在治疗上需注重扶助正气、补肾健脾，通过健脾补肾增强患者的抵抗力，达到驱邪外出、行气活血、祛瘀止痛的目的。治疗中常用白术、茯苓健脾祛湿，川续断、桑寄生、盐杜仲补益肾气，黄芪、当归补气活血，肉桂、附子温肾助阳。

慢性炎性疾病后遗症在治疗中勿忘顾护脾胃，切忌一味攻伐。患者在腹痛反复发作的同时常伴有一系列脾虚的证候，如遇劳则发、带下量多、神疲纳差、舌淡胖、脉沉弱等，此时的病理特征以正已虚而邪未衰、虚实夹杂为主。因此，在治疗中需时时顾护脾胃，避免大量应用清热利湿解毒之品败坏脾胃。

2．兼顾理气化瘀、通络止痛

《丹溪心法》曰："气血冲和，万病不生，一有怫郁，诸病生焉，故人身之病，多生于郁。"调郁之法，重在疏肝理气，因此李东教授临症常重用柴胡疏肝散疏肝解郁、调畅气血。调郁重在宣畅中焦枢机功能，开脏腑郁气，使五脏清气依肝而升，六腑浊气随肺而降。清浊升降正常，则经脉贯通，气血化生。

气机不畅，瘀血内停，脉络不通，或病久入络，必有瘀滞。《灵枢·邪客》曾曰："通其道而去其邪。"瘀滞治疗的根本为疏通络脉，在治疗中需用消瘀通络之品，如蒲黄、五灵脂、延胡索、丹参和王不留行等。瘀阻较重、伴输卵管阻塞者，加用穿山甲、路路通、通草等破瘀通络。

慢性炎性疾病后遗症具有反复发作、经久难愈的特点，应根据其"久病必瘀""久病必虚"的病变特征，在治疗上予以通喻补，通补皆施，切忌一味攻伐。

（四）典型病例

———— 病例 1 ————

患者，女，34岁，已婚，2018年2月27日初诊。

主诉：腹痛、白带量多2年，未避孕未孕2年。

现病史：患者近2年出现小腹痛及白带异常反复发作，曾于当地医院诊断为盆腔炎性疾病后遗症，予对症治疗后仍未愈，其间备孕2年未受孕。刻下症：小腹及腰骶部坠痛，小腹及臀部畏寒，白带量多、质稀、无明显异味，盗汗，纳眠可，小便不畅，大便黏滞，2～3日一行。月经周期规律，经期7天，量少色暗，轻度痛经，末次月经2018年2月12日。舌淡红，苔白厚腻，脉沉细弱。

既往史：乳腺增生。

中医诊断：腹痛病。

辨证：寒湿凝滞证。

西医诊断：盆腔炎性疾病后遗症、慢性盆腔痛。

治法：化湿散寒、温经通络止痛。

处方：薏苡红藤败酱散加减。

具体方药：生薏米30g、红藤20g、败酱草20g、肉桂5g、苍术10g、黄柏6g、怀牛膝15g、砂仁5g^后下、小茴香10g、川楝子10g、延胡索20g、细辛3g、白芍15g、炙甘草6g、香附10g、乌药15g、炒白术15g、荔枝核15g、车前子15g^包煎，7剂。

二诊 2018年4月10日。服药后小腹坠痛减轻，白带量恢复如常，腰腹畏寒缓解，腹胀排气后减轻，足跟畏寒，小便正常，大便黏滞，4～5日一行，末次月经2018年3月12日。舌暗红，苔白腻，脉沉细弱。情绪焦虑较前改善，颜面部油腻较前减轻。前方去炒白术，加生白术30g、枳壳15g、川芎15g、益母草20g，7剂。

按语：本患者以腰腹坠痛、畏寒为主症，气血阻滞不通则腰腹疼痛，阴寒凝滞则腹臀畏寒，遇寒冷加重，月经量少、色暗伴痛经；寒湿内蕴，则白带量多，清稀无味；脾虚湿浊留置于大小肠，则大便黏滞、小便不畅；舌淡红，苔白厚腻，脉沉细弱，为脾虚湿浊内蕴之征。薏苡红藤败酱散化裁于《金匮要略》薏苡附子败酱散，原方主治肠痈。李东教授取其散结消痈、利湿排脓之用，将温热之附子换为红藤。红藤具有清热解毒、活血止痛的作用，配合生薏米、败酱草，共奏清热解毒、活血散结之功。为加强其清热利湿的作用，合入四妙散补肾利湿。因本患者寒湿凝滞，故选用苍术，取其辛温、燥湿健脾的功用。方中加入肉桂、小茴香温阳散寒止痛。细辛散寒止痛，延胡索、川楝子理气止痛，白芍、炙甘草取芍药甘草汤之意，缓急止痛，香附、乌药理气散寒止痛，炒白术健脾燥湿，砂仁温中化湿，荔枝核辛温，行气散结、散寒止痛，车前子祛湿、通利小便。

—— **病例 2** ——

患者，女，25 岁，2019 年 7 月 9 日初诊。

主诉：小腹疼痛反复发作 1 年余。

现病史：患者 1 年前发现异位妊娠，行右侧输卵管切除术，此后出现小腹疼痛，每于劳累后发作，可自行缓解。于当地医院诊断为盆腔炎性疾病后遗症，予金刚藤胶囊口服，略有缓解。刻下症：小腹酸痛，劳累后加重，白带未见异常，纳眠可，大便调。月经周期规律，量中色暗，无痛经，末次月经 2019 年 6 月 16 日。舌紫暗，苔薄白腻，脉沉细弱。

辅助检查：输卵管造影提示左侧输卵管通而不畅。

中医诊断：腹痛病。

辨证：湿瘀互结证。

西医诊断：盆腔炎性疾病后遗症、慢性盆腔痛。

处方：桂枝茯苓丸合薏苡红藤败酱散加减。

具体方药：桂枝 6 g、茯苓 15 g、桃仁 6 g、牡丹皮 10 g、生薏米 30 g、红藤 20 g、益母草 20 g、泽兰叶 15 g、炒王不留行 15 g、香附 10 g、丹参 15 g、醋山甲 3 g、路路通 15 g、连翘 15 g、炒白术 15 g、陈皮 10 g，7 剂。

二诊 2019 年 7 月 19 日。患者服药后腹痛较前减轻，末次月经 2019 年 7 月 15 日，量中色暗，轻度痛经，舌紫暗，苔薄白腻，脉沉细弱。前方去益母草、泽兰，加荔枝核 15 g、土茯苓 15 g。

三诊 2019 年 7 月 30 日。患者服药后腹痛明显缓解，白带未见明显异常，大便正常，舌脉同前。效不更方。此后患者复诊 7 次，腹痛缓解，月经周期规律，月经量、色较前均有改善，开始备孕。

按语：李东教授根据本患者湿热瘀血结聚下焦的特点，选用桂枝茯苓丸合薏苡附子败酱散，其中生薏米性甘淡而寒，能清热利湿、排脓消肿；败酱草辛苦微寒，能泻热解毒、散结排脓；红藤清热解毒、散结消肿，是治疗痈肿之要药；连翘消肿散结、清热解毒；土茯苓消肿清热。诸药合用，共奏清热利湿、消肿排脓之功。桂枝茯苓丸中桂枝温经通阳，茯苓宁心安神、利水渗湿，赤芍清热凉血、活血祛瘀，牡丹皮活血化瘀、清热凉血，桃仁活血祛瘀。诸药合用，共奏活血、化瘀、消癥之功。结合患者输卵管阻塞病史，加用王不留行、路路通活血通络，醋山甲活血破血通经，荔枝核行气散结止痛，改善输卵管水肿阻塞。

—— 病例 3 ——

患者，女，34 岁，已婚，2018 年 6 月 5 日初诊。

主诉：痛经 10 余年，未避孕未孕 4 年。

现病史：患者痛经反复发作，持续 10 余年，于外院诊断为子宫内膜异位症，1 年前行子宫内膜异位症病灶剥除术。刻下症：痛经难忍，小腹连及大腿上段畏寒、绞痛明显，持续 2~3 天，需口服布洛芬缓解疼痛，月经周期 26~30 天，经期 6~7 天，量多色红，有少量血块，纳眠可，大便正常。末次月经 2018 年 6 月 2 日，前次月经 2018 年 5 月 5 日。舌淡胖大，苔白厚腻，脉沉弱。

中医诊断：腹痛病。

辨证：寒湿凝结证。

西医诊断：子宫内膜异位症。

处方：温经汤合桂枝茯苓丸加减。

具体方药：桂枝 6 g、吴茱萸 3 g、川芎 10 g、当归 10 g、赤芍 10 g、牡丹皮 10 g、炮姜 6 g、法半夏 9 g、麦冬 15 g、党参 15 g、阿胶珠 15 g、茯苓 15 g、桃仁 6 g、延胡索 15 g、生薏米 30 g、香附 10 g、蒲公英 20 g、生牡蛎 30 g^{先煎}，14 剂。

二诊 2018 年 6 月 21 日。月经第 20 天，舌脉同前，前方延胡索加量，加川楝子

10 g、细辛 6 g、小茴香 10 g、艾炭 6 g 以温经散寒、通络止痛。

三诊 2018 年 7 月 1 日。末次月经 2018 年 6 月 30 日，患者服药后痛经缓解，疼痛可忍受，未服用布洛芬，疼痛时间及程度均较前减轻，余未诉特殊不适，舌脉同前。前方去川楝子，细辛减至 3 g。

按语：子宫内膜异位症是女性慢性炎性疾病后遗症的主要原因之一。本患者病程较长，症状反复，经行腹痛，遇寒加重，得温痛减，是典型的寒邪致病。寒主收引，故绞痛剧烈，寒邪伤阳，气化不行，水湿内聚，故舌淡胖、苔白腻。寒湿凝聚于内，阻滞胞络，故气血运行不畅，而生瘀血，补肾助孕。

对寒湿凝结型子宫内膜异位症患者，应用温经散寒、通络止痛治法能起到标本同治的效果，血得温则行，血脉得以通畅，经脉舒展，血行则寒散，诸症皆消。温经汤始见于《金匮要略》，方中桂枝通行十二经脉，长于温经散寒。吴茱萸入肝经血脉，长于散寒止痛。二药配伍，可温经散寒、通利血脉。半夏、人参益气健脾和中，以资生化之源。芍药、当归养血活血，芍药亦可缓急止痛。川芎活血行气止痛。牡丹皮活血祛瘀。麦冬养阴清虚热，阿胶补血止血。方中无峻猛破血之品，温清消补并用，但以温经补养为主，共奏温补冲任、化瘀行气、活血通络之功。

（五）传承要点

1. 慢性炎性疾病后遗症的主要病因为湿、热、寒三邪内侵，结合自身正气不足，外邪留滞冲任胞脉，搏结成瘀，阻滞胞脉气血运行，不通则痛。

2. 临床常分湿热蕴结、寒湿凝结、湿瘀互结论治，辨证准确是取效的根本，驱邪扶正兼顾，酌情使用活血通络止痛类草药。

3. 在治疗中需时时顾护脾胃，避免大量应用清热利湿解毒之品败坏脾胃，切忌一味攻伐。

（张浩琳　孙荣妍）

五、北医三院特色诊疗

（一）辨证论治

1. 湿热瘀结证

主症： ①下腹胀痛或刺痛，痛处固定；②腰骶胀痛；③带下量多，色黄质稠或气臭。

次症： ①经期腹痛加重；②经期延长或月经量多；③口腻或纳呆；④小便黄；⑤大便溏而不爽或大便干结。

舌脉： 舌质红或暗红，或见舌边或尖部瘀点或瘀斑，苔黄腻或白腻，脉弦滑或弦数。

以上主症具备 2 项或以上、次症 2 项或以上，结合舌脉，即可辨证为本证。

治法： 清热除湿、化瘀止痛。

方药： 银蒲四逆四妙失笑散加减。银花藤 20 g、蒲公英 15 g、柴胡 10 g、枳壳 15 g、赤芍 15 g、苍术 12 g、黄柏 12 g、生薏米 24 g、川牛膝 15 g、生蒲黄 20 g、炒五灵脂 15 g、延胡索 15 g、炒川楝子 10 g。

2. 寒湿瘀滞证

主症： ①下腹冷痛或刺痛；②腰骶冷痛；③带下量多，色白质稀。

次症： ①经期腹痛加重，得温则减；②月经量少或月经错后；③经色暗或夹血块；④大便溏泄；⑤形寒肢冷。

舌脉： 舌质淡暗或有瘀点，苔白腻，脉沉迟或沉涩。

以上主症具备 2 项或以上、次症 2 项或以上，结合舌脉，即可辨证为本证。

治法： 祛寒除湿、化瘀止痛。

方药： 少腹逐瘀汤合桂枝茯苓丸加减。小茴香 10 g、干姜 10 g、延胡索 15 g、当归 10 g、川芎 15 g、赤芍 15 g、生蒲黄 20 g、五灵脂 15 g、制没药 10 g、桂枝 10 g、茯苓 10 g、牡丹皮 10 g、苍术 15 g。

3. 肾虚血瘀证

主症： ①下腹绵绵作痛或刺痛；②腰骶酸痛；③带下量多，色白、质清稀。

次症： ①遇劳累下腹或腰骶部酸痛加重；②头晕耳鸣；③经量多或少；④经血色暗夹块；⑤夜尿频多。

舌脉： 舌质淡暗或有瘀点、瘀斑，苔白或腻，脉沉涩。

以上主症具备 2 项或以上、次症 2 项或以上，结合舌脉，即可辨证为本证。

治法： 补肾活血、化瘀止痛。

方药： 杜断桑寄失笑散加减。川续断18 g、川牛膝15 g、杜仲15 g、桑寄生15 g、川芎15 g、生蒲黄20 g、五灵脂15 g、大血藤15 g、没药10 g、延胡索20 g、丹参15 g、三棱15 g。

盆腔炎性疾病后遗症作为妇科常见病和多发病，发病人群以性活跃期女性居多。该病病情缠绵反复，经久难愈，导致女性生活质量大幅度下降，影响家庭和谐，使患者蒙受疾病带来的生理痛苦和心理压力。盆腔炎性疾病后遗症的治疗以中药治疗为主，结合针灸与外治疗法。针对不孕症患者，联合辅助生殖技术协助受孕，通过中西医结合的方式进行治疗。针刺是一种广泛用于缓解疼痛的非药物治疗方式，特别是针对慢性疼痛效果显著。北医三院中医科自2021年起设立中医病房，积极收治疼痛反复发作的盆腔炎性疾病后遗症的患者，在李东教授的辨证分型指导下，中药内服联合针灸、中药灌肠、理疗综合治疗，总结出一套具有北医三院中医特色的盆腔炎性疾病后遗症诊疗方案。对于盆腔炎性疾病后遗症伴不孕症的患者，联合本院生殖中心，在缓解炎症及疼痛的基础上，配合辅助生殖技术，帮助数位患者完成生育心愿。

（二）典型病例

患者张某，30岁，婚前数次人流及药流，子宫内膜变薄。婚后夫妻性生活正常，未避孕未孕6年。曾行腹腔镜下输卵管复通术和腹腔镜下双侧输卵管切除术，三次胚胎移植未成功。4个月前行取卵术后出现腹痛，经期加重，诊断为盆腔炎性疾病后遗症、子宫内膜炎。经针药联合治疗半年，清热消炎、补肾养血，月经周期变规律，子宫内膜增厚，子宫内膜容受性及盆腔环境明显改善，于2022年9月14日行胚胎移植术，成功怀孕。

患者张某，30岁，2022年2月25日初诊。

主诉： 下腹坠胀、疼痛4个月余，加重1周。

现病史： 下腹部隐痛伴下坠感，持续数分钟缓解，经期加重，自觉腰酸痛。睡眠一般，饮食正常，大便每日1次，排便不畅，小便正常。舌偏红，苔略黄腻，脉弦滑。

盆腔炎病史： 2021年10月11日于取卵术后出现腹痛，伴发热，T 37.4 ℃，血白细胞、CRP及PCT升高，宫颈举痛明显，子宫及双侧附件区压痛、反跳痛阳性，诊断为"急性盆腔炎"，予抗感染治疗5天后腹痛缓解，血白细胞较前下降，CRP、PCT降至正常，后继续抗感染 1 周，疼痛缓解。此后偶有下腹部坠胀感，持续数分钟缓解。

不孕症病史：G_3P_0，婚前人流 2 次，药流 1 次，婚后不避孕 6 年未孕，性生活正常，2017 年行腹腔镜下输卵管整形术。2020 年因双侧输卵管积水于我院行腹腔镜下双侧输卵管切除术，术中发现为子宫内膜异位症腹膜型。2020 年之前在当地行 IVF-ET 4 次，均未成功。

月经史：初潮 12 岁，7/37～40 天，末次月经 2022 年 2 月 9 日。经量中等，颜色正常。有经期腰酸、轻度乳房胀痛、轻度痛经，无血块。白带的量、色、质、味均正常，偶有外阴轻度瘙痒。

辅助检查：B 超检查示盆腔内可探及游离液体，深约 1.1 cm。

诊断：盆腔炎性疾病后遗症、不孕症。

证型：湿热瘀滞证。

处方：予中药口服＋针灸治疗。柴胡 10 g、枳实 10 g、丹参 30 g、丝瓜络 10 g、土鳖虫 10 g、黄芪 20 g、赤芍 10 g、石见穿 10 g、三七粉 3 g、蜈蚣 3 条、川续断 30 g、制巴戟天 7 g、白花蛇舌草 10 g，14 剂。

（二诊）2022 年 3 月 2 日。舌红胖大，苔黄腻，脉弦数。治疗方案为中药汤剂口服、灌肠、塌渍，以及针刺、红光照射综合治疗。处方：土茯苓 15 g、败酱草 15 g、大血藤 20 g、牡丹皮 10 g、香附 12 g、乌药 10 g、肉桂 5 g、益母草 20 g、泽兰 15 g、蒲公英 20 g、茯神 20 g、怀牛膝 10 g、白芍 10 g、小茴香 10 g、桃仁 6 g、川续断 15 g、甘草 6 g，14 剂。并予灌肠清热活血祛湿止痛（利湿解毒汤），针刺调理冲任。

治疗 10 天后疼痛明显减轻，偶有小腹下坠感，大便通畅。

（三诊）2022 年 3 月 17 日。拟 3 月底移植，巩固清热消炎，同时补肾养血治疗。处方：土茯苓 15 g、败酱草 15 g、大血藤 20 g、牡丹皮 10 g、乌药 10 g、当归 15 g、肉桂 5 g、益母草 20 g、蒲公英 20 g、茯神 20 g、女贞子 15 g、炒白术 15 g、白芍 10 g、小茴香 10 g、川续断 15 g、枸杞子 15 g、通草 5 g、甘草 6 g，14 剂。

后因子宫内膜厚 0.7 cm，放弃移植，无腹痛。此后该患者数次就诊，治疗思路同前。以中药序贯疗法调经、增厚内膜以及改善子宫内膜容受性；配合中药灌肠，在排卵前以清热解毒为主，排卵后以温通活血为主，继续改善盆腔环境；通过针灸调理冲任。

2022 年 7 月 29 日行经，发现经量明显增多，8 月开始降调，并配合中药口服、灌肠及针灸综合治疗。

2022 年 9 月 14 日行解冻体外受精胚胎子宫腔内移植术。

复诊 2022 年 9 月 27 日。IVF-ET 术后 13 天，无不适。舌稍红、苔白，脉弦滑。hCG > 1425.00 mIU/ml。

处方：熟地黄 15 g、酒山萸肉 15 g、生山药 20 g、茯苓 15 g、女贞子 15 g、菟丝子 20 g、川续断 10 g、桑寄生 20 g、黄芪 20 g、炒白芍 15 g、黄芩 10 g、生白术 15 g、杜仲 15 g、炙甘草 6 g、紫苏叶 10 g，14 剂。

2022 年 10 月 11 日，经阴道彩色多普勒超声检查示宫内孕，双胎（双绒毛膜双羊膜囊）。

按语：此患者有数次宫腔及腹腔内操作史，致冲任胞脉、胞络不畅，热邪趁机入侵，热与血搏结于少腹，则平日腹痛。本病病位在胞宫，胞宫、胞脉与肾相通，胞络皆系于肾，胞宫、胞脉需要肾精的濡养，冲任胞宫气血失畅，则阻碍子宫内膜的发育，形成薄型子宫内膜，易致胚胎难以顺利着床，移植前需要"预培其损"，治法以清热消炎、补肾养血并重。经过针药联合治疗半年，患者腹痛明显改善。处方上首诊以四逆散疏肝调脾理气，加丝瓜络、土鳖虫、石见穿、蜈蚣及白花蛇舌草。使药物透达盆腔炎性病灶。二诊、三诊时少腹仍存在湿热瘀血壅滞，治疗着重清热解毒，配合针灸温通活血为主。其间予以灌肠，以改善盆腔环境，酌加少量肉桂温经暖宫，鼓动阳气，促进子宫内膜增长。《景岳全书》指出数堕胎应"预培其损"，因此，该例患者在移植前积极调理盆腔及宫腔环境，并固本调理脾肾，孕后辨证安胎，临床收到了满意的治疗效果。

（李东　孙荣妍　张浩琳　祝雨田）

参考文献

[1] 谢幸，苟文丽. 妇产科学. 8 版 [M]. 北京：人民卫生出版社，2013.

[2] 米兰，刘朝晖. 盆腔炎性疾病后遗症 [J]. 实用妇产科杂志，2013，29（10）：731-733.

[3] 王小云，许英. 中医药治疗盆腔炎性疾病后遗症的特色与临证应用 [C]. // 中华中医药学会. 中华中医药学会第九次全国中医妇科学术大会论文集. 2009：263-266.

[4] 顾灵，许小凤，涂春艳. 从吴门医派络病学说论治盆腔炎性疾病后遗症 [C]. // 中华中医药学会. 中华中医药学会第 15 次全国中医妇科学术年会论文集. 2015：19-21.

[5] 梁学梅，闫颖. 金季玲教授治疗盆腔炎性疾病后遗症临床经验 [C]. // 中华中医药学会. 第十四次全国中医药妇科学术大会暨中医妇科治疗疑难病证经验研讨会论文集. 2014：385-386.

[6] 李军. 郭志强教授治疗盆腔炎性疾病后遗症的经验 [C]. // 中华中医药学会. 第三届岐黄论坛——妇科炎症性疾病中医药防治论坛论文集. 2015：80-83.

[7] 郭志强，刘英杰. 中药离子导入法治疗慢性盆腔炎 32 例 [J]. 北京中医药大学学报，1994（05）：44-45.

[8] 郭志强，刘艳霞. 化瘀宁坤液治疗慢性盆腔炎 298 例的临床研究 [J]. 中国医药学报，1998（6）：3-5.

[9] 李军，郭志强，李录花，等. 温通法治疗输卵管阻塞性不孕症临床研究 [J]. 中国中医药信息杂志，2008（1）：64-65.

[10] 祝洁. 基于数据挖掘许润三、辛茜庭、王清教授治疗子宫腺肌病的用药规律研究 [D]. 北京：北京中医药大学，2019.

[11] 刘柳青. 许润三教授治疗盆腔炎性疾病后遗症慢性盆腔痛用药规律研究 [D]. 北京：北京中医药大学，2018.

[12] 杨舫，王清. 益坤抑痛平颗粒对子宫腺肌病模型小鼠子宫内膜神经生长因子及其受体表达的影响 [J]. 中医杂志，2018，59（1）：66-68.

[13] 杨舫，王清. 益坤抑痛平治疗子宫腺肌病痛经的疗效和安全性评价 [J]. 中日医院学报，2017，31（4）：214-217.

第五章

崩 漏

柴嵩岩的诊治经验

（一）柴嵩岩对崩漏的学术观点

柴嵩岩提出，崩漏的病因、病机可归于"热""虚""瘀"三字。"热"则经血妄行，"虚"则冲任失固，"瘀"则经血离经。

1．热

热有实热和虚热两种。实热型多见于青少年。天癸刚至，肾气未充，血海之满溢调节功能尚未稳定。加之体盛有热，阳气偏旺；或压力过大，肝郁化火；若又喜食辛辣、羊肉、虾米、煎炸等食品，易致热伏冲任，血海不安，迫血妄行。虚热型多见于育龄期妇女。（《景岳全书·妇人规》）载："妇人所重在血……欲察其病，惟以经候见之；欲治其病，惟于阴分调之。"阴血是女性经、孕、产、乳生理之物质基础，机体常处于"阴常不足"的状态。经量过多、久病、多产（包括流产）等因素耗阴伤血，虚火内炽，冲任失固。加之情怀不畅、劳累过度等，加重阴阳失衡，造成阴虚内热，扰动冲任，发为崩漏。而因阴伤血亏，又致病情缠绵不愈。

2．虚

肾阳不足，无以温煦脾阳；脾虚生化无源，气血匮乏，不能濡养先天之肾。先天肾气不足，或后天失养，房劳多产；或"七七"之年肾气渐虚，天癸将竭，冲任不固；或饮食劳倦，思虑过度伤脾。脾虚则中气下陷，统摄失司；肾虚则藏泄失职，冲任失固而致崩漏。

3．瘀

平素情志不舒；或经行产后或手术后余血未尽，感受邪气，或寒或湿，与血搏结，气机不畅，邪阻冲任，血不归经，新血不安；或瘀久化热，经乱更甚。

4．辨证要点

①热证多于寒证，以血热证为多。②虚证多于实证。"妇人以血为用"，出血又进一步伤阴，临证应注重滋养阴血。③虚证常合并实证，虚实夹杂。如临床可见脾肾两虚合并血瘀之证。④脉象特点：脉象细滑数有力或沉滑而大均为较活跃之脉，提示血海蕴热明显，病情尚在发展之中，应尽快控制病情，以免因出血过多而进一步伤及阴血。经治疗后若脉较前稳定，滑数有力减轻，则提示病情好转，出血减少或即将停止。

（二）辨证施治

柴嵩岩将崩漏归纳为四型：血热妄行证、阴虚内热证、脾肾两虚证和血瘀证。依据辨证，出血期予止血方、血止期予固冲调经方论治。

1．血热妄行证

治法清热凉血、固冲止血。①出血期，予柴嵩岩的"清热止血方"：生牡蛎15g、黄芩10g、金银花10g、生地黄10g、柴胡3g、白芍10g、荷叶10g及大、小蓟各15g、侧柏炭15g。"清热止血方"用治非经期异常子宫出血血热妄行证出血期止血。以生牡蛎、黄芩为君。生牡蛎味咸，性微寒，入肝、肾经，清热固冲止血；黄芩苦寒，泻火清热止血。以金银花、生地黄、白芍为臣。金银花清热解毒，清血热凉血；生地黄滋阴清热止血；白芍凉血止血。以荷叶、侧柏炭及大、小蓟为佐。荷叶止血化浊；大、小蓟清热止血；侧柏炭凉血、收涩止血。以柴胡为使，清热理气、升阳止血。热重、出血不止者加寒水石清热泻火止血；症见心烦易怒、口苦咽干、脉弦数者，辨证肝郁血热，加栀子、龙胆草清泻肝火；症见带下黄稠、舌苔黄腻、合并湿热者，加椿根皮、茵陈清热利湿、固冲止血；出血时间较长、淋漓不断者，"久漏必有瘀"，加茜草炭凉血化瘀，加炒蒲黄化瘀止血；出血不止伴轻度腹痛者，加益母草活血化瘀；出血量大者加三七粉；便秘者加全瓜蒌清热润肠、枳壳理气消胀。②血止期，予柴嵩岩的"清热固冲方"：生牡蛎15g、黄芩10g、金银花10g、地骨皮10g、白芍10g、墨旱莲15g、柴胡 3 g、荷叶 10 g、莲子心 3 g。"清热固冲方"用治异常子宫出血血热妄行证出血期血止后调经。"清热止血方"去大、小蓟及侧柏炭等止血之品；生牡蛎酌减量，清热固冲；以墨旱莲滋阴益肾、凉血止血；地骨皮易生地黄，清下焦血海之热；柴胡清热理气、升阳止血；莲子心清心去热、止血涩精。症见心烦易怒、目赤头痛、胸胁胀满、口苦、脉弦数，辨证肝郁化火者，加栀子或龙胆草清肝泻热止血；少腹疼痛灼热、带下黄多、苔黄腻，辨证湿热阻滞冲任者，加黄柏、椿根皮清热利湿止血；大便燥结者，加瓜蒌仁、枳壳理气润肠通便；血止后超过 26～30 天仍月经未潮者，暂停用牡蛎等固涩之品，加养血活血凉血之品，如丹参、益母草、赤芍、丹皮、牛膝等引血下行，以免子宫内膜过厚而致下次月经时出血量多不止，再陷崩漏之窘境，同时继用黄芩、金银花、地骨皮清热，防血海拂动，致血量过多或出血不止。

2. 阴虚内热证

治法滋阴清热、固冲止血。①出血期，予柴嵩岩的"滋阴清热止血方"：北沙参 15 g、生地黄 10 g、地骨皮 10 g、墨旱莲 15 g、白芍 10 g、黄芩 10 g、生牡蛎 15 g、柴胡 5 g、藕节 15 g 及大、小蓟各 30 g。"滋阴清热止血方"用治异常子宫出血阴虚内热证出血期止血。以北沙参养肺阴滋肾水、补肺启肾，生地黄养阴壮水以治火，地骨皮清下焦之热，三药均有凉血止血之效。白芍、生地黄养血止血；墨旱莲补肾益阴、凉血止血；黄芩清热止血；生牡蛎固冲止血；柴胡理气疏肝；藕节收涩止血兼能化瘀；大、小蓟清热止血。全方滋阴壮水，水足火自灭。腰膝酸软者，加枸杞子、女贞子、菟丝子滋阴益肾；热重者，酌加黄芩药量；合并肝郁化火者，加栀子泻火除烦、凉血止血、清热存阴；口燥咽干者，加天冬、麦冬滋阴润燥；大便不爽者，加桑椹滋阴补血润肠，或知母清热泻火、滋阴润肠；出血不止者，加侧柏炭凉血止血，或仙鹤草收敛止血；久漏夹瘀者，加茜草炭活血化瘀、凉血止血；心烦、失眠者，加百合清心安神。②血止期，予柴嵩岩的"滋阴清热固冲方"：北沙参 15 g、地骨皮 10 g、青蒿 6 g、墨旱莲 15 g、女贞子 15 g、生牡蛎 15 g、白芍 10 g、阿胶珠 12 g、荷叶 10 g、桔梗 10 g、莲须 5 g。"滋阴清热固冲方"用治异常子宫出血阴虚内热证出血期血止后调经。"滋阴清热止血方"去藕节及大、小蓟，减生牡蛎药量；加女贞子、墨旱莲成二至丸，益肾滋阴、凉血止血调周期；加青蒿清热凉血，清虚热而不伤胃；以白芍、阿胶养血敛阴涩血；荷叶止血化浊；桔梗调畅气机；莲须清心固肾、涩精止血。全方滋阴清热、固冲调经。腰膝酸软者，加枸杞子、菟丝子滋阴养血、益肾填精；阴虚内热者，加龟甲胶滋阴益肾、固冲调周；疲乏无力者，加北沙参、玉竹滋阴益气；热重者，加黄芩清热存阴；周期少于 25 天者，酌加黄芩 10 g，或生地黄加量至 15 g，或生牡蛎加量至 30 g，清热滋阴、固冲调周；周期长于 25 天者，酌加丹参 6 g 或益母草 6 g；月经过期不至者，减生牡蛎等固涩之品，配伍活血化瘀之品引经，如丹参 10 g、益母草 10 g、茜草 10 g，甚至牛膝等，滋阴益肾、活血走下，以防子宫内膜过厚致下次来潮出血不止。

3. 脾肾两虚证

治法温肾健脾、固冲止血。①出血期，予柴嵩岩的"益肾健脾止血方"：太子参 15 g、菟丝子 15 g、山茱萸 10 g、覆盆子 10 g、白术 10 g、桔梗 10 g、煅牡蛎 20 g、地骨皮 10 g、荷叶 10 g、仙鹤草 15 g。"益肾健脾止血方"用治异常子宫出血脾肾两虚证出血期止血。菟丝子补阳益阴，不腻不燥；覆盆子、山茱萸益肾填精、固冲止血；太子参、白术健脾益气固冲；桔梗理气升阳、调畅气机；煅牡蛎收涩止血固经；地骨皮清下焦之热，凉血止血；仙鹤草收敛止血；荷叶化浊，调中焦之滞，又有止血之效。全方益肾健脾、封藏统摄、固冲止血。出血不止者，加侧柏炭、莲须；夹瘀者，加三七粉化瘀止血；情绪紧张者，加百合清心安神；腰痛便溏者，加莲子肉益肾健脾、收涩固经；纳差者，加砂仁、陈皮理气开胃。②血止期，予柴嵩岩的"益肾健脾固冲方"：太子参 15 g、菟丝子 15 g、覆盆子 15 g、熟地黄 10 g、白术 10 g、山药 15 g、桔梗 10 g、阿胶珠 12 g、荷叶 10 g、百合 10 g。"益肾健脾固冲方"用治异常子宫出血脾肾两虚证出血期血止后调经。"益肾健脾止血方"去牡蛎、仙鹤草固涩止血之品，加熟地黄滋肾养血益阴，荷叶止血化浊，百合清心安神。全方既以菟丝子、熟地黄、覆盆子补先天精气，又以太子参、白术、山药补后天脾胃，肾脾两气充足，填精固冲，摄血调经。气短乏力者，加黄精加强太子参补气益精养血之效；腰酸者，加枸杞子益肾养血，或山茱萸补肾固经。

4. 血瘀证

治法活血祛瘀、止血调经。①出血期，予柴嵩岩的"祛瘀止血方"：茜草炭 12 g、益母草 10 g、柴胡 6 g、三七粉 3 g、炒蒲黄 10 g、炒白芍 10 g、地骨皮 10 g、藕节 15 g、荷叶 10 g、莲须 5 g。"祛瘀止血方"用治异常子宫出血血瘀证出血期止血。以茜草炭、益母草为君。茜草炭凉血止血、活血祛瘀；益母草活血化瘀。以柴胡、三七粉为臣。柴胡理气；三七粉活血化瘀止血。炒白芍补虚养血、缓急止痛；地骨皮清热止血；藕节固冲止血化瘀；荷叶止血化浊；莲须清心固肾、涩精止血。全方通涩并用，活血化瘀理气、清热调经。崩下不止伴血块者，三七粉加量；血色深红、量多伴血块、瘀久化热者，加黄芩、侧柏炭清热凉血、安冲止血；出血不止者，加生牡蛎收涩固冲、清热止血。

②血止期，予柴嵩岩的"养血祛瘀方"：当归6g、益母草10g、茜草炭10g、香附6g、柴胡3g、青蒿6g、墨旱莲10g、覆盆子10g、菟丝子15g。"养血祛瘀方"用治异常子宫出血血瘀证出血期血止后调经。以当归养血活血；茜草炭、益母草活血祛瘀；香附疏肝理气调经；柴胡疏肝理气，辅助化瘀止血；青蒿凉血退热；墨旱莲补肾阴固冲；菟丝子、覆盆子益肾填精固冲。全方活血化瘀、养血益肾、固本调经。

（三）用药特点

1．药性平和

①补虚不可过于温燥，以免耗阴动血，致下次月经提前。②清热寒凉之品中病即止，避免寒凝留瘀而致周期延长。③无论血热、气虚、血瘀何证，血止后调经，不宜用过于温动之品，如黄芪、鹿角胶、川芎、丹皮等，代之以太子参、覆盆子、当归、丹参等较平稳之品，以免扰动血海再次出血。

2．通涩并用、动静结合

崩漏是出血重症，常血热与血瘀并行，脾肾两虚与痰瘀并见。患者经治后排卵，才能从根本上治愈。对异常子宫出血者，治法以固涩为主，使血海平静，用药宜"涩"、宜"静"。一味固涩，看似已无出血，或已埋下崩闭交替的隐患。可在治疗中适时加1~3味化瘀之品，以"动""通"之效防留瘀之弊。对崩闭交替、过期不潮者，用药以具"动""通"之性之品为主，以具"静""涩"之性之品为辅。

3．周期用药

周期完全紊乱者，以中药逐渐调出周期。一般以最后月经量多时作为预计月经日期，在周期之25天内治法固冲止血，在周期之21天后在辨证基础上加养血活血通经之品，如益母草、茜草、丹参、当归、牛膝等，以避免血止后月经再次后延甚至闭经，致子宫内膜过厚而再度出血不止。

4．立法、用药"因年龄而异"

①青春期：少女肾气不足，天癸刚至。治法以补肾气、益冲任为主，达止血、调周期、恢复排卵之目的。②育龄期：经历经、孕、产、乳生理过程，同时或存在致病因素、既往月经过多或月经先期等阴血耗伤病史。耗阴伤血，冲任受损，肝血消耗，肝气

不舒，多兼夹肝郁之证。治疗注重调达肝气，治法益肾调肝和脾。止血亦调周期、促排卵。③围绝经早期：肾气始衰，天癸将竭，冲任亏损。此阶段患者尚有一定雌激素分泌，卵泡仍可有不同程度发育，但不能成熟及排卵。此期患者宜定期活血化瘀，引血下行调周期，以防子宫内膜过厚而致先闭经，再出血暴下而致崩漏，甚至发展到子宫内膜增生症。故此期的主要治疗目的是止血调周期。对于少数欲妊娠的高龄女性，尚需在血止后，治以填精养血以促进卵泡发育。④围绝经晚期：肾气已衰，天癸耗竭，精血亏虚。此期患者雌激素水平低下，卵泡殆尽，子宫内膜薄。应在血止后，调节阴阳失衡、心肾不交，达肾阴阳之新的平衡。此时治疗以养血益阴、延缓衰老为目的。切不可定期破血下行，否则更伤阴耗血而进一步损害五脏功能。故治疗以止血而不必调周期为目的。⑤清热药之用因年龄而异。同为血热证，各年龄段皆可以清热固冲为基本治法，药用生牡蛎、生地黄、椿根皮、白芍、侧柏炭、仙鹤草及大、小蓟等固冲止血，但清热药有所不同。青春期崩漏以实热多见，舌多暗红或绛红，苔少或可见剥脱，脉多滑数，常用寒水石清热泻火固冲。育龄期崩漏以虚热多见，舌多嫩红，苔少或干，脉细滑数。此时清热当以滋阴清热为主，常用墨旱莲、女贞子、北沙参等，不用或少用苦寒之品如寒水石。围绝经期崩漏亦为血热证，清热常选苦丁茶以安血海，而青春期、育龄期崩漏患者不可用此品。

（四）典型病例

患者，女，32岁，已婚，2002年7月16日初诊。

主诉：异常子宫出血6年，未避孕未孕3年。

病史：16岁月经初潮，既往周期规律，30天左右一行，经期6~7天，经量多。近5~6年月经紊乱，15~35天一行，每次持续10~20天，经量多。末次月经2002年6月13日，初起2天经量多，以后淋漓出血至今。伴燥热，手足心热，纳可，眠佳，二便调。舌红、苔薄黄，面色苍白，脉细滑、稍数。

既往史：曾于2002年5月10日行诊断性刮宫术，病理为"子宫内膜腺瘤样增生"，未系统治疗。

婚育史：已婚，无孕产史。

辅助检查：2002年7月19日激素水平检查：FSH 7.00 mIU/ml，LH 13.20 mIU/ml，E_2 60.20 pg/ml，T 221.00 ng/dl，PRL 3.80 ng/ml，P 0.49 ng/ml。

中医诊断：崩漏。

辨证：热扰冲任、血海不安。

治法：清热固冲止血。

处方：生牡蛎 20 g、寒水石 10 g、黄芩 10 g、茅根 15 g、莲子心 3 g、藕节 15 g、川贝母 10 g、黄柏 10 g、益母草 10 g、牡丹皮 10 g、柴胡 5 g 及大、小蓟各 15 g。7 剂。

方解：以生牡蛎为君，收敛固涩、固冲止血。藕节、柴胡及大、小蓟为臣，助君药固冲止血。寒水石、黄芩、茅根、莲子心、黄柏、牡丹皮佐君药清热、泄火、凉血、止血；川贝母调理气机，开郁散结，并佐制君药以防收敛固涩太过；益母草活血祛瘀。上述方药共用，达到补肾调血助孕之效。

> **二诊** 2002 年 7 月 23 日。服药后 2 天阴道出血净。带下色黄，手足心仍感发热。舌淡，脉细滑。2002 年 7 月 23 日 B 超检查：子宫 6.0 cm×4.1 cm×3.6 cm，宫内回声均匀，子宫内膜厚 0.5 cm，双侧附件未见异常。处方：生牡蛎 20 g、夏枯草 12 g、茜草炭 12 g、莲子心 3 g、墨旱莲 15 g、茯苓 12 g、野菊花 12 g、柴胡 5 g、荷叶 5 g、北沙参 15 g、川贝母 10 g、百合 12 g。30 剂，经期停药。

> **三诊** 2002 年 10 月 29 日。服药后体力较前恢复，基础体温呈单相平稳。末次月经 2002 年 10 月 28 日，现经期第 2 天，经量少。前次月经 2002 年 10 月 8 日，经期 2 天，经量少。舌淡红、苔白干，脉细滑。2002 年 10 月 27 日 B 超检查：子宫 7.4 cm×4.2 cm×3.2 cm，宫内回声均匀，子宫内膜厚 0.9 cm，其间可探及条索状低回声，双侧附件未见异常。经前方：生牡蛎 20 g、白芍 10 g、益母草 10 g、川芎 5 g、石斛 10 g、熟地黄 10 g、阿胶 12 g、当归 10 g、茜草炭 12 g、车前子 10 g、地骨皮 10 g、枳壳 10 g。10 付。经后方：生牡蛎 20 g、墨旱莲 12 g、北沙参 20 g、玉竹 10 g、地骨皮 10 g、生地黄 10 g、寒水石 10 g、合欢皮 10 g、土茯苓 10 g、女贞子 15 g、覆盆子 15 g、三七粉 3 g。10 剂。后期随访，患者怀孕。

按语：本患者患异常子宫出血近 6 年，伴手足心热，舌红，苔薄黄，脉细滑、稍数，均系热证之象。辨证为热扰冲任、血海不安。治法清热固冲止血。首诊方以生牡蛎为君药，收敛固涩、固冲止血、软坚散结。藕节、柴胡及大、小蓟共为臣。藕节收涩止血兼能化瘀，助君药止血而不留邪；大、小蓟性凉，清热凉血止血；柴胡升提举陷，助君药固冲止血。寒水石、黄芩、茅根、莲子心、川贝母、黄柏、益母草、牡丹皮同为佐药。寒水石、黄芩、茅根、莲子心、黄柏、牡丹皮佐君药清热、泄火、凉血、止血；川贝母入肺经补肺气，调理气机、开郁散结，并佐制君药，以防收敛固涩太过；益母草利水消肿，减缓子宫内膜增生，活血祛瘀亦不留邪。全方固冲止血，兼顾软坚散结、化瘀消肿，多效并举。首诊药后即血净，并舌红改善，苔黄消失。二诊方继续以生牡蛎收涩固冲，而减少清热止血药使用，加用墨旱莲、北沙参、百合养阴清热。三诊时患者血已止，予调周期治疗。经前方药用白芍、石斛、熟地黄、阿胶、当归重养阴血。考虑既往子宫内膜腺瘤样增生病史，当前子宫内膜偏厚，佐生牡蛎固冲收涩、软坚散结。益母草、茜草炭化瘀止血，车前子利水消肿，试图改善异常增生内膜；枳壳佐制补养阴血之品，防其过于滋腻壅滞。经后方继续养阴，但养阴药用药与经前方不同，侧重选择具清热功效之品，如北沙参、玉竹、生地黄、墨旱莲、女贞子等。加用寒水石、土茯苓清热泻火利湿，三七粉化瘀止血消肿，覆盆子收敛固涩且同时补益肝肾。

（五）传承要点

不同年龄段，治法不同：①青春期：少女肾气不足，天癸刚至。治法以补肾气、益冲任为主，以止血、调周期、恢复排卵为治疗目的。②育龄期：因工作、生活压力，或因经、孕、产、乳生理过程耗阴伤血、冲任受损，肝血消耗，肝气不舒，多兼夹肝郁之证。治法益肾调肝和脾，治疗注重调达肝气，不仅要止血，亦应调周期、促排卵。③围绝经早期：肾气始衰，天癸将竭，冲任亏损。此阶段患者虽尚有一定雌激素分泌致卵泡有不同程度发育，但已不能成熟及排卵。此年龄段主要治疗目的是止血、调周期。宜定期活血化瘀，引血下行调经，以防子宫内膜过厚而致先闭经、再出血暴下而致崩漏，甚至发展为子宫内膜异常增生。对于少数欲妊娠之高龄女性，则需在血止后治以养血填精，以促进卵泡发育。④围绝经晚期：肾气已衰，天癸耗竭，精血亏虚。此期患者雌激素水平低下，卵泡殆尽，子宫内膜薄。治疗以止血而不必调周期为目的。应在血止后养血益阴，调节阴阳失衡、心肾不交，以重新建立肾的阴阳平衡。

（滕秀香　刘丹）

参考文献

[1] 柴嵩岩. 柴嵩岩多囊卵巢综合征治验 [M]. 北京：中国中医药出版社，2020.

[2] 黄玉华，柴松岩，张德政，等. 从舌象归类研究柴嵩岩治疗多囊卵巢综合征的用药规律 [J]. 中华中医药杂志，2015，30（8）：2747-2751.

[3] 黄玉华，柴嵩岩，张德政，等. 基于关联规则的柴嵩岩治疗多囊卵巢综合征用药规律研究 [J]. 中国中医药信息杂志，2012，19（5）：23-26.

[4] 高征，许昕，冀成玉，等. 益肾助阳活血化浊法治疗 PCOS 疗效研究与评价 [J]. 环球中医药，2018，11（3）：365-370.

[5] 高征，许昕，梁婧翘. 益肾助阳活血化浊法对多囊卵巢综合征患者激素及排卵功能影响 [J]. 环球中医药，2015，8（6）：675-678.

[6] 高征，许昕. 益肾助阳活血化浊方加味对多囊卵巢综合征患者卵巢多囊样改变的影响 [J]. 中国中医药信息杂志，2015，22（6）：35-38.

[7] 滕秀香. 首都国医名师柴嵩岩女性月经生理理论及"肾之四最"之学术思想 [J]. 中华中医药杂志，2014，29（11）：3397-3399.

[8] 滕秀香，姚海洋，刘丹，等. 柴嵩岩辨证治疗早发性卵巢功能不全经验 [J]. 北京中医药，2018，37（4）：292-294.

[9] 滕秀香，柴嵩岩. 卵巢早衰及卵巢储备功能降低的中医治则策略研究 [J]. 北京中医药，2016，35（10）：960-962.

[10] 滕秀香. 柴嵩岩卵巢早衰治验 [M]. 北京：中国中医药出版社，2020.

[11] 滕秀香. 卵巢早衰辨证治疗中药配伍研究 [J]. 北京中医药，2015，34（4）：285-287.

[12] 滕秀香，李宏田，佟庆，等. 柴嵩岩辨证治疗卵巢早衰中药方剂数据挖掘研究 [J]. 中华中医药杂志，2015，30（10）：3709-3712.

[13] 丁毅，滕秀香. 柴嵩岩辨证治疗闭经用药规律探析 [J]. 中国临床医生杂志，2012，40（10）：66-68.

[14] 滕秀香. 柴嵩岩辨治卵巢早衰用药规律的回顾性研究 [J]. 中国中医药信息杂志，2009，16（8）：98-100.

[15] 滕秀香，姚海洋. 益肾疏肝汤治疗卵巢早衰肾虚肝郁证小样本前瞻性临床研究 [J]. 中国临床医生杂志，2017，45（11）：104-106.

[16] 滕秀香，李培培，姚海洋，等. "益肾疏肝汤"联合人工周期疗法治疗卵巢早衰肾虚肝郁证的临床研究 [J]. 辽宁中医杂志，2016，43（1）：93-96.

[17] 滕秀香，李培培. 健脾补肾活血方治疗卵巢早衰脾肾阳虚证疗效观察 [J]. 中国中西医结合杂志，2016，36（1）：119-121.

[18] 滕秀香，李培培，姚海洋，等. 加减毓麟汤治疗卵巢早衰脾肾阳虚证的临床研究 [J]. 中华中医药杂志，2017，32（8）：3849-3851.

[19] 滕秀香，李培培，姚海洋，等. 基于 SF-36 量表的加减毓麟汤改善卵巢早衰脾肾阳虚

证患者生活质量临床评价 [J]. 中国中医药信息杂志，2017，24（3）：26-29.

[20] 滕秀香，李培培，姚海洋，等. 中药加减毓麟汤对卵巢早衰脾肾阳虚证中医证候的改善作用 [J]. 中国医刊，2016，51（9）：107-110.

[21] 滕秀香，刘丹，姚海洋，等. 针刺联合加减毓麟汤治疗卵巢早衰脾肾阳虚证的小样本前瞻性临床研究 [J]. 中国临床医生杂志，2018，46（11）：1372-1375.

[22] 苑晶晶. 加减毓麟汤对 SD 卵巢早衰大鼠血清激素水平及卵巢组织形态学调控机制的实验研究 [D]. 北京：北京中医药大学，2016.

[23] 滕秀香，佟庆. 柴嵩岩论血海、胞宫、胎元与女性生殖 [J]. 辽宁中医杂志，2015，42（5）：955-956.

[24] 吴育宁. 柴嵩岩异常子宫出血治验 [M]. 北京：中国中医药出版社，2020.

第六章

输卵管阻塞性不孕症

许润三的诊治经验

（一）许润三对输卵管阻塞性不孕症的学术观点

输卵管因素是导致女性不孕症的主要因素之一，常见的类型为输卵管阻塞或通而不畅。从病理角度来看，多为输卵管炎、输卵管结核或子宫内膜异位症等原因导致的输卵管增厚、粘连或积水，继而影响精子和卵子不能结合，导致不孕症。

历代传统的中医文献中没有关于输卵管阻塞引起不孕症的相关病名或病因、病机的记载。许润三教授认为，西医所说的输卵管，可以归于中医"胞脉"的范畴。

联系子宫的脉络称为胞脉、胞络。子宫与其他脏腑、经脉之间的联系依赖于胞脉、胞络的连接，以共同实现产生月经、孕育胎儿、出纳精气的作用。金元四大家朱震亨在《格致余论》中第一次明确描述了子宫及输卵管的形态："阴阳交媾，胎孕乃凝，所藏之处，名曰子宫，一系在下，上有两岐，中分为二，形如合钵，一达于左，一达于右。"《景岳全书》也有记载："阴阳交媾，胎孕乃凝，所藏之处，名曰子宫。一系在下，上有两岐，中分为二，形如合钵，一达于左，一达于右。"其中达于左右者，即是输卵管。因此，西医学输卵管的概念是包含在中医狭义的"胞脉"之内的。许润三教授认为胞脉有广义和狭义之分。广义的胞脉指胞宫之上分布的脉络，其中主要的两条为冲脉和任脉。狭义的胞脉则相当于西医学的输卵管。

"两精相搏谓之神"，胞脉闭阻，致两精不能相合，故见不孕症。许润三教授认为，正是因为瘀血阻滞胞脉，使胞脉气血运行受阻，胞脉闭塞不通或通而不畅，影响精、卵结合，导致了不孕症的产生。使瘀血停滞胞脉的主要因素包括：情志所伤、外感邪毒（盆腔炎史、结核病史等）、手术损伤及经期感受寒邪等。由于情志不舒、工作和生活压力较大等原因，女性较容易出现肝郁气滞等病证。肝气不疏，气机不畅，推动乏力，则血行亦不利。血不行则瘀，瘀血甚则脉络不通。各种手术操作及复发性流产等也易直接伤及经络，使经脉不利，日久成瘀。或有痰湿较盛之人，痰浊阻塞经脉，亦可使气血不得流通，久则痰湿瘀血互结，而使经脉更为壅塞。以上原因一旦影响了胞脉的气血运行，则造成瘀血内阻，使胞脉闭塞不通，均会引起不孕症。

许润三教授通过长期临床观察，将瘀滞停于胞脉而使输卵管阻塞的诱因和机制归纳如下。

1. 情志所伤

女子属于阴，以血为用，经、带、胎、产无一不损耗阴血，导致机体常处于"血不足、气相对有余"的生理状态。加上育龄期女性受社会、学习、工作压力的影响，常常处于精神、体力负担较重，人际交往频繁的状态，更容易受到情志影响。情志不畅，首先易于伤肝。肝属风木，主藏血，主疏泄，喜条达。情志所伤，则气机郁滞不畅，气不行则血行推动乏力，瘀阻于胞脉，而导致不孕症。

2. 盆腔炎症

患者摄生不慎，热毒或湿浊之邪内侵，客于胞宫及冲任胞脉，与血相搏结，气血运行受阻，瘀血内停，胞脉不通，而致不孕症。

3. 结核病史

疫疬之邪内侵胞宫，腐蚀胞脉及局部组织，使得气血瘀滞不通，胞脉闭塞，导致不孕症。

4. 手术损伤

人工流产、刮宫术等手术操作可直接损伤胞宫血脉，金石所伤，血溢脉外，积聚不散，在局部形成瘀滞，胞脉不通，导致不孕症。

5. 痰湿阻滞

患者素体脾虚或者后天思虑伤脾，脾虚日久，内生痰湿。痰湿入于经络，阻滞气血流通，气血不行，久而化瘀，痰湿与瘀血相搏结，阻于胞脉，胞脉不通，故见不孕症。

总而言之，无论是情志、炎症、结核、手术或痰湿等何种病因，一旦影响到胞脉的气血运行，导致胞宫瘀滞、闭塞不通，则两精不得相合，胎孕难成。

输卵管阻塞患者在临床上大多见不到特异性症状，因此，许润三教授采用中医传统辨证与输卵管局部辨病相结合的双重诊断方法。

（1）局部辨病：即辨输卵管不同的病理特点，如炎性粘连、瘢痕钙化或是输卵管积水，从而有针对性地用药治疗。一般的输卵管炎性阻塞属于瘀血阻滞于胞脉；而结核性阻塞可见局部有钙化灶及瘢痕形成，属于瘀血阻于胞脉的重症；输卵管积水的形成多是由于瘀血内阻，影响胞脉的气机疏通和津液布散，积为水湿，导致痰湿互结于胞脉。

（2）全身辨证：在局部辨病的基础上，结合患者的发病诱因、症状以及舌脉等证候进行具体的辨证分型。

（3）内治法和外治法相结合：在治疗上，除了常用的口服方药以外，具有特色的外治疗法也是许润三教授治疗本病的中药手段。传统的外治方法包括中药外敷、足浴、保留灌肠和艾灸等方法。结合现代仪器，也可以使用中药离子导入仪通过离子导入的方法透皮吸收。中药外治法拓展了给药途径，而且减少了首过效应对于有效成分的损耗，减轻了胃肠道刺激，药物直达患处，与口服汤剂共同起到了治疗疾病的作用。本病患者寒证、瘀证多见，采用中药的热敷、足浴、艾灸等方法，在给药时借助热力促进药物吸收，同时可以明显缓解患者畏寒、疼痛等临床症状，改善患者的生活质量。

（二）辨证施治

许润三教授一般将输卵管阻塞性不孕症分为肝郁血滞型、瘀血内阻型、痰湿互结型三种类型。在治疗上，以理气活血、化瘀通络为法。根据全身辨证和局部辨病，针对性地治疗。

1．全身辨证

（1）肝郁血滞型

病史：婚后久不受孕，平素情志不舒。

病因、病机：肝郁气滞，气血流通不畅，久而导致瘀血内停、气血失和、冲任失调、胞脉不通，两精不能相合，故而导致不能成孕。

临床表现：情志抑郁，善太息，心烦易怒，经期前乳房胀痛，下腹胀痛，月经量少，经行不畅，色暗，伴有血块。舌质偏暗，脉弦细。

治法：疏肝活血、化瘀通络。

基本方：柴胡、赤芍、枳实、甘草、路路通、生黄芪、丹参、石见穿、土鳖虫、三七粉、皂角刺、蜈蚣。

方解：以四逆散为基础，增加活血通络之品，以疏通胞络。四逆散一方出自张仲景的《伤寒论》，具有透邪解郁、疏肝理脾之功效，能够治疗手足不温、腹痛或泄利下重之阳郁厥逆证，以及胁肋胀闷、脘腹疼痛之肝脾气郁之证。许润三教授运用此方，取其理气解郁之功，疏通瘀塞之经络。方中柴胡善疏肝解郁，用为君药；赤芍能够养血敛阴，与君药柴胡相配，一升一敛，使郁热透解而不伤阴，为臣药；枳实善行气散结，可以助疏畅气机，是为佐药；配以既能缓急和中、又能调和诸药的甘草为使药。四药相合，共奏疏肝和脾理气之功。

在此基础上，增加活血通络之路路通、丹参、石见穿、皂角刺，以增强活血通络之力。许润三教授善用破血力强之虫类药土鳖虫、蜈蚣等走窜之品，以增强通络之力。三七粉为活血止血药，有散瘀止血、消肿定痛之功，既能活血，又能补虚，止血而不留瘀，活血而不伤正。另外，在使用大量活血药的同时不忘顾护正气，加生黄芪扶正，以免气血受损，同时气行则血行，也有助于经络中气血的运行。

四逆散是许润三教授治疗输卵管阻塞性不孕症的常用方剂，根据患者的症状、体征之不同，又有偏于肝郁、血瘀、痰湿互结的不同证型。偏于肝郁者，可增加枳实用量，或加入香附，以增强疏肝解郁、行气通滞之功。血瘀重者，可加入水蛭、土鳖虫等破血之品。痰湿重者，可加入大量黄芪以利水活血，消除充血水肿。桂枝既温通经脉，又活血化瘀，又能利水渗湿。白芥子既能散结通络，又能祛湿。应用本方时，应当了解患者的月经及大便情况。该方理气活血之力较强，对于月经先期、量多或大便稀溏者，应当慎用，或加入白术等药物反佐，以免加重病情。

（2）瘀血内阻型

病史：婚后久不受孕，部分患者有流产史、异位妊娠史、盆腔炎性疾病或阑尾炎病史。

病因、病机：摄生不慎，寒、热、虚、实、外伤均可导致瘀血内停，阻滞冲任胞宫；或因经期、产后余血未净，房事不节亦可致瘀，瘀血冲任阻滞，胞脉不通，两精不能相合，故而导致不能成孕。

临床表现：婚久不孕，月经后期，经行腹痛，月经量或多或少，经行不畅，色紫暗，伴有血块，块下痛减。平素可有小腹痛及腰骶疼痛感。舌质紫暗，或有瘀斑，苔薄白，脉弦细涩。

治法：活血化瘀。

基本方：土瓜根散加味，桂枝、桃仁、赤芍、天花粉、土鳖虫、生牛膝、路路通、王不留行。

方解：土瓜根散出自《金匮要略》，主治带下经水不利，少腹痛，经一月再见者，亦治阴癫肿。许润三教授取其活血通经之意，以治疗胞络之不通。

方中桂枝辛、温，善温通经脉，可散寒行滞、疏通经络；桃仁、赤芍活血化瘀；土鳖虫破瘀血；天花粉可通行经络，消散瘀血；生牛膝逐瘀通经、引血下行；路路通、王不留行善入于血脉，走而不守，疏通闭塞之经脉。

（3）瘀湿互结型

病史： 婚后久不受孕，体形肥胖，部分患者有结核病史。

病因、病机： 痰湿内胜，流注下焦，冲任受阻，胞宫不能摄精成孕，故而导致不能成孕。

临床表现： 婚久不孕，多体形肥胖，小腹及腰骶坠痛，劳累及同房后加重，月经错后或稀发，白带质稀量多，头晕心悸，胸闷泛恶，面目虚浮或㿠白，大便溏薄。舌质淡胖，或有瘀斑，脉弦滑。

治法： 破瘀散结、利水渗湿。

基本方： 桂枝、茯苓、桃仁、赤芍、丹参、水蛭、白芥子、皂角刺。

方解： 方中桂枝温通经脉、活血破瘀，又能利水湿；桃仁、赤芍、丹参可活血化瘀；茯苓利水渗湿；水蛭破血逐瘀，又能通经络；白芥子可温中散寒，又能利气豁痰、通络止痛；皂角刺祛风化痰，又能通络。

2．局部辨病

辨证论治是中医学的精华，也是诊断疾病的基本方法。基于古代朴素唯物主义思想的中医学，面对时代的进步和发展，不可避免地在某些方面有一定的局限性。许润三教授认为，中医学要发展，就需要克服自己的局限性和不足，既要从传统的四诊法中提取信息，也要利用现代的诊疗方法提供更为详实的依据来指导我们的诊断、辨证和治疗。从西医的角度讲，导致输卵管阻塞的病因是多样的，可由于炎症、结核或子宫内膜异位症等病因引起。因此，在不同病因的影响下，输卵管局部病理改变的表现和严重程度各有不同。这种不同往往表现是微观的，并不能从传统的望、闻、问、切中得到鉴别。所以结合输卵管的病理改变来局部辨病对于本病的治疗尤为重要。许润三教授通过多年的临床实践总结，将输卵管具体的病理改变和中医证型相对应，取得了良好的治疗效果。例如，将输卵管的炎性阻塞归结于瘀血内阻胞脉；结核导致的输卵管阻塞由于病理上以局部钙化和瘢痕组织形成为主，而辨为瘀血阻滞胞脉的重症；输卵管积水的形成多是因为瘀血内停，胞脉气机不畅，津液疏布不利，结为水湿而成，为湿瘀互结之象；子宫内膜异位症患者常可见内膜异位灶引起的输卵管周围组织粘连，甚至结为包块，表现为血瘀癥瘕之证。局部辨病，根据局部病变特点，针对性地使用药物治疗，以求取得更优的治疗效果。许润三教授在这一原则下指导药物的运用。例如，对于存在附件炎症，附件区增厚、压痛明显者，加蒲公英、白花蛇舌草、龙葵等清热解毒之品；存在附件包块患者，可加三棱、莪术等破血药物或荔枝核行气散结；对输卵管积水者，加大戟、泽兰、益母草、马鞭草等活血利水之品；对输卵管僵硬、狭窄者，加麦冬、牡蛎、鳖甲等软坚散结之品；输卵管结核者，加夏枯草、蜈蚣等。对于不孕症患者，兼证见气血不足者，如见月经稀少、色淡、全身乏力、舌淡者，可加入党参、当归等品益气养血；兼有肾虚者，可加紫河车；若伴黄体功能不全者，可加入鹿角霜补肾壮阳，提高黄体水平。

盆腔炎是盆腔内生殖器官、结缔组织及盆腔腹膜等部位炎症病变的总称。从西医病理学的角度讲，盆腔炎常见病理表现为局部组织的变性、充血、水肿、纤维组织增生、粘连等。基于这些病理变化对盆腔组织和解剖结构的影响，使盆腔炎成为引起输卵管阻塞最常见的原因。有些情况下，在急性期感染之后，虽然病原体感染得到缓解或治愈，但遗留的盆腔病变并不能马上或完全消失，因此导致盆腔炎性疾病后遗症。而且这些病理改变引起的腹痛、腰部酸痛等症状往往在患者劳累、受凉、情志不遂等因素诱发下反复发作，缠绵难愈。凡遇急性炎症，许多人的惯性思维就会想到应当以清热解毒、消除炎症为主。当面对盆腔炎性疾病后遗症之时，亦照此法，以五味消毒饮等方剂或动辄以红藤、败酱草为主治疗，却又常常不见疗效。许润三教授认为，患有慢性炎症的患者多数因久病耗伤正气，存在阳气不足、无力伐邪的状况，身体的修补恢复功能是不足的。此时一味地清热解毒，使得真元愈加耗伤，反而有助邪之误。盆腔炎性疾病后遗症的治疗，在辨病正确的基础上，当仔细辨证，而不应该一味地清热解毒。盆腔炎性疾病后遗症的产生多是由于病菌上行感染后治疗不及时或不彻底所引起的。疼痛是盆腔炎性疾病后遗症的主要临床表现，如下腹疼痛、腰骶疼痛、经行腹痛等。妇科检查可发现子宫体触痛，位置固定，附件区增厚、压痛，甚或形成盆腔包块等。究其病机，是由于女性胞宫、胞脉等脏器处于人体下焦，并通过冲、任、督、带等经络与五脏六腑相联系，汲取水谷精微，实现月经、孕育胎儿等生理功能。当有外邪内侵，客于胞宫、胞脉之中，必然会阻滞经络中气血的运行，日久成瘀。瘀血阻于胞脉，更加阻塞气血运行。"不通则痛"，故见下腹疼痛。"瘀血"既是病理产物，也是导致盆腔炎性疾病后遗症下腹疼痛的重要发病机制。瘀血阻滞于冲任胞脉，除了因气血流通不畅引起的疼痛之外，也常常伴有因冲任失调引起的功能异常之月经失调、不孕症甚至异位妊娠等表现。可见，"瘀血阻滞冲任胞脉"是盆腔炎性疾病后遗症的主要病机，"热、毒"之邪却处于次要或不存在的地位。那么在治疗上，祛滞化瘀，疏通受阻之冲任胞脉，使气血得以顺畅运行应是治疗本病的基本法则。许润三教授认为，血属于阴分，其运行依赖于气的推动，寒则凝滞，温药则有助于推动血行，消散瘀血。应在遵循中医辨证施治理论的基础上，以温经活血化瘀为主要治疗法则，根据患者病程的长短、体质的虚实强弱、感受病邪的寒热盛衰，相应地在温化瘀血的基础上再使用理气、祛湿、养血、清热、益气等方法，调整体内的平衡，使机体恢复到"阴平阳秘"的正常生理状态。所以，许润三教授常说"慢性盆腔炎不是炎"，不能见到一个"炎"字就清热解毒。盆腔炎性疾病后遗症是"瘀"、是"结"，当以温化血瘀及散结通络为主。同理，盆腔炎性疾病后遗症引起的输卵管阻塞从病因、病机上看也是一样的，治疗时也就可以触类旁通。

（三）用药特点

许润三教授治疗输卵管阻塞性不孕症以理气活血为基本方法。本病的主要病机是瘀血阻络、胞脉闭阻。因此，治疗以疏肝、活血、通络、散结为主，用药也很有特点。

1. 使用活血化瘀药

许润三教授认为，本病多为瘀结之证，且多患病日久，结为沉疴。因此，活血化瘀为治疗本病的主要方法。常用的活血化瘀药有很多，包括活血调经药、活血止痛药、破血消癥药、化瘀止血药及养血化瘀药等多种。同时，近似功效药物又在四气五味上各有不同。在临床治疗上，需根据患者不同的情况选用不同的药物。同时使用各种药对，诸药之间相须为用，既能互相协同，增强药效，又能抑其所短，消除不良反应。因此，以活血化瘀通络为先，常用桂枝、丹参、赤芍、路路通、石见穿、三七粉等活血之品。在辨病和辨证准确的基础上，应当用药稳、准、狠，大量使用三棱、莪术等力量较强的破血药物方能奏效。

本病患者多患病日久，瘀血难消，常需破血之品方能奏效。三棱，味辛、苦，性平，归肝、脾经，可破血行气、消积止痛，其破血之力较强。莪术，味辛、苦，性温，归肝、脾经，除能破血行气、消积止痛之外，还可以祛瘀消肿。其更偏于破气，善于破气消积。三棱、莪术常相须为用，以增强破血行气，疏通瘀塞之经脉之效。

（1）穿山甲：味咸，性微寒，归肝、胃经，具有活血消癥、通经、下乳、消肿排脓之功效。其性走窜，泄降力猛，又能消癥。许润三教授认为其能疏通瘀滞之胞脉，专能行散，并有引诸药入血脉、达病所之功。本药为许润三教授治疗输卵管阻塞之常用药，但目前本品价格昂贵，并考虑到野生动物保护，常以其他活血通络药物代之。

（2）路路通：味苦、性平，具有疏风活络、利水通经、祛风止痒之功效。路路通能通十二经脉，善行气活血通络。许润三教授常以路路通与穿山甲配伍使用，疏通输卵管作用极佳。

（3）三七粉：性温，味甘、微苦，具有化瘀止血、活血定痛及补虚强壮之功，止血不留瘀。许润三教授常用其治疗瘀血阻滞、血不归经之证，取其活血定痛之功。此外，许润三教授认为其具有消除盆腔粘连之功效，因此对于输卵管阻塞并有盆腔粘连之患者尤为合适。

（4）丹参：性微寒、味苦，具有活血调经、祛瘀止痛、凉血消痈之功效。许润三教授常用其治疗输卵管阻塞之不孕症。其微寒，故对于血热瘀滞之患者尤为适宜。丹参为妇科活血调经之要药，对兼有月经失调、痛经、瘀血腹痛者皆可以使用。

（5）威灵仙和桂枝：性温，味辛、咸，具有通络止痛、祛风湿、消痰逐饮之功效。其性猛走窜，善通经络，故有其"通行十二经脉"之说。其又能消痰逐饮，故对于各种痰湿阻滞经络之证皆可使用。桂枝，性温，味辛、甘，具有发汗解肌、温通经脉、助阳化气之功。取其温通经脉之功效，可疏通闭塞之胞脉，对于寒凝血滞引起的各种痛证更有良效。许润三教授常将桂枝与威灵仙相须使用，具有改善盆腔粘连、疏通阻塞输卵管之功。

虽同为活血之剂，主药寒热却有不同。"寒者热之、热者寒之。"凡遇有热证者，可选择丹参、穿山甲等性寒凉之品；凡遇寒证，则可选桂枝、威灵仙等温通之品。根据患者的具体病情选择不同药物，调节体内寒热、阴阳的平衡。同时，若有大队热药使用之时，可以用寒凉药反佐；若使用大量寒药之时，可使用热药反佐，以免过犹不及。

2. 善用虫类药

许润三教授治疗本病喜用虫类药。水蛭、土鳖虫、蜈蚣、全蝎等虫类药物具有良好的破血通经、逐瘀消癥的功效，同时因其性走窜，取类比象，更适合疏通阻塞之胞络。

（1）水蛭：味咸、苦，性平，始载于《神农本草经》，具有破血逐瘀之功效，但属于有毒中药，常用于治疗瘀血停滞、闭经、癥瘕、血块积聚、跌打损伤等病症。现代研究认为其作用原理与抗凝血、扩张血管、改善微循环等相关。许润三教授使用水蛭量较大，常用至10g，取其破血逐瘀之力，以疏通瘀塞之经络。但对于体质虚弱、有出血倾向、贫血患者和孕妇不宜使用。

（2）土鳖虫（䗪虫）：味咸、性寒，入肝经，有毒。始载于《神农本草经》，具有破血逐瘀、散癥结之功效。常用于治疗血瘀经闭、结块腹痛、外伤瘀血作痛等病症。相较于水蛭，土鳖虫除能够破血之外，还兼有行血、和血之功，药性略为缓和，虚证亦可酌情使用。

（3）蜈蚣：味咸、辛，性温，有毒，归肝经，有息风止痉、攻毒散结、通络止痛之功效，常用于小儿惊风、抽搐痉挛、中风口歪、半身不遂、破伤风、风湿顽痹、疮疡等。许润三教授认为蜈蚣走窜力强，善于疏通瘀阻之经络，散日久之瘀结，还有良好的止痛作用，多用于输卵管阻塞性不孕症的治疗。又因蜈蚣对于结核分枝杆菌具有抑制作用，故常用于盆腔结核和输卵管结核的治疗。治疗本病时每剂常用至 5 ~ 8 条。

（4）全蝎：味辛，性平，始载于《开宝本草》，具有息风镇痉、攻毒散结、通络止痛之功效。常用于小儿惊风、抽搐痉挛、中风口歪、半身不遂、破伤风、风湿顽痹、偏正头痛、疮疡、瘰疬等证。功效与蜈蚣有相似之处，两者常相须为用。治疗本病常用至 10 g。

3．使用疏肝理气药

肝为血海，体阴而用阳，是藏血之脏。妇女经、孕、产、乳等生理活动皆以血为本，以血为用，加之现代生活环境和社会压力等影响，临床常见气有余而血不足之象。所以许润三教授认为，女子多易有情志不遂、肝气不舒之证，因此在治疗疾病时应注意疏肝药物的使用。在本病治疗中，常以四逆散为基础方，药用柴胡、枳实、赤芍等品，既能疏肝理脾，又能疏通胞络之瘀塞。常用的疏肝理气药包括柴胡、香附等品，是治疗情志不畅、肝气郁滞的要药，对于肝郁气滞所造成的月经失调、不孕、带下病等均有良好效果。柴胡除疏肝之外，还可以升举阳气，为治疗中气下陷之崩中、漏下和脏器脱垂的优品。柴胡入少阳经，能解表退热，为治疗热入血室、寒热往来之主药。香附长于调气止痛，常用于治疗肝郁血滞之痛经、乳房胀痛、外阴肿痛等症。

4．使用扶正药

女性经、带、胎、产、乳等生理均依赖于阴血，同时血的生成和运行又依赖于气。血与气互相依存、互相资生。气血调和、冲任充盛，才能维持正常的生理功能。反之，气血失调，则影响冲任胞脉的正常运行，引起妇科诸疾。在大量使用活血、破血药物的过程中，易伤及气血，故需注意扶助正气，使正气充沛，有利于气血的调和及经络的通畅。常用的补气药物有黄芪和三七。

黄芪，味甘、性温。黄芪补气之中又长于升提清阳，临床上多用于治疗气虚不能统血之证及中气下陷之证。许润三教授常用生黄芪配伍组方治疗输卵管阻塞性不孕症，取其补而不守的功效，补气的同时增强大量活血化瘀通络药物的疗效。如果合并气虚证，则加大其用量至 50 g 以上。

三七，味甘、微苦，性温，归肝、胃经，具有散瘀止血、消肿定痛之功。同时，三七具有活血不留瘀、祛瘀不伤正的特点，在活血化瘀的同时，亦有补虚强壮之功效。

5．重视脾胃

脾为中土，主运化，司中气而统血。脾胃为后天之本，气血生化之源。若脾气不足，常导致女性冲任不固、血失统摄，继而引起崩漏、月经先期、月经过多等症；若脾虚气陷，升提无力，则可致子宫脱垂；若脾阳不足，运化失司，水湿内停，浸淫任脉、带脉，则常引起带下疾病；若脾失健运，化源不足，冲任虚损，使得血海不能盈满，则易引起闭经、月经后期、月经量少等病症。同时，人体免疫功能的强弱与脾胃功能的健盛与否密切相关。脾胃功能低下会影响药物吸收，降低疗效。故许润三教授在治病之时，若遇到体质虚弱、脾胃功能低下的患者，常先用参橘煎、理中汤、吴茱萸汤、藿朴夏苓汤等方剂，以调理脾胃为先。待脾胃功能正常后，再进一步针对治疗。对于同时伴有脾胃功能失调导致的月经失调等患者，治疗不忘同时用药照顾脾胃，以改善月经。

（1）参橘煎：出自《症因脉治》卷二，原方为人参、橘红、藿香三味药物，原用于治疗中暑泄泻。夏秋之际，突然腹痛，烦闷口渴，暴泻粪水，肠鸣飧泄，痛泻交作，脉虚细。许润三教授常以益气健脾之太子参代替人参，加入芳香健脾之砂仁及消食健胃之谷麦芽同煎，用于治疗胃脘不适、食欲不振、纳后腹胀、乏力、气虚喘逆、大便失调、舌淡少苔、脉细弱之患者。妇科部分患者素体脾胃细弱，或因久服药物治疗，导致脾胃受伤，多用此方调理脾胃，可快速显效。若见胃脘满闷、舌苔厚腻者，可加入菖蒲、厚朴；若见大便稀溏者，可加炒白术、茯苓以健脾胃。

（2）理中汤：出自《伤寒论》，由人参、干姜、白术、甘草组成，具有温中祛寒、补气健脾之功，主治胃肠虚寒、脐周疼痛、大便溏薄、脉细数。常以党参代人参使用，并佐以当归、香附调养气血。

（3）吴茱萸汤：出自《伤寒论》，具有温中补虚、降逆止呕之功效，组成为吴茱萸、人参、大枣、生姜四味。主治肝胃虚寒、浊阴上逆证。常见恶心呕吐，或呕吐酸水，或干呕，或吐清涎冷沫，伴胸满脘痛、畏寒肢冷、四末不温、大便泄泻等脾胃虚寒证表现。

（4）藿朴夏苓汤：出自《医原》，方药由藿香、厚朴、半夏、茯苓、陈皮、甘草、生薏米、白蔻仁、滑石、神曲组成，能宣通气机、燥湿利水。主治纳差、恶心呕吐、舌红、苔黄腻等湿热病邪在气分而湿偏重者。

许润三教授在问诊时，必问大便的通畅情况。因为大便的通畅与否反映了脾胃功能的正常与否及体内气血津液是否失调。若见便秘，多为大肠传导功能失常导致。其病机多为气机郁滞、气血津亏、胃肠积热或阴寒凝结所致。根据其辨证不同，对于脏腑气滞不通者，可用枳实、厚朴等品理气通腑；对于血虚津亏者，可以使用柏子仁、当归、首乌等品；肾虚便秘者，可用肉苁蓉、牛膝等品。若见便溏，多为脾胃失调，水湿停于肠道，大肠传导亢进所致，病机多为脾虚、肾阳不足、肝郁克脾、伤食、湿热内蕴等。治疗上，脾虚者可用炒白术、茯苓等健脾之品，肾阳不足者可用四神丸等。

6. 化痰药物的使用

许润三教授认为，痰湿之邪阻滞经络，导致胞脉不通，气血不得流通，日久痰湿与瘀血相搏结，而使经脉更不通畅。故在治疗时不能一味活血通络，而应使用活血通络药物与化痰药物相须为用，才能达到涤痰通滞、祛瘀通经之效。因此，对于并见痰湿之证患者，常用制天南星、白芥子等祛痰药物与活血药配合使用。制天南星味辛、苦，性温，善于清除经络之中的风痰，并有散结之功。白芥子味辛，性温，既能化痰，又能利气散结，通络消肿止痛。古有"痰在胁下及皮里膜外，非白芥子莫能达"之说，故痰湿盛者多用之。常用此两种药，配合大队活血通络药物使用，方能取得良好效果。另外，许润三教授认为，许多化痰药物亦有活血化瘀之功效，在临床治疗上与化瘀药物相伍，可以增强活血化瘀之力。

7. 毒性药物的使用

许润三教授认为，含有毒性的药物，只要用之得当，对于一些顽疾和危急重症常常可以取得良好的疗效。比如对于输卵管阻塞并见积水或一些早期肝硬化腹水患者和渗出性结核性胸膜炎患者，以十枣汤治疗，甘遂、大戟、芫花各 1.5 g，研末后晨起以枣汤调服，以涤荡水湿之邪，待水净后再培土健脾。对于一些疼痛性疾病久治不愈者及重症肌无力患者，药中加入马钱子粉冲服，常可起到良好效果。输卵管阻塞患者往往病情日久，瘀血结于经络，一般的活血化瘀之品较难奏效，使用破血之品方可。蜈蚣、水蛭、土鳖虫等药物虽然有毒性，但活血通络之力甚强，把握好药量可以放心使用，并能达到意想不到的效果。

（四）典型病例

—— 病例 1 ——

患者，女，28 岁，2018 年 10 月 19 日初诊。

主诉：未避孕未怀孕 2 年。

病史：患者结婚 2 年，一直未避孕未怀孕。平素月经尚规律，14 岁月经初潮，

7/32天，量中，色红，无明显血块，轻度痛经。曾自测基础体温，提示双相。B超监测排卵，可见成熟优势卵泡排出。丈夫体健，查精液常规无明显异常。2018年10月17日于我科行输卵管造影术。术中见子宫显影，呈倒三角形，双侧输卵管显影缓慢，伞端可见少量碘液溢出。术后盆腔碘液弥散欠佳。现患者一般情况好，造影术后仍有少量阴道出血，无腹痛、发热或腰部酸痛。末次月经2018年10月5日，量多、色红，有少量血块，无下腹疼痛或腰酸，带下量少、色白，纳可，眠安，二便正常。舌淡红、苔薄白，脉弦细。现为进一步治疗来我科门诊求治。

既往史：否认结核、肝炎等传染病病史，否认心脏病、高血压病史，否认外伤、手术、输血史，否认药物及食物过敏史。预防接种史不详。

婚育史：2016年结婚，婚后一直未避孕，G_0P_0，丈夫体健，精液常规检查未见明显异常。

辅助检查：2018年10月14日，血、尿常规及肝、肾功能检查未见明显异常。乙肝五项、HCV、HIV、TPPA均阴性。甲状腺功能五项未见明显异常。TPO-Ab、TG-Ab均为阴性。凝血六项无明显异常。2018年7月行B超监测排卵，可见右侧卵巢内1.8 cm ×1.9 cm大小的优势卵泡，并能够顺利排出。2018年7月1日查血激素：FSH 6.80 mIU/ml，LH 5.60 mIU/ml，P 0.318 nmol/L，E_2 99.00 pmol/L，PRL 154.14 mIU/L，T 1.53 nmol/L。

中医诊断：全无子。

辨证：气滞血瘀证。

治法：理气活血、化瘀通络。

处方：柴胡10 g、赤芍10 g、枳实10 g、甘草10 g、路路通10 g、生黄芪30 g、丹参30 g、石见穿15 g、土鳖虫10 g、三七粉3 g、皂角刺15 g、蜈蚣5条、茜草15 g、乌贼骨30 g。7剂，水煎服，早晚温服，日1剂。

方解：患者未避孕未怀孕2年，基础体温呈双相，查性激素六项及排卵无明显异常。输卵管造影检查可见双侧输卵管通而不畅，术后盆腔弥散欠佳。考虑不孕症主要是输卵管不通畅引起的。患者胞络不通，瘀血客于经脉，当以理气活血、化瘀通络为法治疗。

方药以四逆散为基础，增加活血通络之品，以疏通胞络。四逆散出自《伤寒论》，原用于治疗阳郁厥逆证以及肝脾气郁之证。许润三教授取其理气解郁之功，以通瘀血阻塞之经络。方中以柴胡为君药，疏肝解郁；赤芍为臣药，养血敛阴，与君药相配，一升一敛，使郁热透解而不伤阴；枳实为佐药，行气散结，疏畅气机；甘草为使药，缓急和中，调和诸药。四药相合，共奏疏肝和脾理气之功。在此四逆散基础上，增加活血通络之品——路路通、丹参、石见穿、皂角刺，以增强活血通络之力。土鳖虫、蜈蚣等虫类药活血力量较强，性善走窜。许润三教授善用之，以增强通络之力。三七粉有散瘀止血、消肿定痛之功，既能活血，又能补虚。另外，加生黄芪扶助正气，以免过多活血药物伤及气血，同时补气之品有助于推动血液运行，取"气行则血行"之意。患者造影检查后仍有少量出血，加茜草、乌贼骨，既能助于通络，又能止血，以免活血过度而伤及气血。

二诊 2018年10月26日。患者服药后无不适，已无明显阴道出血，无腹痛或明显腰部酸痛。饮食可，睡眠好，二便无异常。舌暗红、苔薄白，脉弦细。继续以理气活血、化瘀通络为法给予中药。在原方基础上，去止血之茜草、乌贼骨，增加桂枝15 g、威灵仙15 g，以增强活血通络之力。具体方药：柴胡10 g、赤芍10 g、枳实10 g、甘草10 g、路路通10 g、生黄芪30 g、丹参30 g、石见穿15 g、土鳖虫10 g、三七粉3 g、皂角刺15 g、蜈蚣5条、桂枝15 g、威灵仙15 g。7剂，水煎服，早晚温服，日1剂。

三诊 2018年11月23日。患者服药后无不适，无腹痛或阴道出血，饮食可，睡眠好，二便无异常。舌暗红、苔薄白，脉弦细，继续以理气活血、化瘀通络之法给予中药。在原方基础上，加山甲珠9 g，以增强通络之力。处方：柴胡10 g、赤芍10 g、枳实10 g、甘草10 g、路路通10 g、生黄芪30 g、丹参30 g、石见穿15 g、土鳖虫10 g、三七粉3 g、皂角刺15 g、蜈蚣5条、桂枝15 g、威灵仙15 g、山甲珠9 g。7剂，水煎服，早晚温服，日1剂。

患者继服前方3个月后自行怀孕，于2019年9月产下一男婴。

—— **病例2** ——

患者，女，32岁，2014年4月13日初诊。

主诉：未避孕未怀孕1年余。

病史：患者结婚3年，近1年余未避孕未怀孕。平素月经尚规律，13岁月经初潮，5/30~35天，量中，色暗红，无明显血块，痛经（＋）。基础体温呈双相，B超监测排卵无异常。丈夫体健，查精液常规无明显异常。2014年3月16日于我科行输卵管造影术。术中见右侧输卵管显影缓慢，上举，伞端可见少量碘液溢出。左侧输卵管不通，显影至壶腹部，术后盆腔弥散欠佳。现患者一般情况好，无腹痛、发热或腰部酸痛。带下量少、色白，纳可，眠安，二便正常。舌暗红，有瘀斑，苔薄白，脉弦细。现为进一步治疗来我科门诊求治。

既往史：甲状腺功能减退史 1 年，口服优甲乐 75 μg/d。否认结核、肝炎等传染病病史，否认心脏病、高血压病史，否认外伤、手术、输血史，否认药物及食物过敏史。预防接种史不详。

婚育史：2011 年结婚，婚后一直未避孕，G_0P_0，丈夫体健，精液常规未见明显异常。

辅助检查：2014 年 3 月 14 日，甲状腺功能五项示 TSH 4.2 μIU/ml，余未见明显异常。TPO-Ab、TG-Ab 均为阴性。2013 年 11 月 2 日查血激素：FSH 8.68 mIU/ml，LH 3.65 mIU/ml，P 3.98 nmol/L，E_2 79.50 pmol/L，PRL 349.9 mIU/L，T 1.45 nmol/L。

中医诊断：全无子。

辨证：瘀滞经络证。

治法：活血化瘀通络。

处方：土瓜根 9 g、桂枝 15 g、桃仁 10 g、赤芍 10 g、天花粉 20 g、土鳖虫 10 g、生牛膝 10 g、路路通 10 g、王不留行 10 g、三七粉 3 g、当归 10 g、蜈蚣 5 条、生黄芪 30 g。7 剂，水煎服，早晚温服，日 1 剂。

方解：本方源自《金匮要略》的土瓜根散，原主治带下经水不利，少腹痛，经一月再见者，亦治阴㿗肿。许润三教授取其活血通经之意，以治疗胞络之不通。

方中土瓜根祛瘀破血，桂枝辛、温，善温通经脉，可散寒行滞、疏通经络，桂枝配芍药又能调营止痛，"行营气而正经脉"；桃仁、赤芍活血化瘀；天花粉可"通行经络，消散瘀血"；生牛膝逐瘀通经，引血下行；路路通、王不留行善入于血脉，走而不守，疏通闭塞之经脉。土鳖虫、蜈蚣等虫类药善行走窜，善通瘀阻之脉络。三七粉活血而不伤正。加补气之生黄芪，以免太过伤及气血。

二诊 2014 年 4 月 20 日。患者服药后无不适，无腹痛或腰部酸痛。饮食可，睡眠好，二便无异常。舌暗红，有瘀斑，苔薄白，脉弦细。继续以理气活血、化瘀通络为法给予中药口服。在原方基础上，增加生鳖甲 15 g，生牡蛎 30 g，以增强软坚散结之力，有助于盆腔粘连松解。处方：桂枝 15 g、桃仁 10 g、赤芍 10 g、天花粉 20 g、土鳖虫 10 g、生牛膝 10 g、路路通 10 g、王不留行 10 g、三七粉 3 g、当归 10 g、蜈蚣 5 条、生鳖甲 15 g、生牡蛎 30 g、生黄芪 30 g，7 剂。水煎服，早晚温服，日 1 剂。

三诊 2014 年 4 月 27 日。患者服药后无不适，偶有乏力感，饮食可，睡眠好，近日大便偏干，小便无异常。舌暗红，苔薄白，脉弦细。继续以理气活血、化瘀通络为法给予中药口服。在原方基础上，增加生黄芪用量，补益正气。处方：桂枝15g、桃仁10g、赤芍10g、天花粉20g、土鳖虫10g、生牛膝10g、路路通10g、王不留行10g、三七粉3g、当归10g、蜈蚣5条、生鳖甲15g、生牡蛎30g、生黄芪60g。14剂，水煎服，早晚温服，日1剂。

四诊 2014年6月24日复诊。患者继续服前方2个月，服药后无不适，乏力感好转，饮食可，睡眠好，二便无异常。舌暗红、苔薄白，脉弦细。患者计划开始试孕。为防止活血化瘀之品损伤胎元，故暂不用活血化瘀药物，而以补肾调经安胎为法，给予中药口服。处方：仙茅10g、仙灵脾10g、菟丝子30g、紫河车10g、川续断30g、柴胡10g、熟地黄10g、鸡血藤25g、当归10g、白芍10g、羌活6g、黄精20g、鹿茸粉2g。14剂，水煎服，早晚温服，日1剂。

后患者试孕成功，顺产一子。

—— 病例 3 ——

患者，女，33岁，2015年8月9日初诊。

主诉：未避孕未怀孕1年余。

病史：患者结婚4年余，2013年孕8周时因胚胎停育行清宫术。近1年余未避孕未怀孕。平素月经尚规律，13岁月经初潮，5~6/26~28天，量少，色暗红，无明显血块，偶有轻度痛经。基础体温呈双相，B超监测排卵无异常。丈夫体健，查精液示常规活力低。2015年8月6日于我科行输卵管造影检查，见双侧输卵管显影缓慢、迂曲，伞端可见少量碘液溢出。左侧输卵管形态僵直，输卵管远端增粗，术后盆腔碘液弥散欠佳。现患者一般情况好，形体肥胖，纳可，眠安，大便溏薄，小便正常。舌淡胖、暗红，苔白腻，脉弦滑。现为进一步治疗来我科门诊求治。

既往史：甲状腺功能减退3个月，口服优甲乐25μg/d。6个月前体检示甘油三酯偏高（具体不详）。否认结核、肝炎等传染病病史，否认心脏病、高血压病史，否认外伤、手术、输血史，否认药物及食物过敏史。预防接种史不详。

婚育史：结婚4年，G_1P_0，丈夫体健，精液常规示精子活力低。

辅助检查：2015年8月5日，甲状腺功能五项示TSH 3.25μIU/ml，余未见明显异常。TPO-Ab、TG-Ab均阴性，甘油三酯2.9mmol/L。2015年7月29日查血激素六项：FSH 10.02mIU/ml，LH 2.06mIU/ml，P 1.03nmol/L，E_2 202.25pmol/L，PRL

206.6 mIU/L，T 1.19 nmol/L。

中医诊断：断绪。

辨证：瘀湿互结。

治法：破瘀散结、利水渗湿。

处方：桂枝 30 g、茯苓 20 g、桃仁 10 g、赤芍 10 g、丹参 30 g、水蛭 10 g、白芥子 10 g、皂角刺 15 g、路路通 10 g、生黄芪 30 g、土鳖虫 10 g、三七粉 3 g、莪术 30 g、生牡蛎 30 g、威灵仙 15 g。7 剂，水煎服，早晚温服，日 1 剂。

方解：方中桂枝温通经脉、活血破瘀，又能利水湿；桃仁、赤芍、丹参可活血化瘀；茯苓利水渗湿；水蛭破血逐瘀，又能通经络；白芥子可温中散寒，又能利气豁痰、通络止痛；皂角刺祛风化痰，又能通经络；路路通、土鳖虫、莪术活血化瘀、通经络；生牡蛎软坚散结；桂枝与威灵仙相伍，可通经络、解粘连；三七粉既能活血化瘀，又能补虚，加生黄芪益气，以免大量活血药物损耗气血。全方共奏活血化瘀、通经络之功。

二诊 2015 年 8 月 17 日。患者服药后无不适，无腹痛或腰部酸痛。饮食可，睡眠好，小便无异常，大便溏。舌胖大、有齿痕，苔白腻，脉细滑。查甲状腺 B 超：甲状腺多发结节，呈囊实性，右叶最大者 0.2 cm×0.2 cm，左叶最大者 0.2 cm×0.3 cm。在原方基础上，增加祛痰通经络之白芥子、制天南星，走窜活血之蜈蚣以增通络之力。处方：桂枝 30 g、茯苓 20 g、桃仁 10 g、赤芍 10 g、丹参 30 g、水蛭 10 g、白芥子 10 g、皂角刺 15 g、路路通 10 g、生黄芪 30 g、土鳖虫 10 g、三七粉 3 g、莪术 30 g、生牡蛎 30 g、威灵仙 15 g、白芥子 10 g、制天南星 10 g、蜈蚣 5 条。14 剂，水煎服，早晚温服，日 1 剂。

三诊 2015 年 9 月 1 日。患者服药后无不适，月经来潮，月经量偏少，色红，无血块，无腹痛。饮食可，睡眠好，二便无异常。舌胖大，有齿痕，苔白腻，脉细滑。患者月经来潮，暂不活血，以免损耗气血，给予补肾调经之品口服治疗。方用调冲方，本方补肾与通经并用，既能调经，又可疏通胞络，加龟板滋阴液，鹿茸粉填肾精。处方：仙茅 10 g、仙灵脾 10 g、菟丝子 30 g、川续断 30 g、熟地黄 10 g、白芍 10 g、当归 10 g、紫河车 10 g、柴胡 6 g、鸡血藤 25 g、穿山甲 10 g、羌活 6 g、鹿茸粉 2 g、龟板 50 g^{先煎}。7 剂，水煎服，早晚温服，日 1 剂。

四诊 2015 年 9 月 8 日。患者月经干净，偶有腹胀、矢气，饮食可，睡眠好，大便黏，小便无异常。舌暗红，苔薄白，脉细。可继续用原方以活血通络，加厚朴以增强理气通脐之力。处方：桂枝30 g、茯苓20 g、桃仁10 g、赤芍10 g、丹参30 g、水蛭10 g、白芥子10 g、皂角刺15 g、路路通10 g、生黄芪30 g、土鳖虫10 g、三七粉3 g、莪术30 g、生牡蛎30 g、威灵仙15 g、白芥子10 g、制南星10 g、蜈蚣5条、厚朴10 g。14剂，水煎服，早晚温服，日1剂。

后患者连服此方2个月，试孕成功，顺产一子。

—— **病例4** ——

患者，女，34岁，2016年4月20日初诊。

主诉：未避孕未怀孕2年余。

病史：患者结婚10年，婚后一直未孕，于2009年行通液术，提示输卵管通而不畅。于我科住院并中药治疗后怀孕，于2010年剖宫产1子。近2年余未避孕未怀孕。2014年8月9日造影示双侧输卵管通而不畅，左侧输卵管上举，弥散可。后未系统治疗。现患者一般情况好，下腹拘急疼痛，纳眠可，大便黏。舌暗红、苔薄白，脉弦细。现为进一步治疗来我科门诊求治。

既往史：2015年曾因子宫颈息肉行宫腔镜下子宫颈息肉摘除术。否认结核、肝炎等传染病史，否认心脏病、高血压病史，否认外伤、手术、输血史，否认药物及食物过敏史。预防接种史不详。

婚育史：结婚10年，G_1P_1，丈夫体健，精液常规示精子活力低。

辅助检查：2014年8月9日造影示双侧输卵管通而不畅，左侧输卵管上举，弥散可。ESR 28 mm/h。

中医诊断：断绪。

辨证：气滞血瘀证。

治法：疏肝健脾、化瘀通络。

处方：当归20 g、白芍20 g、川芎10 g、炒白术30 g、茯苓50 g、泽泻20 g、鹿角霜15 g、穿山甲10 g、白芥子10 g、蜈蚣5条。7剂，水煎服，早晚温服，日1剂。

方解：患者为气滞血瘀之输卵管不通，但下腹拘急疼痛，大便黏，有肝脾两虚之象，故先用当归芍药散为基础，疏肝健脾止腹痛，加鹿角霜温脾止泻通经络，白芥子化痰、散结通络；蜈蚣、穿山甲走窜力强，可增加活血通经之力。

二诊 2016年4月27日。患者自觉偶有乏力，腹痛较前改善。查血常规血红蛋白

98 g/L。饮食可，睡眠好，二便无异常。舌暗红、苔薄白，脉弦细。在原方基础上，增加补气之党参、黄芪，扶助正气。处方：当归20 g、白芍20 g、川芎10 g、炒白术30 g、茯苓50 g、泽泻20 g、鹿角霜15 g、穿山甲10 g、白芥子10 g、蜈蚣5条、党参50 g、生黄芪60 g。7剂。水煎服，早晚温服，日1剂。

三诊▷ 2016年5月4日。患者服药后乏力感好转，腹痛不明显，近2日自觉咽痛，口干。饮食可，睡眠好，大便黏，小便无异常。舌暗红、苔薄白，脉弦细。患者肝脾两虚之证缓解，可改为活血化瘀为主，方用四逆散以理气活血；增加活血通络之路路通、丹参、石见穿、莪术等，以增强活血通络之力；加土鳖虫、蜈蚣等虫类药，为善行走窜之品，破血力强，以增强祛瘀通络之力；加三七粉既能散瘀止血，又能补虚，止血而不留瘀，活血而不伤正；生黄芪顾护正气，白英清热解毒。处方：柴胡10 g、赤芍10 g、枳实15 g、甘草10 g、路路通10 g、生黄芪30 g、丹参30 g、石见穿15 g、土鳖虫10 g、皂角刺15 g、蜈蚣5条、白英30 g、莪术30 g、三七粉3 g^{冲服}。14剂，水煎服，早晚温服，日1剂。

患者继续服此方，3个月后顺利妊娠。

按语：不孕症是常见的妇科疾病，常见的原因包括排卵障碍、输卵管因素、子宫颈与子宫因素及免疫因素等。西医治疗输卵管因素不孕症的常见治疗方法有输卵管重建术、辅助生殖技术等。输卵管阻塞性不孕症在中医古籍中并未明确地单独阐述其病名、病因、病机和治疗方法。许润三教授在中医全身辨证和局部辨病的基础上，使用中医药治疗取得了良好的效果。全身的辨证论治通过患者的症状和体征等来判断脏腑、阴阳、气血的虚实盛衰，从较为宏观的角度来指导治疗，使之更为全面和系统。局部辨病可以通过明确具体病因和不同病理变化，增强治疗和用药的针对性，弥补了仅仅辨证的不足。同时，辨病与辨证相结合，可以将传统中医学与现代医学的诊疗和辅助检查结合起来，提高诊治的准确性，并能指导具体的用药和治疗，从而有助于辨证用药，提高临床疗效。

另外，女性身体的气血阴阳盛衰与月经周期相关。经期泄而不藏，平素及孕期藏而不泄。因此，用药之时应当考虑结合患者的不同月经周期，针对性地用药。虽然输卵管阻塞性不孕症患者以"血瘀"证为多见，但对于气血虚弱或经期的患者不可一味攻伐，应当注意扶助正气。如月经期可以先将补肾填精为主要的治疗方法，再根据患者的具体情况辅以通经之品，待月经期结束后再使用活血通经之品继续治疗。一方面，通过活血化瘀、疏通胞络治疗不通之输卵管；另一方面，通过补肾填精起到调节排卵功能的作用，对于促进妊娠打下良好的基础。另外，造成不孕症的另一个主要原因是卵巢功能的异常，主要是排卵障碍，这在输卵管阻塞患者中往往同时存在。肾为先天之本，主生殖发育。肾气充盛，为卵子能够正常发育提供了物质基础。因此，许润三教授将排卵障碍性不孕症归为肾虚的范畴。许润三教授常常结合患者的具体情况和西医检查结果，随证加减用药。例如，卵巢功能低下、子宫发育不良患者，辨证多属于肝肾不足、精血亏虚之证；黄体功能不足者，辨证为肾阳不足之证；多囊卵巢综合征患者多见肥胖、多毛、闭经、舌苔厚腻，多辨证为肾虚痰湿。根据这些疾病特点再针对性用药，改善卵巢功能，兼顾多种引起不孕症的病因，以免顾此失彼。

许润三教授在平素问病之时特别注重关心患者的脾胃功能。通过观其舌脉，问其二便，以查胃气强弱。脾胃为后天之本，是水谷精微吸收的关键。脾胃之气强盛，方能使先天有所养，正气有所存，气血有所源。另外，药物的充分吸收也依赖于脾胃的健盛，因此对于脾胃虚弱患者，虽然不孕症的原因是以瘀血为主，但也先以治疗脾胃为主，使脾胃功能正常后再行活血化瘀之法治疗，才能达到事预则立的效果。

许润三教授喜用温补药物。他认为"冷则杀物，暖则生物"，过于寒凉的盆腔环境不利于受孕和胚胎的发育。寒凉药物易损伤脾胃，使抵抗力下降，且寒凉药物引起的功能下降不易纠正，偏热药物虽然会引起个别人"上火"，却易于纠正。因此，许润三教授治疗时多选择温通或温补的药物，较少使用大寒、大凉的药物。

女子以肝为先天，肝居风木，主藏血，主疏泄，以调达柔和为顺。女性又以血为本，而女性生理活动中的经、孕、产、乳等功能的实现均以血为用，以血为本，因此女性身体常处于相对"气有余、血不足"的状态，故易有肝血不足、肝气郁滞。肝的功能失调又可以引起多种妇科疾病。故许润三教授说在治疗上多分为补肝血和疏肝气两方面。疏肝养血的代表方剂即是逍遥散，所以治疗妇科疾病时往往"不逍遥来也逍遥"，多注意调整肝血不足或肝气郁滞的状态。若血虚为著，可用滋补阴血之四物汤；偏于肝气郁滞者，在养血的基础上加入疏肝之品。妇科疾病的治疗勿忘调肝，才能取得更好的治疗效果。

输卵管阻塞性不孕症多以"血瘀"为多，故治疗时以活血化瘀通经络为主要治疗方法，并且多用力量较强的破血逐瘀之品，因此应当叮嘱患者服药时注意避孕，待需试孕之前及时停药，然后再考虑妊娠，以免活血化瘀之品影响妊娠。患者的输卵管存在病变，或见输卵管阻塞不通，或见通而不畅，或见输卵管与盆腔组织粘连，需注意经过治疗后，依然有异位妊娠的可能。因此，应当指导患者足疗程治疗，必要时复查输卵管情况后再考虑妊娠。妊娠后注意观察血 hCG 翻倍情况，并行盆腔 B 超检查，以排除异位妊娠。

现阶段，不孕症患者中甲状腺功能低下的女性患者十分常见。究其原因，既有桥本甲状腺炎引起的甲状腺功能减低（简称"甲减"），也有甲状腺恶性肿瘤术后引起的甲减。此类患者多有乏力、畏寒、嗜睡、性欲低下、黏液性水肿等脾肾阳虚症状，严重者往往引起闭经。许润三教授常以当归芍药散加鹿角霜、益母草治疗，黄芪、白术、茯苓、泽泻健脾利水，当归、川芎、白芍养血调经，益母草调经利水。许润三教授认为此方可缓解甲减症状。待症状缓解，再行养肾补血调经或活血通经络治疗。

（五）传承要点

1. 输卵管阻塞性不孕症的主要原因是胞络的阻塞不通，两精不能相合。造成胞脉阻塞的主要原因是气滞、血瘀、痰浊等。应根据不同病机辨证施治，给予针对性治疗。

2. 针对不同病情，既要全身辨证，又要局部辨病。辨证与辨病相结合，有助于提高诊治用药的准确性，提高治疗效果。

3. 输卵管阻塞性不孕症的患者以"血瘀"为多，常用破血通经之品，勿忘顾护正气，以免伤及气血，同时兼顾脾胃的功能正常。经期子宫泄而不藏，不可过度攻伐。

（六）疗效评价的系统研究或者临床基础研究

赵红采用许润三教授四逆散加味中药方治疗输卵管阻塞性不孕症246例，结果显示治疗后输卵管通畅试验提示通畅或在治疗中妊娠者136例，输卵管由完全不通到通而不畅者42例，治疗1个疗程以上输卵管通畅试验无变化者68例，总有效率为72.36%。

（王乾平）

参考文献

赵红. 四逆散加味治疗输卵管阻塞性不孕症246例临床观察 [J]. 中国中医药科技，1995，2（6）：42-43.

第七章

癥瘕合并不孕症

许润三的诊治经验

（一）许润三对癥瘕合并不孕症的学术观点

妇女下腹部胞中有结块，伴有或痛、或胀或满甚或出血者，称为"癥瘕"。包块坚硬，推之不移，痛有定处者属于"癥"。积块不坚，推之可移，痛无定处者为"瘕"。两者病形相似又截然不同，一般以癥为血病，瘕为气病，但瘕聚日久，由气及血，亦可转变为"癥"，故常以癥瘕并称。早在《灵枢·水胀》中论述了肠覃、石瘕发生的病因、病机和临床特点，在今天看来应属于妇科癥瘕的范畴。"癥瘕"病名见于《神农本草经》及《金匮要略》。《诸病源候论》中较为全面地阐述了癥瘕的病因、病机及临床证候特点，将病因归于脏腑虚弱、气候变化、寒温不调、饮食不节等。现一般将西医学中的子宫肌瘤、卵巢囊肿、盆腔炎性包块、子宫内膜异位症结节包块、盆腔结核性包块、陈旧性宫外孕包块等皆归为癥瘕的范畴。

输卵管具有运送精子、拾取卵子及将受精卵送至宫腔的功能。输卵管壶腹部是受精的场所，任何导致输卵管阻塞或功能失常的因素都可能导致精卵难以结合而致不孕症。子宫畸形、宫腔占位、粘连及子宫内膜分泌不良等均可影响受精卵着床而引发不孕症。子宫肌瘤、卵巢囊肿等妇科肿瘤可能压迫输卵管，引起输卵管阻塞导致不孕症。输卵管积水患者输卵管不通畅，局部水液积聚，难以成孕。如肌瘤生长于子宫黏膜下，压迫宫腔，或因子宫内膜息肉的占位性作用，可能引起受精卵难以着床而导致不孕症。盆腔炎性包块、盆腔结核性包块等造成子宫、输卵管、卵巢与周围组织形成粘连或包裹，影响输卵管的正常蠕动和运卵、拾卵功能。陈旧性宫外孕包块也是造成输卵管阻塞的主要原因。子宫内膜异位症及盆腔炎性疾病都会造成盆腔粘连，解剖结构改变，继发卵泡未破裂黄素化综合征，造成排卵障碍。子宫内膜异位症产生的抗子宫内膜抗体水平升高也是引起不孕的免疫性原因之一。由此可见"癥瘕"可通过阻塞或压迫输卵管、引起排卵障碍、影响受精卵着床以及产生自身免疫抗体等途径影响受孕。

许老认为，癥瘕的病机，主要是由于素体正气不足，风寒湿热之邪内侵，或情志因素、房事所伤、饮食失宜，造成脏腑功能失调，气机阻滞，瘀血、湿浊、痰饮等有形之邪凝结，并停聚于胞宫，日久而结成癥瘕。因此，癥瘕的形成与脏腑经络失调、局部气血滞涩有关，而影响经络脏腑气血的原因可包括气滞、血瘀、湿热及痰湿等。在临床中，多种病因常常同时存在而有所偏重，极少有单纯的气滞、血瘀或者痰浊独立存在。

气滞者，多因情志不舒，肝气郁结，气不能行，推动乏力，血行受阻，气聚血凝，日久成瘀，成为癥瘕结块；或因经行产后，血室正开，风寒侵袭，血脉凝涩，日久成瘀，结为癥瘕。

血瘀者，多因经期产后，胞脉空虚，余血未尽，摄生不慎，房事不节或外邪内侵，客于经络，导致经脉不畅，气血凝滞，结为癥瘕。

湿热者，多因摄生不慎，胞脉空虚，正气不足，外感湿热之邪，抑或湿蕴化热，湿热瘀血搏结阻滞冲任胞脉，造成气血不通，湿热瘀阻不化，日久结为癥瘕。

痰湿者，多因脾虚而使运化失司，湿浊内停，日久化痰。痰邪下注，阻滞冲任胞脉，胞脉不通，血行不畅，痰血互相搏结，日久成为癥瘕。

癥瘕结于腹中，若阻滞冲任胞络，胞脉闭阻，两精不能相合，则导致不孕。

（二）辨证施治

许润三教授认为，癥瘕合并不孕，常见证型可分为瘀阻胞宫证、痰湿互结证、寒湿凝滞证。

1. 瘀阻胞宫证

病史： 婚久不孕，情志不舒，月经失调，或曾有经行产后感受外邪病史等。

病因、病机： 素性忧郁或情志不舒，肝气郁结，气血运行不畅，血行受阻，冲任不畅，气聚血凝，积而成瘀；或因经行产后，血室正开，风寒之邪内侵，使血脉涩滞，邪气与气血相搏结，积聚成瘀块，瘀滞于冲任胞宫，日久结为癥瘕。胞络不通，两精不能相合，故见不孕。

临床表现： 胞中可及坚硬包块，触之有形，固定不移，疼痛拒按，面色晦暗，小腹胀满，情志抑郁，胸闷不舒，肌肤不润，月经量多或错后，口干不欲饮，舌紫暗，可见瘀斑、瘀点，脉沉弦涩。

治法：理气活血、散结化瘀。

基本方：桂枝茯苓丸合消瘰丸加减。桂枝、茯苓、赤芍、桃仁、丹参、玄参、生牡蛎、浙贝母。

方解：方中桂枝辛甘而温，温通血脉，以行瘀滞，为君药；桃仁味苦甘平，活血祛瘀，助君药以化瘀消癥，用之为臣；牡丹皮、芍药味苦而微寒，既可活血以散瘀，又能凉血，以清退瘀久所化之热。因牡丹皮苦寒，许老常以丹参代之。芍药缓急止痛；茯苓渗湿祛痰，以助消癥之功，健脾益胃，扶助正气，两者均为佐药。在此基础上加入散结化瘀之消瘰丸，更增散结之力。诸药合用，共奏活血化瘀、缓消癥块之功。

2．痰湿互结证

病史：婚久不孕，或有食寒凉、久居阴寒之地病史，腹有癥瘕。

病因、病机：素体脾胃虚弱、脾阳不振，或摄生不慎、损伤脾阳，或饮食不节、脾失健运，导致中焦运化失司，湿邪积聚成痰。痰湿与气血相搏结，气血运行不畅，痰湿阻滞冲任，日久化为癥瘕。癥瘕阻滞下焦，胞脉不通，两精不能相合，故见不孕。

临床表现：下腹结块，触之不坚，固定难移，少腹冷痛，或胀痛，疼痛拒按，经期或劳累后加重；经行量多，淋漓难尽，带下淋漓，胸脘痞闷，腰腹疼痛，口干不欲饮，大便溏或秘结，小便黄赤；舌胖大，色紫暗、苔厚腻，脉弦数或滑数。

治法：温阳化瘀、消肿排脓。

基本方：薏苡附子败酱散。生薏米、附子、败酱草。

方解：薏苡附子败酱散出自《金匮要略》，用以治疗素体阳虚、寒湿瘀血互结，腐败成脓之肠痈。方中重用薏苡仁利湿排脓，为君药；败酱草破瘀排脓，为臣药；轻用附子扶助阳气，以散寒湿。共奏利湿排脓、破血消肿之功。

在此基础上常常加入三棱、莪术等破血消癥之品，促进癥瘕消散。

3．寒痰凝滞证

病史：婚久不孕，或有感受风寒病史，腹有癥瘕。

病因、病机：多由患者素体阳虚，营血不足，复感风寒邪气，留置体内，气血凝聚，经络阻隔，日久为病，使得寒凝湿滞所致。

临床表现：下腹隐痛、坠胀、腰骶酸痛，性交及劳累后加重。带下色白，质稀、无臭味，月经后期、量少，神疲倦怠，全身乏力，纳少便溏，或痰多，或体胖，婚久不孕。舌淡暗，苔白腻，脉细弱。

治法：温阳散寒、通脉行滞。

基本方：阳和汤。熟地黄、肉桂、麻黄、鹿角胶、白芥子、姜炭、生甘草。

方解：阳和汤出自《外科全生集》，具有温阳补血、散寒通滞之功。原治阳虚寒凝而成之流注、阴疽、脱疽、鹤膝风、石疽、贴骨疽等漫肿无头、平塌白陷、皮色不变、酸痛无热、口不渴、舌淡苔白者。

方中重用熟地黄大补营血为君；鹿角胶生精补髓，养血温阳为臣；姜炭破阴和阳，肉桂温经通脉；白芥子消痰散结，麻黄调血脉，通腠理，均以为佐；生甘草解脓毒而和诸药，为使。诸药合用，阳回阴消，血脉宣通，用于阴寒之证，犹如离照当空，阴霾四散，故名"阳和汤"。

（三）用药特点

1. 善用经方

许润三教授辨证治疗癥瘕合并不孕，善用经方。许老选方首推仲景之方，方剂药味不多，短小精悍，用药上力求稳、准、狠，反对见血止血、见热清热的治疗方法，用药常攻中有守、清中有补、活中有止。大队活血化瘀之品中，常加入党参或黄芪，取攻中有守、行必兼固之意，以免耗伤气血。滋阴养血药物中常加活血之味，防止留瘀。

对于活血化瘀方剂，许老常用《金匮要略》中妇人三篇中的经方。

活血化瘀消癥之方常用桂枝茯苓丸，方中包括桂枝、茯苓、赤芍、桃仁、牡丹皮几味。方中桂枝为君药，温通血脉，以行瘀滞；桃仁为臣，活血祛瘀，助君药以化瘀消癥；牡丹皮、芍药既可活血以散瘀，又能凉血，以清退瘀久所化之热。

土瓜根散，原主治带下经水不利、少腹痛、经一月再见者，亦治阴㿗肿。包括天花粉、桂枝、芍药、䗪虫。方中桂枝辛、温，善温通经脉，可散寒行滞，疏通经络；赤芍除血痹、开阴寒，活血化瘀；䗪虫破瘀血，以消行之；花粉可通经水、消瘀血、生津液。此方活血之力强于桂枝茯苓丸。许老取其活血通经之意，以治疗胞络之不通。

下瘀血汤，主治产妇瘀阻腹痛、瘀血阻滞、经水不利及腹中癥块等，包括大黄、桃仁、䗪虫三味。方中大黄荡涤瘀血，桃仁活血化瘀，䗪虫逐瘀破结。三味相合，共奏活血化瘀、软坚散结之功。本方活血之力又胜于土瓜根散。

抵挡汤，包含水蛭、䗪虫、桃仁、大黄四味。主治妇人经水不利下，小腹满硬拒按，下焦蓄血如狂之证。本方有攻逐瘀血之功，活血之力较之前方剂都强。

2．喜用温药

许老祖籍江苏，用药沿袭了我国南方一带用药习惯。过去南方气候相对炎热，因此以热病和瘟疫居多，危重患者较多。许老发现危重患者若用药过于寒凉，易使患者表面安静，而掩盖了真实的病情；反之，用药偏温，患者如有不适，则可及时发现。另外，寒凉药物苦寒直折，易伤及脾胃，损伤正气；温热药物虽有上火之虞，但易于纠正，而寒凉药物抑制生理功能，则较难恢复。

3．辨病与辨证相结合

许老认为，癥瘕之症多属于瘀，属于结。女性胞宫、胞脉等生殖器官位于人体下焦，与冲任督带相连，并通过经脉与五脏六腑相联系，以获取精微营养，藉以完成胞宫、胞脉、月经及孕育等功能。若摄生不慎，外邪内侵或素体虚弱，导致痰浊内生，病邪遏于胞宫、胞脉之时，阻滞胞脉之气血运行，经脉瘀滞不通，日久导致"癥瘕"的产生。癥瘕结于下腹，气血运行不畅，冲任胞脉不通，冲任胞脉功能失调，故产生腹痛、月经不调、不孕及异位妊娠等。在用药上以温通、活血、理气、散结为主要方法。在治疗上，结合全身辨证和局部辨病，综合指导治疗用药。输卵管不通者，可酌加穿山甲、路路通等通经络之品，以及水蛭、蜈蚣等性走窜之虫类药，以增强理气活血、化瘀通络之力；输卵管积水者，再加用白芥子、马鞭草、泽兰、王不留行等利水通经药物；有盆腔结核病史者，再加夏枯草、麦冬、黄芩清热散结；肝气郁结、血行不畅者，酌加荔枝核、橘核以理气化瘀；存在盆腔包块、粘连较重者，可用鳖甲、牡蛎等软坚散结药物；存在子宫肌瘤等者，常加三七粉、三棱、莪术、五灵脂、生蒲黄等活血化瘀之品；存在子宫内膜息肉者，可加入白英治疗。因长期使用活血药物易损耗气血，因此治疗同时应不忘顾护正气，加入黄芪、党参等益气扶正药物。

4．活血化瘀药的应用

对于血瘀证，许老多采用活血化瘀法和破血消癥为总的治疗原则。同时根据病情，配以温经、理气、凉血、软坚散结等药物辅助治疗。不同患者血瘀的程度不同，轻者未必有有形之瘀血，或仅仅表现为血行不畅；重者则可见有形之血块或结为癥瘕。对不同程度的瘀血应采用不同强度的药物来治疗。

对于瘀血之轻症、尚未形成有形之瘀血者，可选用当归、川芎、芍药、益母草等药物；若已有有形之瘀血，但病情仍尚轻者，可选用桃仁、红花、蒲黄、五灵脂等化瘀药物；若已形成较为明显的有形血块，可选用三棱、莪术、血竭、苏木等破血之品；对瘀血较重、结为癥瘕之人，当选用水蛭、䗪虫、蜈蚣等虫类药物逐瘀消癥。

5．癥瘕的治疗

子宫肌瘤、卵巢巧克力囊肿、子宫腺肌病等疾病归为"癥瘕"的范畴，均属于血瘀之证。瘀血阻滞、胞络不通、两精不能相合，故见不孕。治疗当以活血化瘀、软坚散结止痛为主。临床上，许老多在考虑患者年龄、月经情况及体质等因素的基础上遣方用药。多选用消瘰丸、桂枝茯苓丸、四逆散、知柏地黄丸等加减变化。

消瘰丸出自《医学心悟》，由玄参、贝母、牡蛎三味既能养阴、又能软坚散结化痰之品组成，原用于治疗瘰疬之证，也适用于治疗阴虚之妇科肿瘤。若证见月经提前、经量多、形体消瘦等阴虚证候者，此方比较适用。

桂枝茯苓丸出自《金匮要略》，为治疗妇人癥瘕之方剂，其活血力强，方中桂枝为君药，较为温燥，故适用于素体虚寒并有血瘀患者。若患者较为健壮，月经正常，或体形偏胖，体质虚寒，也适用此方。可酌加三棱、莪术等破血之品，以助药力。

四逆散出自《伤寒论》，具有透邪解郁、疏肝理脾之功效，原用于治疗手足不温、腹痛或泄利下重之阳郁厥逆证，以及胁肋胀闷、脘腹疼痛之肝脾气郁之证。许老运用此方，取其理气活血、化瘀通络之功。常再加入丹参、三七粉等药物，以增强活血祛瘀之力。若见患者月经后错、下腹胀痛合并盆腔炎、盆腔粘连等症，可选用此方。四逆散具有理气通腑之功，故大便稀溏者慎用。

接近绝经期女性，尤其是患有子宫内膜异位症和子宫腺肌病的患者，可选用知柏地黄丸与以上方剂联合使用，促进其绝经。若见月经量过多、体虚贫血者，可加入党参、黄芪等品，以生气血。

综上所述，若见癥瘕合并不孕患者，当以治疗癥瘕为主。瘀血得化、癥瘕得消，则胞络通畅，病祛而能成孕。

6．常用药对

（1）三棱配莪术：三棱，味苦、性平；莪术，味辛、苦，性温。两者均有行气止痛、破血逐瘀之功效。活血之力三棱胜于莪术，理气之功莪术优于三棱。故祛瘀消积多用三棱，行气止痛多用莪术。许老在临床上常将两者相须为用，加强破血行气作用，治疗气滞血瘀证之痛经、子宫内膜异位症、子宫腺肌病、盆腔包块、闭经及乳腺增生等。

（2）水蛭配䗪虫：水蛭，味苦、咸，性平；䗪虫，味咸，性寒。两者皆是虫类药，具有破血逐瘀、散结消癥之功效。两者相比，水蛭破血逐瘀之力更强。许老多用此两种药物治疗瘀血之重症或者瘀血日久之癥瘕、痛经、输卵管阻塞性不孕、异位妊娠、闭经等。

（3）蒲黄配五灵脂：蒲黄，味甘，性平；五灵脂，味甘，性温。两者皆善于活血化瘀，也都是止痛之良药，尤善于治疗妇科出血性疼痛。蒲黄止血之力优于五灵脂，活血之力却较弱。两者生用长于化瘀止痛，炒用善于化瘀止血。许老常两药合用，治疗妇科瘀血内阻之子宫出血，如崩漏下血、子宫肌瘤等。

（4）乳香配没药：乳香，味辛、苦，性温；没药，味苦，性平。乳香芳香走窜，偏于调气。没药长于散瘀。两者相须为用，能够增强理气活血、散结止痛之功效，同时又有消肿止痛之功。许老常用其治疗气滞血瘀所导致的妇科痛证和火毒内盛所导致的急性盆腔炎、盆腔脓肿、乳腺炎等。但两药气味浓烈，有胃肠刺激性，外用多见。

（5）赤芍配丹参：两药皆为味苦微寒之品。赤芍可清热凉血、活血祛瘀；丹参专入血分，能通行血脉、祛瘀止痛，内化脏腑瘀滞，外通脉络、利关节。赤芍善于散瘀止痛，丹参活血之时兼能养血。两药相须为用，共奏活血通经、祛瘀止痛之功，可清血中实热，散血中瘀滞，治疗血热有瘀血之月经失调、盆腔炎性包块等。同时，两药可以散瘀止痛，适用于热毒壅盛之外阴肿痛、盆腔脓肿、乳腺炎等。

7．痛证的治疗

癥瘕合并不孕症者，多因瘀血凝滞、经脉不通而导致痛证的发生。尤其是子宫内膜异位症及子宫腺肌病的患者，常以渐进性加重的痛经为主要表现。许老常以活血祛湿、散寒止痛之经验方治疗，收效甚佳。组成：防风 20 g、当归 10 g、川乌 10 g^{久煎}、草乌 10 g^{久煎}、三七粉 3 g^{冲服}。

方中防风能祛风胜湿止痛，川乌、草乌可祛水湿、散寒止痛。此两药止痛效果好，但因辛热有毒，故需注意用量不宜过大，并应当久煎，避免中毒。当归、川芎性温，长于活血化瘀止痛。若痛甚，可加入血竭粉 2 g。

本方适于治疗虚寒性痛经患者，尤其是顽固性痛经者有奇效，止痛效果佳，又具有温经活血通络之功，促进体内瘀血排出。但为避免耗伤正气，部分药物有毒性，不宜久用。

8．内外合治

外治法是具有中医特色的治疗方法。盆腔炎性疾病后遗症、输卵管阻塞、妇科癥瘕等疾病都属于妇科疑难杂症，治疗难度大，疗程长，许老通过外敷、中药保留灌肠、温灸等外治方法，与口服药物相结合，而达到更优的治疗效果。

（1）中药外敷法：许老多采用一些温通活络及芳香走窜之品，制成药包，蒸煮之后敷于下腹，利用热力，促进药物通过局部皮肤渗透和吸收，既能改善盆腔的血液循环，又能促进炎症消散，且具有毒性小、不良反应少等优点。癥瘕患者往往病程日久，虚寒证最多，在加热的药包温煦之下，祛除下焦之寒。另外，活血通络之品借助热力而入，并且直达病处，能起到良好的局部治疗作用，有助于癥瘕、瘀血的消散。一些活血化瘀药物，如乳香、没药等品，具有良好的活血化瘀散结之功，但由于具有特殊气味，口服煎剂常常引起患者的反感，甚至造成恶心、呕吐。以外治方法给药，可以避免胃肠道刺激，又利用其芬芳走窜之性，直达病所，起到良好的治疗作用。

常用的外敷药物有透骨草、三棱、莪术、苏木、皂角刺、桂枝、威灵仙、细辛、赤芍、当归、黄柏、枳实、乳香、没药、厚朴、白芷、苍术、红花等。

（2）中药保留灌肠：中药保留灌肠法也是许老常用的外治方法。保留灌肠的中药和口服汤剂一样，可根据患者的具体情况辨证用药。如瘀血阻滞胞脉者可用细辛、莪术、透骨草、桂枝、皂角刺、赤芍等活血通络之品；如为寒凝血瘀证，多用桂枝、威灵仙、三棱、莪术、透骨草、赤芍、艾叶等药物；如为湿热瘀结证，多用蒲公英、赤芍、三棱、莪术、细辛、皂角刺、川椒目等品；如为痰瘀互结证，可选用川芎、透骨草、丹参、赤芍、桂枝等药物。

许老认为，灌肠方药应当选药精当，药味不宜太多，药量可以适当增加，有效成分通过肠道直接吸收入血，避免了首过效应的损耗，能够更好地起到治疗作用。但是肠道黏膜较为娇嫩，应指导患者控制好药液的温度和给药速度，避免损伤和激惹肠道。如有药液保留不佳或者大便次数明显增多的情况，可在灌肠方中加入诃子肉、补骨脂、五倍子等涩肠止泻之品或药液中加入锡类散来治疗。灌肠后患者腹部胀痛、肠鸣、腹泻严重者，应调整方药组成。

灌肠前应嘱患者排空大便，必要时先进行清洁灌肠。了解患者的病变部位，令其左侧卧位，调整好灌肠管插入的深度。药液温度保持在 39～41℃为宜，温度过高易损伤肠道黏膜使肠管扩张；温度过低则会刺激肠道，促进肠道收缩，使患者腹痛、产生便意，造成药物保留失败。给药量一般不超过 200 ml，时间选择在晚间睡前，灌肠后避免下床活动，以促进药物保留。

（3）中药离子导入：中药离子导入是通过使药物离子在电场作用下透入皮肤或黏膜进入体内组织间隙，使药物直接作用于病变部位，达到治疗疾病的目的。常用的药物组成包括细辛、皂角刺、白芷、当归、肉桂、透骨草等。

中药离子导入需借助中药离子导入仪来进行，将浸满中药药液的纱垫固定于硅胶电极黑色面上，并贴于治疗部位的皮肤上，将预热好的治疗热垫覆盖于电极面上。调整电流输出强度至患者自觉舒适为宜，定时，一般以 20 分钟为宜。

治疗时应注意皮肤清洁，皮肤过于干燥、有污垢或油脂过多易引发局部刺痛。电极需全部接触皮肤并压紧，使得治疗电流均匀分布，避免电流过度集中而产生刺痛或灼伤皮肤。不得在治疗途中揭取电极，以免电极接触皮肤面积减小而引发刺痛或灼伤。应避免将离子导入仪置于潮湿、靠近热源、通风不足、灰尘较多处，并避免阳光直射。

（4）中药足浴：足浴疗法常用的方药包括桂枝、透骨草、细辛、红花、艾叶、莪术等药物。

治疗时在足浴桶之中加入中药药液，浸泡双足至膝部。如有局部皮肤红肿、水疱、皮疹等过敏症状，需暂停使用。如经期或有出血症状，应避免足浴。

（5）艾灸治疗：艾灸是传统中医疗法之一。通常以艾叶制成艾条或艾柱，点燃后热刺激人体穴位或特定部位，通过激发经络气血的活动来纠正人体生理功紊乱，从而达到防病治病的目的。现阶段，由于燃烧艾条、艾柱往往会产生大量烟雾，并存在火灾隐患，故常使用电子艾灸仪来替代，部分艾灸仪也具有磁疗的功能。艾灸治疗尤其适用于盆腔炎性疾病后遗症、输卵管阻塞性不孕症、子宫内膜异位症、子宫腺肌病及痛经等疾病的寒证类型。

常用的穴位为肾俞、关元、气海、八髎、三阴交等。治疗时应当注意控制温度和时间，避免产生烫伤。

（6）中药制剂的静脉给药：常用丹参注射液、血栓通注射液等活血化瘀药物，通过静脉点滴给药的方法，改善微循环及血液流变，并起到消除炎症、促进病变组织再生与修复的作用，适用于血瘀证引起的输卵管阻塞性不孕症、盆腔炎性疾病后遗症、痛经、盆腔瘀血综合征、陈旧性宫外孕及子宫内膜异位症等疾病。

以上几种方法通常可数种同时使用，通过不同的给药途径，达到强化治疗、提高疗效的目的，充分体现了中医药的优势。

（四）典型病例

—— 病例 1 ——

患者，女，30岁，2018年3月7日初诊。

主诉： 未避孕未怀孕2年。

病史： 患者结婚8年，G_4P_1，2014年因左侧输卵管妊娠肌内注射MTX保守治疗，2015年顺产1子，2016年9月孕9周时人工流产1次，2017年6月因右侧输卵管异位妊娠破裂，行腹腔镜下右侧输卵管切除术。2017年11月8日于外院行超声造影，提示左侧输卵管形态迂曲，通而不畅，右侧输卵管未见显影。现为进一步治疗来我院就诊。现患者一般情况好，偶有下腹痛，并伴有腰部酸痛，带下量多、色黄，有异味。纳可，眠安，二便正常。舌暗红、苔薄白，脉弦细。

既往史：既往有盆腔炎病史。否认结核、肝炎等传染病史，否认心脏病、高血压病史，否认外伤、手术、输血史，否认药物及食物过敏史。预防接种史不详。

月经及婚育史：平素月经尚规律，13岁月经初潮，3～5/26～30天，量中、色红，无明显血块，无明显痛经。结婚8年，G_4P_1，丈夫体健，精液常规检查未见明显异常。

辅助检查：2019年3月7日盆腔B超示子宫底可见1.0 cm×0.8 cm子宫肌瘤，宫颈多发纳囊，最大直径0.8 cm，双侧卵巢多囊样改变，盆腔积液2.2 cm。乳腺B超示双侧乳腺增生。

妇科检查：外阴呈已婚经产型，发育正常。阴道畅，分泌物多，色黄。宫颈轻度糜烂。子宫前位，正常大小，质中、活动可，压痛（＋）。双侧附件轻度压痛。分泌物镜检：清洁度Ⅲ度，未见滴虫或霉菌，BV（－）。

中医诊断：断绪、妇人腹痛、癥瘕、乳癖。

辨证：气滞血瘀证。

治法：理气活血、化瘀散结。

处方：桂枝茯苓丸合消瘰丸加减。桂枝15 g、茯苓15 g、赤芍10 g、桃仁10 g、丹参10 g、路路通10 g、生黄芪30 g、石见穿15 g、土鳖虫10 g、三七粉3 g、皂角刺15 g、蜈蚣5条、玄参15 g、生牡蛎30 g、浙贝母15 g。7剂，水煎服，早晚温服，日1剂。

方解：方中桂枝辛甘而温，温通血脉，以行瘀滞，为君药；桃仁味苦甘平，活血祛瘀，助君药以化瘀消癥，用之为臣；牡丹皮、芍药味苦而微寒，既可活血以散瘀，又能凉血以清退瘀久所化之热。因牡丹皮苦寒，许老常以丹参代之；芍药缓急止痛；茯苓渗湿祛痰，以助消癥之功，健脾益胃，扶助正气，两者均为佐药。在此基础上加入散结化瘀之消瘰丸，更增散结之力。增加活血通络之路路通、丹参、石见穿、皂角刺以增强活血通络之力。增加土鳖虫、蜈蚣等走窜之品，以增强通络之力。三七粉化瘀散结，生黄芪顾护正气。全方共奏活血化瘀、散结通络之功。

二诊 2018年3月14日。患者服药后无不适，腹痛较前减轻，腹胀明显，无明显腰部酸痛。饮食可，睡眠好，小便可，大便偏干。舌暗红，苔薄黄，脉弦细。继续以理气活血、化瘀通络为法给予中药口服。患者腹胀伴有便秘，在原方基础上，增加理气通腑之枳实并增加赤芍用量。处方：桂枝15 g、茯苓15 g、赤芍

20 g、桃仁 10 g、丹参 10 g、路路通 10 g、生黄芪 30 g、石见穿 15 g、土鳖虫
10 g、三七粉 3 g、皂角刺 15 g、蜈蚣 5 条、玄参 15 g、生牡蛎 30 g、浙贝母
15 g、枳实 20 g，7 剂。水煎服，早晚温服，日 1 剂。

三诊 2018 年 3 月 21 日。患者自觉偶有下腹疼痛，双膝凉，无腹胀、便秘。饮食可，
睡眠好，二便无异常。舌暗红，苔薄白，脉弦细。在原方基础上，去理气通腑
之枳实，加威灵仙 15 g、附子 10 g 以补阳通经。处方：桂枝 15 g、茯苓 15 g、
赤芍 20 g、桃仁 10 g、丹参 10 g、路路通 10 g、生黄芪 30 g、石见穿 15 g、土鳖
虫 10 g、三七粉 3 g、皂角刺 15 g、蜈蚣 5 条、玄参 15 g、生牡蛎 30 g、浙贝母
15 g、威灵仙 15 g、附子 10 g^{先煎}。14 剂，水煎服，早晚温服，日 1 剂。

四诊 2018 年 4 月 12 日（其间患者月经来潮，经期停药）。患者自觉下腹痛较前好转，
双膝凉略有改善，饮食可，睡眠好，二便无异常。舌暗红、苔薄白，脉弦细。
在原方基础上，加莪术 30 g，以增强活血之力。处方：桂枝 15 g、茯苓 15 g、
赤芍 20 g、桃仁 10 g、丹参 10 g、路路通 10 g、生黄芪 30 g、石见穿 15 g、土
鳖虫 10 g、三七粉 3 g、皂角刺 15 g、蜈蚣 5 条、玄参 15 g、生牡蛎 30 g、浙贝
母 15 g、威灵仙 15 g、附子 10 g^{先煎}。14 剂，水煎服，早晚温服，日 1 剂。

后患者继服此方 4 个月余，顺利妊娠。

—— 病例2 ——

患者，女，33 岁，2015 年 7 月 21 日初诊。

主诉：未避孕未怀孕 1 年余。

病史：患者结婚 4 年，近 1 年未避孕未怀孕。平素月经尚规律，14 岁月经初潮，
5～7/27～33 天，量中，色红，无血块，无明显痛经。基础体温呈双相，2015 年 6 月
B 超监测排卵，可见 1.8 cm×1.9 cm 优势卵泡，并顺利排出。2015 年 7 月 18 日于我
科行输卵管造影术。术中见右侧输卵管显影缓慢，伞端可见少量碘液溢出。左侧输
卵管轻度积水，术后盆腔弥散欠佳。现患者一般情况好，下腹坠胀，伴腰骶酸痛，劳
累后加重，神疲倦怠，全身乏力，纳少便溏，带下无异常，眠安，小便正常，无明显
阴道出血、阴道排液、发热或腰部酸痛。舌暗红、苔白腻，脉细。现为进一步治疗
来诊。

既往史：既往有盆腔炎病史。否认结核、肝炎等传染病史，否认心脏病、高血压
病史，否认外伤、手术、输血史，否认药物及食物过敏史。预防接种史不详。

婚育史：结婚4年，近1年未避孕未怀孕。G_0P_0，丈夫体健，查精液常规活力可，畸形率偏高，为98.5%，余无明显异常。

辅助检查：2015年5月14日，甲状腺功能五项示TSH 3.04 μIU/ml，余未见明显异常。性激素检查示FSH 5.45 mIU/ml，LH 6.25 mIU/ml，P 1.68 nmol/L，E_2 99.00 pmol/L，PRL 422.86 mIU/L，T 2.15 nmol/L。

中医诊断：全无子、癥瘕。

辨证：寒痰凝滞证。

治法：温阳散寒、通脉行滞。

处方：熟地黄15 g、肉桂10 g、麻黄10 g、鹿角霜10 g、白芥子10 g、姜炭10 g、生甘草10 g、丹参30 g、三棱10 g、莪术15 g、路路通10 g、穿山甲10 g、生黄芪30 g、三七粉3 g、炒芥子10 g、马鞭草10 g。7剂，水煎服，早晚温服，日1剂。

方解：阳和汤出自《外科全生集》，具有温阳补血、散寒通滞之功。原治阳虚寒凝而成之流注、阴疽、脱疽、鹤膝风、石疽、贴骨疽等漫肿无头、平塌白陷、皮色不变、酸痛无热、口不渴、舌淡苔白者。方中重用熟地黄大补营血，为君药；鹿角胶（因较为昂贵，本病例以鹿角霜代之）生精补髓、养血温阳，为臣药；姜炭破阴和阳，肉桂温经通脉；白芥子消痰散结，麻黄调血脉，通腠埋，均以为佐药；生甘草解脓毒而和诸药，为使药。因患者胞络不通，有少量积水，故加入三棱、莪术以增强破血之力，又增加活血通络之路路通、穿山甲疏通胞络；三七粉活血散瘀，不伤正气；马鞭草活血化瘀、利水消肿；炒芥子、鹿角霜温化寒痰，能散水湿；生黄芪补虚扶正，顾护正气。诸药合用，阳回阴消、血脉宣通，以达到通胞络、去积水之功。

二诊 2015年7月28日。患者服药后胃部不适，偶有腹泻，小腹凉，无明显腹痛或腰酸。饮食可，睡眠好。舌暗红，苔白腻，脉弦细。在原方基础上去寒凉碍胃之马鞭草，增加蜈蚣5条，以增强通络之力。处方：熟地黄15 g、肉桂10 g、麻黄10 g、鹿角霜10 g、白芥子10 g、姜炭10 g、生甘草10 g、丹参30 g、三棱10 g、莪术15 g、路路通10 g、穿山甲10 g、生黄芪30 g、三七粉3 g、炒芥子10 g、蜈蚣5条。7剂，水煎服，早晚温服，日1剂。

后患者继服此方，试孕成功，顺产一子。

—— 病例3 ——

患者，女，36岁，2017年8月2日初诊。

主诉：未避孕未怀孕4年余。

病史：患者结婚7年，近4年未避孕未怀孕。2016年6月患者因右侧输卵管积水于本院西医妇科行输卵管造口术+盆腔粘连松解术。术后未避孕未怀孕至今。平素月经尚规律，13岁月经初潮，7/28～30天，量中、色红，无血块，无明显痛经。自测基础体温呈双相。2017年3—6月曾B超监测排卵，有优势卵泡排出。爱人体健，查精液无明显异常。2017年7月于我科行输卵管造影术。术中见左侧输卵管显影缓慢，伞端可见少量碘液溢出，右侧输卵管轻度积水，术后盆腔弥散欠佳。现患者一般情况好，畏寒喜暖，偶有下腹隐痛，劳累后加重，无明显阴道出血，偶有阴道排液，无发热或腰部酸痛。带下量多，色黄，纳可，眠安，二便正常。舌红、苔黄腻，脉滑数。现为进一步治疗来我科门诊就诊。

既往史：否认结核、肝炎等传染病病史，否认心脏病、高血压病史，曾于2016年6月因右侧输卵管积水于本院西医妇科行输卵管造口术+盆腔粘连松解术，否认外伤、输血史，预防接种史不详，否认青霉素过敏史，否认食物过敏史。

婚育史：结婚7年，近4年未避孕未怀孕。G_1P_0，2011年孕8周行人工流产术。丈夫体健，查精液无明显异常。

辅助检查：2017年5月20日查性激素六项：FSH 7.45 mIU/ml，LH 4.35 mIU/ml，P 2.05 nmol/L，E_2 107.00 pmol/L，PRL 287.50 mIU/L，T 1.96 nmol/L。2017年6月3日盆腔B超示子宫未见明显异常，右侧卵巢可见1.9 cm×1.7 cm卵泡，右侧附件区3.2 cm×2.7 cm无回声，考虑输卵管积水可能。

中医诊断：断绪。

辨证：痰湿互结证。

治法：温阳化瘀、消肿排脓。

处方：生薏米15 g、制附子10 g^{先煎}、败酱草25 g、生黄芪30 g、莪术15 g、三棱10 g、路路通10 g、穿山甲10 g、三七粉3 g、炒芥子10 g、马鞭草10 g。7剂，水煎服，早晚温服，日1剂。

方解：薏苡附子败酱散出自《金匮要略》，用以治疗素体阳虚、寒湿瘀血互结、腐败成脓之肠痈。许老取其温阳祛寒、化瘀排脓之功以治疗输卵管积水。方中重用生薏米利湿排脓，为君药；败酱草破瘀排脓，为臣药；轻用附子扶助阳气，以散寒湿。诸药共奏利湿排脓、破血消肿之功。在此基础上，加入破血散结之三棱、莪术以增加破血消癥之力，又增加活血通络之路路通、穿山甲疏通胞络；马鞭草散瘀通经、利水消肿；炒芥子涤痰通络；三七粉活血散瘀，不伤正气；大队破血耗气药物中加生黄芪顾护正气，以免伤及气血。

二诊 2017年8月9日。患者服药后下腹痛较前改善，自觉腰部酸痛、畏寒症状较前减轻，仍偶有阴道排液，带下量多，色白，纳差，眠可，大便溏薄。舌红、苔黄腻，脉滑数。患者症状较前略有改善，纳差，大便溏薄。在原方基础上加炒白术健脾利湿，利腰脐之气；加茯苓健脾利水。处方：生薏米15 g、制附子10 g^{先煎}、败酱草25 g、生黄芪30 g、莪术15 g、三棱10 g、路路通10 g、穿山甲10 g、茯苓20 g、三七粉3 g、炒芥子10 g、马鞭草10 g、炒白术30 g。7剂，水煎服，早晚温服，日1剂。

三诊 2017年8月16日。患者服药后下腹痛较前改善明显，腰部酸痛较前改善，畏寒较前减轻，偶有阴道排液，白带不多，纳差，偶有胃胀痛，眠可，大便溏薄。舌红、苔黄腻，脉数。患者纳差，大便溏薄，胃胀痛。故在原方基础上加砂仁化湿醒脾、行气温中。处方：生薏米15 g、制附子10 g^{先煎}、败酱草25 g、生黄芪30 g、莪术15 g、三棱10 g、路路通10 g、穿山甲10 g、茯苓20 g、三七粉3 g、炒芥子10 g、马鞭草10 g、炒白术30 g、砂仁6 g^{后下}。7剂，水煎服，早晚温服，日1剂。

——— 病例4 ———

患者，女，26岁，2018年10月24日初诊。

主诉：未避孕未怀孕1年余。

病史：患者结婚4年，近1年未避孕未怀孕，G_2P_0，2013年药物流产1次，2018年5月因右侧异位妊娠于外院行右侧输卵管开窗取胚术。近1年未避孕，未怀孕。平素月经尚规律，15岁月经初潮，5/28天，量少，色暗红，无血块，无明显痛经。自测基础体温呈双相。2018年9月于我科行输卵管造影术。术中见左侧输卵管通而不畅，右侧输卵管不通，术后盆腔弥散欠佳。曾B超监测排卵，可见优势卵泡正常排出。爱人体健，查精液无明显异常。现患者一般情况好，无下腹痛，无阴道排液，偶有腰部酸痛。纳可，眠安，二便正常。舌暗红、苔薄白，脉细。现为进一步治疗来我科门诊就诊。

既往史：否认结核、肝炎等传染病病史，否认心脏病、高血压病史。2018年5月因右侧异位妊娠于外院行右侧输卵管开窗取胚术。否认外伤、输血史，预防接种史不详，否认药物或食物过敏史。

婚育史：结婚4年，近1年未避孕未怀孕。G_2P_0，2013年药物流产1次。丈夫体健，查精液无明显异常。

辅助检查：2018年9月25日甲状腺功能五项：TSH 3.65 μIU/ml，TG-Ab 675.88 IU/ml，TPO-Ab 101.57 IU/ml。

中医诊断：断绪。

辨证：瘀阻胞宫证。

治法：活血化瘀通络。

处方：桂枝30 g、茯苓20 g、赤芍10 g、桃仁10 g、丹参30 g、三棱10 g、莪术15 g、路路通10 g、皂角刺15 g、生黄芪30 g、威灵仙15 g、三七粉3 g。7剂，水煎服，早晚温服，日1剂。

方解：本方以桂枝茯苓丸为基础方，取其活血化瘀消癥之意。牡丹皮苦寒，许老常以祛瘀生新而不伤正的丹参代之。再加入破血散结之三棱、莪术，以增强破血消癥，以助疏通经络之瘀滞；增加路路通、皂角刺，取其活血通络之意；威灵仙与桂枝相伍，可温通经络、散寒止痛；三七粉活血而不伤正；再佐以益气扶正之生黄芪，以免活血太过而伤及气血。全方共奏活血通络之功。

〔二诊〕2018年10月31日。患者月经来潮，经量色暗，偏少，服药后下腹痛较前改善，自觉腰部酸痛，纳可，眠安，大便稀溏。舌暗红，苔薄白，脉细滑。患者月经来潮，经量偏少，大便溏薄，经期暂不用大量破血化瘀之药，以免耗伤气血。故以补肾疏肝通络之品口服，处方：柴胡10 g、当归10 g、白芍10 g、山茱萸10 g、紫河车10 g、鹿茸片2 g、穿山甲10 g、菟丝子50 g、沙苑子30 g、羌活10 g、益母草20 g。7剂，水煎服，早晚温服，日1剂。

〔三诊〕2018年11月7日。患者月经已干净，服药后腰部酸痛较前改善，无下腹痛，纳可，眠安，大便溏薄。舌暗红，苔薄白，脉细滑。患者纳差，大便溏薄，故在一诊原方基础上，加鹿角霜以温肾健脾，兼能通胞络。处方：桂枝30 g、茯苓20 g、赤芍10 g、桃仁10 g、丹参30 g、三棱10 g、莪术15 g、路路通10 g、皂角刺15 g、生黄芪30 g、威灵仙15 g、三七粉3 g、鹿角霜15 g。7剂，水煎服，早晚温服，日1剂。

按语：癥瘕指妇女下腹部胞中的结块，伴有痛、胀、满甚或出血者。其中"癥"

和"瘕"既有区别又有联系，两者之间病形相似。瘕聚日久，由气及血，又可发展为"癥"。《黄帝内经·素问·骨空论》最早提出："任脉为病，男子内结七疝，女子带下瘕聚。"《金匮要略》首提"癥"名，并制定了第一张治疗癥瘕的方剂，即桂枝茯苓丸。"癥"其相当于西医中的子宫肌瘤、卵巢囊肿、妇科炎性包块、陈旧性宫外孕等疾病。许老认为本病产生的原因主要是气血运行不畅，日久而结为癥瘕。引起气血运行不畅的诱因多为气滞、血瘀、湿热、痰湿等。如果产生的癥瘕日久，阻滞气血经络，也是造成不孕症的常见原因之一。因此，对由癥瘕引起的不孕的治疗，也与癥瘕的治疗方法一致。

瘀阻胞宫是最为常见的证型。许老常以桂枝茯苓丸为基础，取其缓消癥瘕之功。瘀血阻络，形成癥瘕，常因脏腑经络阻塞失调而造成气、血、津液等运行失常，共同成为癥瘕形成的原因。故常同时合软坚散结的消瘰丸，有助于癥瘕的消散。若有输卵管阻塞不通，可结合局部辨病，加入路路通、王不留行等通络之品，以疏通阻塞之胞络。众药相合，共同使瘀血得化，瘀结得散，冲任胞络得通。癥瘕去、胞脉通，则可顺利妊娠。

对于输卵管积水患者，许老认为输卵管内之水液不是正常之津液，乃是痰湿之凝滞，故其偏痰湿者，当以温阳散寒、通脉行滞为法治疗。常用方剂为阳和汤。阳和汤具有温阳补血、散寒通滞之功。同时，输卵管积水伴有输卵管不通，说明经络之阻塞亦有瘀滞，因此加入破血通络之三棱、莪术、路路通、穿山甲等药物。温阳散寒除痰湿之时不忘祛瘀通络。诸药相合，使寒痰尽散、胞络得通，而消除癥瘕，恢复妊娠功能。

而对于素体阳虚且寒湿瘀血互结形成癥瘕者，多用薏苡附子败酱散。该方既扶助阳气，又利湿散瘀排脓。在此方基础上，局部辨病，并加入破血通络之品，以疏通瘀塞之经络。注意附子有毒性，因此用量不宜过大，应当先煎，以减少副作用。

在化瘀祛湿或活血通络治疗的同时，常用益气健脾药物，一方面，扶助正气，以免攻邪之时耗伤正气；另一方面，脾胃功能的正常有利于痰湿的消散。瘀血的消散，助以淡渗健脾之品，给予瘀血之邪以通路排出，有助于化瘀治疗。

非经期时，子宫藏而不泄；经期之时，子宫泄而不藏。对女性疾病的治疗需注意要顺应月经周期中气血阴阳的变化。经期血室正开，不宜攻伐，以免出血太过，耗伤气血。根据患者的具体情况，如月经失调或卵巢功能较差的患者，给予补肾益精或疏肝理气之品，调理肾—天癸—胞宫生殖轴，有助于提高卵巢的功能，进而有利于妊娠。同时，注意用药时不能一味滋补，易使气血凝滞，同时不忘疏肝理气，使气血调和。经期可通因通用，加益母草之类活血调经药物，有助于瘀血得以排出。

因癥瘕而致不孕者，多病程较长，迁延日久，难以在短期之内康复。盆腔炎性包块、陈旧血肿等可通过中医药治疗加速康复。子宫肌瘤等病则难以短期内见效。需分清楚肌瘤生长的部位、大小及患者的年龄、生育需求等区别对待。许老认为中医重在整体调治，对于改善症状、缩小癥瘕大小、调经、助孕等有独特优势，但不应当排斥西医手术等治疗方法。手术可在短期之内去除瘤体，再结合中药调治，能够更快地解决患者的病痛。

治疗期间，因常使用大队活血化瘀或散结破瘀药物，故应当嘱患者避孕，以免妊娠后活血药物损伤胎元。如患者计划试孕，当提前停用活血、破血药物，改用调经助孕方药治疗，以促进妊娠。

（五）传承要点

1. 癥瘕产生的原因主要是气血运行不畅，而引起气血运行不畅的诱因多是气滞、血瘀、湿热、痰湿等。癥瘕日久，阻滞气血经络，胞脉不通，两精不能相合，继而引起不孕症。因此，治疗癥瘕引起的不孕症，癥瘕消、胞络通，则可以受孕。

2. 癥瘕引起的不孕症多为瘀阻胞宫、痰湿互结、寒湿凝滞之证型，可针对性地使用桂枝茯苓丸、消瘰丸、薏苡附子败酱散、阳和汤进行治疗。同时，根据不通的情况，局部辨病，可针对性地加入活血通络药物，促进疏通胞络。辨证与辨病相结合，有助于提高治疗效果。

3. 破血化瘀，祛痰散结日久，易损耗气血，所以治疗的同时勿忘扶助正气。脾胃虚弱者，当先健脾胃，使后天得养、正气充足，更有利于病情恢复。同时，脾气健运，更利于水湿消散。

4. 经期用药不可过度攻伐，可利用此时机益肾调经，为促进妊娠打下基础，对于卵巢功能不佳、排卵功能异常者尤是。

（六）疗效评价的系统研究或者临床基础研究

李仁杰等采用许润三教授的中药配方治疗输卵管积水性不孕症患者 35 例，失访 5 例。其中正常妊娠并分娩 6 例，占 20%，1 例于孕前行腹腔镜检查确认输卵管积水消失，其余 5 例孕前未进行输卵管复查。另有异位妊娠 1 例、胚胎停育 1 例。复查输卵管（造影或腹腔镜检查）9 例，积水消失者 2 例（其中 1 例未妊娠，1 例生化妊娠 3 次），无效 7 例。中药治疗后寻求手术治疗 5 例，术后 1 例妊娠，1 例胚胎停育，2 例仍未妊娠，1 例行输卵管切除术，计划辅助生殖，未复查亦未妊娠 8 例。

（王乾平）

参考文献

李仁杰，赵倩倩，赵红. 许润三中药治疗输卵管积水性不孕 35 例的回顾性分析 [J]. 中日友好医院学报，2012，26（6）：367-368.

第八章
外阴色素减退性疾病

郭志强的诊治经验

（一）学术观点

外阴白斑的病名曾经历过数次演变，最终于 2011 年慢性外阴营养不良对其提出分类。基于临床表现，将外阴色素减退性疾病分属于白色病变，包括外阴慢性单纯性苔藓和外阴硬化性苔藓等。外阴色素减退性疾病是一组以瘙痒为主要症状、外阴皮肤色素减退为主要体征的外阴皮肤疾病，包括外阴慢性单纯性苔藓和外阴硬化性苔藓等。外阴慢性单纯性苔藓是以外阴瘙痒为主要症状的鳞状上皮细胞良性增生为主的外阴疾病，是最常见的外阴上皮非瘤样病变。外阴硬化性苔藓是一种以外阴及肛周皮肤萎缩变薄、色素减退呈白色病变为主要特征的疾病。

本病表现为外阴皮肤瘙痒、增厚、破溃等症状，属于中医妇科"阴痒""阴疮""阴痛"的范畴。《诸病源候论》提道："肾荣于阴器，肾气虚，……虚则为风邪所乘，邪客腠理，而正气不泄，邪正相干，在于皮肤故痒，搔之则生疮。"又"肝脉绕阴器而主疏泄。""足厥阴之别，名曰蠡沟……其病……虚则暴痒。"《皇帝内经》曰："前阴者宗筋之所聚，……又属脾与胃也""诸痛痒疮，皆属于心。"《女科经论》："妇人阴痒，多属虫蚀所为，始因湿热不已。"阐释肾气荣养二阴，肾气虚生风邪则有阴痒，足厥阴肝脉循行绕于阴器，前阴部亦受脾胃水谷精微充养。故本病发生内因与五脏六腑虚损、肝肾功能失常、脾胃生化乏源等相关，外因与湿、热或虫蚀侵袭而致阴痒难耐有关。督脉、冲脉和任脉一源三歧均起于胞中，下出会阴，任脉"循曲骨，上毛际，而循阴器""督脉者，其脉循阴器"，故本病与督脉、任脉、冲脉亦密切相关。

本病的治疗需辨证分辨虚实寒热，总的病机是本虚标实，病机实证为感受风湿虫邪，郁久化热化瘀导致经络不通，则瘙痒难耐、皮肤粗糙增厚或有糜烂、破溃；虚证为脏腑气血虚衰，不能荣养肌肤，则出现皮肤萎缩变薄、色素减退等。使用中药治疗本病时应注重治病必求于本的原则，注重整体观念及辨证论治。中医外治方法主要是使用中药熏洗、中药膏剂、穴位注射及针灸等法。

郭志强教授认为本病病位在于大小阴唇、阴蒂，并可延伸至会阴及肛周等处，同时与肝、脾、肾关系密切，尤与肾关系密切。肾藏精，主生殖，开窍于二阴；肝藏血，足厥阴肝脉循行绕于阴器；脾主运化水谷精微，营养二阴皮肤。临床表现可分为虚和实两种症状。所谓虚者，是指血虚失荣化燥，阳虚失去温煦，以至于冲任虚损，阴部失去濡养或者温煦所致；所谓实者，是由于肝郁克脾土，肝郁久化热和脾生湿热，湿热下注，冲任受损，湿热长期浸淫外阴所致。临床表现为外阴皮肤粗糙干硬，角化过度，瘙痒难忍、抓痕累累。另外，应细察病变处有无皲裂、萎缩、溃疡、硬结、粘连、肿胀、渗出、脱屑及弹性降低。皮损边缘是否整齐，边界是否清晰。观察这些皮疹形态，以辨其寒湿、热结、阳虚、痰瘀、气血亏虚和病情发展的轻重缓急，可归纳为主要病因是阴虚、血虚、湿热或阳虚，以及贯穿始终的血瘀。郭老总结多年临证经验，归纳主要病因、病机，四诊合参，辨其证候，将外阴白斑主要辨证为肝肾阴虚、肝经湿热、血虚化燥、脾肾阳虚四型。治疗采用滋阴养肝、补肾润燥、养血祛风止痒、清利燥湿、补脾肾阳祛风止痒和活血化瘀等方法，结合中药内服和外用内外合治，攻补兼施，治疗效果迅速、显著。

（二）中医病因、病机

1. 肝肾阴虚

《女科经纶》曰："妇人有阴痒……肝经血少，津液枯竭，故气血不能荣运。"阐明女性肝血亏虚，气血不足，肝经绕阴器，气血不能荣养外阴亦可致病。《证治准绳·六要》曰："阴中痒……瘦人燥痒属阴虚。"素体肝血肾精亏少，阴血亏虚，或房劳多产，损耗阴精，或年老体衰，阴血亏虚，或肝郁气滞，郁久暗耗精血，或肝郁化火，灼伤阴血，使肝肾精血亏虚，阴器失养，则不能濡养外阴而致病。肝肾阴虚失养是阴痒的主要病因、病机。

2. 肝经湿热

《彤园妇人科》曰："阴器外生疙瘩……由脾胃虚，湿热郁积。"《女科撮要》中云："妇人阴疮，乃七情郁火，伤损肝脾，湿热下注。"阴器属于肝，与肾、脾胃及膀胱密切相关，与冲任、督带脉之间均有联络。过食肥甘，痰湿内生，或素体脾虚，运化失司，或情志伤肝，肝气郁结，或久居湿地，湿邪内侵，湿盛久郁化热，湿热流注下焦，日久损伤外阴皮肤，导致皮肤改变。抑或外阴不洁或者房事不洁，直接感染湿热致阴痒。

3．血虚化燥

《黄帝内经》云"诸风掉眩，皆属于肝"，亦有"血虚肝旺，生风生燥"之说。素体肝气失养，肝藏血功能失职，或脾气虚弱，水谷不能化生精血，或肾精不足，失于荣养，肝藏血，脾统血，肾藏精，肝脾肾气血不足，则不荣于外阴，血虚则生风化燥，引起外阴瘙痒难耐。血虚化燥为该病的病机。

4．脾肾阳虚

《灵枢·五色篇》云："白主寒，白色主虚、主寒、主失血、寒则凝。"素体脾肾虚弱，阳气温煦推动不足，或感受寒邪，损耗阳气，或久病耗损脾肾阳气，寒性凝滞，寒盛则血凝滞不通，阳气虚则津液不行，经络失养，皮肤失于濡养，正虚则邪恋外阴而致病。

（三）诊断及鉴别诊断

1．诊断

根据症状和体征可以做出初步诊断，确诊仍需要组织学检查。病理活检区应在色素减退区、皲裂、溃疡、硬结、隆起或粗糙处进行，选择不同部位多点取材。活检前使用1%甲苯胺蓝涂抹局部皮肤，干燥后使用1%醋酸液脱色，在不脱色区活检。

2．鉴别诊断

本病需与白癜风、外阴炎、外阴白化病、老年生理性萎缩和外阴癌相鉴别。白癜风表现为病变边界分明，表面润泽，质地正常。外阴炎则是阴道感染所致，阴道分泌物中可查病原体，治疗后逐渐恢复。外阴白化病为全身遗传性疾病，身体其他部位有多个相同白色病变。在老年性生理性萎缩中，皮肤全层及皮下脂肪层均萎缩，无自觉症状。外阴癌变为长期不愈溃疡，通过病理活检可鉴别。

（四）治疗方法

1. 一般治疗

本病与多种生活因素相关，平时应注意忌食辛辣刺激食物，戒烟戒酒，饮食均衡，减少熬夜，增加锻炼，减少坐立时间。选择宽松柔软透气的棉质内裤，忌穿化纤材质内裤及紧身不透气的裤子，保持患处干爽、透气、清凉。注意阴部卫生，经期勤换卫生巾，积极治疗阴道炎。不要过于清洁外阴，女性外阴有自洁作用，建议没有不适的情况下，用清水清洗外阴即可，不要用任何洗涤剂，切记水温不可过烫。患者切勿急躁，经常保持心情舒畅。养成良好的生活习惯有助于疾病的预防与治疗。

2. 辨证论治

（1）肝肾阴虚

①主要表现：女性阴部皮肤瘙痒，搔抓后瘙痒加剧，夜间为重，阴部局部皮肤色素脱失，萎缩变薄，弹性下降，甚至干燥薄脆，皲裂溃破，有时两侧大阴唇扁平，小阴唇粘连，尿道口、阴道口缩窄，排尿困难，同时可伴有眩晕耳鸣、腰酸腿软、五心烦热、失眠多梦等。舌质红、苔少，脉弦数或细数。

②证候分析：多见于绝经后女性，已过七七之年，肾气渐衰，癸水不充，脾气亦衰，肾主先天之精，脾为后天之源，先后天精血化生不足，肝藏血乏源，无以充养经脉，致二阴不得濡养，发为皮肤性质改变。肝肾阴虚失于濡养，上不能荣脑髓，可有头晕耳鸣。腰府失养，发为腰酸膝软，精血亏乏，虚火妄动。虚热内扰，则五心烦热，失眠多梦。舌质红、苔少，脉弦数或细数，则为阴虚之证。

③中药内治：滋补肝肾、养血润肤，并根据兼证少佐祛风、活血、燥湿、止痒之品，兼用中药外洗方同时治疗。

④中药内服方药：熟地黄15g、山茱萸12g、枸杞子15g、女贞子15g、菟丝子15g、制首乌15g、淫羊藿12g、当归15g、生黄芪15g、柴胡10g、白芍10g、川芎10g、川牛膝15g。适当加减。痒甚者，可加白蒺藜10g、鸡血藤15g、防风10g，活血祛风止痒。

⑤中药外用方药：补骨脂15g、生地黄15g、黄精15g、丹参20g、当归15g、赤芍15g、川芎15g、桃仁15g、红花15g、透骨草50g、桂枝10g、细辛3g。瘙痒较剧者，加苦参20g、百部15g、地肤子15g、白鲜皮15g，煎汤坐浴。

⑥方药分析：内服方中熟地黄、菟丝子、枸杞子、山茱萸、制首乌均能滋养肝肾，育阴养血润燥，其中淫羊藿为偏于补肾阳之品，以其有阳中求阴之意。肝性条达，喜疏

泄、恶抑郁，故予柴胡、川芎、白芍以疏肝理气，同时勿使滋养肝肾药物滋腻碍胃。生黄芪加补肾益气之功，川芎和川牛膝同时具有活血化瘀之功，促进气血运行，使本方补而不滞。川牛膝同时能够引药下行。外用方补骨脂、生地黄、黄精以滋补肝肾，当归、桃仁、川芎、红花、赤芍以活血化瘀，滋补与活血并重，缘于"治风先行血，血行风自灭"之理。在滋补肝肾的同时，少佐桂枝、细辛等温阳通脉、止痒活血之品，另重用透骨草以导药入内，使气血运行更通畅。

（2）肝经湿热

①主要表现：外阴部皮肤瘙痒难忍，坐卧不安，增生呈苔藓样，局部色素减退，皮肤有抓痕，搔抓后皮肤黏膜充血潮红，甚有黄水渗出，时有红肿痒痛，带下多，色黄，臭秽。口苦口腻，时觉小腹或少腹部胀痛，烦躁易怒，小便黄赤。舌红、苔黄腻，脉弦数。

②证候分析：此型患者常见于发病病程短者，或病程反复者，由于起居摄食不慎复发者，多由情志不舒、过食辛辣等致肝经湿热。湿性趋下，易袭阴位，随经脉下注于前后阴。湿为阴邪，易损伤阳气，阻滞经络，日久致使外阴肌肤失养、瘀血阻滞，皮肤、黏膜气血失和，皮肤增粗呈苔藓样，伴色素减退，瘙痒难忍。湿热下泄，带下量多发黄，浸淫皮肤日久则易破溃渗液，伴有红肿疼痛。口苦口腻、烦躁易怒、小便黄赤及舌脉等均为肝经湿热的表现。湿性重浊，黏腻而不易除去，故本病易缠绵日久难愈。

③治疗原则：以清热利湿止痒为主。

④中药内服方：五味消毒饮合龙胆泻肝汤加减。具体方药为金银花10 g、野菊花10 g、蒲公英10 g、败酱草10 g、茵陈15 g、红藤15 g、白茅根15 g、龙胆草10 g、炒栀子15 g、黄芩10 g、泽泻10 g、生地15 g、当归15 g、白芍10 g、车前子15 g、柴胡10 g。

⑤中药外用方：蛇床子散加减。具体方药：蛇床子20 g、苦参30 g、百部20 g、黄柏15 g、黄芩15 g、地肤子20 g、土茯苓15 g、茵陈15 g、荔枝核10 g、白鲜皮15 g、红藤15 g、丹皮15 g、赤芍15 g。

⑥方药分析：内服方中炒栀子、黄芩清热利湿，败酱草、红藤清热解毒、消痈排脓，兼以活血化瘀，金银花、野菊花、蒲公英助栀子、黄芩清热解毒之功，白茅根、车前子、泽泻引湿热从小便而去，当归、白芍、生地活血养血柔肝，柴胡疏肝理气。外用方蛇床子、苦参、百部以清热燥湿止痒，黄柏、黄芩、茵陈、白鲜皮、地肤子、土茯苓以助清热利湿止痒，红藤、丹皮、赤芍兼顾清热凉血活血，荔枝核行气散结活血之力。本方以利湿止痒为主，兼具行气活血之力。

（3）血虚化燥

①主要表现：阴部皮肤局部色素减退，干燥无光泽，皲裂萎缩变薄，夜间痒重，瘙

痒难耐，搔抓时有皮屑脱落。面色无华，双目干涩，全身皮肤较干燥，毛发不荣，伴肢体乏力、心悸失眠、五心烦热等。舌质淡白、苔薄白，脉沉细。或舌质暗，有瘀斑，脉弦细。

②证候分析：患者素体肾精不足，肝血亏虚，脾气虚弱，气血化生不足，或久病暗耗气血，致阴部乃至全身皮肤失养，化燥生风，风气搏于肌肤，故皮肤皲裂萎缩，瘙痒不宁，皮损反复迁延日久。血虚则肌肤失养，故面色无华；肝血不藏，则双目干涩。心主血脉而藏神，故血虚心悸失眠。津血同源，血虚则阴血不足，虚火内生，故伴五心烦热等症。血虚则气少，推动无力日久易导致血瘀，故可有舌质暗、瘀斑等血瘀表现。

③治疗原则：养血祛风为主，兼顾健脾滋肾。

④中药内服方：当归 15 g、熟地黄 15 g、枸杞子 15 g、制首乌 10 g、黄精 15 g、白芍 10 g、炒白术 15 g、山药 15 g、川芎 10 g、川牛膝 15 g。有虚热者酌加地骨皮 15 g、知母 10 g 等。

⑤中药外洗方：内服方第三煎坐浴。酌加蛇床子 15 g、白鲜皮 15 g。

⑥方药分析：此方熟地黄、白芍滋阴养血补血。当归养血补血，兼有活血化瘀之功。炒白术健脾，以补生化气血之源，精血同源。制首乌、枸杞子、黄精、山药平补脾肾之精以补血。川牛膝活血祛风，治风先治血，血行风自灭，并且可以引药下行直达病所。另治风之要，先辨有无血瘀，血瘀瘙痒，血活风可祛。

（4）脾肾阳虚

①主要表现：患者大多病程较长，或合并其他疾病，阴部皮肤色素分布不均，萎缩变薄，或增厚粗糙，全身阳虚症状明显，怕冷，腰背冷痛，精神倦怠。舌淡暗、苔白，脉沉弱。

②证候分析：患者久居寒湿，或风寒外袭，或嗜食寒冷饮食，寒凝气滞，损伤阳气，或久病损及脾肾阳气，阴寒内生，冲任胞脉不得温煦濡养，寒凝血瘀，血行不通，则外阴肌肤失养而发病变。全身寒凝阳气不足，则出现怕冷、腰背冷痛、精神倦怠、舌淡暗、苔白、脉沉弱等阳虚表现。

③治疗原则：滋补脾肾阳气，兼活血润肤。

④中药内服方：右归丸（《景岳全书·妇人规》）加减。具体方药：熟地黄 15 g、熟附子 6 g、肉桂 6 g、山药 15 g、山茱萸 12 g、菟丝子 15 g、枸杞子 15 g、鹿角胶 10 g、炒杜仲 15 g、当归 15 g。

⑤中药外用方：补骨脂 15 g、熟地黄 15 g、黄精 15 g、当归 15 g、丹参 15 g、赤芍 15 g、川芎 10 g、桃仁 15 g、红花 15 g、透骨草 50 g、鸡血藤 20 g、地肤子 15 g。

⑥方药分析：中药内服方以右归丸着重补脾肾阳气，方中肉桂、附子温肾壮阳，菟

丝子、杜仲助温阳补肾之功，鹿角胶为血肉有情之品，补肾阳填精血力量最强，以当归养血活血，熟地黄、山茱萸、枸杞子以增益滋阴养血之效。"善补阳者，必阴中求阳"。川牛膝活血化瘀，引药下行。外用方：补骨脂主温补肾阳，熟地黄、黄精兼补肾阴，取阴中求阳之意，当归、川芎、桃仁、红花养血活血化瘀通络，丹参、赤芍、鸡血藤活血凉血，防补益之药太过温燥。地肤子除湿止痒。透骨草温阳通阳活络，助其他药物渗透肌肤，使气血通畅。中药外用方补脾肾和活血并重。

（五）用药特点

1. 整体观念和辨证论治

郭教授强调人体本身的统一性，人体是有机整体，治疗时从整体出发，十分注重患者情绪的调控。足厥阴肝经入阴毛，绕阴器，情志不畅导致肝气不疏，往往会加重病情，也会影响本病的治疗效果，故治疗期间应劝慰患者保持心情舒畅，同时注重给予患者日常生活习惯调护指导。郭教授结合多年临床经验，将外阴白斑分为肝肾阴虚、肝经湿热、血虚化燥、脾肾阳虚四大证型进行辨证治疗，指出本病总体病机为本虚标实，肝脾肾不足、精血虚少是本病主要内因，血虚风燥、肌肤脉络瘀阻是病理改变。同时强调这四种证型并不是独立存在，而是可以相互转化，虚实夹杂，肝肾阴虚，郁积则生湿热，而湿热之邪随经下注，日久损伤正气，导致肾精耗伤、肝血虚损，而成肝肾阴虚之候。精血同源，肝肾精亏虚引起气血不足，导致血虚生燥。精血气虚导致气血运行不畅，或湿热日久阻滞气血通行，均可导致瘀阻经络肌肤。治疗过程中一定要注意整体观念和辨证论治。

2. 中药外治熏洗治法

熏，《说文解字》言"火煙上出也"。熏洗疗法历史悠久，是以中医药基本理论为指导，使用中药汤剂煎煮后蒸气熏蒸病损，待温度降至适宜温度时进行坐浴泡洗，使药液直接作用于局部皮肤的方法。这是一种很有特色的中医外治疗法，具有疏通经络、调和气血、扶正祛邪的调整阴阳平衡的作用。研究表明，中药熏蒸能够通过温热效应和药物渗透效应双重作用疏通腠理、开发汗孔，吸收药物直达病所。具体用法是用无菌纱布将配好的中药饮片包裹，加水1500 ml，武火先煎，煮沸后改为文火慢煎25分钟，然后将药汁倒出，先熏蒸后坐浴，时间约30分钟，每晚一次。月经期暂停使用。

3．治风先治血，兼用活血药物

郭教授将活血化瘀治法贯穿治疗始终。《医学入门》中强调了血的病理作用："人皆知百病生于气，而不知血为百病之始也，凡寒热、疼痛、蜷挛、弊病、癥疹、瘙痒等皆血病也。"《诸病源候论》曰："风瘙痒者，是体虚受风，风入腠理，与气血相博，而俱往来于皮肤之间，邪气微，不能冲击为痛，故但瘙痒也。"故治风先治血是治病之本，血行风自灭是疾病转归，采用补血、凉血、活血法达到祛风之效。前方中使用当归、川芎、川牛膝药物均能补血养血，使血液充足，气血运行通畅，则肤有所养；使用鸡血藤、丹参、丹皮、赤芍等药物清热凉血活血，使热退血行风熄；使用桃仁、红花、川芎等药物行气活血，使气血运行，风熄痒止，达到血行风自灭的目的。

4．辛温通络，辅以温通药物

基于中医络病理论，本病属于外阴络脉感受邪气侵袭，或气血亏虚导致脉络气血运行及津液输布异常。气血津液运行受阻，最终血瘀阻滞形成。所谓"凡阴阳之要，阳密乃固"。阳气能升清气而达上窍，能够温煦推动腠理开阖，抵抗邪气入侵，发挥顾护卫外之功，固摄气血津液正常运行以滋养肌肉腠理。本病由阳虚、阴虚、气血虚证致使局部络脉气血津液瘀滞不通，进一步导致湿阻于络，气滞于络，风邪郁于络，最终而发为本病。叶天士提出"通补最宜"，补其虚、通其利。故方药中使用辛温之品以通阳活络，温煦推动气血作用可使外阴皮肤络脉恢复正常状态。另外，《素问·水热穴论》记载："所谓玄府，汗空也。"玄府被认为是人体内外气血津液相互沟通的道路门户，气血津液流通宣散的通道。玄府开阖不利将会影响气血津液的运行，甚至影响经络脏腑。熏洗通过熏蒸开启腠理、毛窍，经过玄府最终达到病损部位，发挥其温阳活血通络、调理局部气血通畅、清利湿热、祛风止痒等功效。若玄府不能正常开启，熏洗的作用将大大减弱。《素问玄机原病式》记载："用辛热之药，……能令郁结开通，气液宣行。"说明"辛开玄府"，辛味药有开窍、行气、发表等作用，能润能横行，作用趋势是向上、向外。熏洗药物中需加入辛味药物以助开阖玄府，宣通阳气，发散郁火，使作用药物直达病所。故郭老在不同证型的外洗方中均加入辛温之药，如外洗方中重用透骨草以达辛温活血通络之功，同时兼用桂枝、细辛、蛇床子、荔枝核等辛温药物。

5．自制外涂药物

丙酸睾丸酮、维生素 B_6 软膏、鱼肝油丸、维生素 B_1 片，研细末，蜈蚣 4 条、全蝎 15 g 研细末，混合后外用 1～3 次/日。其中丙酸睾丸酮用于促进蛋白质合成，促进萎缩皮肤恢复正常；维生素 B_1 及 B_6 为水溶性维生素，可以改善皮肤组织代谢；鱼肝油油剂用于混合药物及保湿护肤作用；蜈蚣及全蝎具有熄风散结通络之功。这几种药物共同使用，帮助外阴病损恢复。

（六）典型病例

—— 病例 1 ——

患者，女，55 岁，2015 年 11 月 5 日初诊。

主诉：外阴瘙痒 7 年，加重 2 年。

现病史：患者 7 年前无明显原因出现外阴瘙痒，影响夜间睡眠，于当地医院就诊，诊断为"外阴白斑"，予外涂药物进行治疗，具体药物不详，症状有所好转后自行停药。后仍间断出现外阴瘙痒症状，患者间断使用药物治疗，外阴瘙痒症状反复发作。近 2 年来患者外阴瘙痒症状逐渐加重，伴外阴皮肤萎缩，严重影响正常生活，为求中医治疗至我院门诊就诊。刻下症：外阴瘙痒难耐，夜间明显，外阴干涩灼热，伴潮热汗出，烦躁咽干，饮食尚可，失眠多梦，二便正常。舌质红，苔薄白，脉弦数。

既往史：否认其他病史。

月经及婚育史：初潮 12 岁，周期 4～7/28 天，量中，色暗红，有血块，有痛经。现已绝经 3 年。结婚 25 年，G_2P_1。

妇科检查：示大小阴唇萎缩不可分，外阴阴蒂、双侧大小阴唇区、会阴部色素减退为白色，皮肤菲薄，弹性减退，呈锡纸样，小阴唇下部粘连。阴道口窄缩。绝经后宫颈，后位、萎缩。双侧附件未触及异常。

中医诊断：阴痒，肝肾阴虚证。

西医诊断：外阴色素减退性疾病。

治法治则：滋补肝肾、养血润肤止痒。

处方：内服方：熟地黄 15 g、菟丝子 15 g、枸杞子 15 g、山萸肉 12 g、女贞子 15 g、墨旱莲 15 g、淫羊藿 12 g、黄精 15 g、川牛膝 15 g、当归 15 g、丹参 12 g、鸡血藤 15 g、川芎 10 g、生黄芪 20 g、柴胡 10 g、白芍 10 g，28 付。水煎服，每日一付，早晚分服。

外洗方：补骨脂 15 g、熟地黄 15 g、黄精 15 g、川芎 15 g、女贞子 15 g、桃仁 15 g、红花 15 g、赤芍 15 g、丹皮 15 g、透骨草 50、蛇床子 15 g、细辛 3 g。28 付。熏洗坐浴。指导其养成良好的生活习惯，嘱心情舒畅。

自制涂抹方：丙酸睾丸酮 25 mg×10 支、维生素 B_6 软膏 2 支、鱼肝油丸 50 粒、维生素 B_1 10 毫克/片 40 片研细末，蜈蚣 4 条、全蝎 15 g 研细末，混合后外用 2 次/日。

二诊 2015 年 12 月 3 日。服药外洗后外阴瘙痒稍有减轻，但仍影响生活及睡眠。潮热汗出好转，偶尔出现情绪焦虑，睡眠较前好转，二便正常。检查大小阴唇萎缩不可分，外阴阴蒂、双侧大小阴唇区、会阴部色素减退区缩小，变色病损区边缘皮肤变为淡粉色，皮肤弹性仍较差。舌质红、苔薄白，脉弦细。守 11 月 5 日方，熏洗坐浴，每日 1 次，1 个月后复诊。

三诊 2016 年 1 月 7 日。诉已无潮热汗出症状，夜间睡眠偶有多梦，大小便正常。外阴瘙痒偶有发作，时轻时重。检查外阴皮肤弹性欠佳，双侧大小阴唇萎缩，阴蒂和双侧大小阴唇区上中部色素呈花白色，其间有小片状褐色皮肤，舌质淡红，苔薄白，脉弦细。口服方去柴胡，继续使用外洗方，每日 1 次，2 个月后复诊。

四诊 2016 年 3 月 5 日。经治疗 4 个月后，症状明显好转，患者外阴偶有瘙痒，外阴皮肤阴蒂及小阴唇上部色素减退范围继续缩小，呈淡红色，病损皮肤欠佳，其他部位皮损恢复正常。

其后患者继续坚持治疗。6 个月后就诊，示皮损颜色基本恢复正常，瘙痒未再出现。3 个月后随访一次，未出现复发。

按语：根据患者外阴瘙痒、色素减退症状及病理诊断，诊断为外阴色素减退性疾病，符合中医阴痒的诊断。结合患者舌脉，辨证为肝肾阴虚证。患者 55 岁，已绝经，已过七七之年，肾气亏虚，脾气亦有不足，则气血生化无源。精血亏虚，则肝藏血功能失调。不能濡养外阴皮肤，则皮肤色素减退，皮肤弹性欠佳。肝肾阴亏虚则生风，引起外阴瘙痒难耐，肝肾阴不足，肝气郁结，气郁化火则易急躁焦虑，精血亏乏、虚火妄动、虚热内扰，则五心烦热、失眠多梦。舌质红、苔少，脉弦数，则为阴虚之证。故内服药物以补益肝肾为主，兼顾祛风养血，濡养外阴皮肤。熟地黄、菟丝子、枸杞子、山茱萸、黄精补益肝肾之品，女贞子、墨旱莲合为二至丸增强补肾阴之功效，缓解阴虚内扰引起的五心烦热、失眠多梦之症状，柴胡、白芍、川芎疏肝解郁，淫羊藿补肾阳，取阳中之阴之意，川牛膝、当归、丹参、鸡血藤、川芎等一派活血之品，川牛膝、当归补血活血，鸡血藤、丹参凉血活血，不致补益太过而虚热内生，川芎活血化瘀增强活血之功，使外阴皮肤阴阳气血充盛通畅，药物能直达病所，润肤滋养。三诊时患者情绪较前好转，故去柴胡，以防柴胡用量太过而劫肝阴。

—— 病例2 ——

患者，女，27岁，2015年3月25日初诊。

主诉：外阴色素减退伴瘙痒3年。

现病史：患者3年无明显原因发现外阴皮肤粗糙、色素减退，伴外阴瘙痒，阴道分泌物较多，就诊于某著名三甲西医院，诊断为"外阴白斑"，给予外洗药物治疗（具体不详），未见明显好转。后于另一家著名三甲西医院就诊，予止痒对症治疗，口服中药治疗，治疗效果差，仍有外阴瘙痒症状，为求中医专业治疗至我院门诊就诊。刻下症：平素压力较大，急躁易怒，外阴瘙痒难耐，伴轻疼痛，时有黄色渗液，纳可，眠欠佳，小便发黄，大便偏干。舌质红、苔腻，脉弦滑。

既往史：否认其他病史。

月经及婚育史：初潮14岁，周期7/30天，量中，色鲜红，无血块，无痛经，经前乳房胀痛，平素带下较多，色黄，质黏稠，无异味，G_1P_0。

妇科检查：双侧小阴唇皮肤粗糙，白色病变范围约4 cm×3 cm，接近阴道口皮肤及黏膜充血潮红，表面有少量渗液，皮肤弹性欠佳，阴道分泌物多。宫颈光滑，正常大。子宫前位。双侧附件未触及异常。分泌物清洁度Ⅲ度，霉菌滴虫未见。

中医诊断：阴痒，肝经湿热证。

西医诊断：外阴色素减退性疾病。

治法治则：清热利湿止痒。

处方：内服方：五味消毒饮合龙胆泻肝汤加减。金银花10 g、野菊花10 g、败酱草10 g、龙胆草10 g、炒栀子15 g、黄芩10 g、泽泻10 g、生地黄15 g、当归15 g、车前子15 g、柴胡10 g、白芍10 g、川楝子10 g、生白术15 g。水煎服，28付，日一付。

外洗方：蛇床子散加减。具体方药：透骨草50 g、蛇床子20 g、苦参20 g、百部20 g、黄柏15 g、地肤子20 g、茵陈15 g、荔枝核10 g、牡丹皮15 g、赤芍15 g、红藤20 g、川芎15 g。熏洗坐浴，日一次。

自制外涂药物：丙酸睾丸酮25 mg×4支、维生素B_6软膏2支、鱼肝油丸50粒，维生素B_1 10毫克/片20片研细末，蜈蚣10 g、全蝎10 g研细末，混合后外用2次/日，避开皮损渗出区。

二诊 2015年4月29日。治疗后外阴瘙痒症状仍有，夜间较重，外阴未再有疼痛感，无渗液，口干口苦，眠浅，小便正常，大便2天1次，质软，舌质红、苔白，脉弦滑。外阴检查：双侧小阴唇白色病变范围缩小，周围皮损呈淡粉色，接近阴道口皮肤黏膜无充血或渗液，皮肤弹性欠佳。舌质红、苔白，脉细滑。内服药：前方去败酱草、黄芩、川楝子，加菟丝子15g、女贞子15g、酸枣仁15g。外洗方不变。

三诊 2015年6月15日。患者于当地抄方治疗后，瘙痒减轻，睡眠好转，大小便正常，舌质红、苔白，脉弦滑。外阴检查：左侧小阴唇内侧可见小片色素减退区，皮肤粗糙，皮肤弹性欠佳，其余皮肤颜色均恢复正常。舌质稍红、苔薄白，脉细滑。内服方：金银花15g、野菊花15g、白芍10g、炒白术15g、生黄芪15g、熟地黄15g、当归15g、川牛膝15g、菟丝子15g、女贞子15g、枸杞子15g、酸枣仁15g。外洗方：去黄柏、茵陈，加桃仁15g、红花15g。

后电话随诊，患者诉使用药物后1个月余，外阴基本无瘙痒，皮肤色素减退区颜色恢复正常，皮肤轻微粗糙，弹性一般，后停药未见复发。

按语：根据患者外阴瘙痒、皮肤色素减退、伴有糜烂和渗血等症状和体征，诊断为外阴色素减退性疾病，属于中医"阴疮"范畴，结合舌脉，辨证为肝经湿热证。患者为育龄期女子，平时工作压力较大，脾气急躁，肝经气郁，久郁化火，肝火旺盛伤及脾气，脾虚不能运化水湿，火与湿相结合，湿热下注阴器则发病，造成外阴皮肤粗糙。湿热郁结皮肤，则出现部分皮肤充血渗液。气血运行不畅，肌肤失养，则色素减退，瘙痒难耐。湿热互结、流注下焦，则白带量多色黄，舌质红、苔腻，脉弦滑，则是一派湿热舌脉表现，故口服予金银花、野菊花、败酱草清热解毒、消肿排痈，龙胆草清肝经湿热，炒栀子、黄芩清热利湿，泽泻、车前子助湿热从小便而去，柴胡、川楝子疏肝解郁，当归、白芍、生地黄养血补血柔肝，生白术健脾。外洗药物：黄柏、茵陈清热利湿，蛇床子、苦参、百部燥湿止痒，地肤子助清热燥湿止痒，牡丹皮、赤芍、红藤清热凉血活血，川芎入肝经行气活血，荔枝核行气散结、加强活血之力，大剂量使用透骨草辛温开窍、活血通络，加强药物透皮作用。二诊时患者湿热实证有所缓解，渗出好转，情绪有所好转，仍有睡眠不稳，故去败酱草、黄芩、川楝子，加菟丝子、女贞子补益肝肾、增强正气。加酸枣仁养血安神助眠。三诊时患者已无明显湿热症状，皮肤粗糙、弹性欠佳，故去掉清热利湿寒凉之药，增加枸杞子、熟地黄滋补肾阴；白芍、当归养血活血，炒白术、生黄芪补益脾气、顾护脾胃，防止寒凉药物太过而损伤脾胃；川牛膝活血，引药物直达病所。外洗药去黄柏、茵陈清热利湿之药，加入桃仁、红花，增加活血养血之功。郭老治疗妇科疾病时注重顾护脾胃，妇人本就"阴常不足，阳亦常虚"，故清热利湿的同时加入白术、黄芪等药物顾护脾胃，加入枸杞子、熟地黄等滋补肾阴。

—— 病例 3 ——

患者，女，59 岁，2012 年 4 月 25 日初诊。

主诉：反复外阴瘙痒 15 年。

现病史：15 年前间断出现外阴、阴道口瘙痒，自行使用外洗药物（具体不详），症状反复发作，后发现外阴皮肤色素减退，就诊于当地医院，诊断"外阴营养不良"，予外涂药物治疗，后症状未有明显减轻。患者多次就医，使用外用药物治疗后未见明显改善，为求进一步治疗就诊于本院门诊。刻下症：外阴皮肤瘙痒，夜间加重，影响睡眠，时常搔抓出血，皮肤菲薄，弹性下降，带下量少，纳可，入睡困难，乏力，二便可。舌淡暗、苔薄白，脉细。

既往史：否认其他病史。

月经及婚育史：初潮 12 岁，周期 5/29～30 天，量少，色淡红，无血块，无痛经，G_4P_3。

妇科检查：阴阜萎缩，大阴唇扁平，小阴唇萎缩消失，阴蒂包皮、大阴唇内侧至阴道口、会阴肛周均可见色素减退白色区，皮肤菲薄，弹性欠佳，有抓痕。分泌物镜检清洁度 3 度，未见滴虫及霉菌感染。

中医诊断：阴痒，血虚化燥证。

西医诊断：外阴色素减退性疾病。

治疗原则：养血祛风为主，兼顾健脾滋肾。

处方：内服方，当归 15 g、熟地 15 g、枸杞子 15 g、制首乌 10 g、黄精 15 g、山茱萸 12 g、丹参 20 g、白芍 10 g、炒白术 15 g、山药 10 g、川芎 10 g、川牛膝 15 g、鸡血藤 15 g。56 付。

中药外洗方：内服方加蛇床子 15 g、白鲜皮 15 g、地肤子 15 g，第三煎坐浴。

自制涂抹方：丙酸睾丸酮 25 mg×10 支、维生素 B_6 软膏 2 支、鱼肝油丸 50 粒、维生素 B_1 10 毫克 / 片 100 片研细末，蜈蚣 4 条、全蝎 15 g 研细末，混合后外用 2 次 / 日。

（二诊）2012 年 6 月 20 日。患者治疗 2 个月后至郭老门诊复诊，诉外阴瘙痒减轻，睡眠不实，偶有腰酸乏力，二便可，舌淡暗、苔薄白，脉细。妇科检查：外阴色素减退病变范围缩小，大阴唇内侧、肛周皮肤转为粉褐色，阴蒂包皮、阴道口周围和会阴部分仍色白，已无抓痕。内服方加补骨脂 15 g，继续服用。坐浴方加三棱 15 g、莪术 15 g，外用配方同前。

（三诊）2012 年 8 月 22 日。患者复诊，诉外阴瘙痒基本消失，阴蒂包皮、阴道口周围及会阴部点片状色素减退区，呈淡粉色，其余皮肤呈淡褐色，皮肤弹性一般，守6月20日方继续治疗2个月。

四诊 2012年11月21日。诉未再出现瘙痒，外阴皮肤均为褐色，皮肤弹性一般。停药休息。

按语：根据患者的临床表现，外阴皮肤瘙痒，伴皮肤色素减退、变白，可初步诊断为外阴色素减退症，中医诊断为阴痒，结合舌脉，辨证为血虚风燥证。患者为老年女性，肾气天癸不足，房劳多产致肾精虚耗，平时饮食不节，脾气虚弱，化源不足，使肝血亦亏虚，久病暗耗气血，气血不能荣养冲任二脉，血虚则生风化燥，故外阴皮肤失养，皮肤菲薄、瘙痒干燥。血虚则气亦补虚，故时常乏力，血虚阴亏，则内热由生，可出现睡眠困难、夜寐不安，结合舌淡暗、苔薄白、脉细，为血虚风燥之证。中药内服方中当归、熟地黄、白芍养血活血滋阴，枸杞子、制首乌、黄精、山茱萸滋补肾阴之精，丹参、鸡血藤凉血活血化瘀，川芎、川牛膝活血化瘀，所谓"治风先治血，血行风自灭"，炒白术、山药补脾益气，顾护脾胃之气。外洗方在养血祛风止痒的同时加蛇床子、白鲜皮、地肤子，以增强祛风止痒之功。二诊，患者伴有腰酸乏力，口服方增加补骨脂以补肾助阳缓解腰酸，外洗方增加三棱、莪术，增加活血破血之功，助于外阴肌肤气血通畅。

病例4

患者，女，58岁，2014年11月5日初诊。

主诉：发现外阴白斑20年。

现病史：患者20年前无意间发现外阴皮肤变白，偶有瘙痒，就诊于当地医院，行病理检查，诊断"外阴白斑"，给予外用药物治疗，间断使用中成药治疗，稍有好转，但反复发作，后未经系统治疗，病损逐渐增大，为求治疗，至我院门诊治疗。刻下症：外阴皮肤萎缩、变白，偶有瘙痒，面部水肿，精神倦怠，手足怕冷，纳眠差，失眠多梦，小便正常，大便不成形，日1~2次。舌淡红、苔白，脉沉细。

既往史：既往患糖尿病10年。

月经及婚育史：绝经5年，G_2P_1。

妇科检查：大小阴唇萎缩不分，阴蒂包皮、双侧阴唇中上部及肛周均可见色素减退白色，皮肤粗糙干硬，弹性欠佳。宫颈及子宫呈绝经后状态。

中医诊断：阴痒，脾肾阳虚证。

西医诊断：外阴色素减退病。

治疗原则：滋补脾肾阳气，兼活血润肤。

处方：内服方：右归丸加减。具体方药：熟地黄15g、熟附子6g、肉桂10g、山药15g、山茱萸12g、菟丝子15g、枸杞子15g、鹿角胶10g、炒杜仲15g、当归15g、川芎15g、生黄芪15g、川牛膝15g。

中药外用方：补骨脂15g、熟地黄15g、黄精15g、淫羊藿10g、桑寄生15g、生黄芪15g、当归15g、丹参15g、赤芍15g、川芎10g、桃仁15g、红花15g、透骨草50g、鸡血藤15g、地肤子15g、桂枝10g。

自制涂抹药物：丙酸睾丸酮25mg×10支、维生素B_6软膏2支、鱼肝油丸50粒、维生素$B_1$10毫克/片100片研细末、蜈蚣4条、全蝎15g研细末，混合后外用2次/日。

〔二诊〕 2014年12月3日。患者已无面部水肿，精神好转，时有倦怠乏力，仍手足怕冷，纳可眠差，大便正常。舌淡红、苔白，脉沉细。查外阴大小阴唇萎缩不分，阴蒂包皮、双侧阴唇中上部仍有白色病变，较前缩小，白斑边缘出现点片状褐色皮肤，肛周皮肤呈淡粉色，阴唇皮肤仍粗糙，弹性欠佳。口服药加酸枣仁15g、夜交藤15g，熏洗坐浴方及自制涂抹药物不变。

〔三诊〕 2015年1月5日。患者精神可，偶有乏力，手足怕冷好转，夜间易醒，纳可，大便正常。舌质淡红、苔白，脉沉细。查外阴大小阴唇萎缩不分，白斑范围缩小约一半，白斑边缘呈淡粉色，肛周皮肤花白，阴唇皮肤仍粗糙，弹性欠佳。口服药物去附子、肉桂，加桂枝10g、淫羊藿10g，其余方药不变。

〔四诊〕 2015年3月22日。患者精神可，手足凉好转，睡眠好转，纳可，大小便正常。舌质淡红、苔薄白，脉细。查外阴阴蒂、阴唇上部仍有白色病变，其余皮肤均正常颜色，阴唇皮肤粗糙好转，弹性好转，守1月5日方，余不变。

〔五诊〕 2015年4月25日。患者一般情况可，舌质淡红、苔薄白，脉细。查外阴，阴蒂、阴唇上部皮肤呈淡粉色，阴唇皮肤弹性好转，继续前方治疗。

〔六诊〕 5月23日就诊，查外阴皮肤基本恢复正常颜色，阴唇皮肤弹性好转，无其他不适。继续治疗1个月。

按语：患者外阴色素减退，偶有瘙痒，病理检查结果可诊断为外阴色素减退疾病，中医诊断属于阴痒，结合患者的症状、体征及舌脉，辨证为脾肾阳虚证。患者为老年女性，患病日久不愈，肾气不足，日久肾阳虚衰。肾阳为五脏之阳，脾阳失去温煦作用则亦不足，脾肾阳虚，阴寒内生，冲任经脉外阴失去温煦濡养，阳虚则寒凝，气血运行不畅，则外阴失于濡养致皮肤粗糙、色素减退。脾肾阳虚，上不能濡养头府，则精神倦怠；下不能荣养腰腹，则腰背冷痛；阳气不能通达四肢，则手脚冰凉怕冷；阳虚水泛，则面部水肿，大便溏薄。故中药内服使用右归丸加减补益脾肾之阳。熟附子、肉桂补肾壮阳，炒杜仲补肾阳，山茱萸、菟丝子、枸杞子补益肾精，取阴中之阳之意，鹿角胶温补肝肾滋益精血，为血肉有情之品，防止补益肾阳太燥，熟地黄、当归补肾养血，山药、生黄芪健脾益气，川芎、川牛膝活血化瘀，引药下行。中药外用方中补骨脂、淫羊藿、桑寄生补肾助阳，熟地黄、黄精滋补肾阴，生黄芪、当归补气养血，丹参、赤芍活血凉血，防止温补太过，川芎、桃仁、红花活血化瘀，透骨草、地肤子、桂枝温阳通络开窍。二诊时患者睡眠差，加酸枣仁、夜交藤安神助眠。三诊时患者仍有四肢怕冷，去附子、肉桂，防止太过温燥，加桂枝温阳通络，淫羊藿温肾助阳。脾肾阳气充足，则外阴得以温煦，病变逐渐恢复。

（王必勤　包晓霞　杨绚如　郭婧）

参考文献

崔文洁，刘文琼. 基于温阳祛风理论治疗外阴色素减退性疾病 [J]. 光明中医，2023，38（13）：2602-2605.